U0258494

深度
营养

Deep
Nutrition

Why Your Genes
Need Traditional Food

[美] 凯瑟琳·沙纳汉 (Catherine Shanahan)
[美] 卢克·沙纳汉 (Luke Shanahan) ——著

马冬梅 王芳 ——译

中信出版集团 | 北京

图书在版编目（CIP）数据

深度营养 /（美）凯瑟琳·沙纳汉，（美）卢克·沙
纳汉著；马冬梅，王芳译 . -- 2 版 . -- 北京：中信出
版社，2023.2（2025.1重印）
　　书名原文：Deep Nutrition: Why Your Genes Need
Traditional Food
　　ISBN 978–7–5217–5033–1

　　I. ①深… II. ①凯… ②卢… ③马… ④王… III.
①饮食营养学－普及读物 IV. ① R155.1–49

中国版本图书馆 CIP 数据核字（2022）第 254540 号

深度营养
著者：　　［美］凯瑟琳·沙纳汉　［美］卢克·沙纳汉
译者：　　马冬梅　王 芳
出版发行：中信出版集团股份有限公司
　　　　　（北京市朝阳区东三环北路 27 号嘉铭中心　邮编　100020）
承印者：　北京通州皇家印刷厂

开本：880mm×1230mm 1/32　印张：17.25　　字数：380 千字
版次：2023 年 2 月第 2 版　　　　印次：2025 年 1 月第 7 次印刷
京权图字：01–2018–4350　　　　　书号：ISBN 978–7–5217–5033–1
　　　　　　　　　　　　　　定价：89.00 元

深度营养

| 目录 |

第二部分　现代饮食的危害

跨越时间的文化融合

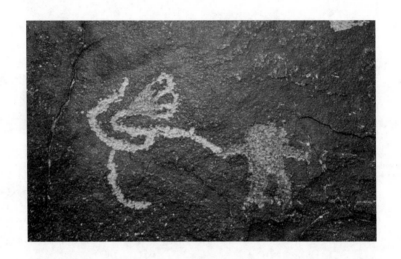

　　这是在美国新墨西哥州阿纳萨齐山脊发现的一幅岩画。右侧的孩童状图像可能代表阿纳萨齐人，他们生活在 400—1000 年，以农耕为主；左侧图像可能代表努米克人（Numic），以狩猎采集为生，并在 1200 年后取代了阿纳萨齐人。尽管无从得知这幅岩画的真正含义，但我依然被它的独特魅力征服，因为有位年轻的艺术家赋予这幅岩画以象征意义。这种改进方式与人类从古到今修正遗传密码的方式极为相似。

这本书为约翰·多伊尔而写。

约翰退休后不久，就和他的妻子从美国的俄亥俄州搬到了加利福尼亚州纳帕县以北的克利尔莱克。他们住到了儿子家附近，一边照看孙辈，一边享受四季都如天堂一般的户外环境。但搬家几周后的一天，约翰刚刚抱起两岁大的孙女，背部就传来一阵钻心的疼痛。大家本以为约翰只是轻微拉伤，几天之内就能恢复，然而他的状况逐日恶化，甚至发展到了连洗澡都需要别人帮忙的地步。他非常坚忍，忍受了两个星期的痛苦才去看医生。X射线检查结果显示约翰体内有个奇怪的阴影，随后的MRI（磁共振成像）结果证实，他的神经周围有良性包块，医生认为这可能是造成疼痛的原因之一。他觉得自己很幸运，因为肿瘤发现得很及时，只需手术就能治疗。因此，约翰和他的妻子来到纳帕我工作的医院。这本来只是一例普通的神经外科手术，但就在那个时候，他的厄运开始降临。

这例普通的外科手术一点儿也不普通。感染非常严重，约翰脊髓中的血栓使感染变得异常复杂，我们再次见面的时候，他已无法行走，大小便完全失禁。作为他的保健医生，我每周都会见到约翰好几次，但不幸的是，每次见到他都会发现新的问题。直到今天，我还清楚地记得他当时的沮丧：每次因为新的不适前来就诊，但几天后又会出现另一个新问题。写书，在博客上发表文章，在公共场合发表演讲，我做的这一切就是为了帮助人们避免这些状况，避免约翰的遭遇在其他健康的人身上重演。他的身体彻底垮了，这一切本来可以预防，但我没有机会对其进行早期干预。约翰来找我看病的时候已经太晚了。

这本书也为约翰的妻子玛格丽特而写。在我们相识6个月后，约翰·多伊尔去世了。他的感染尚未清除，另一种血栓就令他的心脏永远停止了跳动。相濡以沫50年的丈夫去世之后，玛格丽特不知道该把自己和丈夫曾经计划开着一起去旅行的房车开到哪儿去，除了儿子和孙女，她在克利尔莱克不认识任何人。她搬到了纳帕的一个退休社区，在那里我继续为她治疗失眠、抑郁和焦虑。与约翰不同，她总是尽量食用健康食品，所以除了压力诱发的某些疾病之外，她的身体状况尚可。但不幸的是，她的儿子更偏向约翰的饮食习惯，不太重视健康饮食，这在不知不觉中也将他的后代置于了不妙的境地。

这本书还为约翰年幼的孙女凯拉而写，她的父母都非常尽心。在婴儿时期的凯拉患上湿疹后，儿科医生提出将母乳换成配方奶粉的建议，他们照做了却无济于事，而当他们发现这不管用时她的妈妈已经没有母乳了。三岁时，凯拉的一只脚开始跛行，后来我们发现这是脑瘤造成的结果。玛格丽特把房车开回克利尔莱克，把车停在她儿子的车道上，这样她就可以帮忙照顾凯拉了。就像我许多有健康意识的病人一样，她发现自己家的两代人都面临健康状况不佳的困境，而很多健康从业者却把这一现象简单地归结为运气不济。

厄运的突然降临使得多伊尔家族的故事——关于生活、希望、梦想和计划的故事——被打断了，这是我在工作中一直遇到的那种悲剧，而它本来可以拥有更加美好的结局。如果能早一点儿进行预防性的干预，事情的发展一定与此不同。但当前的医疗体系缺乏最有效的预防方式，那就是全面的饮食教育。我们经常会听到对医疗保健不足的抱怨，但约翰·多伊尔没有这个问题。他很幸运，拥有完备的保险，涵盖了他所有的医疗账单，并让他有足够的机会随时接触所需的专家。但约翰的医疗服务提供者无法为他提供健康饮食培训，这也是几乎所有医生都无法为他们的病人提供的服务。如果缺乏这方面的知识，就会被最阴险的杀手——标准的美国饮食所伤害。

约翰·多伊尔以前的医生从来没有和他谈过饮食。他们为什么要谈呢？医生们没有接受过将饮食与除了肥胖、糖尿病和心脏病以外的各种病症联系起来的训练。我们的医生对如何预防疾病知之甚少，仅有的一点儿知识几乎没用，因为就连医生们自己也不太会遵循。由于缺乏标准化的营养学培训，任何对营养学感兴趣的医生都需要自发学习。要想充分了解体内营养素和毒素的运行机制，医生还需要具备良好的生物化学和细胞生理学背景。

2001年，我的健康状况开始恶化，我主要基于在罗格斯大学接受的本科教育和在康奈尔大学读研究生时对生物化学和分子生物学的研究，找到了导致我出现健康问题的饮食因素。挖掘得越深，我就发现相关的教育越重要。这些发现非常有意义，随后我开始用它们来帮助我的病人。

和大多数医生一样，我问诊每个病人的平均时间是 7 分钟。因此，尽管我没有时间对他们的饮食方案进行大刀阔斧的修正，但我至少可以给出一些关键性建议，比如远离植物油①、减少糖分摄入等，而且这些建议往往会产生惊人的效果，比如逆转高脂血症、高血压、湿疹、反复感

---

① 本书中所提到的植物油，是指从玉米、油菜籽、大豆、向日葵、棉籽、红花、米糠和葡萄籽等中提取的种子油，尤其是精炼种子油。——编者注

染、偏头痛等病症。

尽管医院和诊所都喜欢谈论健康和预防，但事实上医生不可能在办公室跟病人认真地讨论健康饮食。他们不讨论营养，而是给出一些空洞的建议，比如"吃适合你自己的食物"，这种建议并没有实质的意义；或者说"一切都要有节制"，在当今很多不健康食品被贴上健康食品标签的情况下，这种建议可能是有害的。提供真正的饮食指导需要的时间远比目前的保守模式允准的时间更多。要跟任何一个想遵循真正健康饮食标准的人展开讨论，涉及的内容足够写一本书，这就是2003年我开始写这本书的原因。

5年后，《深度营养》终于问世，而且非常受欢迎。来自世界各地的人们写信给我，分享他们的故事——他们因为遵循这本书中的原则而使自己的生活得到很大的改善。不久后，洛杉矶湖人队也对此产生了兴趣。湖人队主教练加里·维蒂和体能训练师蒂姆·迪弗朗西斯科认为，NBA（美国职业篮球联赛）未能为球员提供良好的营养。所以，我开始为他们培训球员，我们一道制订了PRO（体能恢复定向进化）营养计划，并与全食超市建立合作关系，以确保我们的球员在任何时候都无须依赖垃圾食品。从那时起，其他NBA球队也与全食超市建立了良好的关系，在职业运动中引入真正的健康食品成为一种必然的趋势。

在我看来，《深度营养》不是一本饮食书，而是一本教你掌握自己健康命运的书。这是一个完全不同的选择，这样一来，你就不用把命运的掌控权交给医院或跨国公司的财务部门。在这些机构看来，你和一幅X光片没什么两样，他们还对缺乏医学指导、唯利是图的操作模式视而不见。你肯定不想依赖别人来使自己的生活回到正轨，无论他们是否出于善意；你也不需要依赖别人。

《深度营养》不仅是一本饮食方面的书，还是一本关于"如何享受退休生活"的书，一本关于"如何不再依赖药物"的书，一本关于"如何帮助孩子保持健康"的书，一本关于"如何保持精力充沛"的书，一本关于"如何健康地活到孙女毕业"的书，一本关于"如何进行我喜欢的体育运动"的书，一本关于"如何做自己想做的事"的书；最重要的是，这是一本关于"如何过自己想要的生活"的书。因为如果想拥有自己真正想过的、规划好的生活，第一步就是管理自己的健康。

你可以把饮食看作一种策略，一种工具。在为了优化健康而使用的所有工具中，饮食是最强大的。作为一名医生，我和我的丈夫卢克·沙纳汉撰写第一版《深度营养》时，目的就是把这种工具传递给尽可能多的人。这本书的第一版确实帮助了很多人，这使我感到喜悦和满足。我感激我的病人，他们有时买回去十几本与家人分享；我感激像科比·布莱恩特、史蒂夫·纳什、德怀特·霍华德和布赖斯·萨尔瓦多这样的运动员，他们不仅采纳了书中的建议，为他们的球迷做榜样，还在他们效力的球队内部推广这些原则；我感激那些权威的健康专家、博客作者、医生、营养学家和作家，他们逐渐把我们的理念融入他们的工作。我感激他们，是因为他们中的每个人都在用这本书改变自己健康命运的进程。

如我所愿，《深度营养》改变了人们有关营养和饮食的对话方式。但这还远远不够。

可悲的是，美国人的总体健康状况并没有发生改变。统计数据显示，美国人现在的健康状况还不如2008年。肥胖症、儿童孤独症、食物过敏症的发病率比以前更高，运动员和军人的不可逆性脑损伤也更多。我们仍有许多工作要做。值得庆幸的是，我们现在有了更新、更强有力的科学数据，使我们得以更新《深度营养》中的很多概念。大量的研究成果也肯定了这本书的基本理念，还有一些研究要求将这些理念扩展到新的领域。

对于那些购买了第一版《深度营养》并遵循书中建议的人，那些骨子里认可传统食品（食材来源更健康，用有机饲养动物产品做成）的人，我要欣喜地告诉你们，新版中增补的数据进一步证实了你们所信赖的理念。但是，随着营养学不断发展以及健康话题不断变化，还有很多需要探讨的问题。在增订版中，我希望能给你带来4类信息，相信在你优化健康状态的旅程中一定会用到。

第一，新版《深度营养》解答了许多问题。

在《深度营养》第一版中，我提出了一些核心概念，我认为这些概念对任何想要了解人体健康的人而言都很重要。如果说第一版是我的书，那么增订版是你们的书。

我不仅更新了数据，也增加了新的章节。我还对第一版读者提出的问题、反馈、批评以及希望就某些方面给予更充分解释的要求都做出了回应，这些被逐一写入新增的章节。其他问题，尤其是现在大家都在关注的话题，比如解毒作用、转基因生物、动物权利、可持续性、谷蛋白、大脑健康和微生物群落等，都被收入单独设置的章节（第14章），并一一解答。

在夏威夷考艾岛做医生时，我请卢克帮我编写一本小册子，用浅显易懂的术语向我的病人介绍我确信正确的营养学知识。很快，在这本小册子的基础上，我写出了第一版《深度营养》，但我从未预料到会有一个相应的新群体出现。一些读者采纳了书中的观点并进行补充，有时他们还会做营养学方面的演讲，甚至自己写书。许多人因此开始创业，开设汤吧和各种餐饮公司，将我提出的饮食理念付诸实践。让我难以置信的是，在第一版问世6年之后，仍然每天有人给我打电话、发电子邮件或在社交媒体上发表评论，告诉我他们的生活因为遵循我在书中提出的建议而发生了翻天覆地的变化。我听到了很多充满希望的故事：有的家庭刚生了孩子；有人的慢性疼痛得到治愈；有人从疾病中康复；有人的身体恢复活力；有人虽然年逾花甲，但感觉比20多岁时的状态还好。这些故事让我确信这本书现在依然很重要。

自从第一版问世以来，我亲眼看见数百名病人在遵循《深度营养》提出的原则之后，健康状况发生惊人的逆转。我欣慰地看着他们血压降低，胆固醇水平恢复正常，皮肤变好，偏头痛问题得以解决，情绪稳定，自身免疫病（甚至是致残性疾病）都得到明显的缓解和改善。我手头掌握的证据越来越多，它们证实了如果摄入真正健康的食物，身体就会有奇迹般的治愈能力。

下面我列举一些《深度营养》对读者生活的影响：

对成人的影响

☐ 改善情绪

☐ 抑制饥饿感，戒除零食

☐ 强健关节

☐ 改善皮肤

☐ 提高生育能力

☐ 减少感染

☐ 心脏病或脑卒中（中风）发病率几乎为零

☐ 消除过敏症状

☐ 降低痴呆的发病概率

对儿童的影响

☐ 提高学习能力

☐ 减少发脾气次数及各种行为问题

☐ 有利于颌骨发育，减少牙齿矫正需求

☐ 增强免疫功能，减少过敏现象

☐ 发掘身高潜力

☐ 促进青春期正常发育

对我触动最大的是：读者的很多经历都证明，他们在面对自己与食物的关系时有所觉醒。这是一种早在《深度营养》问世之前就已经开始的趋势，但当有人告诉我这本书彻底改变了他们与食物的关系时，我会觉得是我的努力使这种意识得到了强化。他们热情表示要立即清理橱柜，重拾祖母的烹饪书籍，还要去寻找那些能让损耗过度的土壤恢复活力并以应有的尊重对待动物的农民。

这使我想到了另外一件事（我将在这一版中进行探讨），就是我从素食主义者那里学到的经验——有益于饲养的食用动物、环境保护及人类健康的经验。虽然杂食者和纯素食者就我们这个时代的核心伦理问题存在分歧，即我们是否可以吃动物产品或奶制品，但是素食主义者和有责任心的杂食者在很多方面已经达成共识。这两个群体越早聚在一起就这些共识展开讨论，我们就越能及早地让人类健康状况发生重大改变，我们的地球也会越健康。

第二，新版《深度营养》提出了一个方案。

知道什么对你有益是一回事，但真正决定遵循一种新的饮食方式又是另外一回事。在我收到的请求中，最多的是希望我能就如何在生活中践行《深度营养》的理念提供一些具体可行的指导。所以，这一版中将有一整章指导你慢慢适应健康的生活方式。这一章的大部分内容都来自我们的读者，他们不仅慷慨地分享了成功经验，还提供了一些细节信息，讲述了他们如何开始尝试新饮食方式，以及在适应新饮食习惯过程中的应对措施。当然，这个版本也包含了大家最需要的东西：饮食方案和食谱！

虽然我经常谈及动物性产品对人类健康的重要性，但没有明确告诉读者即使不吃肉也能从《深度营养》倡导的原则中获益，因此在增订版中我也提供了一个植物性饮食方案，来帮助素食主义者达成营养优化的目标。

第三，新版《深度营养》提供了更多的证据。

感谢那些向家人和朋友推荐《深度营养》理念的人！无论你是让病人或客户读这本书的营养师、医生、营养学家或教练，还是接受并宣传书中理念的厨师、学生、美食家、科学爱好者或家庭主妇，我都非常感谢你。你们的思想很快就会得到认可。越来越多的人在谈论糖的危害，甚至包括医生；越来越多的人拒绝在非绝对必要的情况下服用抗生素；越来越多的人开始重视睡眠需求；越来越多的人开始对有益菌感兴趣，服用益生菌，避免使用抗菌肥皂和乳液，自己动手制作康普茶、克菲尔（酸牛乳酒）、酸奶、酸菜等；越来越多的人开始关心动物福利，愿意高价购买有责任心、善于管理土地并用心照顾动物的农民生产的肉制品。

如果你已熟知这些，这个版本将会带给你自2008年以来这一领域的新进展。这些健康领域的新发现表明，接受《深度营养》中的理念是正确的做法。像我一样，你一定认为只有大家（或者至少是大多数人）都积极参与进来，美国和其他地方人们的健康状况才会越来越好。所以这不仅涉及个人健康状况的改善，还关系到你是否愿意生活在一个健康状况日益恶化的社会中。

对我们来说，好消息是，自第一版《深度营养》问世以来的所有相关研究表明，我们所信奉的"饮食是健康的核心"这一理念是正确的。每天，世界各地的研究人员都在不断提供证据，证明了要想改善生活质量，健康饮食是重中之重。而坏消息是，就什么样的饮食才是健康饮食，我们仍未达成共识。而且，由于持续受到误导，人们越来越多地消费那些营养成分含量越来越少的食品。我们的健康状况和预料中的一样，正在不断恶化。事实上，某些健康问题越来越严重，比如食物过敏、糖尿病和精神疾病的发病率自2008年以来只增不减。如果你正在向他人宣传《深度营养》的理念，这个新版本将为你提供更多的资源，帮助你更好地完成使命。

第四，新版《深度营养》目标更明确。

2012 年的一天，当我走进办公室时，我看到办公桌上放着一份署名为"CIA 院长"的传真，上面写着"紧急"二字。这个"CIA"并不是指总部设在弗吉尼亚州麦克莱恩的美国中央情报局，而是指美国烹饪学院。这份传真是为了回应卢克和我为《纳帕谷记事报》写的一篇文章而发来的，那篇文章的标题是《一团芥花籽油》（The Canola Blob）。我们在文章中说道，这种被吹捧为"有益心脏健康"的有毒油不仅取代了黄油和奶油，还取代了纳帕谷大部分高级餐厅菜单上的橄榄油、椰子油和花生油，其中包括一家美国顶级餐厅。我们想借此敲响警钟：与其他经过提炼、漂白和脱臭处理的植物油一样，芥花籽油对心脏没有半点儿好处。相反，芥花籽油和其他植物油是导致美国人患心脏病、脑卒中及其他常见疾病的主要原因。我们希望引起厨师的注意，并能就该问题与之探讨。因此，美国烹饪学院的院长能"传唤"我们，并就我们传播"错误信息"一事进行探讨，这让我们非常高兴。

美国烹饪学院的院长查尔斯·亨宁是一位和蔼可亲的绅士，他邀请我们共进午餐，一起讨论双方看法存在分歧的原因。几天后，我们和亨宁一起坐在一家露天餐馆里，俯瞰着下面山谷里起伏的绿色葡萄园和挺拔的橡树。他为我们准备了一顿美餐，其中有一道奇异的巧克力配橄榄油。他对橄榄油的质量很有信心，花了几分钟的时间向我详细讲述了为保护其中敏感的抗氧化剂而付出的种种努力。橄榄油之所以有浅绿色泽和浓郁香气，都要归功于抗氧化剂。他对生物化学的了解给我留下了深刻印象，我对他说："没有多少人能对氧化过程进行如此清晰详细的解释，但是，我们之所以坐在一起就是因为我们对芥花籽油的看法存在分歧。所以我不得不问：既然您已经意识到我们应想方设法保护橄榄油中的营养成分，为什么不考虑加工过程对芥花籽造成的影响？要知道，芥花籽可从未被如此温柔地对待过。如果芥花籽油真的很健康，那么我们为什么不用芥花籽油搭配巧克力？"

亨宁的回答让我尝到了真相的苦涩滋味。亨宁说："我们必须养活大众，没有足够的橄榄油让每一个人食用。"所以，才有了芥花籽油。

这让人难以启齿。在《深度营养》第一版中，我曾提出植物油有害。我认为食用植物油是导致心脏病及脑卒中的主要原因之一，但不知为什么，我的这一观点并没有引起人们的关注。

虽然几乎少有人在意，但是洛杉矶湖人队注意到了。马克·西森也注意到了，他正在创办目前美国市场上销售的唯一不含植物油的蛋黄酱品牌。值得庆幸的是，大多数与我通过信或交谈过的人都知道这个信息。与这本书第一版讨论的其他问题（比如营养密度，减少摄入碳水化合物，健康脂肪和发酵食品对健康的好处，骨汤的好处和草饲动物的价值等）不同，植物油问题并未真正引起人们的重视。

这个问题没能引起厨师的重视，尤其令我沮丧，因为我曾经对厨师是那么有信心。接下来我会讲到，在我看来口感就意味着营养，追求和提升口感就意味着营养价值的提升。如果你能理解这个概念，也就不难理解为什么说厨师都是营养师，天才厨师的烹饪方法是营养学家及向营养学家咨询建议的消费者应该采用的方法。但问题是，每次涉及植物油，许多厨师都会放弃他们的直觉而选择较为便宜的植物油，因为植物油的口感并无特别之处且烟点较高。有些厨师甚至声称这是为了顾客的健康着想，比如照顾对花生油敏感的顾客。事实上，厨师在用这类廉价的植物油烹饪时，或者在菜籽油上面滴几滴橄榄油冒充纯橄榄油时，或者告诉员工在被顾客问及使用的油品种类时只说"调和油"时，他们只是听从了餐馆老板的安排，或者更具体地说是听从了餐馆会计的安排。但是，那些只靠底线约束自己的厨师不仅低估了他们的顾客，也轻贱了自己。

我曾与一名洛杉矶的厨师兼餐厅财务顾问黛比·李一起参观一家著名的连锁餐厅，我们目睹了原本健康的有机食材因错误地使用有毒油脂烹饪而被毁掉。我问黛比，如果用橄榄油代替廉价植物油，每份餐品的成本会增加多少？她说粗略估计每盘大约增加 50 美分。对一个每盘沙拉只卖 2.75 美元的餐厅来说，这个成本可能有点儿高，但是现在就连美国最好的餐厅也开始使用植物油。事实上，在 NBA 到访过的 29 家五星级酒店中，有 26 家使用廉价植物油或调和油制作比萨酱、沙拉酱、荷兰酱、腌泡汁、土豆泥、烘焙食品等，每道菜品都因这种商业投机行为而遭到破坏。你之所以选择 50 美元一盘的高级菜品，是因为你觉得他们应该会多花点儿钱，给你提供一顿营养未遭破坏的晚餐。烹饪大亨和餐馆老板托马斯·凯勒的旗舰餐厅离我的办公室只有几分钟的路程，当我得知他的餐厅也在使用植物油时，我意识到像芥花籽油这样的植物油不仅会毁掉我们的健康，还会威胁到整个餐饮行业。

也许是因为对"植物油为什么有害"这个问题我给出了太多的解释，比如植物油会造成动脉损伤、导致脂肪肝及干扰细胞发育等，因此别人不太明白我的意思；也许我应该选择一个具体的原因，有针对性地进行讨论；也许是因为我还说过高糖饮食也不健康；也许是因为我没有提到，有健康意识的人群每日摄入的热量中只有 15%~30% 来自植物油，而一般人群摄入的热量中则有 30%~60% 来自植物油。[1] 也许植物油仍然无处不在，因为它们无臭无味，在你毫不知情的情况下，那些投机取巧的商家已经悄悄地将植物油加进你的食物；也许这些油还很受欢迎，只是因为我们购买的食品有太多问题，比如转基因问题、农药对内分泌的干扰问题，以及谷蛋白过敏的隐患等，从而使我们忽略了植物油问题。

因此，我在增订版中增加了一章，重点介绍了植物油对大脑造成的危害。我为什么要重点介绍植物油对大脑的影响？首先，任何对大脑造成损伤的疾病都可能危及你的生命，没有什么比这更具毁灭性了。其次，因为大脑疾病不能靠客观检测筛查，而要根据病人的自述来判断，这就带来了一个棘手的问题：病人有时候可能意识不到大脑出现问题，原因正是他们的大脑已经无法正常工作了。与其他重要器官不同的是，大脑中没有感觉系统，这使得我们无法感知大脑本身的疼痛（头痛被认为源于颅内血管，而不是代谢紧张的神经元）。最后，在植物油破坏人体的其他组织（比如肠道，血液和淋巴循环，免疫系统甚至是基因）时，大脑通常也会受到损害。植物油对这些组织造成的损伤会产生下游效应，对大脑造成特定的影响。

自 2008 年以来，已经有大量的数据让我更加确信植物油对大脑尤其有害，所以我想写一本相关主题的书。比如，意大利米兰的研究人员已经发现，植物油中的一种有害化合物会损害被称为中间丝的神经细胞内部"高速公路"。[2] 美国赛奈山的研究人员将不同浓度的植物油代谢物喂给老鼠，结果发现食用最多植物油的老鼠在很小的时候就出现了类似阿尔茨海默病的症状。[3] 由于大量的新证据表明植物油是对大脑毒性最强的化学物质，因此在修订《深度营养》时，我认为有必要增加有关植物油的这一章内容，这些信息必须马上公之于众。这一章提供了大量的信息，对现在已经非常普遍的脑功能障碍和情感障碍有很大的启发意义，我希望你能仔细阅读这一章，甚至把它当作一本书来读。

未来的一代

靠技术手段解决健康问题的时代即将结束。

美国的技术热始于"二战"之后。医学和制药领域的巨大进步使我们普遍认为：无论我们生什么病，现代医学都能拯救我们。我们逐渐将自己本该对健康负有的责任交给了政府、企业及其他权威机构。这些机构向我们灌输了这样的观念：只要女性愿意放弃传统的食材和配方，转而信赖各个企业的工业产品，比如宣称"化学使生活更美好"的杜邦公司的产品，她们最终就能摆脱厨房的束缚。这种理念很快被人们接受，每当健康饮食标准对天然食材的需求让我们感觉不方便时，我们就会习惯性地去向这类公司寻求满足需求的捷径。

这会对我们有什么影响呢？

现在已经有 1/4 的感染对抗生素治疗产生了耐药性；而且我们最近发现，每一个疗程都会杀死数百种有益菌，这些有益菌可能再也不会回来帮助我们抵御致病菌。

我们与癌症的斗争几乎没有意义。事实上，美国的癌症患者数量一直在增加。1960 年女性患乳腺癌的概率是 1/22，而现在是 1/8。[4] 儿童的癌症发病率增长了近 60%。[5]

无论是对男性还是女性来说，心脑血管疾病都仍然是头号杀手。[6] 在美国，阿尔茨海默病导致的精神功能受损人数比以往任何时候都多。根据阿尔茨海默病基金会的数据，75~85 岁的样本人群中，有 44% 的人患有或将会患上这一疾病，生活无法自理。[7] 一旦阿尔茨海默病夺走人们的黄金岁月和所有记忆，花钱延长寿命还有什么意义？

我们的健康状况比以往任何时候都糟。如今，医疗保健是美国经济的头号驱动力。制药行业积累了充足的资本游说国会，所用的钱比石油、天然气和国防军事开支的总和还多；如此发达的制药行业却无法阻止肥胖、心脏病、糖尿病、癌症、阿尔茨海默病、孤独症以及其他疾病的蔓延。

科技未能使我们保持健康。现在，数以百万计的人越来越明智地意识到这一事实：真正能使我们拥有健康子嗣、健康心脏和健康心智的技术早在地球生命诞生之时就已存在，而且一直与时俱进，不断发展完善，那就是"大自然的技术"。

《深度营养》的基本论点为：人类与"大自然的技术"之间的联系越紧密，就会越健康。当然，最好的方法是精心选用健康食材，并使用已经延续了数千年的传统烹饪技术，保护和提升食材的营养价值。

无论是已经与朋友或家人分享了这本书的第一版的你（谢谢你！），还是刚刚开始接触《深度营养》理念的你，我都希望这本书可以为你提供科学上的支持：劣质食物对我们的健康有百害而无一利，食物对健康有深远的影响，而食材来源和传统烹饪方式非常重要。健康饮食可能赋予人体非凡的能力，使我们终生保持最佳健康状态。

如果你想更好地了解这些事实，以及如何充分利用自然的力量改善自身健康状况，这本书就是为你而写的。

这本书所介绍的饮食方案，会终结一切现有饮食方案。

当然，漂亮话谁都会说。几乎所有的营养学书籍都会声称它们介绍的饮食方案才是独一无二的最佳选择，拥有这样的方案，其他饮食方案自然会被弃如敝屣。这类书籍确实谈及诸多有益的饮食方案，人们对于其中一些耳熟能详，比如冲绳饮食、地中海饮食及法式饮食。有点儿讽刺的是，虽然法式菜品油腻且种类繁多，但吃着这些菜的法国人健康长寿。

作为医生的我，会和许多病人一样思考一个问题：这类饮食方案的独特之处到底在哪里？日本人认为他们的健康长寿之道在于摄取大量的鱼类和新鲜蔬菜，而生活在地中海地区的人们认为自己健康长寿的秘诀在于食用奶制品和用橄榄油烹制的菜品。他们尽管饮食习惯截然不同，却都宣称自己的饮食方案是地球上最佳饮食方案，这是为什么呢？不同的文化群体对最佳饮食方案是否存在同样的要求？人们通过食用品类相异而营养成分相当的食物来摄取身体所需营养以保持健康、年轻，他们的这种做法都是正确的吗？

这本书全面介绍了一种全新的饮食方案，我把它叫作"人类饮食法"（Human Diet）。在这本书中，我首次对数千年来比较成功的营养方案进行了梳理，并对其共同之处予以总结，世界各地的人们正是依赖这些方案来保持身体健康。"人类饮食法"还有助于保持和改善下一代的健康状况，并代代相传。我们始终致力于为孩子创造长久的健康环境。最新的科学研究认为环境与基因密不可分，因而在探讨环境的可持续性时，必然要考虑基因的可持续性。

这本书也首次探讨了跨代的健康问题。由于表观遗传学这门新学科的诞生，我们不能再仅从个人角度考虑健康问题。每当提及个人健康问题时，我们考虑的往往只是我们的身体状况，会用"身体不错""体重合适""身体挺好"之类的话语来描述。表观遗传学却告诉我们，基因如同身体状况一样，可能是健康的，也有可能是病态的。如果在孕育期我们的基因是健康的，健康的基因就会遗传给我们的孩子；同样地，如果在孕育期我们的基因是病态的，那么这种病态的基因会遗传给下一代。表观遗传学使我们在一个更长的时间轴上考虑健康问题，让我们明白父母的饮食会影响孩子的方方面面，包括他们的容貌。这本书将会告诉你如何通过合理的饮食搭配来改善我们的基因组合，从而为下一代赢取机会。

这本书的每一章都介绍了大量的科学研究成果，它们会对你积极改善健康状况有所启发。如果你有消化系统方面的困扰，它会教你如何通过正确维护肠道菌群防止致病感染；如果你正与癌症抗争，它会让你明白糖是癌细胞最好的养分，杜绝糖分的摄入可以饿死癌细胞；如果你有偏头痛、乏力、烦躁、注意力不集中等问题，它会告诉你少吃有毒油脂、多吃新鲜的绿色蔬菜有助于解决这些问题。

《深度营养》的最重要的理念之一是：父母吃的食物可以改变子女的样貌。实际上，这种说法并不是我的原创。我们大多数人都熟悉胎儿酒精综合征，它是一种发育障碍，是由孕妇在怀孕期间饮酒而引起的胎儿面部异常。与此类似的发育障碍都有可能是孕期或幼儿期营养不良所致，我每天在诊所都能看到这种情况。在这里，我将解释为什么遵照了当今营养学家和营养师提出的标准饮食建议，你的孩子仍然可能出现同样的发育问题。为了保护你的孩子免受这些足以改变人生的潜在问题影响，我提供了一种确保准妈妈的身体能获取充足营养的策略，可以提供胎儿生长发育所需的全部营养，我称之为"同胞策略"。

人们一直不愿意承认美丽与健康的密切联系，甚至会尽量回避这个问题。但是，随着包括儿童在内的慢性病患者越来越多，基础医疗体系不堪重负，我们无法再继续心存侥幸。在此，我们说的不是抽象的美学概念上的美。如果你打算要孩子，那么你肯定希望他们不错过生命中的每一个机会，希望他们既健康又漂亮。我们如何得知什么样的特征才是漂亮的、有吸引力的？我们找到了美容界赫赫有名的顶级专家为我们答疑解惑，让他告诉我们什么样的特征让人容貌脱俗，而什么样的特征让人相貌平平。他就是来自洛杉矶的斯蒂芬·马夸特博士，因为整形外科方面的精湛技艺而声名显赫。他提出的"马夸特面具"向人们展示，完美人脸的生成不可避免地受到自然界中数学规律的制约。

你还会在这本书中遇到另一个特立独行的人，他应该被尊为"现代营养学之父"。像整形外科医生马夸特一样，这位谦逊的牙医拒绝接受这样的观点：孩子们的牙齿是天然形成的，就像固定在地面上的墓碑，不能随意移动。他认为，牙齿的比例应该与身体协调。为了验证传统饮食能够确保孩子正常生长，并使他们的牙齿、眼睛及身体的每一处器官都完美地相互匹配，以实现最佳的身体功能和非凡的健康状态，他不顾高龄，耗资四处调研。他最终发现，人类健康依赖于传统食物。表观遗传学研究也证实了这一观点，因为我们的基因所期待的正是传统食物提供的营养。

看完这本书，你将会理解这个重要的观点：我们的健康受到潜在秩序的制约。疾病不是偶发的，只要我们的基因没有得到其预期的东西，我们就会生病。无论你多大年龄，满足自身基因的期望都会大大改善你的健康状况。这就是为什么这本书的大部分内容都在描述基因期望你摄入的食物，也就是"人类饮食法"的四大支柱。只要你尽快满足基因的要求，这些食物就会解锁你的基因潜能，让你在一段时间内真正地快速重建身体。当然，这也不是一朝一夕的事情。你为身体复原持续提供营养的时间越长，得到的益处就越多。

如果你能坚持做这件事情，你首先获得的将是更加饱满的精神状态。当我建议你踏上这样的治疗之旅时，真实的你其实还隐藏在静态认知的层面。就像断断续续的手机信号一样，你大脑的各个区域之间的部分通信联系其实是受阻的。在大脑完全发挥作用之前，你甚至不知道你到底是谁。

但在你发掘这种潜力之前，你必须学会识别食物中广泛存在的两种毒素：糖和植物油。它们与正常的基因功能互不相容。它们的毒性不是只针对那些有食物过敏史或患有某些疾病（比如肠漏症或糖尿病）的人，而是对任何生物都有毒。通过远离植物油和减少食用升糖食物，你的热量摄入将会满足身体的营养需求。

读完这本书后，你会彻底改变对食物的看法。我们会把计算热量数值放在次要位置，也不再苦苦追寻碳水化合物、蛋白质、脂肪之间的完美比例，因为这些并不能揭示食物中真正重要的是什么。食物就像一门语言或一股源源不断的信息流，将你身体的每一个细胞与自然紧密相连。当食物信息到达细胞时，信息的来源越优良、内容越完好，你的健康状况就越好。如果你吃的牛排烹制方法得当，牛肉源自开放牧场的草饲牛，那么你不仅能够得到肉牛身体健康的信息，还能得到肉牛吃的草料、草料生长的土壤等相关信息。如果你想知道牛排、鱼或胡萝卜等对你的健康是否有益，那么你可以思考一下这些食物代表了自然界的哪个部分，以及它们携带的自然信息是否完整。这就需要沿着食物链逆向逐步追寻，直达食材的产地——无论是陆地还是海洋。

在接下来的章节，你将了解到，健康的秘诀就是没有秘诀。这是一个惊人的大秘密，没有人会泄密。变得真正健康和保持健康都很容易。远离癌症、药物依赖、心脏病，在年老时仍能保持敏锐的头脑，以及拥有健康漂亮的孩子，这些都是人们能够也应该掌控的人生。只要掌握了正确的健康知识，你就完全可以不费力地过上更好的生活。

不管你对饮食、医学或健康（包括你自己的健康限制）抱有什么样的看法，你即将读到的内容都会让你更好地衡量已知的信息。这本书将会回答很多令人困扰的问题：谁的说法更可信？谁的理论既简单又全面，能把所有有效信息联系起来，让我彻底了解家人应该吃什么，不该吃什么？我如何确保给孩子们准备的食物会让他们茁壮成长、学业有成、生活幸福、健康长寿呢？

更实际的问题是，晚餐该吃些什么呢？这本书会告诉你答案。

第一部分

———

传统饮食的智慧

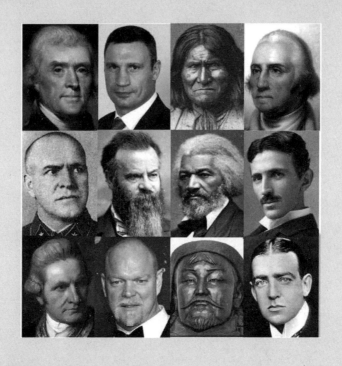

史上最强悍的男性有什么共性？

他们都吃过相同的五谷。自第一排左起分别为：托马斯·杰斐逊、弗拉基米尔·克里琴科、杰罗尼莫、乔治·华盛顿、格奥尔吉·朱可夫、约翰·鲍威尔、弗雷德里克·道格拉斯、尼古拉·特斯拉、詹姆斯·库克、马格努斯·塞缪尔森、成吉思汗、欧内斯特·沙克尔顿。无论是为胜利而战，还是在极地的酷寒中生存数月，或是领导一个国家，这些历史上最强大的男性都与女性化倾向毫无关联。他们之所以看上去很强悍，是因为他们本身就很强悍。他们满怀勇气，意志坚决，精力充沛。

第 1 章

重获健康
深度营养的渊源

□ 虽然我们自认为更长寿了，但与过去相比，我们的健康状况堪忧。

□ 20 世纪 50 年代的营养学告诉人们，口味相对清淡的食物才是健康的。

□ 人类的最佳饮食兼具营养与美味。

□ 基因损伤是轻视传统烹饪方式的必然结果。

不同的人会对健康饮食方式做出不同的选择。有些人钟爱冲绳饮食，有些人更青睐地中海饮食或法式饮食。但你有没有过这样的疑问：为什么这些传统饮食方式会让人们健康长寿？本书将会揭示与所有这些健康饮食密切相关的基本法则。这些法则构建了世界美食的四大支柱，也是"人类饮食法"的基础。古往今来，人们通过这些饮食法则守护健康，养育健康、漂亮的后代。

换句话说，他们运用饮食来强身健体。大多数人都想在某些方面改变我们感知世界的方式，或者想要解决某个健康问题。如果我们知道如何运用食物从基因层面强健身体，情况又会怎样？

基因功能的优化必将为你的身体健康带来你所期望的改善。基因是存在于每个细胞中的特殊物质，它们掌控细胞内的协调活动并负责与身体的其他细胞进行交流。基因由一种古老又强大的分子——DNA（脱氧核糖核酸）构成，下一章将对此进行介绍。

想一想，如果你能按照自己的喜好重新改造基因，会怎么样？想让自己长得像"飞人"乔丹、"老虎"伍兹、哈莉·贝瑞、乔治·克鲁尼那样吗？或者你改造基因不是为了变成别人，而是想让自己变得更棒？或者你只想对自己进行适度的改造，以便拥有更性感的身材、更健康的状态、更强大的运动能力、更好的心态？一旦你开始考虑为此付出努力，你就会意识到"世上最强大的天赋莫过于健康的基因"。极少数人的基因天生就很健康，他们堪称"基因博彩赢家"，享受着长相俊美、头脑聪明、身体强健带来的种种好处。基因优良并不意味着你能自动获得想要的一切，但如果你既有优良的基因，又有成功的欲望，你就能通过明智的选择和辛勤的努力脱颖而出。

20 世纪 80 年代，几位生物科技"大咖"认为他们可以让那些白日梦成真。他们开展了"人类基因组计划"，并宣告该研究将会彻底改变医疗方式，还可以对婴儿进行孕前基因规划。

那时候，传统医学认为我们当中有些人长相出众、头脑聪明，而另一些人相貌平平、碌碌无为，原因在于造物主复制 DNA 时犯了少许错误，正是这些错误造成了偶发的基因突变。显然，如果基因存在突变现象，人类就绝对无法拥有优良的基因。生物科技专家们怀有这样的理想：如果介入基因，通过基因疫苗或修补程序对突变的基因进行修复，就能有效地操纵"基因博彩"，使人们拥有优良基因。2000 年 6 月 26 日，他们为这张雄伟蓝图树立了第一座里程碑，宣布已经破译了基因密码。项目管理者迈克尔·德克斯特博士说："这不仅是我们这个时代的伟大成就，也是人类历史的伟大进步。"[8]

许多人都希望凭借此类技术彻底治愈疾病。投资者和基因学家向人们许诺，引发高血压、抑郁症、癌症、男性脱发等疾病的几乎所有基因突变，很快都能得到修正。接下来的那几周，我亲历了科学家畅谈有关"基因设计""婴儿定制"的宏伟计划，舆论为之沸腾；但我对此表示怀疑。不只是怀疑，我很清楚这其实是炒作，致使人们妄想迅速了解某种自然现象（比如行星的运行轨道），以及最终获得掌控这一自然现象的能力（比如操控行星的运行轨道），这在历史上司空见惯。10年前我在康奈尔大学的读书经历也印证了我的怀疑。当时我师从几位生物化学和分子生物学领域的佼佼者，在他们看来，生物的复杂性足以粉碎那些想为基因组绘制地图的人满怀憧憬的臆测，这些计划纯属闭门造车。

尽管这个项目的支持者认为人类染色体携带大量静态信息，因此我们可以安全地对其任意进行人为操纵，但一门叫作表观遗传学的新科学业已证明这种基本假设是完全错误的。表观遗传学告诉我们，基因组更像动态的活体组织，它不断生长，不断学习，不断适应。你可能听说过大多数疾病都源于基因突变或糟糕的基因，但表观遗传学的说法与此不同。虽然你会酗酒、患癌或早衰，但你的基因也许并无异常。问题在于基因的运作方式，也就是科学家所称的"基因表达"。就像我们对自己照顾不周时会生病一样，基因也会出问题。

饮食方式改变基因运作方式

在传统的遗传医学模式中，人们认为疾病源于叫作突变的DNA永久损伤，也就是遗传密码中的关键数据由于生化意义上的"排版错误"而失真。在他们看来，突变是由DNA在自我复制时出错所致，因此，你的基因好坏（以及达尔文进化论）完全取决于骰子的随意滚动。几十年来，基因突变被视为诸如膝外翻、身量矮小、高血压、抑郁症等种种问题的根源。相信这种遗传模式的医生会告诉患者，他们体内有随时会爆炸的"定时炸弹"，这么说的原因仅仅是患者的癌症、糖尿病等家族病史。这也是我们把遗传到基因的过程称为"博彩"的原因。真实状况是我们对此鲜能控制，甚至无法控制。但表观遗传学捕捉到了这一体系的神奇之处，为我们打开了微观世界之门，提供了全新的奇妙视角。

表观遗传学基于基因并高于基因。这一学科的研究者探究了人类行为对基因的影响，他们发现人们吃的食物、抱持的想法、呼吸的空气甚至做的事情，都会直接或间接地对基因产生潜移默化的影响，进而以某种方式影响基因的表现；这些影响会被遗传给下一代并被放大。在实验室测试中，研究人员已经证明：仅通过给老鼠喂食混合维生素，就能改变下一代成鼠的体重和疾病易感性；同时，第二代成鼠体重和疾病易感性的改善又能遗传给第三代。[9]

我们大家似乎都低估了谚语"人如其食"的真实性。不仅我们的饮食会影响后代的基因，我们的身体在一定程度上也会被我们父辈、祖父辈的饮食所影响。

在世界各地，成千上万的表观遗传学研究者搜集了大量的证据来告诉人们：大多数人的疾病并非源于可遗传的基因突变，而是源于迫使正常基因表现糟糕的有害外部因素，这些外部因素可能驱使基因进行非正常的开启或关闭。正因为这样，曾经健康的基因可能会在某个时候表现得很糟糕。

控制基因运行状态的外部因素每时每刻都在变化，而你身体的单个细胞的反应也不尽相同，所以你完全可以想象这个系统有多么复杂。正是这种复杂性使我们难以预测某个吸烟者是否会患上肺癌或结肠癌。表观遗传的"度"微妙而多变，我们不可能从技术角度对大多数困扰我们的疾病进行干预。到目前为止，表观遗传学带来的似乎都是坏消息。但最终表观遗传学将会向我们证实，遗传基因的获得绝对不是偶然行为。尽管某些细节无法得到科学解释，但关键问题很清楚，那就是我们可以管理自己的基因健康。基因健康的理念也非常简单，即如果没有干扰，基因运作就没问题。干扰基因运作的外力有两种：毒素和营养失衡。毒素是指我们可能食用、饮用或吸入体内的有害化合物，甚至在我们压力过大时，体内也会产生毒素。营养失衡通常源于维生素、矿物质、脂肪酸或其他细胞存活所需原材料的缺失。你也许无法决定空气的质量，也不能因为工作压力过大而辞职，但你可以掌控管理基因的最强因素——食物。

食物的宏观视角

信不信由你，"定制婴儿"的想法并不是现代人的创意，古时候人们就已经对婴儿进行"定制"了。当然，他们的目标不是决定眼睛的形状或头发的颜色，而是更加实际，即生出健康、聪明、快乐成长的宝宝。当然，他们采取的手段也不是什么典型的高科技。他们使用的方法是纯生物的，与他们自己的常识、智慧和细微的观察相结合。他们不会像现代人一样随意生育，因为下一代的健康与否直接关系到群体的生死存亡。他们不断地总结经验教训，发现如果备孕夫妇的饮食中缺失某些食物，母亲就会生出不健康的孩子。他们知道哪些食物能够缓解产妇分娩的痛苦，有助于生出性情更好、头脑更聪明的孩子，这些孩子未来会茁壮成长，很少生病。他们还会把这些知识传递下去。如果没有这种营养学方面的智慧，自视为地球上的优势物种的人类将没有机会生存至今。

随处可见的实例表明，在任何光辉灿烂的文明中，都有大量凝聚数代人心血的智慧精华，对营养原则进行阐释说明。这类知识并不是这些文明中最高深的，但它们深深植根于宗教教义和仪式之中，借此得以长久延续和随时更新。下面这段文章节选，会让你叹服于居住在加拿大育空地区的原住民对维生素 C 缺乏症（坏血病）的了解程度。这是一种由于缺乏维生素 C 而导致的病症，当时（1930 年）有很多欧洲探险者因此丧命。

> 我问一位年长的印第安人……为什么他不告诉那个白人（如何预防坏血病），他说白人自认为懂得很多，不屑于向印第安人求教。接着我问他能否告诉我预防坏血病的方法，他说如果族长同意他便告诉我。一小时之后他回来了，说族长同意他告诉我，因为我是印第安人的朋友，我曾警示他们不要食用白人交易点的食物……接下来他向我描述了印第安人宰杀驼鹿之后是如何剖开驼鹿的，他们会在其肾脏略微往上的部位取出两个脂肪包裹的微小球状物（肾上腺），把它们尽可能地切碎，分给家里所有人食用。[10]

我首次看到这段文字是在一本从图书馆借来的书上，那本书落满了灰尘，出版于 20 世纪 40 年代，名叫《营养和体能退化》。显而易见，过去人们积累的知识与智慧是多么独到而广博啊，至少比我在医学院学习的营养学知识强得多，教科书上说维生素 C 只存在于水果和蔬菜当中。在这段文字中，族长因为到访者善意提醒他们别吃交易点（白人开设的商店）的食物而对到访者心存感激。族长的行为表明在当地文化中，与食物、营养相关的建议受到高度重视，甚至可以用作正式交易的商品。现在我们惯于使用"共享"这个词，比如，"让你我共享这段经历"。但是，真正意义上的共享应该是与别人分享新型武器或取火设施，而这些都是不能轻易给别人的东西。事实上，该书作者也承认，正是出于这个原因，人们很难获取和营养相关的知识和信息。非洲有一句古老的谚语："一位老人的去世，意味着一座图书馆的坍塌。"不幸的事情由此发生：这种特殊的人类本能（对与外人分享重要信息的警觉心理）致使很多已知的知识与经验被永久地埋在了地下。

现在，我们从小就把食物当作丰富的养分、热量的来源和预防疾病的维生素载体。相比之下，古人则会把食物当作神圣的东西，把吃饭看作神圣的行为。他们的颂歌和祈祷反映了这样的信仰：通过摄入食物，我们与伟大神圣、相互联系的万物紧密相关。表观遗传学证实了这种直觉的正确性。我们的基因做出日常反应的依据是：从我们所吃食物中获取的化学信息，植根于食物本身和食材原产地（可能是一块土地，也可能是一片海域）的相关信息。从这种意义上讲，食物绝非养分那么简单，更像是一种携带了外界信息的语言。这些信息会重组基因，要么使它们更好，要么使它们更糟。如今的那些"基因博彩赢家"的祖先，有能力获取携带优良化学信息的食物，因而拥有了良性发展的健康基因，并遗传给他们的后代。如果想让你的基因更健康，你也需要获取携带优良化学信息的食物，这就是我写作这本书的根本目的。

在过去的15年中，我始终致力于研究食物对基因重组及这种重组对生理机能的影响。我发现潜在的法则影响着我们的健康，生病绝对不是偶发事件。我们之所以生病，是因为基因长期缺乏某种东西。更重要的是，我发现与生物技术相比，食物对反常规基因行为更有约束力。仅仅通过补充优化基因表达的营养物质，就有可能消除基因的不良表现，并借此消除几乎所有的已知疾病。无论你天生拥有怎样的基因，你都可以通过合理膳食、重组基因、远离癌症、抵御衰老、预防痴呆、控制新陈代谢、控制情绪、控制体重等。如果你能及早开始规划，你的基因代谢就会足够强大，这样一来，你的孩子也就赢在了起跑线上。

我是谁？

在很大程度上，正是我拥有的不良基因促使我考上了医学院，后来又促使我动笔写了这本书。在我的运动生涯之初，我遇到的问题就比别人多。上高中时，我得了跟腱炎，随后患上了跟骨滑囊炎、髂胫束综合征。对于往鞋里塞矫正鞋垫、增加治疗训练这样的事情，我已经习以为常了。上大学期间，我又突发软组织病变，加上严重的胫纤维发炎，几乎断送了我的体育奖学金。

我的胫纤维发炎越来越严重，我不得不跳着走。我找到队医斯科蒂，他又矮又胖，蓄着胡须，黑发浓密，是个大嗓门儿。他告诉我他也无能为力，我唯一能做的就是减少训练量和耐心等待。但我确信我需要做点儿什么以改变现状。也许我缺乏某种营养物质？刚刚看过的电影《生物课堂101》给了我很大的启发，我觉得也许我的相关组织细胞无法产生正常的肌腱。就像我现在的许多病人一样，我向斯科蒂医生寻求问题的答案。我甚至提出了一个构想：对我的腿部肌腱进行活检，并与别人的健康肌腱进行比对。正如我预料的那样，我的构想化为泡影。斯科蒂皱着眉头对我说，他从未听说过这样的检测方法。我曾经在《新闻周刊》和《时代》周刊上读到这种由分子生物学带来的有力的诊断方法。出于天真，我当时简直不能相信斯科蒂居然无法运用上述科学的任何一种方法帮助我。我对于他不愿意考虑那些在我看来显而易见的方法是那么困惑，与此同时，又是那么地沉迷于从分子角度解决我的健康问题，叹服于日新月异的生物技术领域带来的新技术、新方法。基于这些，我毅然摒弃了成为化学工程师的理想，选修了所有与遗传学相关的课程。随后，我考取了康奈尔大学的研究生，在那里，我从一众诺贝尔奖获得者处学习了基因调节和表观遗传学；之后我直升新泽西州的罗伯特·伍德·约翰逊医学院，希望把我所学的遗传学基础知识付诸实践。

那时候我才明白为什么斯科蒂医生对我的问题无能为力。医学院不教医生如何探究疾病渊源，只教医生治疗疾病。医学是一门朝向实际目标的实践科学，正因为这样，医学与其他自然科学截然不同。以物理学为例，它常常通过挖掘问题的根源构建知识体系。物理学家钻研得很深入，他们已经开始尝试解决最根本的问题，例如宇宙的起源。医学与其他科学不同的原因在于，与其说它是科学，还不如说它本质上是一笔交易。为什么？最初人们服用治疗心脏病的药物米诺地尔时，发现他们的胳膊上长出了浓密的体毛；研究人员没有探究原因，而是转身去寻找相应的消费群体。于是，作为心脏病药物被研制出来的米诺地尔，摇身一变成了治疗男性脱发的喷雾制剂——培健。

在医学领域，这样的例子比比皆是。其中最赚钱的买卖当属西地那非的发明，最初它被用于高血压的治疗。后来人们发现它有延长男性勃起时间的"副作用"，这是令人欣喜的意外状况。于是，西地那非改头换面，变成了万艾可。既然医学是一个产业，医学研究的最终目标就是生产销量极佳的产品。这也解释了为什么我们连胫纤维发炎这种常见病症的致病因都无法弄清楚。

我就读医学院不是为了从商。我5岁时遇到的一件小事使从医的理想在我心底生根发芽，它和一只知更鸟的雏鸟有关。一个春日的清晨，我坐在屋前的路边上，一只胖乎乎的幼鸟从枫树上飞下来，落到我面前的街道上。它盯着我看，呢喃着，翅膀一拍一拍，仿佛在跟我炫耀："看看我多能干！"可是就在那时候，我看到一辆旅行车的前轮向它碾轧过来。眨眼之间，这只可爱的小鸟就成了沥青路面上的一摊肉泥。它死了，我愤怒至极又满怀愧疚。那辆车的驾驶者肯定没有意识到他给两个幼小的生命造成的痛苦。那是我人生第一次体验生命的终结，它唤醒了我体内的保护意识，驱使我做出自己的职业选择：预防伤害。这是我想成为化学工程师的原因（发明无毒婴儿尿布），也是我选读医学院的原因。我所做的一切都是为了预防伤害，这意味着我得明白是什么影响我们的性格和思想，又是什么让我们生病。

不幸的是，注册就读医学院后不久，我就发现自己儿时的梦想与现实中有限的医学知识之间存在天壤之别，几乎不可逾越。为了追求预防伤害的梦想，我的最佳选择就是开展预防医学实践，比如从事基础护理工作。说实话，我都有点儿忘记探究疾病起因这件事情了。毕业之后的很多年里，我一直过着平平常常的日子，直至我的使命感被再次唤醒。

尊重古人智慧

唤醒我的依然是那些功能紊乱的基因。搬到夏威夷后不久，我患上了一种新的骨骼肌疾病。但这次与以往不同，没有哪位医生能诊断我得了什么病，甚至5位不同领域的专家会诊也说不出所以然来。病痛一直持续，一年后我的右侧膝盖开始刺痛，稍走几步就会发热。我对这类病症闻所未闻。我尝试接受手术、注射、理疗，甚至连夏威夷当地的巫师都找了，但这一切似乎只是恶化了病情。就在我陷入绝望的时候，我的丈夫卢克给了我一个建议：试着研究一下营养方面的问题。卢克是一名出色的大厨，还是狂热的烹饪爱好者，他对在菲律宾时见过的自助餐印象深刻。与很多专业厨师一样，他总是怀疑真正的营养膳食还有其他解释。他在一个小镇的贫民区长大，一直受到营养不良的困扰。所以，他认为营养和其他物质条件一样，也存在富有和贫穷之分。他猜测是我喜好高糖、方便食品的饮食习惯把我变成了"营养贫困户",甚至损害了我从疾病中恢复的能力。

当然,每个人都有自己的想法,而我选择去上医学院。我选修了营养学课程,还有生物化学。我开始摄入低脂、低胆固醇的食物,并严格计算热量。我还需要了解什么呢?第二天,卢克带回来一本书。如果不是我因病被困床榻,安德鲁·韦尔的这本《自愈力》我翻都不会翻,更不用说阅读了。

医学院讲授的东西使我们相信我们的寿命比过去更长,所以,现代饮食方式也一定比过去更好。我曾经对此深信不疑,也没有质疑过我在学习过程中接受的饮食哲学。但我们应该考虑这个因素:现年80岁的老人,在他们的成长过程中遵从的饮食方式与现在截然不同,他们的饮食更加天然。他们也是抗生素的第一代受益者,许多人的存活得益于医疗技术。然而,当下的这代人能否长寿尚待证实。鉴于现在许多40多岁的人就已经患了关节疾病(就像我这样)和心血管疾病,我认为这代人不大可能长寿,因为他们的父母患上这些疾病的年龄要晚得多。"千禧一代"的寿命可能会缩短10~20年,[11] 我很快就会拿到这一说法的首批印证材料。

我打开《自愈力》还没读几页,就碰到了一个我之前闻所未闻的东西:ω–3 脂肪酸。根据韦尔的观点,ω–3 脂肪酸就像维生素一样,是我们需要摄入的物质;现如今,我们的饮食不够完善,需要补充这种物质。他的话给了我重重一击。首先,我以前觉得脂肪有害无益;其次,我们这代人的饮食质量应该是有史以来最好的。如果不是他的说法大错特错,那就是我在医学院学到的基础知识存在问题。如同孩子进澡盆时又踢又喊表示抗议,出澡盆时却百般拒绝一样,我很快就觉得这些"可有可无"的书已经无法满足我旺盛的阅读需求了,它们使我获得了全新的宝贵信息,并燃起了我恢复健康的希望。

我还在其他地方读到了一篇很有意思的文章，名叫《内脏和动物油脂：美洲原住民的饮食》。这篇文章的作者认为，美洲原住民的身体比欧洲人健康，因为前者食用动物的整个躯体——不仅包括动物肌肉，还包括所有的动物内脏和油脂。

> 约翰·兰姆·迪尔说，食用内脏已经演化成一场竞赛。"过去，我们会比赛吃水牛的内脏。在比赛过程中，两名选手各执牛肠的一端，谁先吃到中间就算谁赢。那可是来真格的！那些牛肠上沾满了半发酵、半消化的草渣，吃了它们，根本不需要再服用任何药片和维生素。"[12]

我喜欢这位美洲原住民言语之间的自信，仿佛他讲的道理源自某个神秘的知识宝库。我也喜欢图书或文章作者以健康人为例来说明问题，而不是运用干巴巴的实验室模拟数据。那一刻，我觉得这种方法很新颖，因为它着眼于健康而不是疾病。早期的欧洲探险者卡韦萨·德·巴卡、弗朗西斯科·巴斯克斯·德·科罗纳多、刘易斯和克拉克把美洲原住民描述成超级战士：他们赤脚追逐水牛，打仗时虽身负箭伤却依然坚持战斗。两百年后，拍摄于19世纪的照片向我们展示了美洲原住民堂堂的面容和舒展匀称的骨骼结构。用一个民族的耐力大小和力量强弱来衡量他们的饮食是否健康，似乎合情合理，我在夏威夷的行医经历也印证了这一点：在很多情况下，家庭中最健康的人往往是岁数最大的成员，他们的饮食习惯与他们的孙辈截然不同。我开始怀疑自己之前的观点：从营养学的角度来说，现在对健康膳食的定义比过去更加合理。

即便如此，美洲原住民的饮食方式也很怪异。两个成年人各叼着牛肠的一头向中间吃去，牛肠尚未清洗，上面裹着脂肪！想想这个情景就让人恶心，彻底颠覆了我对《小姐与流浪汉》中吃意大利面场景的憧憬。但是，它也促使我开始严肃认真地思考。食用水牛粪便难道不会让人生病吗？动物脂肪难道不是有害的吗？考虑到食用尚未清洗的牛肠对我来说很难接受（也许以后我会接受），我专注于探究动物脂肪对健康的积极意义。

我在医学院学到了两点：饱和脂肪酸会使胆固醇水平升高，胆固醇是众所周知的健康杀手。谁是对的？是制定医学院的教授和学生所遵从的准则的美国医学会，还是约翰·兰姆·迪尔？

我开始重拾自己多年前试图探究疾病源头的理想，努力缩小自己在医学实践与理论研究这两个方面之间的差距。为了找出最好的饮食方案，我查阅了大量基础科学数据（有关自由基、脂肪酸氧化、类花生酸信号、基因调节和著名的弗雷明汉研究）。幸运的是，我接受的专业训练让我能够看懂这些东西。我花了6个月的时间想要彻底搞清楚这个营养相关的问题，得到的却是另外一个结果：我在医学院学的知识漏洞百出，很多东西的立论基础已被相关科学领域证实是错误的。现有的证据无法支撑美国医学会的立场，却与约翰·兰姆·迪尔的观点相吻合。

这一点非比寻常。与当今的医学带头人的看法不同，饱和脂肪与胆固醇似乎对健康有益（第8章会详解心脏病的真实形成机理）。近50年来，人们摒弃了诸如鸡蛋、新鲜奶油、动物肝脏等富含饱和脂肪酸和胆固醇的食物，用低脂或纯人造的化学物质取而代之，比如充斥着反式脂肪酸的人造黄油（反式脂肪酸是人造的，已被证实会引发健康问题）。以上这些都使基因无法获得赖以生存的化学信息。

早餐不吃鸡蛋和腊肠（最早由乳酸发酵剂而非硝酸盐发酵，含有大量软骨组织），只吃冰冷的谷类食物，会让这一代人缺乏成长所需的脂肪、维生素B和胶原蛋白。原因如下：蛋黄富含大脑发育所需的脂肪，包括卵磷脂、磷脂和（只有土鸡蛋才有的）人体必需的脂肪酸、维生素A、维生素D。同时，科学家已经证实低脂膳食会降低动物智商。[13]

许革亚：希波克拉底誓言中的营养女神

在希腊神话中，许革亚被刻画成手捧食钵、饲喂蛇虫的形象，蛇虫象征着医学知识。古希腊的健康理念由两种互补的做法彼此制衡。健康女神许革亚代表前者，她负责用充足的营养帮人们强健体魄（从胎儿时期到儿童成长期），并守护人们的终生健康。

换句话说，她是预防医学的化身。如果第一道防线失败，人们感染了疾病或出了不可避免的事故，医神阿斯克勒庇俄斯就会及时登场。他给人们讲解治愈外伤的方法，提供治疗性药物。我在毕业时诵念的希波克拉底誓言综合了阿斯克勒庇俄斯、许革亚和药神帕那刻亚的智慧。但那时，我只是举起手指站在学校的礼堂里诵念这段誓言，对于"许革亚是谁"或"许革亚代表什么"这样的问题一无所知，站在我旁边的那些医学博士也不例外。

在过去3 000多年的文明史上，医学彻底被男性的视角所主宰。许革亚曾是营养学先进知识的集大成者，却沦为日常清洁（洗手、刷牙等）的代言人。许革亚回归预防医学和营养学领域的时候到了。

维生素B对于身体器官的发育至关重要，缺乏维生素B的女性生出的孩子易患软骨病、糖尿病或其他疾病。[14, 15]大量的软骨组织可为人们提供胶原蛋白和糖胺聚糖，这些都有助于身体关节组织的发育，能避免人们成年之后患上肌腱和韧带疾病，包括胫纤维发炎！[16]

过去人们认为胆固醇含量高的食物很危险，这种看法彻底改变了人们的饮食习惯，以及人们获取营养的途径。通过纠正与这种看法相关的种种错误做法，我对疾病的根本原因有了更加深入的了解。这些错误做法对我的生理机能造成的影响就是使我的关节组织变得脆弱，它彻底改变了我的生活轨迹，几乎毁掉了我的人生。我开始阅读我能找到的所有讲传统烹饪的书，并运用相关生化知识对传统烹饪的基本特点进行解释。之后，我彻底改变了自己的饮食方式。对我来讲，采用更贴近传统的膳食营养模式帮助我修复了一些受损的表观遗传编程行为。我的感冒次数减少了，胃灼热频度降低了；我的脾气变好了，腹部脂肪变少了；头疼症状有所缓解，体能有所提高。最终，我曾经肿痛难忍的膝盖也奇迹般地痊愈了。

古人知道的，医生未必知道

似乎每天都会有新的研究结果出现，向人们证实某种维生素、矿物质或抗氧化剂对预防某种疾病的好处。所有这些研究都传达了一个强烈的信息：医生仍然低估了营养对于巩固健康和治愈疾病的积极意义。而人们凭直觉就知道这一点，这也是膳食补充剂和营养品销量极佳的原因。遗憾的是，这些研究人员很少提及这个问题：人造维生素及胶囊装的粉末状抗氧化产品并不像天然的那么有效，甚至连接近都谈不上。况且它们还有可能对人体有害，所以更好的选择是从食物中摄取丰富的营养。

为了确定哪些食物最有营养，我研究了世界各地的传统饮食，目的不是比较哪种传统饮食最好，而是找出各种传统饮食的共同之处。我找出来的四种普遍要素，每种都代表了一套烹饪方式及特殊食材（或准备食材的技巧），它们能使营养最大限度地被细胞吸收。事实证明，在人类历史的大多数阶段，这些技巧和食材都是不可或缺的。我们对烹饪传统的摒弃导致了今天患病人数的增加。我见过很多病人旧疾复发或遭受慢性疾病的折磨，但他们的父辈和祖父辈往往没有这样的问题。这意味着现在大多数美国人的基因状况都很糟糕，但是如果我们能够重新遵循祖辈的营养原则，食用他们认可的四类营养食物——世界美食四大支柱，我们的基因状况就会得到改善。

基因健康与基因财富

基因健康代表了一种财富，我们可以从两个角度对此加以理解："基因财富"和"基因动量"。这样一来，我们就能解释为什么有些人能够滥用基因并屡屡逃脱惩罚。就像懒惰的学生，无论成绩多糟，仅凭借家世良好就能进入耶鲁大学这样的名校学习；即使健康基因遭到损坏，基因拥有者的外貌也不会差到哪里去，但下一代会为此付出代价。

我们都见过一些20岁出头的超模烟不离手，还常常食用奶油蛋糕这样的食品。经年累月，在她们美丽的外表之下，营养不良会毁坏她们的骨骼，使其过早衰老。维持良好皮肤状态的相关组织也开始老化，最终盗走她们的美貌。更重要的是，她们卵巢中的每个卵子的基因都会受到影响。这种基因状态的恶化意味着她们的孩子将会丧失基因动量，有可能不会像她们那么健康漂亮。她们的孩子也可能会从妈妈可观的基因财富中受益，但不幸的是，孩子自身的基因财富将会大打折扣。

这是惨重的损失。在过去的数千年里，我们的基因在自然界各种营养物质的滋养之下，呈现出良性发展的态势。从基因角度讲，现在的超模不仅受益于她们父辈、祖父辈的良好饮食习惯，还受益于她们更古老的祖先（他们通过摄入恰当的食物来维持并改进良好基因）。正是代代相传的基因宝藏，造就了母亲腹中胎儿的美丽脸庞。当这些 20 岁出头的超模们弹掉手中香烟的烟灰时，也随意挥霍掉了一代代先人经年累月积攒的宝贵基因财富。

对基因财富（代表了表观遗传完整性）的肆意挥霍已经对很多人造成了影响。我父亲小时候常喝奶粉，午餐吃面包配人造黄油。我母亲儿时的大部分时光在战后的欧洲度过，奶制品匮乏。因为他们从各自的父母那里继承了可观的基因财富，所以他们尽管营养不良，却未患严重的软组织疾病。然而，缺吃少喝的生活对他们的基因产生了负面影响。我们家族的基因财富到我出生的时候已被挥霍殆尽，因此我与父母、祖父母完全不同，不得不与关节疾病斗争。

幸运的是，事情还有转机，对你来说也一样。感谢基因响应的可塑性，让我们可以改善基因状态，重建基因财富。

如果你曾忘记给绿植浇水，因而亲眼看见它叶片打蔫、颜色变黄，你就会明白恰当的呵护和滋养具有神奇的修复效果。这一点同样适用于我们的基因和表观遗传编程。不仅你个人可以从中受益（比如增进健康，体脂比趋于正常，缓解慢性疾病症状，延缓衰老，等等），你的孩子同样会获益良多。如果你觉得攒钱给孩子上大学或搬到学校设施良好的社区比较重要，那么请想一想孩子的健康和美丽是否也很重要。如果你及早开始，你努力的成果就会体现在孩子的面容上。你的孩子也许会因为这张姣好的面容而从众多竞争者中脱颖而出，开启梦想已久的职业生涯。这一切都取决于你的选择：吃什么，以及过什么样的生活。我不是减压专家（尽管减压很重要），也不是体育锻炼方面的专家；即使要说锻炼，我也只会谈谈如何通过不同的锻炼方式减轻体重、重塑健康的身体组织。但借助接受的良好训练和从事的研究，我的确在预测不同生活方式对身体机能的潜在影响方面成了专家。而且，我的基本理念其实非常简单。

深度营养

　　我赞同原始饮食学派的观点：我们应该尝试一下祖先吃的食物。毕竟，我们就是通过这种方式来到世界上的，这也是我们本来应该坚持的饮食方式。表观遗传学借助分子级别的微观证据，为我们的观点提供了科学上的支持：我们能够存活至今，这在很大程度上得益于我们的祖先选择的食物。身体健康的人身处困境一段时间依然能够保持健康，健康的基因亦如此，这都是系统响应延迟的表现。因为很多营养学研究者不会去询问实验对象父母的饮食习惯，所以这些研究的结论缺乏完备的数据基础。如果以 24 小时为限进行研究，那么糟糕的饮食也似乎是"健康"的；如果以数月或数年为限进行研究，稍好的饮食似乎也会很棒。但只有最完善的饮食方式，才能让一代代人保持健康。

　　像《原始饮食法》(The Paleo Diet)、《进化饮食法》(The Evolution Diet)、《石器时代的健康秘诀》(Health Secrets of the Stone Age) 之类的膳食书籍之所以大受欢迎，在很大程度上是因为它们倡导的理念本身具有无与伦比的吸引力。但如何运用特定食材和食谱把枯燥的营养学理念付诸实践，是它们面临的另一个挑战。在过去出版的很多同类书籍中，作者仍遵循认为基因随机突变的旧观念，因此无法解释基因的快速变化。由于把背景纯粹置于史前，他们的想法遥远虚无，缺乏实用性。他们的证据很有限，没有说服力。只是收集一些古代营地的碎片、残骸以及木乃伊胃部清洗的残存物等，并不能充分说明问题。这些书能让我们了解一些远古人类生活的片段，但让我好奇不已的是：这些作者是如何利用现代生理科学手段，把零碎的考古信息拓展为完备的饮食体系的？更有甚者，几乎每本书都引用了相同的信息，却又提供了相互矛盾的建议，这是为什么呢？原因在于他们手头的数据过于零碎、陈旧、笼统，根本无法提供建设性的指导意见。如果原始人留下的线索只有一些手工打造的工具，我们又如何能够复原他们的膳食口味和营养呢？比如，"一把打磨于12.5万年前的紫杉木长矛，被插在已经灭绝的德国直牙象的两肋之间，象骨化石上可见伤痕"[17]，这样的证据对于我们了解古人的膳食有什么意义吗？作者尽情发挥想象力做出了有根据的猜测，但显然，任何有创造性思维的读者都会在追随古人足迹的过程中随时停下脚步。

很幸运，我们不需要史前资料，也不需要妄自揣测。我们有浩瀚广博、鲜活生动的信息来源可供利用，那就是烹饪传统，尤其是那些有特色的正宗美食的制作方法。我说的不是美国人对地中海饮食、冲绳饮食、中国饮食的本土化，比如海鲜沙拉等，也不是现代流行的分子饮食、保健食品或快餐。我要说的正宗美食是构成大家最美好回忆的佳肴。它是食材和厨艺的完美结合；它能让世界最贫困角落的人们烹制出神奇的美味，就连国王吃了都会赞不绝口，更不要说纽约那些挑剔的食客了。这其中包括一位美食家，他看一眼食物就会让那些参加《顶级大厨》比赛的厨师两腿发软。我说的这个人是安东尼·波登，他以前是一位爱好朋克音乐的顶级大厨，现在是世界知名的美食节目主持人。①

我以安东尼·波登的美食旅游电视节目《波登不设限》（*No Reservations*）为例，来说明很多现存的详尽信息有助于我们了解人们曾经的饮食方式，这档节目从2005年一直播到2012年。每周一个小时，安东尼·波登向观众呈现来自世界各地的美食，种类繁多，充满创意。你只需要坐在自家客厅就能观赏。他通常会在每集节目的开头介绍当地美食的历史渊源，直陈其美食文化的鲜明特色；然后由善于制作美食的当地人充当向导，找到能反映当地美食精髓的样板。这些店往往是些夫妻店，虽然规模不大，但口碑很好；他们制作食物的方式有悠久的历史。波登的节目让我确信，从饮食的角度讲，美国只是一个欠发达地区。

---

① 2018年，波登去世。——编者注

相较美国的热狗、苹果派、麦当劳"开心乐园餐"、烘肉卷、砂锅菜及沙拉，其他国家的美食似乎更多。在中国的某个地方，到访的客人可以吃到烤乳猪，还有佐以酸菜或豆豉的鸡肉、兔肉，手工面条，不同形状、大小、颜色、质地的各种果实。在迅速发展的超现代化都市中，高耸入云的玻璃幕墙边的农贸市场里，摊主售卖的本地优质食材都是一大清早摘自田间地头，捕于江河湖滨，极其新鲜。

我这么说并非要否认美国也是拥有丰富烹饪史的国度，而是想说我们摒弃了自己的根基。这就是我们不得不求助各种观点相互矛盾的营养学书籍的原因，也是我们很多人天生基因优良却未精心养护的原因。就像法国山坡上等待风干的甜美葡萄一样，我们的染色体正在枯萎；但通过享用以传统烹饪方式制作的美食，它们可以重焕光彩。

每种正宗美食中数量繁多的菜肴都可以归入以下四类，我把它们叫作"世界美食四大支柱"。我们需要经常食用这些食物，最好每天都吃。它们是：

□ 带骨肉类
□ 动物内脏（波登称之为"脏脏的东西"）
□ 发酵类与发芽类食物——比新鲜的还好！
□ 生鲜食品

事实证明，这四类食物随处可见，几乎每个国家的人们每天都会食用它们，食用者的健康和长寿证明了它们的成功。就像玻璃杯里的奶油总会浮上来一样，这些传统饮食也会因为它们的内在价值而由古及今、代代相传，因为它们的美味和营养经受住了时间的考验。通过向传统饮食致敬，我们可以重建与膳食根基的联系，以及我们彼此间的联系，从而使生命发挥出其应有的潜能。

让圣火世代相传

不久前人们还不知道基因、干细胞和生物化学，那时世界各地的人们凭借各自的日常经验来判断因果关系。如果有人因为食用某种红色浆果而生病，从那片灌木丛采摘的浆果就会从此被禁止食用。如果一位准妈妈在怀孕期间特别想吃某种蘑菇、某种海鲜或任何东西，并且非常顺利地生下了健康的宝宝，这两者间的联系就会作为群体的智慧流传下来。我们的生存和我们已经获得的健康基因恰恰证明了这些经验的成功。所有的杂食动物都面临这样的困境：我们应该吃什么？走出困境的途径就隐藏在美食家、烹饪大师、热爱美食的老奶奶和世界各地厨师的烹饪秘诀中，有些可能就在你身边。不幸的是，在胆固醇致心脏病论以及科学化约主义的其他论调的影响之下，人们不再认可这些饮食方面的智慧。科学化约主义是一种明显缺乏科学依据的做法，迈克尔·波伦在他的著作《为食物辩护》中对此进行过诠释。[18]

幸运的是，那些真正热爱烹饪和美食的人把这些饮食传统传承了下来。这不仅使他们的家人从中受益，他们自己也扮演了信使的角色，成了只限部落内部共享的古老奥秘的传承者。如今，我们就像一个大部落，如何利用食物改善健康、永葆青春的信息，就是我们从祖先那里继承的至珍财富。

本书从头到尾都在强调食物对改变日常生活的重要作用。事实上，你吃下的每一口食物都会对你的基因产生微妙的影响。如同"基因博彩"遵循一整套预测法则那样，每餐之后产生的小变化亦如此。如果生理变化机制不是偶发行为，而是受到某种法则的制约，那么是谁或什么在掌控这一切呢？在下一章，我们将会看到基因运用了何种"聪明"的方式对营养摄入做出反应，以及这种本能为什么让我确信很多人的基因潜能尚待开发。

第 2 章

聪明的基因
表观遗传学与 DNA 的语言

☐ 优良基因使人们健康、强壮、漂亮，代表了一种我们称之为基因
　财富的家族财富。

☐ 我们常听说导致疾病的有害基因突变具有偶发性，但最新的科学
　研究认为这种说法不一定正确。

☐ 我们不需要依赖技术来人工合成无病基因或定制婴儿。

☐ 只要为我们的基因提供它们需要的养分，我们就能安全无虞地完
　成很多事情。

☐ 优先在健康饮食方面投入财产去重建家族基因财富，是最好的投资。

哈莉·贝瑞在 2002 年的奥斯卡颁奖典礼上发表的激动人心的感言，
给我留下了深刻印象。她站在台上声泪俱下地感谢上帝对她的护佑。"谢

谢大家！我太荣幸了！我简直太荣幸了！感谢学院对我的垂青，使我成为上帝护佑的幸运之舟。谢谢大家！”这是好莱坞历史上的一个里程碑，贝瑞成为首个以主角身份获奥斯卡奖的非裔美国人。所有人都在关注贝瑞成功的原因，关注好莱坞历史上的这个独一无二的夜晚；而我却不由自主地产生了这样的想法：这位身着华服的女性似曾相识，她的脸庞让我想起了历年来手握小金人奖杯的其他女明星。

贝瑞和其他获得奥斯卡奖项的女明星有什么共同点呢？比如，查理兹·塞隆、妮可·基德曼、凯特·布兰切特、安吉丽娜·朱莉、朱莉娅·罗伯茨、金·贝辛格、杰西卡·兰格、伊丽莎白·泰勒、英格丽·褒曼等。她们都是表演领域的佼佼者，但除此之外，她们还有其他共性。也许这一共性对奥斯卡颁奖典礼来讲太普遍了，所以人们很容易忽略它。我却无法忽略这个共性：她们都美得令人窒息！

就像哈莉·贝瑞的获奖感言所说，我们就像一叶叶小舟，设计的初衷不是冲击奥斯卡奖项，而是吃喝、生存、繁衍后代。其实，如果你下次碰巧拿到了奥斯卡奖，你可以感谢你的非凡基因让你名垂青史。假如次日你的公关顾问因此责难你，你可以向她解释：身体和DNA的关系是这个世界上最古老、最精深的命题，我们大家都牵涉其中；食物让它们与周遭环境紧密相连。哈莉·贝瑞比例完美、匀称、健康的躯体就是基因与自然环境之间和谐关系的例证，也是几代人基因财富累积的例证。正如本章所讲，如果想改善你和基因之间的关系，使其趋于良性发展，让自己更加健康、美丽，你就要学会与植根于DNA中的智慧一起努力。

DNA的发达“头脑”

每个人的体细胞都有细胞核，它就像生鸡蛋黄一样漂浮在细胞质中。细胞核包含染色体，也就是46个超螺旋核酸分子，每个分子含有多达3亿个碱基对。这些无色的胶状化学物质构建了你的基本遗传信息，决定了你就是你而不是别人。

如果你把单个细胞的DNA完全拉直，它所含的28亿个碱基对能排出3米长的队列。把你所有细胞的DNA头尾相连，至少相当于地球到月球距离的5 000倍。[19]这能携带多少化学信息啊！但你的基因只占其中的2%，其余98%的序列曾被科学家称为"垃圾DNA"。这并不是因为这些DNA没用，而是因为科学家也不知道其具体功能。不过，近20年来科学家已经发现这些"垃圾DNA"具备令人惊讶的能力。

这些发现来自一个叫作表观遗传学的遗传学分支。表观遗传学研究者对基因"启动"或"关闭"的方式进行了探索，它是身体根据环境调节基因的方式，也是同卵双胞胎个性不同的原因。

表观遗传学研究者对广博的基因领域做了大量的探索，一个不为人知的隐秘世界呈现在他们面前，浩瀚且复杂。已知基因就像储存编码信息的仓库，功能相对稳定；而那些"垃圾DNA"（更精准的名称是非编码DNA）似乎天生处于变化之中，短则一代人，长则持续几代人甚至更久。非编码DNA似乎能够帮助机体做出某些重要抉择，比如哪个干细胞（可以分化成任何细胞的原始未分化细胞）长成眼睛的一部分，哪个干细胞长成肝脏的一部分，做出选择的依据似乎源于环境的影响。我们之所以这么说，是因为单个干细胞如果被放入动物肝脏，就会分化成肝细胞；而如果同一个干细胞被放入动物大脑，它又会分化成神经细胞。[20]非编码DNA根据游离在它们周围的化学信息完成这一切，这些化学信息又决定了哪种基因应该启动、何时启动、启动多少。

人类基因组计划实施过程中最振奋人心、最出其不意的发现之一，就是人类基因与老鼠基因相似度极高，老鼠基因与其他哺乳动物基因相似，哺乳动物基因又和鱼类基因相似。在动物王国中，人类产生的蛋白质似乎并非独一无二。人类不同于其他动物的关键在于，我们的遗传物质中包含基因调节片段，它们在人类胚胎期和整个生存周期中指导干细胞的生长发育。促进细胞生长的机制是否也世代相传，促使物种发生进化？加拿大多伦多成瘾和精神健康中心的克莱姆比尔家族表观遗传学实验室主任阿图勒斯·彼得罗尼斯说："我们的确要对传统遗传学研究的基本原则进行积极的修订。"[21] 还有一位表观遗传学家这样评价我们对进化的误解：基因突变和自然选择驱动的进化只是冰山一角，"冰山的底部是表观遗传学"。[22]

我们对这些占总数 98% 的神秘DNA展开了大量的研究。随着研究的逐步深入，我们发现它们组成了一个庞大且繁复的调节系统，就像巨大的"分子大脑"一样控制着我们的细胞活动。相对于普通人，那些"基因博彩赢家"的每个身体细胞都含有能更好地调节细胞生长和活动的DNA。这不是因为他们运气好，而是因为他们的调节性DNA（位于广阔的染色体未编码区的染色体"大脑"）发挥了更好的作用。就像我们的大脑一样，DNA也需要记忆所学内容，才能正常运行。

如果DNA"忘记"该如何运行，可能出现的一种情况就是患癌。细胞一旦无法履行相应职责，丧失良好的细胞活性，就会变成癌细胞。管理癌细胞的DNA彻底失忆，认为指挥细胞不断分裂就是它的职责，并无视相邻细胞的存在。最终，癌细胞开始杀死相邻细胞。这是表观遗传对我们不利的一面。

表观遗传的积极作用之一是，通过新颖独特的应对措施做出灵活的变通。以眼睛的发育为例，视神经盘位于眼睛后部的视网膜中央，是输入光线的中心焦点，也是眼科医生所说的中央视觉。幼儿期缺乏维生素A就会导致基因面对这样的困境：如何在未达标的营养环境中尽可能完美地构建视神经盘？结果发育成熟的视神经盘不再是正圆形，而是椭圆形的，可能造成近视和散光。[23] 这当然不是理想的结果，但如果基因没有这种变通的能力，DNA 就会被迫做出更加激进的抉择，比如致人失明。

这种解决问题的创造性"智慧"往往有据可依，你的 DNA、你祖辈的 DNA 经历的种种挑战都会为基因解决问题提供指导。换句话说，DNA 具有学习能力。

细胞核：食物操控基因的地方

每个人体细胞中都有一个特殊的"小房间"，叫作细胞核，它为 DNA 提供居所、实施保护。细胞核内部的 DNA 被分成叫作染色体的物质组块。尽管每条染色体的双螺旋结构拉伸后有几英尺[①]长，但 46 条染色体压缩在一起只占几微米的空间，紧紧缠绕在叫作组蛋白的微小结构上。如果这些缠绕的线状基因信息发生松动，就能使一段 DNA 与酶结合，从而"开启"（激活）基因或基因组的表达。

食物中诸如维生素和矿物质这样的营养物质及人体自己制造的激素与蛋白质，在调节这种缠绕和松动的过程中扮演着不同的角色，叫作"呼吸"。我们对此了解得越多，就越能理解基因也有自己的生命。表观遗传学领域才刚刚触及这一动态基因调控系统的表层，但我们可以肯定的是，染色体数据计算以模拟的方式进行，而非数字方式，因此 DNA 能够储存和计算的信息量远远超出人们之前的想象。

---

① 1 英尺 ≈ 30.5 厘米。——编者注

染色体的学习过程

让我们对染色体进行近距离的观察，以便全面了解"基因大脑"的工作机理，以及为什么它有时可能会忘记如何发挥正常功能。

人有 46 条染色体，每一条都是很长的 DNA 分子，包含 3 亿个碱基对，碱基只有 4 种，分别用 A、G、T 和 C 表示。我们所有的基因数据都以这 4 个字母的不同组合的模式加密。如果改变一个字母，就会改变加密模式，其意义会随之改变，生物体的生长也很有可能发生变化。

长期以来，生物学家一直认为碱基字母替换是产生这种生理变化的唯一途径。而表观遗传学告诉我们，不同个体的不同生理特征并非来自永久的碱基字母替换，而是源于一些临时标记——表观遗传标记。它们附着在 DNA 的双螺旋结构或其他核质上，能够改变基因的表达方式。有些标记在人们出生时就有了，但随着年龄增长，许多标记被删除了，其余的标记则累积下来。研究人员需要弄清楚这些标记的具体意义。这到底是 DNA 衰老的必然结果，还是出于其他原因？后者听起来更振奋人心！如果每个人一生当中产生的标记相同，这就是简单的衰老过程；但如果出现标记差异，就说明不同的人生经历可能会产生不同的基因运行模式，在某种程度上，这也意味着我们的基因具有学习能力。

2005 年，西班牙科学家找到了解开这一谜题的办法。他们提取了两对同卵双胞胎的染色体，一对双胞胎 3 岁，另一对 50 岁。他们让荧光绿和荧光红的分子分别与经过表观遗传改良和未改良的 DNA 片段结合，并对两组基因进行了研究。两个孩子的基因看起来非常相似，这表明和大家想的一样，双胞胎在生命之初拥有几乎相同的基因标记。相比之下，那对 50 岁的双胞胎的染色体就像两棵装饰风格截然不同的圣诞树，一棵闪着绿光，一棵闪着红光。她们的生活经历标记了她们的基因，表明这对同卵双胞胎的基因功能不再相同。[24] 这意味着基因标记不仅源于衰老，也是我们生活方式的直接结果。其他类似的研究已经证实表观遗传标记是身体对化学物质做出的反应，这些化学物质源自我们通过嘴巴摄入的食物、通过鼻子呼吸的空气、大脑所做的思考以及身体所做的动作。[25] 所以，我们能够得出结论：基因似乎总在倾听，随时准备做出反应或改变。通过观察这对 50 岁双胞胎姐妹染色体红绿模式的不同，科学家捕捉到了不同基因形成的不同"个性"。

这些存在差异的基因标记有助于解释，为什么 DNA 完全相同的双胞胎可能患上完全不同的疾病。如果双胞胎中一个吸烟、喝酒、喜食垃圾食品，另一个则注意养生，两个人的 DNA 就会接受迥异的"化学教育"——后者接受的是系统、平衡的教育，而前者的学习环境如同脏乱的街道，充斥着各种化学物质造成的喧嚣。

从这个角度讲，生活方式影响着基因的行为表现。通过选择健康或不健康的膳食和生活习惯，我们可以训练自己的基因，使其表现良好或糟糕。在环境的影响下，两套完全相同的 DNA 产生了截然不同的基因表达。凭借这一事实，科学家确认了很多基因标记手段，包括基因"书签"、遗传印迹、基因沉默、X 染色体失活、位置效应、重编程、基因转应作用、母体效应、组蛋白修饰、副突变等。这些表观基因调节过程中有许多都涉及标记 DNA 片段，这决定了基因开启的频率。如果开启，基因就能接受将其转化为蛋白质的酶；如果无法开启，基因就会一直处于休眠状态，相应的蛋白质也不能被正常表达。

假设双胞胎姐妹中有一个常喝牛奶并搬到了夏威夷（在那里她的皮肤可以通过晒太阳合成维生素 D）；而另一个不喝牛奶，居住在明尼苏达州。可以预见的是，后者相较前者更容易出现骨质疏松的问题，而且更容易发生髋关节疼痛或脊柱骨折等与骨质疏松相关的意外。[26] 表观遗传的双胞胎研究说明，被研究对象不仅 X 光片不同，基因也存在差异。科学家正在逐步让公众相信，不对自己的身体给予适当的关注、照护及摄入，不仅会影响健康，还会影响基因，可能对子孙后代产生不利的影响。研究表明，兄弟姐妹中如果有人患有骨质疏松症，而其他人无此问题，原因就在于这个人体内负责骨骼生长的基因处于睡眠状态，被暂时打上了隐蔽和休眠的标记。[27] 庆幸的是，如果我们改变生活习惯，它们就能苏醒过来。

我们再看一下双胞胎姐妹中吸烟又喝酒的那位，她的状况不容乐观。她也许已经对自己的骨质造成了不可估量的损害，无论如何也无法和她那位喝牛奶、体内维生素D充足的姐妹相比。更糟糕的是，她怀孕前形成的所有表观遗传标记都有可能遗传给她的孩子，所以她对那些可以强健骨骼的营养物质的忽略，就会导致她的孩子遗传到的骨骼生长基因不够活跃，从表观遗传的角度讲，这个孩子更容易患上骨质疏松症。英国伦敦儿童健康研究所的临床遗传学教授马库斯·彭布里认为："我们都是基因组的守护者。人们的生活方式不仅影响其自身，还有可能对其子孙后代的基因产生毁灭性影响。"[28]

最令我着迷的是这个体系的智慧。我们的基因似乎找到了某种"记笔记"的方式，提醒它们依据得到的各种养分采取相应的行动。让我们看看这个过程吧！假设生成骨骼的基因带有两个表观遗传标记，一个与维生素D结合，另一个与钙结合。如果维生素D和钙同时与各自对应的表观遗传标记结合，基因就会开启并得以表达。如果既没有维生素D，也没有钙，基因就会继续休眠，生成的骨质较少。表观遗传调节标签有效地起到了便利贴的作用：如果周围的维生素D和钙很充足，就会立即制造出大量骨骼生成所需的蛋白质！它们一旦动工，看吧，你的骨骼就会更壮、更长。这是多么巧妙的设计啊！

当然，DNA并不知道某个基因能做什么，它甚至不清楚自己接触的各种养分有什么好处。通过某种我们尚不清楚的机制，DNA在过去的某个时刻经过了表观基因标记的编程处理，表观基因标记会根据某种养分的充足或缺乏的情况，开启或关闭某些DNA。整个编程体系是可变的，这些标记也显然可以被删除，让基因大脑忘记（至少是暂时忘记）之前的编程信息。

是什么让DNA变得健忘？

最近的发现表明，DNA也会像人类一样，随着时间推移而变得健忘。人们怀疑男性的生育年龄过大会导致孩子的大脑发育异常，并因此开展了大量的相关研究。在出生之前，女性的卵子就已经在卵巢中产生；而男性在青春期之后才会产生一批又一批精子。随着青春期来临，精原细胞（产生功能完整的精子的前体）每年大约分裂23次。每次分裂都很重要，因为在分裂过程中，精原细胞不仅要精准地复制30亿个DNA代码"字母"，还要复制所有的表观遗传标记。这些标记负责让DNA记住：面对一定的养分和激素信号，哪些基因应该启动，哪些基因应该休眠。这是一系列相互协调的功能，对孩子未来的成长和健康来说至关重要。

尽管大量担任"校对"的酶的存在保证了DNA复制近乎完美的精准度，但这无法保证表观遗传标记也能实现精准复制。[29] 最新研究表明，相对于基因突变，环境因素对表观遗传标记复制的精准度的影响更大一些。[30] 换言之，如果一位男士体内构建基因标记的原材料不足，那么他的那批精子在产生时标记会表现异常。不幸的是，未经纠正的错误会随着男性年龄增长而逐渐累积。年龄较大、标记异常率较高的男性生育的孩子更容易患孤独症、双相障碍和精神分裂症。[31]

影响基因组的记忆的不只是男性的年龄，还有他们对自身健康的关注程度。我坚信年龄较大的男性完全可以凭借这种方法提高孕育健康宝宝的概率：通过良好的饮食给作为"精子工厂"的睾丸提供足够的养分，这是保证"精子生产线"产出优质精子的有效策略。

2014年，与纽约的阿尔伯特·爱因斯坦医学院合作的遗传学家找到了支持这一观点的证据：某些营养物质水平过低可能会导致DNA复制错误增多。叶酸、维生素B_{12}和很多氨基酸是"甲基化"这种表观遗传标记的必要原料，缺少任意一种都会造成甲基化不足，有些关键的标记有可能被省略。他们的研究表明，几乎在所有的基因外围区域都出现了甲基化缺失的现象，这些区域的DNA紧紧地缠绕在一起，甲基化很难实现。[32] 如果真是这样，优化饮食就有助于减少DNA复制错误，抵御由此引发的疾病。

良好的营养状况有助于逆转部分表观遗传错误

我刚刚举例向你们证明，良好的饮食有助于避免引发永久基因突变的表观遗传错误。但饮食能否修正这些错误呢？换言之，良好的营养供应能否让你的基因恢复到先前的适应性更强的状态，从而避免复制错误以基因突变的形式成为永久的遗传记录？

以下两项研究探索了通过调节胎儿的营养状况控制胎儿未来体重的策略。第一项研究开展于2010年，探究了母体营养不良和肥胖对后代的影响，并得出结论："胚胎期营养不良或许是肥胖症的主要原因。"[33] 他们认为，肥胖母亲生的孩子通过表观遗传编程生成了过量脂肪。这表明，由于自身营养失调，数以百万计的母亲在毫不知情的状况下决定了她们的孩子终身肥胖的命运，而且这种倾向会由她们的孩子遗传给下一代。

就营养失衡的母亲而言，是不是她的所有后代都会体重超标？有个好消息。正如营养失调可能导致不良性状那样，良好的营养状况能使表观遗传适应系统重新制定适合理想营养状况的早期策略。

一些经典的表观遗传学研究表明，如果基因获得良好营养的支持，至少在某些环境条件下，被遗忘的策略就有可能被激活。这也是我坚信大家都有潜力成为或至少生出"基因博彩赢家"的原因，因为健忘的基因组有可能接受再培训。

第二项研究表明胚胎期营养最优化可能具有相反的效果，它可以使表观基因组放弃增加体重的策略，而选择以优化身体成分为目标的策略。在美国北卡罗来纳州达勒姆的杜克大学，兰迪·哲特尔博士研究了给刺鼠强化营养带来的影响。这种鼠有黄色的毛皮和肥胖倾向，易患糖尿病。实验开始后，选择常规喂养的雌性刺鼠，在其食物中增加维生素B_{12}、叶酸、胆碱、甜菜碱的比例，然后让其与雄性刺鼠交配。与它之前生的那些黄色毛皮、体重超标、健康状况不佳的幼鼠不同，新生的这窝幼崽中有了发育正常的棕色幼鼠。[34] 对此，我们可以做出如下解释：在刺鼠的种群进化史上，调节性DNA本质上是因曾受重创而造成的脑损伤。因此，刺鼠无法像其他老鼠那样繁衍健康、正常的后代。在这项研究中，研究人员通过充足的营养供应唤醒了刺鼠的沉睡基因，重新编程使基因发挥更佳功能，并使基因组得以修复。

这对我们具有非比寻常的启发意义，因为研究人员发现我们所有的基因中都留有异常的调节性"疤痕"。它们记录了我们祖先的经历，包括他们的饮食乃至他们活着时的气候状况。例如，"二战"结束之前，异常寒冷的冬季加上德国实施的食物禁运政策，导致约3万人死于饥饿。幸存者也遭受了一系列的发育障碍和成年疾病，包括婴儿体重过轻、糖尿病、肥胖、冠心病和乳腺癌等。一个荷兰的研究小组认为，这些幸存者的孙辈出生时体重过轻与此密切相关。[35]

这一发现意义重大，因为它表明孕期妇女的饮食至少会对接下来的两代人产生影响。相较而言，刺鼠的基因长期受损，所以需要大剂量的维生素唤醒它们的沉睡基因；而孕期妇女只需摄入常规营养或略高于常规水平的营养就能达到目的，因为她们基因受损的时间较短，仅为一两代人。

某些表观遗传反应不仅会被遗传，还会被放大。美国洛杉矶凯克医学院的医生针对母亲吸烟是否会增加孩子患哮喘的风险进行了研究，发现吸烟母亲生的孩子患哮喘的概率是不吸烟母亲生的孩子的 1.5 倍。如果孩子的外祖母吸烟，孩子患哮喘的概率就会是其他孩子的 1.8 倍，即使孩子的母亲根本不吸烟！如果母亲和外祖母都吸烟，这种概率会升至2.6 倍。[36]DNA 为什么会产生这样的反应？想弄清楚其中的逻辑，可以这样思考：女性在孕期吸烟的行为，相当于告诉腹中的胎儿，空气中充满毒素，呼吸有时是件危险的事。发育中的胎儿的肺部则立即采取行动，让自己有能力快速应对任何吸入肺部的刺激性物质。哮喘者的肺组织容易反应过度，哪怕吸入再小的悬浮颗粒，也都会引发咳嗽和吐痰。尽管这样，我还是相信这种受损的基因组能被修复，从而恢复正常功能。

为什么我对良好的表观遗传修饰的恢复力如此信任呢？因为与过去的看法不同，我们现在已经知道大多数疾病都不是永久的基因突变造成的，而是源于基因表达有误。[37]正如我们看到的那样，源自环境的化学物质给这些长链 DNA 分子打上标记，改变它们的行为。依据刺鼠生殖研究的负责人兰迪的说法，这样的体系似乎真实存在，它提供的"迅捷机制可使生物体在不改变硬件的情况下对环境做出反应"。[38]这样一来，任何生理方面的调整或修正都可以依据它的可见的成功或失败予以撤销。我们把它叫作基因拟突变之前的"试销"。这对一个分子来说似乎是很难完成的复杂任务，但你不要忘了我们谈论的分子自地球生命诞生之日起就存在了。了解了 DNA 的工作机制，我们就能轻松理解为什么营养缺失和接触毒素有可能导致慢性疾病，以及为什么这些疾病会对去除毒素和改善营养状况做出如此积极的反应。

多夫·S.戈林鲍姆博士在美国耶鲁大学的基因组改良科学中心工作，他和我一样对基因系统的智慧设计表示叹服。他描述了非编码DNA指导进化的方式：转座（可移动位置）的非编码DNA的移动使基因被激活，从而使生物体能适应周遭环境。[39] 他对这个功能的描述与兰迪类似。他还补充说，这个转座系统"允许生物体在不改变硬件的情况下适应周围环境"。[40] 把这个类比延伸一下，我们可以把基因修饰想象成软件设计师使用的协议之类的东西：先测试漏洞，然后进行与其他软件的兼容性运行，再集成到操作系统中；如果实际运行证明该软件不可或缺，最终就将其植入硬件。这也许正是人体基因针对合成维生素C所做的一切。由于食物中富含维生素C，数代人都不需要自体合成，这导致负责合成维生素C的基因进入了休眠状态。最终，表观基因的"试销"证明我们不合成维生素C也能存活下来，基因内部的突变使这项功能永久失活。"试销"到底如何发挥作用？某些标记会增加复制的错误率，因此暂时的表观遗传变化可能会引发碱基对突变，从而永久地改变基因。[41] 基因就像生产不同产品的小型蛋白质加工机器。如果工人（表观遗传标记）关闭其中一台机器，细胞内的一切在随后的数代人身上依旧能够顺畅地运行，那么那台机器有可能会被用于生产别的东西或永久关闭。我们对表观遗传学了解得越多，就越能体会到这一点：诸如患病和进化这样的遗传变化似乎受制于其他生物过程的反馈，比如细胞发育、呼吸、繁殖等。因此，遗传变化不是随机性行为。

调节细胞行为的因素是什么？饮食起着决定性的作用，毕竟食物是我们与环境互动的基本方式。但真正重要的是，那些植入基因、控制基因运行、驱动进化过程的标记，源自矿物质、维生素和脂肪酸等普通养分，而且受到这些养分的影响。换言之，我们的饮食和基因接收到的指令之间没有任何过渡，这使饮食带来的基因变化最终成为永久且可遗传的特征。如果食物可以改变一代人的遗传信息，鉴于饮食和DNA之间强大又直接的关系，改善营养状况就应该在人类进化的大戏中扮演主角。

引导进化?

2007年，一个专门研究孤独症的遗传学家团队大胆宣称，孤独症并非典型意义上的遗传性疾病。传统理念认为孤独症患者从父母一方或双方身上遗传了孤独症基因，但借助新型的基因测序技术，研究人员发现很多孤独症孩子身上存在全新的、未曾在家族遗传史上表达出来的基因突变。

一篇发表在知名期刊《美国国家科学院院刊》上的文章称："大多数孤独症患者都是新生突变的产物，首先表现在亲本生殖系。"[42]这一现象的原因将在第9章讲解。

2012年，一个研究小组证实了随机性并不是这种新型、自发性基因突变的唯一驱动力。他们发表在《细胞》期刊上的研究结论声称，在人类基因组特定的"热点区域"，一种出人意料的突变模式出现了100多次。热点区域的DNA链紧紧缠绕在组蛋白上，组蛋白的作用如同缝纫包里的线轴，按照线的颜色、类型对其加以区分。[43]

这些突变的作用似乎是专门开启或关闭特定的性格特征。乔纳森·塞巴特在2012年以第一作者的身份发表了一篇文章，他认为，热点区域的变异通过开启或关闭某些特定行为的发育来影响人类的性格特征。例如，如果位于7号染色体热点区域的某个基因被复制，儿童就会患上孤独症。这是一种发育迟缓性病症，患者对社会交往几乎没有兴趣。但如果删除这条染色体，孩子们又会患上威廉姆斯综合征，这也是一种发育迟缓性病症，患者极其外向，几乎和任何人都能喋喋不休地说上半天。不同的基因表达控制着某些特征的开启或关闭，这种现象最近被视为DNA内置结构的必然结果，被称为"主动适应进化"。[44]

在证实了与孤独症相关的新基因突变发生过程中受到某种潜在逻辑驱动的现象之后，我们完全有证据证明，表观遗传因素激活了热点，特别是一种叫作甲基化的表观遗传标记。[45]在B族维生素不足的情况下，基因的特定区域会丧失这些甲基化标记，致使DNA片段暴露在产生新突变的环境中。换言之，父母的营养缺失引发基因组做出响应，期望后代能够应对新的营养环境。当然，这种方法不一定管用，但这似乎就是基因的目的。你也可以把它看作基因尝试调整性格特征的方式，希望借此产生不同的创造性思维，以及新的适应能力。

DNA语言存在的证据

我们不知道大自然如何记清什么样的编码信息与什么样的情况匹配，也不知道诸多环境因素（矿物质、维生素、毒素等）是如何被转化成全新的表观遗传策略的，但一些有趣的研究证实，DNA的确会"记笔记"。

1994年，几位数学家观察发现，非编码DNA包含对自然语言的记录模式，因为它遵循齐普夫定律（一种存在于所有语言中的词频分布定律）。[46-49]一些遗传学家不认同这种看法，另一些则认为这种附加的复杂性最终有助于揭开DNA的神秘面纱。但所有人都认同一点：非编码DNA中存在大量可用于储存信息的空间。非编码DNA就是一个巨大的

"信息仓库"，起到某种化学软件的作用，能够识别它面临的饮食条件，并在自我复制时进行信息更新。一些分子生物学家认为，DNA对环境变化做出灵活应对的能力要求我们认真对待非编码DNA携带的信息，"它们对进化过程来说至关重要，表明存在逐渐调节基因表达的独立机制"。这说明进化不是只包括人们已经接受的选择机制和随机突变。有一个领域专门研究以上三种机制如何驱动进化，叫作"适应性进化"。

通过观察维生素A缺乏症的结果，我们可以发现隐藏在DNA行为之下的逻辑。20世纪30年代末，在美国得克萨斯州大学城的农业试验站，弗雷德·黑尔教授发现，如果母猪在受孕前缺乏维生素A，那么它们产下的小猪全都没有眼球。[50] 给母猪补充维生素A后，它们产下的下一窝小猪又都有了正常的眼球。这说明眼球停止生长并非因为永久性的基因突变，而是因为暂时性的表观遗传修饰。维生素A源自类视黄醇，类视黄醇来自植物，植物的生长又要依赖阳光。面对维生素A缺乏的状况，DNA做出的反应是关闭一切与眼睛生长相关的基因。DNA似乎把维生素A缺乏解释成缺光或无光的环境，认为在这种情况下眼睛根本没有用。那些没有眼球的小猪长着眼皮，很像全盲的洞螈。它们可能经历了和其他全盲的穴居动物同样的基因表观遗传修饰：由于生活在无光、无植物的洞穴环境中，维生素A水平很低，表观遗传修饰抑制了眼睛的生长发育。

综上所述，与人们的普遍认知相比，所有的表观遗传证据都把DNA刻画为更具活力与智慧的适应性机制。事实上，DNA似乎能够收集信息（通过食物的语言传递与外界环境变化相关的信息），在此基础上指导基因修正，并记录收集的信息和基因修正对后代的好处。非编码DNA简直就是基因宝库，它可以充当能够无限扩容的图书馆，设施完备，而且它的"管理员"很有见地，能够对过去那些成功或不成功的基因适应策略进行研究。越复杂、细胞越大的生物体，就会有越大的"图书馆"来容纳更多的非编码DNA。这些有机体的基因组往往有比较复杂的进化历史，我们人类就是这样。[51]

这位聪明的"图书管理员"坚决反对把自然选择和随机突变作为基因变化或新物种出现的唯一机制。在生存竞争残酷的世界中，相较那些完全凭运气、在黑暗中跌跌撞撞的遗传密码，这些能够聆听外界信息并以此指导决策的遗传密码拥有更大的优势。这样的理解也许会让我们从全新的角度去思考"人类是如何形成的"这个问题，并转换"智能设计论"的想法。DNA对营养环境改变的智慧反应能力使它能够充分利用这个变化的"聚宝盆"，对丰富的营养环境进行探索，就像室内装潢设计师会在装修过程中使用高质量的丝绸织物一样让人惊诧不已。我们的基因能够通过实验的方式帮助我们度过饥荒、顶住压力，并充分利用营养过剩进行进一步的实验——不是盲目的，不靠随机突变，而是凭借记忆完成，目的明确，由内嵌于基因结构中的过往经验指导。

这一点为什么对你如此重要？

植根于DNA的化学智慧和远古祖先的智慧拥有共同的终极目标：生存。我们祖先体内的基因组不断摸索能匹配生理需求的营养供应方案，这些基因的携带者们共享制作生产工具的秘诀和食物来源的消息。在这种共同目的的驱动下，非洲大陆一角的一小群灵长类动物成长为世界的主宰者。

事实证明，在祖母们和助产士们的监督之下，妈妈们吃的特殊食物和做的特殊准备确实有效，可以生出比过去学习能力更强、身体更壮的孩子。当然，孩子们也会长大成人、为人父母，在理解世界运行规律、保障自身生存方面形成他们的观点和结论。人类（及其祖先）的独特之处在于：使用复杂的工具让人类在食物领域的消耗比例比竞争对手更大，这进一步推动了冷酷自私的人类基因繁衍、修正和升级。人类花费了几千年的时间努力经营自己的基因组，漂洋过海、穿山越岭，最终走到了现代。

希望保留这些成果（美丽、健康的躯体）的人，肯定想获悉那些能让我们第一时间获得这些特性的食物和相关准备技巧。通过食用本书随后介绍的种种食物，你将可以直接与基因对话。你吃下的食物会指示你的基因组，让你的身体更强壮、更有活力、更健康，也更美丽。基因组也会照做。

DNA的聪明程度和反应能力如何？你可以这样想象一下：学习某门课程时，你的头脑永远不会"太满"，你可以轻易地为记忆和需要的知识开辟新空间。在你的一生中，随着你学习更多的科目、更多的语言，阅读更多的书籍，你的大脑会适时做出调整以容纳一切。你能了解多少东西？你未来能比现在多解决多少问题？现在假设你可以把所有的学识都传给子孙后代，他们可以带着你累积的智慧开创新生活。他们获取的也许不是全部细节，但至少是核心部分，是那些代代相传的、关乎生死存亡及繁衍后代的细节。你又继承了你父母的知识、祖父母的知识……自从你的家族诞生起，这些知识已经传递了数千代。是的，这就像DNA一样。

在你体内的每个细胞中，这些不可思议的分子都在进行着上述活动，控制着微观世界的正常运行。每个体细胞都像一个携带编码的容器，这些编码起初只是一团正在发育的遗传物质，被包裹在液体保护膜里，经过不断进化，最终使自己完全不同于最初在原始海洋世界中的样子。

解锁基因潜能

无论你相不相信"基因智慧"的说法，我都希望我在这一章至少说清楚了一个问题：我们的基因不是一成不变的。它们很敏感，我们如何对待它们，它们就会做出相应的反应。一幅名画世代相传，保存环境的好与坏都会在上面留下痕迹，家族DNA亦如此。如果对待DNA的方式不当，基因财富就会丧失价值，好比把莫奈的油画扔到潮湿、发霉的地下室一样，这种损失将是毁灭性的。哈莉·贝瑞和她的助理之间的差距不仅在于外表，还有不为人知的营养缺乏经历及遗失或扭曲的遗传信息。这也是为什么那些高挑、修长、美丽的人能够仪态万千地现身于镁光灯频闪的红地毯或万众瞩目的汉普顿球场，而你我只能艳羡旁观。

我在第1章给大家讲了"基因博彩"不是随机行为，在这一章我们了解了基因如何根据摄入食物中的化学信息做出聪明的决策。在接下来的几个章节中我们将看到，如果我们选择正确的饮食，让染色体持续浸泡在足够激发它们全部潜能的化学"汤汁"中，智人基因就能制造出鲜活的"维纳斯雕塑"。所以，无论哪个种族的美人都有相同的基本骨骼结构，好莱坞美女云集也是出于这个原因。

第3章

最了不起的礼物
基因财富的创造与保存

□ 与现在相比，传统文化更注重儿童的营养状况。

□ 营养知识和制作健康食品的技能，能够很好地提升健康水平和机
  体活力。

□ 20世纪30年代，一位名叫韦斯顿·普赖斯的牙医在环游世界时
  发现了很多这类秘密。

□ 烹饪传统就是营养智慧的时间胶囊。

□ 相较于如今大多数美国人吃的典型食物，传统食物的品种更多、
  营养价值更高。

埃及考古学家马克·莱纳走过一片貌似后院的平地，直到我们发

现它其实是一个废弃沙漠采石场中央的一块巨石，切割得很精细。它有 137 英尺长，如果把它从基座上抬起时没有破裂，那么它肯定是迄今为止最大的方尖碑。这块方尖碑已经沉睡了将近 4 000 年，考古学家发现无论制作还是搬运它都很困难。在最近的几十年里，一系列类似的发现揭示了古代文明拥有的技术能力远超现代，但把这些历史的片段重新拼凑起来总是很难。发表在《古代美洲》杂志上的一篇文章推测了一种可能性：印加人会用聚焦阳光的办法雕刻坚固的岩石。这篇文章声称，这些文化所拥有的先进技术令人叹服。"这些石匠的手艺不会外传，也没有记载。有人说，那些石匠、建筑师和建筑工人的血统可以追溯到古埃及的某些神秘流派，从这个角度说，他们的确是个神秘的群体。"[52]

然而，另一种古老的技术对我们的生活产生了更大的影响，而且这些伟大成就并没有任何断壁残垣等待我们去挖掘。这些成就就在我们身边：激情四射的高中足球明星，跑马拉松的 80 岁老奶奶，《时尚》《户外》《人物》杂志封面上的名人身上都有体现。就像你即将看到的那样，作为优化人类外形和身体功能，以及保持家族遗传信息完整性的工具，营养学与数学和工程学工具一样先进、精良、完美。

如同古代的石匠和土木工匠对他们的技艺严防死守、不予外传一样，人们也把功能强大的营养秘诀视作珍宝。[53] 如果能有足够多的科学家像研究古代土木建筑那样探究古代厨房，就会知道如何利用营养学创造有血有肉的伟大"雕塑作品"了。此外，如果历史由女性来撰写，那么孩子们的课本肯定不会充斥着各种各样的战争，而是会有更多实用的知识。他们也许能学到一些有关牙医韦斯顿·普赖斯的事，他在将近一个世纪前几乎踏遍了世界的每个角落，苦苦探寻已经遗失的健康宝典。

身体的生态系统

在20世纪初，西方人认为在地图边界之外的某个地方生活着"超人种族"。其中，最常被提到的人群之一是罕萨人（Hunza），他们是生活在今天的阿富汗、巴基斯坦一带山区的半游牧民族，以放羊牧牛为生。到过这些地方的英国探险家称这是一片纯净的土地，在这里，人们对癌症闻所未闻，无须佩戴眼镜，百岁老人随处可见。如果这些描述无误，这样的人群对西方医学来讲就是亟待探索的神秘宝藏了。他们的秘诀是什么？纯净的空气，富含矿物质的冰川融水，还是限制热量摄入？不管这些是真是假，雄心勃勃的企业家们很快发现"喜马拉雅"这个词具有真正的魔力，至少它被印在待售的奎宁水瓶上时是这样的。在人们如火如荼地开展策划、融资、营销活动的同时，一位来自美国俄亥俄州克利夫兰的牙医下定决心要从科学的角度解读这件事。于是，这位兼具自省精神和安静魅力的男人把他的钱投到了一系列令人惊奇的旅程上，试图用事实对这些传闻进行验证或反驳。如果真能找到那些拥有非凡健康状况的群体，他打算系统化地探究为什么该群体的健康状况不同于他在俄亥俄州医治的病人。

在你的想象中，普赖斯大概是个骑着骡子在山间小路绕行的人。事实并非如此，他戴着眼镜，略显矮胖，中等身材，当时60岁出头。普赖斯性格保守，为人谨慎，因此他收集的数据全面翔实、条理清晰。他追求真理的热情源自生活的不幸——他有一个儿子由于牙病感染而早夭。按他自己的说法，他时时处处面对"现代社会退化导致的某些悲剧性后果（包括蛀牙、普遍的体能退化、面部和牙弓畸形）"，并因此痛苦不堪。[54]普赖斯不赞同这种观点，即人类可能是唯一带有明显生理缺陷的物种。通过临床实践和实验室研究（动物实验是20世纪初期医学研究人员常用的方法），普赖斯花了多年时间探索牙病的根源。他意识到营养不足有可能导致动物面部畸形，也在病人身上见过相同的情形。与当时人们的普遍看法不同，普赖斯得到的实验结论使他确信，牙齿畸形并非源自"种族混合"、"血统低贱"、运气不佳或邪灵附身，营养学能够提供更合理的解释。

普赖斯在实验室做的初步研究使他确信，人类疾病源自现代饮食方案中某些重要成分的缺失。[55] 他用现在看来依旧不过时的语言进行了推理：找到那些缺失的营养成分的捷径，就是"寻找世界各地的与世隔绝的原始族群"，并对他们的饮食习惯进行分析。[56] 因此，普赖斯需要去旅行。他的计划非常简单：数蛀牙，即记录世界各地人们的蛀牙数目。哪个群体的蛀牙最少、牙齿排列得最整齐，就是他要寻找的"赢家"。该群体无须进行牙齿填充，也无须矫正牙齿。普赖斯确信牙齿健康是身体健康的表征之一（此假设已被证实），所以蛀牙数目可用作客观的逆向指标，对任何种族、任何文化背景的人们的健康状况进行衡量。

普赖斯的远征探险异常艰辛，他需要随身携带几台 8 英寸 × 10 英寸的照相机、玻璃板和整套牙科手术设备。庆幸的是，他的侄子威拉德·德米尔·普赖斯帮了他很多。威拉德是位老练的探险家，常常登上美国《国家地理》杂志，他无疑是普赖斯能够顺利完成计划的重要帮手。此次探险的成果是一部名为《营养和体能退化》的科学巨著，它向人们呈现了普赖斯详尽的研究成果和结论。普赖斯的判断准确无误，这个世界上确实存在这样的人群：他们牙齿健康，没有龋齿，健康状况堪称完美；而且，他们优良的生理机能得益于那些促进生长发育的饮食传统。当然，在他们看来，这种非凡的健康状况并没有什么值得称道的地方，不过是生活的常态。

普赖斯整理数据时试图寻找那些最整齐、最坚固的牙齿。在观察了拥有这种牙齿的实验对象之后，他发现了一个不容辩驳的事实：这些人个个身体健康，活力四射，体态俊美。他找到的拥有这种理想牙齿的人很少，但他们都俊美。美丽的面容——颧骨、眼睛、鼻子、嘴唇和其他一切，堪称完美生理机能的外在体现。

在普赖斯到访过的 11 个国家里，那些常年生活在当地村落、遵循当地传统饮食方式的人往往没有龋齿问题，也没有牙弓畸形的问题。普赖斯还注意到他们都很健康。一次，他来到一个名叫勒奇河谷的瑞士山村，那里群山环绕，与世隔绝。普赖斯第一次来到这里时，当地的人们和当地的景色同样让他吃惊。他写道："这些身体强健、品行高尚的村民让我不禁肃然起敬，并惊叹于大自然用恰当的饮食和环境塑造出的完美男性、完美女性及完美孩童。"[57] 随着普赖斯探险历程的推进，他一遍遍地重申这个看法。在普赖斯看来，一个风景优美的地方，它的美和活力能通过饮食融入生活在那里的人的身体。

形式与功能相互依存

人类历史从有文字记载开始，就有无数文献提到体态俊美与身体健康之间的联系。尽管现在讨论这两者之间的关系属于社交禁忌，但对很多人来说，这是不言而喻的事实。也许在你的记忆当中，你高中学校的足球明星一点儿也不帅，他满脸痤疮，戴着眼镜和牙箍，还时常需要借助药片和吸入器恢复健康。但通常情况下，中学的体育明星往往会因为出众的外表和卓越的运动技能而备受关注、仰慕甚至遭人嫉妒。这种仰慕有一部分源自人们的本能认知：持久的耐力和出色的协调性之类的身体禀赋，往往被我们本能地视作优良基因的副产品。普赖斯所做的工作之所以有过人之处，就是因为他敢于从科学的角度检测健康的外在体征和营养状况之间的联系，他运用了我们研究其他任何生物现象时都会用到的系统性方法。

传统早餐：新鲜，本地产，未经加工

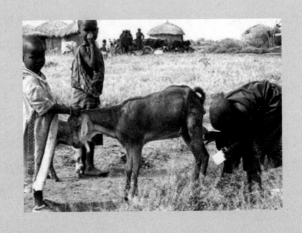

这里土地肥沃，土壤富含矿物质，山羊食用着优质牧草。这种羊奶富含生物浓缩营养。许多美国的小农场主仍然在草场上放羊牧牛，为消费者提供优质鲜奶，这比谷饲牛/羊奶健康得多。

对自己或他人美丽面容的喜爱是人类本能认知过程的必然结果，我会在第4章对此做出详细解释。在这里，关键是要认识到，人们认为美的东西往往关乎生死存亡。尽管看似不太公平，但那些缺乏吸引力的人往往伴有更多的健康问题。[58] 所有导致面部畸形的先天性综合征都与身体机能受损相关，比如呼吸、说话、倾听、行走能力等。到目前为止人们发现的先天性综合征已有成百上千种，训练有素的儿科医生仅凭目测就能诊断。这些先天性疾病会导致弱视（因患马方综合征、丹迪–沃克综合征、科恩综合征、斯蒂克勒综合征等疾病而出现的情况）、鼻窦炎、易感体质（脆性X染色体综合征、德朗热综合征）、失聪（科芬–劳里综合征），乃至咀嚼吞咽障碍（雷特综合征、CHARGE综合征、关节弯曲）等各种身体机能损伤的状况。[59] 普赖斯认为生长异常现象过于复杂，无法作为先天性综合征的判断表征，但它们与身体机能问题密切相关。比如，下颌骨发育不良不仅让人外貌难看，还会导致牙齿咬合不佳、咀嚼困难，增加龋齿风险。[60, 61] 从动物性角度来讲，这些身体特质暗示着潜在的风险，在族群面临传染性疾病时尤其危险。这种想法根深蒂固，也解释了为什么医疗保健专业人士不愿意探究导致身体机能异常的根源；但普赖斯不这么想。传统观念认为健康和美貌只属于灵魂纯净的少数人，他表示反对，并认为这两者都属于生物界的"神授"权利，在其面前人人平等。普赖斯的这种非比寻常的观点在当时很超前，直到今天依然不落伍。如果你想进一步了解普赖斯描述的人群的活力、长相和生活方式，在网上搜一下原住民部落吧。你可以搜索桑人（San）、马赛人（Maasai）、辛巴族（Himba）、贡拜族（Kombai）、沃达贝部落（Wodaabe）或蒙古游牧部落，或者看看有关部落生活的电视节目。在欣赏那些美丽面孔的同时，不妨也注意一下他们匀称的体形。他们的饮食方式使他们与健康的生活环境完美融合，身体之美体现了环境之美。

基因财富简介

图中为泰国本地人（左），丹麦女侍者（中），埃塞俄比亚妇女（右）。看看她们完美的容貌，她们都有着理想的面部结构。无论一个民族从哪里摄取营养——家庭农场、海洋还是草原，食物都会起到桥梁作用，环境之美借此注入人体并表现为人体之美。

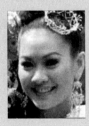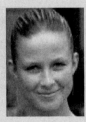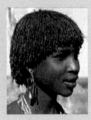

1925 年梅里安·C.库珀（他后来制作了电影《金刚》）拍摄过一部纪录片，名叫《青草：一个民族的生活之战》，这是最早的纪录片之一。

库珀记录了现伊朗境内扎尔德山区巴赫蒂亚里部落（Bakhtiari）的生活方式。这部纪录片追踪了这个部落每年两次的季节性迁徙，他们辗转 200 多英里[①]，为羊群寻找新的草场。他们沿着坑坑洼洼的山坡上上下下，老人、孕妇和小孩负责放牧顽劣又饥饿的牲畜，壮劳力光脚踩着齐踝的积雪开山辟路。5 000 人带着所有财产浩浩荡荡地进发，历经一个多月的长途跋涉，穿过了 200 英里的高海拔地区。仅从直线距离而言，他们一年走过的路程相当于 20 趟马拉松。他们是如何做到的？答案是凭借基因财富。现代的西方观念会给巴赫蒂亚里部落的生活方式贴上贫困的标签，仅仅因为他们不具备与富裕相关的条件。但他们的财富不是放在皮包里的金子，而是隐藏在基因里的珍宝。基因赋予了每一位部落成员轮廓分明的面容、强健的关节、强大的免疫系统以及持久的耐力，最后一点是我们当中的大多数人都很难超越的。不要忘了，他们每次迁徙都要用到耐力。

远胜官方推荐的日摄取量

与西方人惯常的看法不同，过去的原住民并非瘦得皮包骨，挨饥受饿，见什么吃什么。他们的生活的确主要围绕寻找食物展开，但他们精于此道，他们的食物远比我们日常吃的那些食品营养丰富。通过增肥土壤，他们收获养分充足的草料；通过给动物喂食养分充足的草料，他们饲养出肉质更健康、更有营养的家畜；通过食用家畜或野生动物的一切

---

① 1 英里 ≈ 1.61 千米。——编者注

可食用部位，他们摄取了储存在动物不同部位的不同养分，从而获得全面充足的营养，塑造出他们躯体的每一条肌腱、每一根纤维。

普赖斯分别在世界各地 11 个不同的原住民部落里对他们的主食进行了采样和实验室分析。他的营养分析结果表明，这些主食足以媲美我们提倡的任何全民营养方案。他在原住民的主食中检测出全部 4 种脂溶性维生素（A、D、E 和 K），6 种矿物质元素（钙、铁、镁、磷、铜和碘）。以下是他的发现：

> 让我感兴趣的是，所有原住民饮食中含有的矿物质至少是我们推荐的最低矿物质摄入量的 4 倍；而工业化替代食品主要由精白面粉、糖、精白米、果酱（营养成分等同于果汁）、罐装食品、植物油等原材料制成，在矿物质含量方面连最低推荐量都达不到。相较之下，因纽特人饮食中的钙含量是白人饮食的 5.4 倍，磷含量为 5 倍，铁含量为 1.5 倍，镁含量为 7.9 倍，铜含量为 1.5 倍，碘含量为 8.8 倍，脂溶性活化剂（普赖斯对维生素的称呼）至少为 10 倍。[62]

他继续罗列了对其他原始部落饮食的研究结果，它们都有一个明显的共性：这些原住民饮食中的脂溶性维生素含量是美国人饮食的 10 倍或更多，矿物质含量是美国人饮食的 1.5~50 倍。[63] 这些原住民的生活状况在现代人眼中堪称"落后"，但他们的饮食结构比号称技术先进的美国人的饮食完善得多。普赖斯的工作揭开了掩埋已久的真相：人类潜在的真正辉煌尚未被完全挖掘出来。他遇到的奇闻逸事向人们揭示了许多超越生理能力范畴的生活状况，比如心态平和（"人们会叹服于他们性格的温和、内敛和可爱"）、远离癌症等。一位在加拿大北部待了 36 年的医生"从未见到一例恶性肿瘤"，就连胆囊、肾、胃、阑尾等部位的急性外科问题也很少碰到。而且，各个年龄段都不例外：婴儿期的因纽特宝宝只在肚子饿了或被陌生人吓到时才会啼哭；断奶期的因纽特婴孩从来不会觉得很痛苦；因纽特人在室外分娩的过程异常简单，待产妇女只需拿条披肩，独自或由家人陪同躲进灌木丛，生下宝宝带回室内即可；哺乳期的母亲无须催乳，乳汁充足，能够很轻松地把孩子喂养到一岁；中年因纽特人对关节炎闻所未闻；老年因纽特妇女能在海拔 5 000 英尺的地方搬运黑麦。[64] 尽管普赖斯的实验室 50 年前就已被拆除，但我觉得他的研究数据比现在关于营养补充的推荐每日膳食供给量（RDA）更加可靠。

这位花甲老人的研究数据为什么比现在的高水准的营养学还要先进呢？主要原因在于现代营养学的努力程度不够。虽然普赖斯的数据有些过时，但他尽力找到了那些最健康的群体，并对他们主食的营养成分进行了系统性分析。如果你关注过如今 RDA 的制定过程，你就会发现其中混杂了相互矛盾的观点，使用了不标准的技术，充斥着未经理性思考的研究结果。比如，RDA 规定一岁以下婴儿的维生素 B_6 摄入量为每日 0.1 毫克，其依据是 19 个母乳样本的维生素 B_6 含量的平均值。然而在这 19 位妈妈中，有 6 位维生素 B_6 摄入量不足，以致她们乳汁中维生素 B_6 制定的含量仅为正常含量的 1/10。[65] 所以你免不了质疑：既然在为维生素 B_6 制定 RDA 所采用的数据样本中，有 1/3 的女性按照我们的理解属于营养不良的范畴，为什么她们的数据还会被纳入研究范围呢？事实上，负责这项工作的研究人员并不真正关心婴儿到底需要什么才能健康成长，只在乎计算出平均值以完成工作。这不过是号称"先进"的现代营养学领域的拙劣案例之一。

相较而言，我更认同普赖斯的数据。如果你也这么想，我们就能据此得出这样的结论：人体显然习惯于比我们如今规划的日常饮食更加丰富的营养来源。我们对营养的需求不同凡响，但更不同凡响的是那些原住民或者我们的祖先在制造这些食物的过程中的全情投入。我们现在对营养需求敷衍了事，力求吃饭过程既简单又方便，大多数人吃饭都只是为了生存。与之相比，传统生活方式则会围绕采集食物并浓缩其中的营养展开，为了达成这个目的，使用任何方法或食谱都不奇怪。

我从普赖斯的书中引用几个典型的例子，来说明原住民对食物制作过程的投入程度。在苏格兰群岛，人们会用荒野中盛产的茅草修建房屋。屋顶仅用茅草疏松地编织而成，这样一来，无须修烟囱，炊烟就能直接穿过茅草屋顶散出去。冬去春来，屋顶储存了不少富含矿物质的灰烬。在他们更换新屋顶时，旧屋顶那些烟熏火燎的茅草就成了主要农作物燕麦的绝佳肥料，富含矿物质的燕麦又是不可或缺的食材。当地有一道名菜叫作锅塌鳕鱼头，是由填塞了燕麦片（富含矿物质）和鳕鱼肝碎末（富含维生素）的鳕鱼头（富含必需脂肪酸）烹制而成。

在地球另一边的美拉尼西亚，早期登岛的居民带来了一种可以自己觅食的猪。他们把这种猪散养在荒野地带，以此达到拓荒的目的。很快，猪的数量暴增，很容易被猎杀。从鼻子到尾巴，它们的每个部位都可以吃，吃的方式有很多种，比如烹制、烟熏等。还有一种美拉尼西亚美食叫作椰子蟹，这种螃蟹能用其巨大的钳子把椰子割下来。要想趁"装备精良"的螃蟹从树上返回地面时捉住它们，当地人必须迅速地在离地大约 15 英尺高的树干上缠绕茅草。当螃蟹从树顶爬到茅草缠绕的地方时，它以为已经到达地面，便会放松对树干的钳制，摔到地上，此时的螃蟹很容易抓捕。虽然当地人很想立即吃掉这些美味的螃蟹，但他们会把螃蟹先关起来，给它们喂食椰子直到蟹壳几乎被撑破的程度。就像普赖斯说的那样："这种螃蟹吃起来无比鲜美。"[66]

普赖斯旅行到非洲东部时，发现马赛人的生活紧紧围绕着如何养出健康的牛群展开，他们主要饮用牛奶、牛血，偶尔食用牛肉。马赛人男子几乎要花 10 年时间学习如何养牛，学习过程包括与牛相关的一切：根据降雨模式判断最佳牧场的位置，选择育种，定期使用弓箭从牛的颈静脉精准取血，等等。因为马赛人既不吃水果，也不吃谷物，所以或新鲜或凝固（细菌富集）的牛奶就是他们的主食。最近的研究表明，马赛人所喝牛奶的磷含量是美国牛奶的 5 倍，有益于大脑健康。[67] 旱季来临时，牛奶产量下降，马赛人会把牛血添加到牛奶中，作为他们的另一种主要饮品。

基于投入健康食品制作过程的大量精力，他们产出了重要的终极成果，即健康的下一代。传统文化使这成为一门科学，就像我们将在第 5 章看到的那样，第一步就是提前规划。世界各地的传统文化中都有运用特殊食物加强妇女孕前、妊娠期、哺乳期及二次孕前恢复期营养状况的做法，某些文化还认为新郎有必要在举办婚礼前加强营养。[68] 点点滴滴的生存哲学彰显了这类知识的博大精深。黑脚族妇女运用水牛（后来用家牛）大肠内壁的某种未知营养物质来"让她们孩子的头颅更圆"。[69] 为了保证顺利分娩，许多文化中会用鱼卵、动物内脏以及精心培植且富含矿物质的特殊谷物来加强女性孕前和孕中的营养状况。鱼卵和动物内脏富含脂溶性维生素及维生素 B_{12}，还有 ω-3 脂肪酸。[70] 马赛人想结婚的话，只能等到雨季开始之后的那几个月，那时水美草肥，牛奶中营养成分更富足。[71] 在斐济，当地岛民会沿海跋涉数英里寻找某种龙虾蟹，因为"部落传统文化认为这种龙虾蟹对于生出健康宝宝有奇效"。[72] 其他地方的人们强化营养不只是为怀孕做准备，还关系到胎儿能否足月、顺利生产。尼罗河三角洲某些地方土壤的碘含量奇低，而碘缺乏会导致孕妇甲状腺肿及婴儿畸形，当地部落知道焚烧水葫芦（碘含量很高）产生的灰烬能够预防这些病症。[73]

这些从古到今、根深蒂固的传统遍布全世界，影响着人们的日常生活。为了积累和保护基因财富，在长久以来与陌生、严酷、荒蛮的自然环境进行斗争的过程中，人们必须对自然资源进行精心研究和巧妙利用。当然，如今我们大多数人现在都把时间花在与繁忙的交通做斗争，而不是与野猪做斗争上；但我们依然可以借鉴原住民强化生理机能的营养方案，从而获得和他们一样非凡的健康状况。如果医疗组织对待医疗保健能像考古学家研究古代建筑奇迹那样满怀热情，他们很快就会敦促改进所谓的人类健康饮食结构。美丽、健康躯体的打造不是凭运气，而是靠提前规划、优质食材以及对相关学科知识的借鉴，成为"基因博彩赢家"的前提条件亦在于此。

如今，我们加工食物的每个阶段都与我们那些身体强健、自给自足的祖先不同，以致我们错失了为自己补充重要养分的时机。我们未能强化并保护万物健康之源——土壤；我们把动物饲养在非人道、不健康的环境之中，使动物的身体组织充满毒素；我们给肉类上色，使其看上去更加诱人。即使在开放式牧场中放养，也不能保证动物的各个部位都能被充分利用，通常情况下人们只食用精肉部分，很多浓缩的养分被无情丢弃。有些谷类虽产于土质较好的地方，但由于加工方法不当，其中的大多数优质养分遭到破坏。人们在烹饪过程中，也会因为过度烹制或使用劣质食用油而使食物中仅存的养分消失殆尽。最后，因为我们不清楚某些维生素和矿物质要跟酸或脂肪类物质（详见第 7 章）结合才能发挥最佳生物活性，所以很多维生素和矿物质亦与我们擦肩而过。

最近的研究显示，我们摄入的营养远非优于 RDA，反而很少有人能达标。既然我们在把食物端上桌之前时时刻刻都在犯错误，这一点就不足为怪了。对于维生素 A，只有 46.7% 的健康女性达标；[74] 在患哮喘的孩子中，有 87% 的人维生素 A 水平偏低。[75]55% 的肥胖儿童、76% 的少数群体儿童、36% 的年轻人缺乏维生素 D。[76] 58% 的 1~2 岁儿童 [77]、91% 的学前儿童 [78]、72.3% 的女性维生素 E 摄入不足。在母乳喂养的婴儿中，没人达到维生素 K 的最低推荐摄入量。[79] 对于 B 族维生素，只有 54.7% 的人足量摄入了用于产生叶酸的维生素 B_2，[80] 在 18~35 岁的年轻女性中只有 2.2% 的人达到推荐摄入量，36~50 岁的女性中有 5.2% 的人达标。非裔美国女孩中钙摄入量达标的人不到 22%。[81] 还有更多的这类研究数据，但你肯定已经明白了：没有哪项研究显示某种养分是百分百充足的，更不用说所有养分都充足了，这显然是一个更长远的目标。由此可见，大多数美国人可能都存在多种营养物质缺乏的问题。

我们的寿命真的比过去长了吗？

据说我们的寿命比过去更长了，这种说法可信吗？有一篇文章叫作《从古到今的人类寿命》，于1994年1月发表在《皇家医学会杂志》上，文献跨度大概从公元前100年到1990年。从这篇文章看，人类的平均寿命与过去相比延长了6年。寿命的延长不太可能被归功于良好的营养或健康状况，而很有可能归功于及时的诊断护理、人工生命支持设备、生命维持性药物、疫苗及其他技术的运用，更不用说在事故预防方面取得的很多飞跃性进步了。假设仅从寿命长短而不是生命质量的角度对健康进行衡量，这些数据也很能说明问题。尽管人类的平均寿命提高了，但美国人口普查数据称，在过去的200年中，真正长寿的人的数量并未增多，反而在减少：

1830年美国百岁老人的比例：0.020%

1990年美国百岁老人的比例：0.015%

未来有可能成为百岁老人的人口比例：0.001%

我的许多病人遭受的病痛都可以归咎于营养缺乏。像皮肤干燥或出现淤青、常流鼻涕、酵母样真菌感染、消化系统痉挛这样的症状，即使不完全是由营养不良造成的，也会因为营养不良而恶化。遗憾的是，测试维生素摄入量是否达标并没那么容易。毕竟我们连很多营养成分的"普遍"标准都无法确定，包括必需脂肪酸和维生素K。对于那些尚未确定的营养成分，标准范围下限有可能降至零。那就意味着，某种营养成分在你血液中的含量可能为零，但你仍然可以认为自己的摄入量基本达标。既然达标了，为什么还要自找麻烦去做测试呢？此外，因为很多维生素都储存在肝脏或其他身体组织中，即使血液检测结果达标，身体内的维生素总量也有可能偏低。在我看来，确保营养充足的最佳途径不是检测，而是摄入足够的营养，但这本身就很困难。

面对获取营养的重重障碍，除了发明时光机回到营养充裕的过去这个办法，身为普通人的我们又能做些什么呢？在这个时代，有没有既无须花费大量财力，又能获取足够营养的办法呢？

答案是肯定的。你可以自己开垦一片菜园，购买水果、蔬菜时用鼻子闻一闻（而不是光看品相），购买在草场露天人性化饲养的家畜肉制品。在接下来的章节中，我会详细讲解一些使你的饮食尽可能营养丰富的策略。

动物内脏是最原始的维生素补充剂，也是几乎所有传统菜肴的必备食材。作为必不可少的营养来源之一，它们在人类餐桌上的缺位导致了很多健康问题。这类营养成分一旦缺失，就需要经过长时间的补充，才能让令人沮丧的营养统计数据有所提升。但就像大多数美国中产阶级一样，我在很长一段时间里都认为这些奇形怪状、软软腻腻的东西只适合喂猫喂狗。如果我在某个依然按照传统饮食方式自给自足的地方长大，我的想法可能就会彻底不同。在这个地方，孩子能从父母那里学到代代相传的烹饪方法；人们拥有的土地和水域广阔无边，他们可以在美好的天气里共享户外时光。这个地方就是夏威夷。

跨越饮食分水岭

众所周知，夏威夷群岛的考艾岛南部属于菲律宾的领土。在这个地方，每三个人中就有一个人讲伊洛卡诺语。我丈夫卢克之前觉得自己算是个无肉不欢的人了，因为他嗜食肉类，尤其喜好一分熟的牛排，直到他来到这里。这里的人们会在猎狗的帮助下抓捕野猪，并用刀将这些长牙的野兽宰杀。那里的大多数人，无论老少，都能迅速吃掉一大块猪肉或一条壮硕的羊腿。我刚到这里的时候，这种饮食文化让我瞠目结舌。

紧接着，我们应邀参加当地人举办的自助餐会，接受了一次有关菲律宾餐饮的"短期培训"。我听说过这种餐会，也清楚什么样的食物会在玻璃推拉门后的露台上等着我们。每家带的食物都被摆在一张粗制餐桌上，孩子们聚集在那里，看着我们这几个初来乍到的白人手忙脚乱地与食物做斗争，乐得哈哈大笑。谢天谢地，8岁的甜美女孩儿基亚尼向我们伸出了援助之手。她很善良地为我们介绍了主要食材，并一一讲解了盛放在那些神秘的砂锅、油腻腻的敞口盘和汤碗中的食物。

先是"摩肯"（morcon），一种由肉、鸡蛋和奶酪做成的卷，被切成整整齐齐的片状，装饰有金黄色的蛋黄和深褐色的肝片。接着是那些味道可疑的浓汤中的一种，用棕褐色的猪蹄、猪肉和着由酱油、糖、醋混合而成的汤汁炖煮，并用干的百合蓓蕾调味。我根本无法接受这种用猪蹄烹制的菜肴。下一道绿色和褐色混杂的浓汤，是把用醋腌渍的鸡胗与水菠菜拌在一起做出来的。除此以外，还有用牛肚和蔬菜炖的浓汤。我感觉自己简直走进了克林贡①的熟食店。就在那时候，我注意到桌子的角落处孤零零地放着一碗甘薯汤，只有这种食物我能接受。

作为客人，卢克比我热情。食材看上去越怪异，卢克就盛得越多，他盘子里的食物都快溢出来了。这让那些看热闹的孩子很开心，卢克每舀一勺，孩子们都会发出咯咯的笑声，大人们的视线也被吸引过来。等他沿着桌子走完一圈盛好菜时，他的盘子里居然有十余种菜品堆放在一起。众人自发地为卢克鼓掌欢呼。

---

① 克林贡：《星际迷航》中虚构的一个外星种族。——编者注

看着卢克把满满一盘食物吃得只剩下一小堆骨头，我开始怀疑自己一直以来都生活在与世隔绝的地方。我回家之后，这种想法久久挥之不去；每当看到夏威夷绿浪翻滚并点缀着羊群的拉威山坡时，这种想法也会浮现在我的脑海中。

我在泰国工作过，也曾在尼泊尔长途跋涉。我在成百上千家民族餐厅吃过饭，也在全球多地的朋友家用过餐，但这次的自助餐会实在超出我的想象。那张餐桌上摆放了一些我以前觉得根本不能吃的食物，更不用说让我当场吃了。在我33岁的时候，我明白了"肉"的范畴并非像我平常理解的那样。我自己做饭时会在汤里面放点儿鸡精，而菲律宾人则把猪蹄放进沸腾的汤锅。与其说我感到恐惧，不如说我有些羡慕。

在这次自助餐会后不久，我感觉膝盖不舒服。医生告诉我，这个问题在很大程度上要归咎于营养不良。如果我能有像菲律宾人那样的生活环境，我的健康状况就有可能截然不同。他们时时享受美食，而我却拘泥于中产阶级的标准饮食：无骨无皮的白肉、人造黄油和速冻蔬菜。

如果我有像菲律宾人那样的生活环境，我的外貌就有可能因此改变，我祖母的纤细腰肢、苗条身材、精致面容等特征就都有可能遗传给我。这种想法听上去似乎有些不可思议，但如果你认同普赖斯的发现——不良饮食可能导致儿童牙齿不齐、咬合不正或下巴异常，就能顺理成章地得出这样的结论：影响脸部骨骼发育的因素同样有可能影响头骨乃至全身骨骼的发育。

我们都认为牙齿整齐比较好看。但是，要想理解饮食是如何影响骨骼比例的，人们自然会产生这样的疑问：什么样的人体比例才是协调的？什么样的比例最适合运动竞技、日常活动或繁衍后代？

在下一章，我们将会看到这些问题的答案。其实大家对此了然于心，因为我们凭直觉就能感受到身体比例的协调之美。

《家常法式烹饪》(*French Cooking for Every Home*) 中的食谱

来自弗朗索瓦·唐蒂（拿破仑三世的御用大厨）

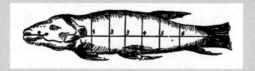

炖煮大马哈鱼

我们要在这里介绍一下如何炖煮整条重约8~10磅[1]的大马哈鱼。

第一步，把鱼清洗干净，去除鱼鳃和鱼背鳍，保留尾鳍；把鱼放进汤锅（底部垫上篦子，以防出锅时破坏鱼的外观），再放入2根胡萝卜、1个切成片的洋葱、少许百里香和肉桂、6粒胡椒，加水覆没鱼身。

第二步，加热至沸腾，调小火慢炖大约1小时。

第三步，把鱼盛至条形盘中，盘底饰以折叠餐巾，上桌分食，还可佐以淡盐水煮制、精心雕刻的土豆2枚，酱汁另上。

我们现在买到的大马哈鱼大多已被剔骨切片或裹好面灸，但如果你知道如何清洗、处理新鲜美味的整条大马哈鱼，你离优质食材就会更近，你也会更像一位顶级大厨。

---

① 1磅 ≈ 0.45 千克。——编者注

第 4 章

动态对称
美貌与健康

☐ 外貌是健康状况的外在表现，因为形式反映功能。

☐ 或许因为长相这个话题过于敏感，所以医生不愿意承认损毁外在形象的出生缺陷或其他发育畸变是可以有效预防的。

☐ 如果医生和营养学家愿意探索美貌和健康之间的联系，那么每个孩子都将拥有更好的健康成长的机会。

☐ 一位加利福尼亚的外科医生基于古希腊人描述的对称原则建立了一个公式，可以评估美貌和健康之间的联系。

☐ 运动员的身体和影星的面容往往符合对称原则，这反过来证明了他们拥有巨大的基因财富。

到底怎样才算美？对于这个问题，很少有人能给出确切的答案。即使是那些整天跟美女打交道的顶级经纪人，也只能用一些感性的词语对美加以描述，比如"美得耀眼"。出版商、法官、电影导演或记者面对逼问时或许会承认，在他们的领域，美貌比他们嘴上承认的更重要。另一方面，像卡米尔·帕利亚这样的女权作家则认为，崇尚美貌就是彻头彻尾的骗局，如果不是封面女郎、影星和其他模特充斥着所有媒体，我们就不会对美貌效应毫无招架之力。

美这个主题看似争议不断、神秘莫测，可事实上它只是自然现象之一，就像重力或光速一样可以计量、分析和理解。虽然诗人和词曲作家也许会反对这种说法，但运用研究其他科学问题的方法对美进行解构，将会使我们受益匪浅。外在美的确可以让我们了解很多有关基因史、身体以及健康的信息。

这两者之间的联系一点儿也不抽象。古时候，人们认为运动员充分展示了美、力量和健康的完美融合。许多艺术史学家都认同这一点：古希腊、古罗马对于理想男性形象的刻画无与伦比，是形式与功能、对称与优雅的完美结合，值得称颂。[82-84]

我在诊所每天都能见到美丽和健康相关联的例证。无论人们能否意识到这一点，美国的很多保健医生都和我有相同的经历：很多人来诊所的首要原因是关节疾病及其并发症[85]，而这些病症常被归咎于骨骼不对称导致的骨骼肌不平衡。[86]对骨骼结构进行评估是脊柱推拿疗法的基础，这是另外一种探究对称性和平衡性的方式。如果你曾经到过任何专业运动赛事的后场，见过教练尽力叮嘱运动员保持竞技状态，你就会发现诸如"对称""平衡""稳定"之类的词不断从他们嘴里冒出来。这些专业人士指出，任何身体或动作的微小失衡都有可能造成"运动链障碍"，导致运动员在数周或数月内无法正常训练。

在医学领域以外，很多生命科学方面的专业人士很快就把这种关联应用于实践。无论是农民，还是赛马训练者、珍稀兰花培育者，他们

有关人体骨骼和黄金分割的八大研究

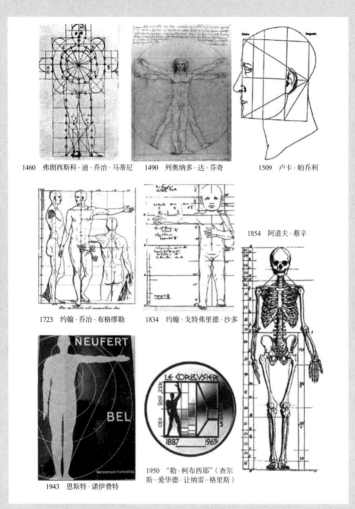

1460 弗朗西斯科·迪·乔治·马蒂尼　1490 列奥纳多·达·芬奇　1509 卢卡·帕乔利

1854 阿道夫·蔡辛

1723 约翰·乔治·布格缪勒　1834 约翰·戈特弗里德·沙多

1950 "勒·柯布西耶"（查尔斯-爱华德·让纳雷-格里斯）

1943 恩斯特·诺伊费特

　　这些人是不是都痴迷于人体美学？答案是肯定的。但如果考虑到最近人们才把美的概念、结构的完整性、运动和举止优雅归入同一范畴，那么对于这个问题，更准确的回答应该是他们都痴迷于对几何比例的研究。

一旦发现自己的看护对象出现明显的生长问题，就会自然地考虑其所处的营养环境。如果获过奖的母马生出有内弧肢势问题的马驹，兽医就会意识到某个环节出了问题，并因此质疑母马到底吃了什么。但对我们来讲，即使婴儿在出生时遭遇危及生命的风险，医生也很少考虑这些。即使病人患有脊柱侧弯、关节畸形、动脉瘤、孤独症、精神分裂症等疾病，医生也会继续忽略病人营养是否均衡的问题。但凡医生和营养学家能像其他领域的专业人士一样运用他们的基本常识，我们的孩子就能拥有更好的健康成长的机会。

我们对美的渴望并不只是单纯的虚荣心。长相是健康状况的外在表现，因为形式反映着功能，缺乏吸引力的面部轮廓意味着身体功能欠佳。头骨发育不达标的孩子往往需要戴眼镜、安支架或实施口腔手术，而头部结构发育完善的孩子则不需要这些。[87] 这是因为不达标的头部结构损害了头部的几何构造，导致面部发育不良，有可能是眼睛的问题，也有可能是耳朵、鼻子、下巴或喉咙的问题。比如，过于狭窄的鼻腔会刺激鼻腔黏膜，增加患鼻炎和过敏的概率[88, 89]；儿童如果咽喉后部的气管变形，就会患上睡眠呼吸暂停综合征，导致大脑缺氧，从而影响智力的正常发育。[90, 91] 对于某几种病症，医生通过目测就能探查出健康问题，但这常常仅限于面部异常情况，也就是人们平常所说的"怪模怪样的孩子"。医生对这种异常现象的诊断往往是申请基因检测的主要原因之一。发育异常的孩子大多伴有遗传疾病和内脏畸形问题，并有可能产生学习障碍、社交障碍或患癌症。[92] 请大家正视这个问题：身体发育状况不佳必然会带来相应的负面影响。外表缺乏吸引力的人往往会认为自己不受欢迎[93]，因此他们不够开心[94]，也不够健康[95]。他们更容易抑郁[96]，犯罪的概率更高[97]，而成年之后的收入较低[98]。

我个人的经历恰恰印证了这些。我高中时参加过国际越野和田径赛，并因此赢得了大学四年的体育奖学金，还受邀参加奥运会田径比赛

1 500 米的选拔赛。然而，我在训练时总是比别人更容易受伤，不得不常常借助矫正器或额外的拉伸训练来保持正常的竞技状态。到了大学阶段，我的身体状况比高中阶段更糟糕，而我曾经用来保持竞技状态的康复疗法和辅助性矫正拉伸训练失效了。我的竞技成绩一落千丈，很快我就成了冷板凳上的队员，最终被迫退出了校队。

如果你参加过竞技性体育运动，你就能深刻体会到一个人退队时的感受。你会真真正正地开始自省，不断地反思：为什么别人可以继续运动生涯而我不能？我和别人有什么不同？是我不够努力，还是我的体质有什么特殊之处让我无法继续下去？

最后一个问题在我脑海中挥之不去，因为我观察到了自己和那些有资格参加全国比赛的队员在身体方面的差异。她们的腰部比我长，臀部比我宽，身体更灵活。她们的腰肢轻盈柔软，而我的腰部短粗敦实。

我就读的罗格斯大学位于美国新泽西州的新不伦瑞克。作为这所大学的大四学生，我在年满 20 周岁之后，才开始对此有所质疑，并逐渐明白了形式、功能与健康之间的联系。与此同时，远在密西西比河西岸 1 000 英里以外的地方，那个我 5 年之后会与之相遇并最终与之成婚的男人也正在与频繁出现的健康问题苦苦搏斗。他和我一样，对自己的身体状况产生了疑问，也在寻找样貌、体能和健康之间可能存在的关联。我们俩对这些问题已经思索良久。在我们决定为需要短期健康和营养指导的病人编制简易宣传册时，关于这些问题的想法终于得以释放。那本宣传册就是这本书的雏形。

我们对命运的反面有着同样的好奇：如果我们俩一切顺利，会怎么样？我们上高中时听到罗德·斯图尔特唱"总有一些人是幸运儿……"，我们都很清楚他唱的是谁——"返校国王"[①]。你上高中的时候，可能也

---

① 返校国王是指美国高中和大学在每年秋天举行"返校节"庆祝活动时，由所有学生投票选出的最受欢迎的男生。——编者注

注意到了这一点。"返校国王"是不是备受欢迎？体育成绩棒吗？聪明吗？"舞会皇后"又是什么样的呢？我高中时的"舞会皇后"身兼数职，比如致告别词的学生代表、校足球队最优秀选手等。但为什么他们能如此风光？难道美貌不仅让人看起来漂亮，还能让人更加能干吗？又是什么让我们如此渴望美貌？

经过随后多年的研究，我发现有大量证据表明，某种环境如果能让DNA构建健康的躯体，那么同样能让DNA创造美貌。我之所以把这种现象称为"一揽子效应"，是因为美丽和健康本就是密不可分的"一揽子工程"。你拥有了其中一项，就很有可能拥有另外一项。

在这两项中你拥有的越多，对别人的吸引力就越强。这一切都可以归结于科学：不管你被某个人吸引还是完全不被另一个人吸引，你都在从事一项复杂的科学调查。这与浅薄无关，它是世间最深奥的法则。就像工程学、化学和物理学法则那样，生理吸引的法则源于宇宙万物，用数学语言来表述最易理解。

发现完美面孔的人

人们对美的渴望相当强烈，以至于有些人自己动手或借助专业人士之手谋求美貌。2005 年，仅在美国就实施了 1 100 多万例整容手术。大多数手术都只是去除脸部和身体的脂肪、皮肤或肌肉，但也有极端的整容手术涉及敲断骨骼后重置。如果要改造病人的外貌，医生应该遵循什么标准呢？答案是没有标准，也就是说，医生除了个人的美学认知和经验以外，没有任何标准可循。万幸的是，他们的技能通常会让病人变得更漂亮，而不是更丑陋。但在改造病人外貌时，他们接受的专业训练无法为他们提供理想面部结构的普遍标准。

为什么不能呢？简单地讲，因为情况太复杂了。每张面孔都有着大脑可以识别的独特三维立体结构。我们不知道具体机制是怎么样的，大多数人也没必要为此担忧。但如果人们想通过整容手术获得更美的容颜，而且想知道他们能否在把下巴、牙齿或眉毛整得更美的同时发挥正常功能，他们就应该能够提前看到自己整容后的面部几何结构——既漂亮又不影响正常功能。加州大学洛杉矶分校年轻的颌面部外科医师斯蒂芬·马夸特提出了这个睿智的想法。

马夸特不是通常意义上的整形外科医生。他任职于加州大学洛杉矶分校急诊室，主要工作是负责给遭遇严重交通事故或穿刺性外伤的病人进行面部整形。20世纪70年代晚期的一个晚上，马夸特彻夜难眠：两天后，他要为一名因车祸受伤的女病人实施手术，目的是为这名下颌部严重受损的女士重塑下颌。这个问题困扰了他一整晚：如何才能确保她对手术结果满意？那时候，即使是在洛杉矶，整形重建手术也比较少见，通常医生们参考明星的脸部特征部位进行手术，比如奥黛丽·赫本的鼻子。当时的整形手术千篇一律，以致其他医生只要看一眼病人就知道之前是谁给做的手术。马夸特意识到赫本的鼻子尽管迷人，但未必适合所有病人。医生是如何判断什么样的鼻子、下巴或下颌轮廓与躺在手术台上的病人更契合的？马夸特想知道，为什么没有某种规则或标准可以遵循。难道他每次都只能靠猜测和双手合十祈求好运，还是说，其实存在更好的解决方法？

在寻找答案的过程中，马夸特在博物馆花了一整天的时间研习馆藏的艺术作品。走出博物馆的时候，他有了大致的想法，但尚未成形。他想知道，如果真的存在法则，那么是什么样的法则指导了这些伟大艺术品的创作过程。在接下来的几个月里，他又研究了建筑、艺术、音乐及更多领域中的美学法则，但依旧没有找到共同点。

最后，他意识到自己其实不断碰到被广泛运用于绘画、摄影、写作和其他领域的各种法则，比如色三角、"三三法则"等。他对各个学科进行研究，希望找到它们之间的普遍联系，直到他发现数学能把它们联系在一起。美之数学法则的核心是一串数字，以11世纪首次发现它的意大利人斐波那契的名字命名为"斐波那契数列"。

美之密码：黄金分割率

你也许在《达·芬奇密码》中见过斐波那契数列，在该书中，身为密码破译专家的女主角在她祖父的死亡现场发现了一串用隐形墨水写在地板上的数字：1，1，2，3，5，8，13，21。这个数列从第三项开始，每一项都是前两项之和。如果那位老人在临死前还能写出下一个数字，就一定是34，也就是它之前两个数字13与21之和。对寻找通用的比例增长法则的人来说，这个数字序列如同圣杯。

这个序列可以无限扩展，但最后两项的比值是一个恒定的无理数，数值大约是1.618 033 988。它就是黄金分割率（φ），古希腊人和古埃及人曾用它来设计艺术作品，结构完美得令人叹为观止。

古埃及人和古希腊人把黄金分割率奉为美的恒久来源，称其为"神圣比率"。帕特农神庙等古代经典建筑之所以历经千年风雨却屹立不倒，部分原因应当归结于它们的设计中运用了这一完美比例，今天的建筑师在研究它们时仍然惊叹不已。哲学家苏格拉底不仅把以黄金分割率为核心的几何学看作指导自然界的不变科学，还把它看作生命的潜在来源。达·芬奇潜心研究几何关系和人体结构，在他著名的作品《维特鲁威人》中，绘制了一个位于圆形中间的男子与位于正方形中的同一男子叠加的图形，阐释了他对产生生命形式的自然密码进行的探索。

在寻找完美面孔的过程中，马夸特发现黄金分割能够形成一种独一无二的对称形式：动态对称。根据感知理论，有两种方法能够创造物体或空间的和谐平衡。一种是把物体或空间分成等大的部分，创造出平衡对称，轴对称就是平衡对称的范例。另一种是基于黄金分割率创造出对称的完美形式，之所以说它完美，是因为较小部分与较大部分的比值和较大部分与总量的比值完全相同，这就是动态对称。有趣的是，生物的生长以动态对称为特征，而晶体生长则以平衡对称为特征。

黄金矩形与黄金螺旋线

黄金矩形的长为 $\varphi + 1$，宽为 φ，在黄金矩形上切出一个边长为 φ 的正方形，余下矩形的长宽比与原黄金矩形的长宽比相同。由于黄金分割具有令人惊叹的对称性，它可以不断重复下去。以各个正方形的边长为半径画弧线并连接起来，就能作出黄金螺旋线。

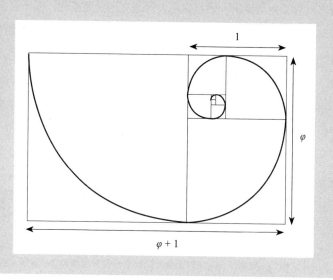

美源于数学

马夸特面具的每根线条都遵循黄金分割的动态对称原则。倘若表观遗传条件能使生长状况趋于最佳，面部特征就会表现出符合马夸特面具的模式。图中是女性面具。据马夸特称，男性面具是女性面具的变体。

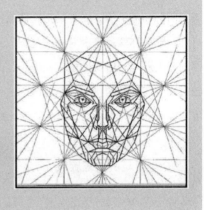

关于人类之美的文献中充斥着轴对称的资料，暗示只要一张脸的两边是镜像对称的，就是一张美丽的脸。这种说法实属荒诞不经，原因如下：尽管动态对称的结果常常是轴对称，但轴对称并不能保证甚至暗示动态对称。换句话讲，轴对称是人脸漂亮的必要条件，但不是充分条件。马夸特解释道："你可以用完美轴对称的方式画出艾尔弗雷德·E.纽曼，但他绝对无法变成保罗·纽曼。"[1]活生生的、不断成长的人是动态的，正是动态对称令其美丽。

因此，马夸特以黄金分割率为基本线索展开研究，他认为神圣比率一定隐藏在完美的人类面孔的比例之中。

如果好莱坞要把这个故事拍成电影，他们可能会用蒙太奇手法刻画马夸特。他站在桌旁，手执圆规、量角器，对着很多封面女郎的面部比画来比画去；接着镜头推向前景：一堆平淡无奇的铅笔，后面的他推演

---

① 艾尔弗雷德·E.纽曼是美国幽默杂志《疯狂》绘制的虚构人物，保罗·纽曼是外形亮眼的著名演员。——编者注

着包含平方根和代数变量的公式……到了揭开谜底的时候，镜头再次切换到马夸特身上，他亮出了自己的终极成果：一块醋酸布，上面有用粗体黑线绘制的"基础黄金十矩阵"，即完美人脸的成角面具。

　　马夸特面具是由点、线、角构成的矩阵，描绘了被马夸特称为"原型面孔"的几何架构和边界，是我们向往的理想面孔。这个矩阵中嵌套了42个次级黄金十矩阵，每个小矩阵都与大矩阵形状相同，但尺寸更小。次级黄金十矩阵至少有两个顶点与大矩阵相连。[99] 这个面具对每个面部特征的理想三维结构进行了明确的设定，从眼睛的大小、双眼的距离、鼻子的宽窄到上下唇的薄厚等。

美之蓝图

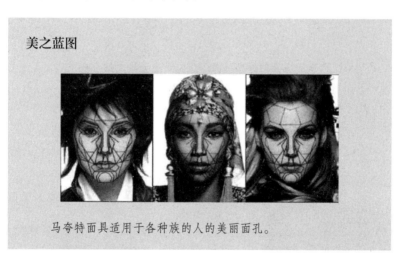

马夸特面具适用于各种族的人的美丽面孔。

　　约翰·克利斯担任编剧的系列纪录片《五官奥秘》，以马夸特为主角，对他的研究进行了介绍。片中，透明的马夸特面具分别被放置在玛丽莲·梦露、哈莉·贝瑞和伊丽莎白·泰勒的照片上。[100] 就像灰姑娘的脚放进了属于她的水晶鞋，这几张脸都与面具完全契合，由此证明了一个事实：尽管这些美女可以通过肤色和发色进行区分，但作为超级明星，她们都有相似的完美面部结构，契合马夸特面具。这种状况的出现绝非偶然。尽管一个人是否美丽来自别人的评判，但他/她之所以貌美并非运气使然，而是因为DNA在构建人体组织的过程中创造了动态对称的几何结构。

马夸特的研究揭示了健康的人类DNA可以创造怎样的特殊脸部几何结构。他的努力拓展了很多建筑学家和数学家的想法，那就是人体自身存在黄金分割：公元前1世纪的维特鲁威（为达·芬奇创作《维特鲁威人》提供灵感的人）；15世纪的利昂·巴蒂斯塔·艾伯蒂和弗朗西斯科·迪·乔治·马蒂尼；16世纪的卢卡·帕乔利和塞巴斯蒂亚诺·塞里欧；20世纪的查尔斯-爱德华·让纳雷-格里斯，他更为人熟知的身份是瑞士建筑大师"勒·柯布西耶"。阿道夫·蔡辛在1854年发表的观点囊括了以上所有人的看法，他认为黄金分割"是统辖形式之美的普遍规律，旨在追求自然和影像艺术领域的完美与完整。黄金分割从一开始就是所有结构与形式追求的最高目标和终极理想。黄金分割无处不在，从宇宙或个体到有机或无机世界，再到声或光领域都能发现它的踪迹，但它在人体中得到了最完美的展现"。[101]

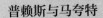

普赖斯与马夸特

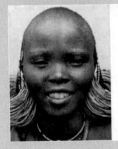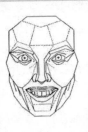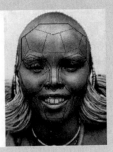

普赖斯拍摄过的很多马赛人和其他人群都拥有与图中这位漂亮女士类似的骨骼结构。

就像几千年前的埃及科学家发现他们周围的世界以及星空中均存在某种数学法则一样，我相信某种支配宇宙的数学法则同样制约着生物个体的生长。如果生长状况趋于最佳，自然就会产生美丽又强健的生物个体。这种想法不是我的创见，我们可以从很多古代哲学家的著作中找到它的踪迹，比如柏拉图和毕达哥拉斯。我们现在所理解的内容，是古人无论如何也不会知道的，那就是人脑是如何解决数学问题、辨认复杂的几何图形，以及把眼睛看到的东西转化成某种情绪的，比如渴望、敬畏、平静或恐惧等。

爱美之心：大自然的几何逻辑

游览花园，穿过树林，漫步沙滩，你会看到各种美到极致的事物。如果凑近一些，你还会注意到一些图形（比如曲线、螺纹、螺旋等）或数字重复出现。它们有什么含义？一门叫作"生物数学"的新学科可以回答这个问题。生物数学家确信黄金分割率与斐波那契数列不仅"嵌"在人脸上，而且存在于各处的生物身上。

松果的形状，昆虫的体节，鹦鹉螺的螺旋线，你的指骨和牙齿的相对尺寸……万物的生长都与黄金分割密切相关。树枝长出新叶时依然遵循这个规律，以防下面的树叶遭到遮挡而不见阳光。这种有益的现象叫作"叶序"。自然界90%的植物都存在叶序现象，它是指植物的茎、花瓣、根或其他器官的螺旋形生长模式。[102]叶序的角度为137.5度，与黄金分割率有关。我们在观察人脑神经细胞时，也会看到类似的现象，即所谓的枝状生长。所有这些遵循固有模式的生长并非受到DNA的驱动，而是受控于数学和物理法则。在细胞和组织生长的过程中，即使存在基因信息缺失的阶段，就像外太空的登月舱一样，有机体的生长也会处于

"自动巡航"状态。作家、新闻工作者、电视节目制片人西蒙·辛格博士对此解释道：

> 物理学和数学能够在无机世界中创造出复杂的模式，比如雪花和沙丘。如果具备恰当的初始条件，它们就能使大量模式自发涌现。目前支持这种理论的人数与日俱增，他们认为生命的形成过程是先由DNA创造合适的初始条件，然后由物理学和数学法则完成余下的一切工作。[103]

生物数学让我们对宇宙和有机世界产生了全新的认识。它使我们意识到有机世界中重复出现的模式并非偶发现象，而是似乎反映了宇宙的基本结构和秩序。[104, 105]

这种构建能力不仅有助于塑造美丽的面容，还在你大脑的发育过程中发挥着作用。在我们头颅里的胶状物质中，大脑神经元形成分叉的卷须状组织，叫作"树突"。之所以把它们叫作树突，是因为那些最早在显微镜下看到神经元的科学家都会由此联想到茂盛、美丽的树木。这片让人着迷的"树林"就是智慧诞生的隐秘之地。

为什么在我们的头颅内部会出现像叶序一样的生长方式？最简单且最直接的回答是：健康有机体的任一部位在生长时都会遵循相同的基本法则。正如可用黄金分割解释的叶序生长方式能帮助植物获得更多光照那样，相同的动态对称也使我们的大脑能以有限的体积容纳更多的神经连接。大脑的神经网络比任何计算机都要复杂、高效，因为每一个脑细胞都会与成千上万个其他脑细胞建立联系。这些联系使你具备识别人脸、花朵、食物和其他熟悉的物体的能力。如何识别呢？答案是：借助"模式"。

在数学家那里，认知被称为涌现性质，指较为复杂的体系或模式源自大量相对简单的活动或过程。同样地，你的思想和情感不是任何一个独立脑细胞作用的结果，而是数以百万计的神经元相互联系、受到刺激后发生共振的产物。[106, 107] 这种神经组织的构建方式敏捷、精确且具有灵活性，能通过频繁发生的共振使大脑内部达到最佳的匀称布局。由此我们不仅能够完成更复杂的认知过程，还能更好地理解感知、记忆、思想和其他认知现象之间的关系。换句话说，我们大脑的任一特定区域都能作为一个独立的单元发挥作用，同时与其他区域保持联系。就这样，意识涌现出来了！

我们欣赏俊男美女时获得的愉悦感，也许能使我们更加透彻地理解大脑的运作机理。如果美丽的面容与我们大脑内部的连接具有相同的比例关系——黄金分割，那么与对称性较差的面容相比，美丽的面容自然能够激发大脑更多的认知反应，并使我们更加迅速地识别出人脸的图像。大脑的机理也许就是这样：大脑逐一识别所见所闻，通过解决难题获得快感。每次大脑面对需要识别的图像或声音时，从本质上说就如同面对数学难题。图像越赏心悦目，声音越和谐悦耳，欣赏者就越容易获得愉悦感。斐波那契数列可以简化这个过程，使我们更快地解决视觉和听觉认知方面的难题。它可以作为模板，使我们的思维更加有序、思考更加缜密。因此，黄金分割不仅能够带给我们美的体验，似乎还有助于构建我们的神经，从而激发出智慧。

本能的吸引

神经组织的构建方式与那些由于动态对称而衍生美感的事物极其相似，这一事实有助于我们解释大脑的运作机理。它也能解释为什么大脑更喜欢对称图像：这些对称图像中熟悉的几何结构会在瞬间与我们产生共鸣，使美的事物更容易被我们感知。《美之为物》的作者南西·艾科夫认为美感似乎已植根于我们的大脑。她说："当婴儿一动不动地盯着那些成人眼中的漂亮面孔时，其行为已经无声地驳斥了认为'识别美丑是教化的产物'的看法。"[108]

我们很难想象这样的状况：猎豹需要接受训练才能知道自己是否健康，要仔细衡量微跛的步态或不平整的毛皮意味着什么，才能识别出受伤或生病的相关症状。如果缺乏捕猎者的本能或丧失对健康的直觉性维护，食肉动物就会挨饿，群居动物就会生病，优良基因也会因为受损DNA的影响而逐渐变糟。

人类拥有与生俱来的对形式与功能之间的联系进行判断的能力，而且可以通过动态对称的存在与否评估健康状况。为了印证这个想法，研究者做了相关实验，他们向实验对象展示一系列对称程度不同的人脸照片，其中有男有女，之后要求实验对象对照片中人的健康状况做出判断。实验结果表明，面部动态对称程度高的人脸照片在实验对象眼里对应着较好的健康状况。[109] 因此，基于我们大脑的运作机制，无论是在猎豹、婴儿还是医生眼中，动态对称的美都等同于健康。

当然，人们潜意识中对形式和功能之间关系的认知，最终目的是通过繁殖行为延续我们的DNA。一旦涉及求偶活动，我们对美丽伴侣的渴望通常会渗透到身体的每一个毛孔，也就是全身心地投入其中。

最佳伴侣：寻找两性异形

研究表明，一个再怎么完美的男人或女人，只要他或她的面部特征偏离马夸特面具一点儿，就会变得让人印象尤其深刻或毫无印象。[110] 嘴唇仅仅下偏1毫米或丰满度只差2毫米，或者眼距略近，就能让一个漂亮的女孩沦为一个相貌平平的路人。略微改变眉毛的浓密度和下巴的角度，就会让一位英俊的领导者（比如你觉得会是一家公司的首席执行官或者探险电影中的海盗船长的男人）变成一个温和的平庸男性。

俊男美女为什么让我们着迷（一）

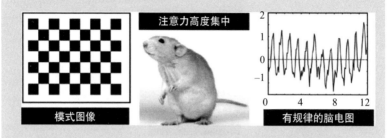

人们普遍认为，我们之所以喜欢俊男美女是因为性吸引力，但这也许只是因为我们被他们的模式吸引了。当动物研究人员向老鼠展示棋盘状图像（左上图）时，老鼠的脑电波呈现出有节奏的峰值（右上图）。据研究者说，这能反映老鼠的"注意力高度集中"状态。老鼠在注视棋盘状图像时，它的大脑愉悦中枢的血流量增加，这表明老鼠能从注视图像中获得愉悦感。研究人员认为，这种大脑活动能够优化皮质丘脑神经通路中的感觉统合，有助于老鼠"学习"模式。

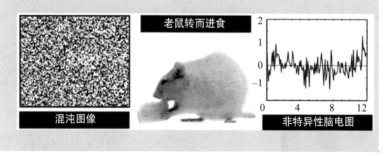

在大自然追求完美的倾向影响之下，我们的每一条面部曲线都被完美地雕刻出来。我们的大脑也受到黄金分割的控制，因此我们无比渴望动态对称，终身都在追寻它。异性之所以对我们有强烈的吸引力，是因为在青春期大脑灰质感知到马夸特面具上的一系列性别特异性后，会被激发出性欲。和人类的吸引力相关的性别差异被统称为两性异形。虽然面部和骨骼发育的性别差异在童年时期就已存在，但在性成熟期它们会变得更加明显。根据"一揽子效应"可知，那些性征发育完全的人最健康，关于女性体形与健康的关系研究也证实了这一点。

俊男美女为什么让我们着迷（二）

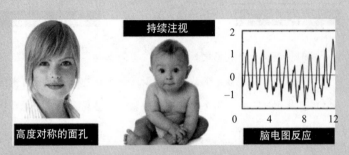

持续注视

高度对称的面孔　　脑电图反应

我们受到模式的吸引是天性使然。对婴儿的相关研究表明，婴儿注视较为对称的面孔的时间更长，学会识别这种面孔的速度也更快。这说明无论是我们大脑结构的模式，还是我们感知物体的模式，都能使我们了解外部世界。青春期到来后，我们的大脑会把某些模式与性承诺联系起来，促使我们本能地挑选自己的最佳伴侣。

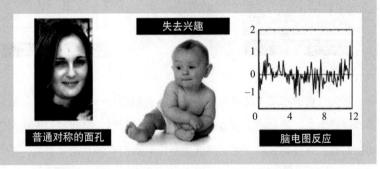

失去兴趣

普通对称的面孔　　脑电图反应

女性体形与健康

美学研究者把女性体形分为四类，按照人数从多到少依次为：香蕉形、苹果形、梨形和沙漏形。[111] 2005 年开展的几项研究表明，苹果形身材（腰短、臀窄）女性的死亡率几乎是其他体形女性的两倍。[112, 113] 为什么呢？

体态丰满是健康女性身上两性异形的体现，否则就表明身体异常。在通常情况下，由于雌性激素分泌量增加，女性的臀部和胸部会在青春期开始发育：骨盆扩大，脂肪沉积，胸腺组织发育明显。但是，如果女性的基因决定了她们的脊柱异常短小，激素分泌不太明显，或者她们的饮食干扰了身体对激素的反应，她们就会身材矮胖。当她们苗条的时候，身材是香蕉形的；如果她们长胖，脂肪就会堆积在腹部、颈部、上臂，变成苹果形身材。从现在往前推算，至少有三代人经过了反式脂肪酸（会干扰激素表达，详见第 7 章）和糖类（会干扰激素耐受性，详见第 9 章）的"浸淫"，这导致沙漏形身材已经相当少了。2005 年阿尔瓦模特公司委托开展的一项研究发现，只有不到 10% 的女性拥有大家普遍认为的既健康又美丽的性感曲线。[114]

在这个充斥着苹果形、梨形、香蕉形身材女性的世界，南西·艾科夫认为最美的体形属于那些"遗传怪胎"。[115] 这个词绝对没有恶意，它只是指那些从统计学角度来讲似乎不可能长成那样的人，比如辛迪·克劳馥。艾科夫的想法似乎准确反映了她的核心理念：俊男美女的产生，在很大程度上取决于（基因的）运气。她认为这些上天厚爱的极少数人在"基因博彩"时中了大奖。对此，我极不赞同。我们为什么本能地如此关注"遗传怪胎"呢？对我来讲，一个原因似乎更有可能是美丽的躯体往往代表着健康状况的最优级别。为了印证这个想法，研究者对四种体形的女性的寿命进行了研究，他们发现拥有最迷人的沙漏形身材的女性不仅寿命最长，生活质量也最高。有许多统计数据都显示，如果女性拥有更纤长的腰部、女性特征更明显的臀部，那么她们患不孕不育症[116]、骨质疏松症[117]、癌症[118]、认知类疾病[119]、腹主动脉瘤[120]、糖尿病及其并发症[121]，以及其他疾病的概率会显著降低。

女性体形分类

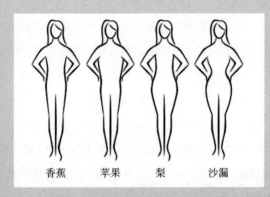

香蕉　　苹果　　梨　　沙漏

　　沙漏形身材代表女性性征发育正常；如果性激素感受性迟钝，就会长成香蕉形身材。体重正常的女性中不乏苹果形或梨形身材。香蕉形身材的女性长胖后大多会变成苹果形，而沙漏形女性长胖后则大多会变成梨形身材。

为什么有些体形不够完美？

　　说到这里，我已经给大家展示了大量的证据，证明长得美不是偶发事件，也不是命运安排的意外；它是水到渠成的事情，是未受阻的自然生长过程的必然结果，遵循特定的数学比例法则。就像物理学法则表明水蒸气遇冷一定会形成六角冰晶一样，几代人的良好营养状况必然会使染色体为实现人体的最优成长做好准备。如果最佳营养状况能够贯穿整个童年阶段，生物学法则就会带来这样的结果：长成美丽、健康的个体。然而，如果说美丽源于有序的成长，那么为什么我们当中有人不够美丽呢？

2006年10月，我在位于加利福尼亚州亨廷顿海滩的家中与马夸特会面。当时我向他提出了这个问题，他回答说："我们都很漂亮。"我告诉他，从一位长期致力于面部整形的专业人士口中听到这样的答案，我十分诧异。他解释说："如果你用马夸特面具去衡量身边的人，你会发现很多人与完美标准的差距并不是很大，尽管我们没觉得他们漂亮。"他认为其根本原因在于"我们进化得有些过头了"。换句话讲，社会保障体系允许那些不够健康或身体有某些缺陷的人繁衍后代，而在过去他们根本不会有这样的机会。

马夸特求真务实的解释阐明了现在人们的面容相较以前发生变化的原因。从营养可得性角度回顾历史，我们会发现伴随着文明和定居时代而来的是食物短缺和疾病。相较动荡不定的狩猎采集或放牧采集式生活，定居下来的人们不再面临体力上的挑战。但安定而拥挤的城市生活破坏了我们的遗传编程，导致疾病增多，也使那些基因受损的人能够生存下来并生育出不够健康的孩子，这些孩子的面容的动态对称性往往较差。这样一来，伴随着一次次饥荒和瘟疫的发生，基因得不到足够的营养，人们在成千上万年的生存史中累积的基因财富逐渐被挥霍殆尽。每遭遇一次营养匮乏，就会失去一次宝贵的表观遗传编程机会。

随着时间推移，我们需要的安全保障越来越多，我们发明了诸如眼镜、支架等矫正性器具以及成千上万种治疗性药物。有人反驳道，这种生理机能的退化无法证明人们不能适应现代工业化社会环境，毕竟我们依然能成功生育后代。然而，这种状况也许正在悄然改变。就像美国的很多医生一样，我目睹越来越多夫妇饱受不孕不育病症的困扰，尽管这种问题的广泛程度还有待调查。

我的意思当然不是只有超模才有权利生孩子。我已经论证过，任何种族、各行各业的人，都有美丽、健康的潜质，所以本章的意义远非优生学所能比拟。比如，对于备孕期女性，除了戒烟戒酒、服用叶酸、禁服导致婴儿出生缺陷的药物以外，她们还要遵循营养方面的建议，这样才可以生出美丽又健康的宝宝。当然，她们也可以选择吸烟喝酒，拒绝接受营养科医生的建议。但我认为大家在做出决定之前，理应了解最好、最新、最全面的相关信息。

在前几章中，我已经论证了人类基因拥有的强大适应能力和无与伦比的智慧；对于罩着神秘面纱的基因，我们只是管中窥豹。但我们知道，它创造完美躯体、维持健康的能力受到制作材料的限制，就像任何手工艺匠人一样，"巧妇难为无米之炊"。这一章让我们了解了骨骼对于塑形的重要作用。在上一章，我们讲了祖先如何通过重视营养来孕育健康的孩童和成为长寿老人——他们甚至在生命的最后一刻仍然充满活力。

一张普通的面孔

马夸特调整了计算公式，做出了适合我的面具。如果面部生长受到干扰，水平面和垂直面比例失调，就会丧失面部的动态对称。按照马夸特的说法，窄脸很常见，这表明在营养状况不佳时，两个面的生长不协调，水平面比垂直面的生长速度慢。但如果营养状况糟糕到一定程度，有一个面的生长就会遭到严重的破坏。这便是即使马夸特调整了计算公式，我的下巴也依然显得过窄的原因。

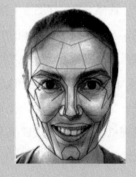

当我们放弃了那些传统时，会发生什么呢？

毫无意外，由于成长过程中缺乏常规营养要素，现在的人们在生命的早期或中期就患上了"老年病"，甚至出现了前几代人闻所未闻的其他健康问题。例如，1990年出版的《哈里森内科学》并没有列举注意缺陷障碍和纤维肌痛综合征，我读医学院的时候对它们也知之甚少，但现在这两种病症都很普遍。如果聪明的基因需要比现在更加全面的营养供给，如果普赖斯的看法是正确的，美丽的面孔的确源自优质的营养，你就会看到人们的面部结构越来越偏离马夸特面具。我认为这就是放弃传统饮食方式后一定会出现的状况。在下一章中，你不仅会看到面部结构因营养不良而出现退化的例子，还会看到退化效应如此直接，仅在一代人身上就能体现出来。

第 5 章

孕育完美宝宝
优生优育策略

☐ 准妈妈在孕前和孕中的营养状况直接影响婴儿面部和躯体的对称性。

☐ 在现代饮食结构背景下，出生顺序与两种明显的对称性偏移有关。

☐ 研究表明，大多数女性在育龄期营养不良。

☐ 孕期食用甜食和煎炸食品的危害程度起码与吸烟、喝酒相当，甚至更大。

☐ 所有的证据都指向一点：良好的营养状况是生出健康、美丽宝宝的秘诀。

第一个孩子的出生会让女性的自豪感和自信心爆棚。有了首次怀孕的经历，人们自然而然地期望第二次怀孕更加顺利，至少对育龄女性来讲，变宽的盆腔组织使第二次分娩更加容易。[122] 但如果生完第一个孩子之后，女性没有足够的时间（通常至少三年）和充分的营养来恢复身体，第二个孩子也许就不如第一个健康。于是，会出现这种现象：哥哥去参加足球训练或姐姐去做模特，而弟弟或妹妹却要花时间在当地的眼镜店配眼镜或在牙科诊所矫正牙齿。这并不是因为弟弟或妹妹的基因欠佳，而是因为与他们的哥哥或姐姐相比，孕育他们的子宫营养环境较差。

时机决定一切

为什么第二个出生的孩子的身体状况可能会不如第一个？一方面，大多数美国女性并没有意识到她们的饮食习惯有多糟糕。一项研究表明，总体而言，有74%的女性"通过饮食摄入的营养成分正在减少"。[123] 但是，我认为这个数据过于乐观了。如果大多数准妈妈自己都无法获取足够的营养，又怎能期望她们给腹中的胎儿提供充足的养分，更不要说一个接一个地生孩子了！要想理解第一胎和第二胎之间存在差异的原因，就得先弄明白胎盘的工作原理。

哪怕是轻微的营养缺损，也会阻碍胎儿的生长。因此，为了更好地保护胎儿，大自然提供了内置的安全机制，尽可能地把可获取的多种资源分配给子宫使用，甚至不管这么做会不会危及母体健康。这种胎儿保护机制是如此强大，以至于即使准妈妈只吃快餐，也能生出四肢健全的孩子。格拉斯哥大学的约翰·德宁博士对这种机制进行了生动的描述："胎儿受到严密的保护，免受母体营养不良之害。这很像寄生虫在不知不觉中威胁着宿主的健康。"[124] 如果准妈妈的饮食缺乏钙元素，胎儿就会从她的骨骼中攫取；如果胎儿缺乏构建大脑的脂肪，它就会从准妈妈的大脑中挑选并汲取——这听起来很可怕，也是真的很可怕。[125] 怀孕会导致母体流失大量维生素、矿物质及其他"原料"，哺乳更甚。正如你预料的那样，孕育胎儿需要从母体中吸取大量营养储备，包括铁、叶酸、钙、钾、维生素D、维生素A、类胡萝卜素、镁、碘、磷、锌、DHA（二十二碳六烯酸）及其他必需脂肪酸、维生素B_{12}、硒等。比如，对胎盘来说，准妈妈的中枢神经系统就是构建胎儿中枢神经系统所需的各种脂肪的储备仓库。[126] 研究表明，母体大脑的海马和颞叶区有可能出现萎缩现象，这些区域主要控制短时记忆和情绪。[127] 它们不参与大脑的基础功能（例如呼吸、血压调节），牺牲一些亦无大碍。胎盘神奇的营养搜寻能力使它能在母体营养不良的情况下较为健康地孕育第一个孩子；但与此同时，母体营养消耗殆尽。比较孕前和孕后的照片，就会发现妈妈们的脊背佝偻了，嘴唇变薄了，容易出现记忆障碍及新事物学习障碍，或者整日焦虑、抑郁（有产后抑郁这种疾病）。

这听起来很残酷，但自私的基因的确有此举动。强悍的基因就像贪婪的海盗，攫取母体的营养储备用于自身的复制。然而，如果母体营养储备仓库的复原时间过短，孕育的孩子势必存在明显缺陷。在母体营养消耗殆尽的情况下，如果胎儿继续从母体攫取所需养分，就会置母体生命于险境。根据生存的功利主义法则，生物学确保孕育胎儿的过程不会杀死母体，转而选择折中方案。所以，第二个孩子的孕育过程既要保证母体的存活，又要尽可能保障胎儿的营养需求。这种困境会导致第二个孩子更容易患上各种疾病，随着年龄增长，这种状况变得越发明显，他们甚至会身体羸弱、体力不足。

还有一点值得我们思考。糖和植物油如同化学干扰器，阻断身体新陈代谢的信号传输。[128] 如今大多数女性的饮食特点都是高糖、高植物油，加剧了营养缺失导致的生长紊乱。食用糖类和植物油不仅会干扰母体新陈代谢，导致妊娠糖尿病、妊娠毒血症及其他孕期综合征；存在于胎儿

为何头胎更幸运？

左侧是马特·狄龙，他从 10 多岁起就开始担纲多部电影的主要角色。右侧是才华横溢的凯文·狄龙，比马特小 18 个月。拍照片时两人都是 43 岁，但为什么凯文看上去比马特老？为什么凯文很少出演偶像剧男主角？答案就是"二胎综合征"。

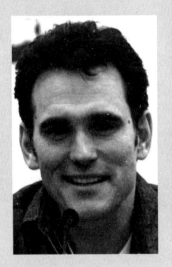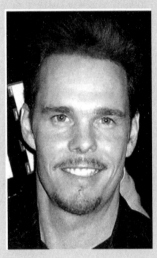

血液中的糖和植物油还会妨碍子宫信号传输，扰乱高度敏感、相互依赖的发育序列，使生出健康宝宝的期望化为泡影。[129, 130]

营养缺乏和毒素侵入会使婴儿的表观基因组发生根本性变化。我们在第 2 章已经了解到表观基因组是由附着于 DNA 的一系列分子和其他核质构成的，它们负责调控某个特定基因表达的开启或关闭。这些基因表达开启与关闭的转换涉及生理功能的方方面面。以前，人们把疾病的发生归咎于基因的永久突变，认为癌症、糖尿病、哮喘、肥胖症皆源自基因突变，但实质上大多数疾病都源于不合时宜的基因表达。因为适时的基因表达需要某些养分处于特定浓度，如果二胎的孕育环境不及头胎，前者的表观基因表达就无法正常进行，其生长和发育也势必受到影响。比如，准妈妈吸烟或有高血压（两者都会造成营养不良），可能生下体重过低的新生儿，他们存在骨量偏低的风险且长大后相对来说容易肥胖。[131] 营养不良引发的表观基因异常能够解释，为什么二胎更容易患癌症 [132]、糖尿病 [133]、智力障碍或先天畸形等病症 [134]。

我们的骨骼发育也取决于正常的基因表达。由于正常的脸部发育需要大量的维生素和矿物质，而怀孕时间间隔短使母体无法获得足够的时间去补充一胎消耗的维生素和矿物质。[135, 136] 二胎、三胎孩子的相貌肯定会发生变化。已有研究证实，生育时间间隔小于 18 个月会增加孩子的死亡风险，有时还会阻碍孩子的正常生长。[137, 138] 有研究团队推断"生育时间间隔过短可能会降低母体补充营养储备的能力"[139]，这支持了我的想法：人们低估了母体的充足营养对胎儿健康来说至关重要的作用。但我尚未找到任何关于出生顺序与面部发育之间的联系的研究。出于这个原因，我自己动手设计了一项研究。

出生顺序影响外貌

起初，我对明星们（主要是电视和电影明星）进行了研究。这些影视明星的面孔教科书般地展现了我们上一章讨论的那种特殊对称性，即动态对称。拥有"荧屏号召力"的男星，别具魅力的女星，记者们纷纷抢拍的新晋明星，展现迷人笑容的上镜作者……事实上我们说的是他们的脸部几何结构。大脑是十分灵敏的模式探测器，能以 NASA（美国国家航空航天局）级别的精准度对人脸结构进行评估。NASA 借助哈勃望远镜开展工作，像一根头发的直径那样小的偏差就可能造成巨大差别；人脑的精准度比之毫不逊色，哪怕是一毫米的偏差也会使人脸无法与马夸特面具完全契合，而且我们瞬间就能获取这些信息。我们喜欢的面容是这样的：额头饱满，下巴坚挺，眉毛浓密，眼睛深邃，颧骨高且弧度优美。所有这些特点都有助于从各种角度构建更加完美的面部比例。

正如你想的那样，葛丽泰·嘉宝和安吉丽娜·朱莉都拥有出众的动态对称美，她们都是家里的老大。她们的妹妹或弟弟则面孔中部狭窄，鼻子、颧骨、眉毛和下巴棱角不明，线条模糊，没有像她们那么好的面部比例。一线电影明星都是家里的老大吗？当然不是。任何规律都有例外，在这件事上汤姆·克鲁斯就是一个著名的例外。我们讨论的主题是营养，这其实是很多女性都能够主动改善的事情，事实上她们常常自觉地去做这件事。但是母体的营养复原需要时间，我相信这也是很多兄弟姐妹之间相差三岁或更多的原因。

当然，超级明星脸并不多见（尤其是在现代社会）。而且，任何家庭生出一个漂亮孩子的概率本就相当低，更不用说一个接一个地生了。从统计学角度看，一个接一个生出漂亮孩子的可能性极小。因此，无论母体的复原如何高效、营养如何充足，第二、第三个孩子十有八九没有第一个漂亮。统计学可以解释为什么世界上有那么多人，能成为明星的却寥寥无几。但它无法解释在有三个及以上孩子的家庭中，为什么最漂亮、最成功的那个孩子往往是老大，或老大、老二中的一个。我认为老大之所以相貌比较俊美，最直接、最可能的原因就是孕育他们时母体有更好的营养状况，而因为营养供应相对不足，之后出生的孩子的生长发育受到了影响。但在进一步探讨这个问题之前，我们先要搞清楚二胎综合征是否既存在于明星家庭，也常见于普通百姓。

不同的几何结构

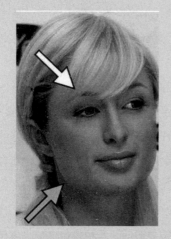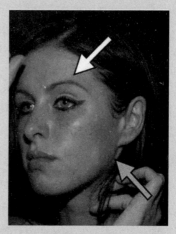

　　帕丽斯·希尔顿（左图，生于 1982 年）和妮基·希尔顿（右图，生于 1983 年）都很迷人，但其中一个的容貌明显胜过另一个。图上的箭头标明了两者的面部差异。灰色箭头指向的下颌骨角度叫作下颌角。帕丽斯的下颌角接近 90 度，而妮基的下颌角更加平缓也更接近耳部，这说明她的下颌较窄，发育不够充分。白色箭头指向眉毛的拐点。帕丽斯的眉毛呈现出一定的角度，而妮基的眉毛只是一条弧线，这说明妮基的颧骨角度发育不足。轻微的营养不良会导致轻微的骨骼发育缺陷。你可以在很多明星姐妹身上发现，年幼的那个往往存在相似的面部狭窄、面孔中部发育不良（下颌后移）等问题。比如碧昂丝·诺尔斯和索兰格·诺尔斯姐妹，佩内洛普·克鲁兹和莫妮卡·克鲁兹姐妹，考特妮·卡戴珊、金·卡戴珊和科勒·卡戴珊三姐妹，佐伊·德夏内尔和埃米莉·德夏内尔姐妹，瓦妮莎·赫金斯和斯特拉·赫金斯姐妹，妮可·基德曼和安东尼娅·基德曼姐妹等。

于是，我扩大了调研范围。诊所的病人纷纷为我找来了1969—2006年的高中纪念册，诊所的同事和夏威夷大学的研究生也给我提供了很多帮助。我从中挑出了大约400组同胞兄弟姐妹，1 000多张面孔，再把他们高三的照片剪下来贴在一起（以控制年龄），然后以家庭为单位进行排列，人数有多有少。在最后被纳入调研范围的家庭中，至少有两个孩子的出生时间间隔短于两年。就像明星家庭一样，普通人家的孩子们的相貌也呈现出类似的递减模式：从长到幼，下巴越来越窄，颧骨越来越平，眼睛的深陷程度越来越小。两人出生时间间隔越短，相貌差别就越大。遗憾的是，即使出生时间间隔拉长，也无法阻挡这个效应的蔓延。如果母体连续孕育多个孩子，只要存在营养不良问题，每个孩子就会消耗母体更多的营养储备；即使相邻两个孩子的出生时间间隔达到三四年，母体的营养状况也很难恢复如初，这会放大发育不均等的效应。

所有这些面部特征的微妙变化（当然有时很明显）实际上就是动态对称的衰减，因为动态对称不仅关乎人们的相貌，还会影响他们的健康和机能，所以动态对称的衰减会导致生活质量的下降。这样看来，家里的老大似乎占尽了天时地利，但如果母亲孕期的饮食较差，老大即使相貌出众，也需付出一定的代价。

同胞对称性的偏移

我在上一章讨论了两种不同的对称模式：轴对称（左右对称）和动态对称（基于黄金分割）。

我对这些高三学生的脸进行了仔细比对，发现了两个出人意料的规律。第一，尽管老大的面孔表现出较强的动态对称，但轴对称不足，也就是说他们面部的左侧与右侧并不是完全对称的。第二，老二似乎表现出了激素感受性较强的特征。

　　某个家庭中的老大也许有大小眼，或者下巴有点儿歪，笑起来有点儿奇怪，又或者脸部的一侧比另一侧稍大。注意到这种现象之后，我对那些患有颞下颌关节疼痛的病人进行了检查，以确认他们的左右脸是否对称。结果显示，病人的颞下颌关节疼痛的症状持续时间越长，左右脸不对称现象就越明显，而且我检查的几十位患者都是家里的老大。

　　事实上，大量医学文献都提到了家中的老大容易出现身体左右不对称的现象：腿不一样长，[140] 先天性髋关节发育不良，[141] 脊柱侧弯，[142] 斜形头（头骨一侧扁平），[143] 一侧脸颊小一侧脸颊大，[144] 下巴左右两侧不对称等。[145,146] 这些文章的作者普遍认为这种现象在很大程度上源自"子宫拥挤"，即子宫内空间不足。[147]

　　我认为，我们可以从中看出两种明显的对称不足问题。一种出现在家里的老大身上，可被归咎于子宫空间不足；另一种在家里其他孩子身上多发，原因是营养不良。子宫空间不足与身体轴对称（左右对称）不足相关，孕期营养不良则与动态对称不足（身体缺乏较为理想的比例）相关。

　　我们前面探讨过为什么二胎及以后的孩子会因为营养缺乏而消耗母体营养，以及为什么生育时间间隔过短会使母体营养储备无法复原。那么，又是什么造成了子宫的空间不足呢？我认为这跟激素有关。

　　子宫空间不足如果达到一定程度，就会导致一种叫作"胎儿宫内发育迟缓"的病症，指的是胎儿无法完成基因决定的发育过程。它在妊娠中的发生概率是 5%~10%，吸烟女性孕中多发此症。[148] 发育迟缓的新生儿常患有肺病，也容易出现严重出血或患有其他威胁生命的疾病。子宫空间不足还会对胎儿产生长期影响，诸如脑瘫、发育迟缓、行为功能障碍等。[149] 研究人员也逐步意识到氧化反应等化学干扰对胎儿的影响，比如干扰子宫对雌性激素、孕酮和其他激素的正常反应能力。[150, 151] 我们将会在后面的章节中看到，植物油和糖是两种最容易加剧氧化应激的食物。换句话说，母体摄入过量的植物油和糖容易造成化学干扰，延迟母体和子宫之间的信号传输。这种对称性偏移最容易发生在首次怀孕期间，因为二次怀孕时的子宫已经具备丰富的经验，所以二次分娩往往比较顺利。

轴对称不足引发的种种问题

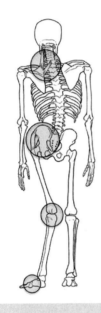

如果骨骼左右不对称，身体左右两侧就不均衡。这是一幅左腿比右腿长的骨骼图。骨骼代偿造成的异常压力有可能使人患上慢性过劳性损伤：

胸椎和颈椎： 骨骼的代偿性弯曲使左肩肩胛骨倾斜，手臂小菱形肌一直处于发力状态，肩胛提肌产生慢性应激反应，容易引发上背部和颈部疼痛及肌紧张性头痛。

腰椎： 轻微的侧弯增加了椎间盘突出和椎管狭窄的风险。

骨盆： 倾斜内旋的左侧髋骨前部增加了骶髂关节疼痛和臀大肌拉伤的风险。

膝盖： 膝外翻使内侧关节囊和韧带拉伤的风险增大。

足部： 足弓下垂增加了跖筋膜炎的风险。

身体不对称会导致全身的骨骼代偿。就算这个人只是站在那儿，你也能想象出他正承受着由重力作用引发的疼痛。现在想象一下这个人做运动的样子，你不必站在顶级训练师的角度，就能明白身体不对称有可能引发怎样的疼痛。顶级运动员的训练教练关注的不对称之处当然比这微小得多，甚至让人无法察觉。因为如果运动员身体的不对称程度过大，他们就不可能成为精英运动员。

但要注意，很少有人能达到完全的轴对称，所以对诸如双腿长短存在微小差异这样的问题不必过度担忧。只有当身体不对称程度过于明显，有可能引发严重的肌肉、骨骼问题时，我们才需特别关注。

但在某种特定的环境中，人体机能得到充分激发，关节运动链承载的负荷会产生极大的力量，随着时间推移，哪怕是极其微小的身体对称不足也有可能造成潜在的问题。当然，我说的是那些运动强度大的专业或业余运动员。即使只是轻微的身体对称不足，也可能会使运动员反复受伤，或导致步态和运动异常。所以洛杉矶湖人队的前运动训练教练蒂姆·迪弗朗西斯科在招募新人时都会进行对称性测试，"NBA 和其他地方的运动绩效专家一直在寻找能够高效且可靠地检测肌肉和骨骼的不对称程度的方法。这有助于人们对运动员的伤害易感性和运动耐受能力产生关键性认识"。

我还要说一说同胞对称性偏移的另一个特性。我发现，与家中的长女相比，二女儿常常拥有更加丰满的嘴唇、更加性感的下巴和眉毛（与男性相比，女性的下巴略尖，没那么方正；女性的眉毛呈弓形，而男性的眉毛较为平直）。女性略尖的下巴和弧形的眉毛是两性异形的典型表现，也是两性发育过程中的差异之一（第 4 章介绍过）。男性除了硬朗、方正的下巴以外，还有宽阔的肩膀；而女性下巴小巧圆润，肩膀瘦削，胸腔较小，臀部更宽，胸部丰满。

为什么二女儿更性感呢？怀孕后，母体会迅速发生神奇的变化。在新的生理指令的影响下，身体各个器官的功能因激素而发生改变，一切皆为那一小团快速分裂的细胞提供服务。其中不少器官功能的改变是永久性的，当然，子宫受到的影响最明显。但现代饮食习惯会对激素信号传输造成干扰，导致孕期子宫功能发挥不佳，至少在女性首次怀孕时表现一般。子宫及胎盘对雌激素的钝性反应，可以解释为什么雌激素对长女的影响较弱。对雌激素的反应受阻会使女孩的雄性特征更明显：略显突出的额头和下巴，英气的眉毛，较薄的嘴唇。她也许会长得英姿飒爽，但不会对异性有太大的吸引力。二次怀孕时，妈妈子宫的"基础设施建设"已经完成，等量的雌激素将会激发更加高效的应答。如果二胎是个男孩，雌激素的高敏性可能会继续发挥作用，使这个男孩的长相趋于女性化：尖尖的下巴，弯弯的眉毛，前额圆润，嘴唇丰满。

这一切意味着什么呢？尽管我们常说孕育既美丽又健康的婴儿这一过程令人惊叹，但它并没有那么神秘。这场精彩的"管弦乐演奏会"完全取决于良好的饮食习惯，反之，一切都将化为泡影。研究同胞兄弟姐妹之间的差异，能让我们明白自己不够完美的原因，还能敦促我们意识到营养缺乏如何以可预见、易于衡量的方式改变一个孩子的生长发育。

我之所以把这种现象称为"同胞对称性偏移"，是因为母体营养不良的微妙影响最容易体现在与头胎生育时间间隔较短的二胎身上，他们拥有相似的基因，因此调研结果更加可信。但就像我刚刚说的那样，没有哪个孩子（包括独生子）能够避开对称性偏移，因为它产生的根本原因不是出生次序，而是营养不良。头胎在母体子宫中生长时，来自糖和植物油的化学干扰经常会影响胎盘、子宫与卵巢之间的激素信号传输，延迟子宫发育，缩小胎儿的生长空间，并有可能导致胎儿性别分化迟缓。对于头胎之后的孩子，连接子宫、胎盘等各个"胎儿制造基站"的细胞间通信达到最佳状态，能使子宫迅速产生反应（比如生长更快、分娩更快），所有这些都会优化轴对称程度，为胎儿的性别分化打好基础。但在现代饮食背景下孕育二胎的过程中，母体常伴有营养不良问题，这会造成构建胎儿骨骼、神经等组织与器官的原料不足，致使胎儿面部狭窄、扁平，最终结果自然是"颜值"不高。

在第 3 章，我们已经看到大多数美国人（在我看来几乎是全部）不仅存在营养不良的问题，简直就是严重营养不良。这是否意味着我们都经历了某种程度的对称性偏移？是的，至少大多数人都经历了这种偏移，这也是我们周围"基因博彩"中奖者较少的原因。对于这些幸运儿的优良基因，又该做何解释呢？他们的父母在孕育他们的过程中经历了什么？也许他们跟我的父母一样，也常常食用冷冻、罐装、维生素含量不足的果蔬制品，饲料养殖家畜的肉制品，出产于贫化土壤的谷类食物，还有人造黄油及现代社会的其他任何不健康食品。这些"基因博彩"中奖者的父母也许辜负了自然母亲的恩赐，但他们的祖先没有，其食物来源非常健康，赋予家族基因非同凡响的"基因动量"，使基因在有限时间内的营养缺失状态下依然表现正常。胎盘也是这样，通过向母体骨骼、大脑、皮肤、肌肉、腺体和器官发送紧急信号，促使母体释放营养物质用于胎儿生长。在发生概率仅为百万分之一的情况下，母亲腹中的胎儿基因组可以完成已经延续了10万年的事：奇迹般地创造出完美对称的人类宝宝。

我应该讲清楚，我对于对称性偏移、出生次序及生育时间间隔三者之间关系的研究只是管中窥豹。我的初衷当然不是通过研究证明每个家庭都会无一例外地遵循这种模式，而是旨在客观地揭示这种值得关注的普遍倾向。我并不认为孩子有先天畸形应该谴责父母，而只是希望相关信息有助于消除这种错误的看法：孕育孩子难如登天、神秘莫测，凭借主观力量根本无法做出改变，只能听天由命，并把足以改变人生的对称性偏移归咎于不可控因素。

我相信我们可以通过提供可靠的知识，有效激发出育龄女性养成健康饮食习惯的动力。她们需要一种策略，可以确保当她们需要调动身体的全部机能去孕育健康宝宝时，有充分的营养使错综复杂的发育调控体系处于协调运作状态。越来越多的"妈妈聊天室"和信息分享平台证明，很多准妈妈已经意识到营养对胎儿的巨大影响，并且渴求最佳育儿建议。在我大学毕业后的几十年间，儿童出生缺陷、孤独症、哮喘、抑郁症、癌症等疾病的发病率逐年上升。鉴于这种状况，我从几年前就开始怀疑这是目前专家推荐的常用育儿策略彻底失败的佐证。然而，我还是低估了信息传播的种种障碍，它们导致准妈妈们无法通过医学机构获取提升婴幼儿健康状况的相关信息。

传统医学让准妈妈们心灰意冷

医生的信息来自研究人员，而研究人员只有在得到研究经费之后才能开展研究。在时下的美国，研究经费通常由企业或特殊利益集团提供，所以这些资金很有可能被用于昂贵药物与高端技术的研发，或满足某个利益集团对更多医疗补贴的需求。大多数医生都对此心知肚明，我却是在见过加州大学洛杉矶分校和旧金山分校的研究人员之后，才意识到很多研究只有符合上述两种目的才能得到资助。我当时还跟他们单纯地探讨，现代饮食和疾病之间有可能存在被长期忽略的关联性。

这次会面让我大开眼界。这些研究人员起初坚称他们的目标是改善人类健康，但很快他们的更直接的目标就暴露出来了：出于经济状况的考虑，努力获取研究经费。因此，他们不得不陷入获取研究经费与坚持科研操守之间无尽的拉锯战中。我从一位流行病学家那里了解到，他的大多数有关营养学的研究经费都来自不同的农业利益集团，作为回报，他的研究大多会助力产量最大的农作物——水果的推广。[152] 作为流行病学家，他居然不清楚过度食用高糖水果可能致病。当他的一位女同事提到病人因为遵从她的建议，每日进食 3~6 份水果以致甘油三酯超标时，这位流行病学家竟然面露惊讶的神色。[153] 我希望大家能够了解，仅凭水果、蔬菜、谷物和低脂肉类，我们无法获取足够的营养。我还希望能有更多的人参与研究营养状况与胎儿发育之间的关联，于是，我向大家介绍了相关研究的结论：在每三个孕期女性中，就有一个会生出缺乏维生素 A 的宝宝，但她们采用的饮食方式都是主流研究机构强力推荐的所谓健康策略。[154] 缺乏维生素A与眼部、骨骼及器官缺陷密切相关。尽管这位流行病学家对此表示惊诧，但他坦承，迫于他对水果种植商提供的研究经费的依赖，他可能会继续开展与以往类似的研究，即证明"水果对人体有益"。至此我终于明白，无论是他还是加州大学洛杉矶分校的其他研究者，都不太可能开展营养学相关的新研究或类似研究，因为没有哪个产业巨头愿意为此提供资助。

具有讽刺意味的是，加州大学洛杉矶分校的另一位学者对所谓的拉美裔悖论进行了验证。人们通常用这个术语描述存在于拉美裔移民（与传统食品关系更加密切）中的神秘现象：他们的后代比白人的后代更健康。能不能把这个现象解释为这些来自墨西哥、南美及其他拉丁美洲国家的人，仍然受益于他们原本的更健康的当地化饮食？跟我交谈的医生回应道，尽管我的说法有些道理，但他从未考虑过这种可能性。他认为拉美裔移民的后代更健康的原因并非营养充足，而是他们的社交网络更广泛。（他无视了很多移民千里迢迢迁徙至此，以致家庭支离破碎的事实。）他坚称社会交往能够减少早产和出生缺陷，并在他出版的书中指出社区医疗保健有利于社交网络的构建。他的研究经费从何而来？答案是：加利福尼亚州拉美裔移民医疗保健基金委员会！离开加州大学洛杉矶分校的时候，我感到既大开眼界又沮丧低落，令我印象深刻的是大家都有乐观的研究精神，令我沮丧低落的是他们对错误研究方向的追求，大家浪费了大量的智力与资本，最终只为了获得来自国家或企业的资助。

为了找到更良性的研究环境，我北上拜访加州大学旧金山分校的一名围产医学专家。我很激动，因为难得碰到一位对孕期健康特别感兴趣的医学、哲学双料博士。我向她介绍了我在年青一代身上观察到的面部变化模式及其反映的母体营养状况改善需求。令我惊诧的是，这位受人尊敬的研究者认同营养缺失与骨骼发育有关，但她不相信骨骼变化模式绝非偶然。她的观点与加州大学旧金山分校的大多数人一致，在她看来，在美国出生的孩子就不可能存在任何营养严重不足的问题，更不用说是在富饶的旧金山湾区了。对此，她解释道："因为几乎所有的孕期妇女都会服用孕期维生素。"

她说得没错。产科医生及像我这样的社区保健医生都会为孕期女性开孕期维生素，以降低妊娠毒血症（又称先兆子痫，是一种引发母体部分排斥胎儿并导致婴儿早产的免疫系统疾病）的发病风险，预防低体重儿的出生，以及避免诸如脊柱裂等神经管畸形的出现。但在美国开展的一项大型研究表明，服用孕期维生素的怀孕女性仍然会在妊娠期的任何阶段患上缺乏维生素 B_5（烟酸）、维生素 B_1、维生素 A、维生素 B_6 和维生素 B_{12} 的"多种维生素联合缺乏症"。[155] 也有其他研究证实，孕期维生素无法解决的营养问题有很多，例如：

□ 缺乏维生素D：在研究中有超过 90% 的实验对象服用了孕期维生素，但在她们生出的孩子中，有 56% 的白人婴儿和 46% 的黑人婴儿缺乏维生素D。婴幼儿时期缺乏维生素D，会增加精神分裂、糖尿病以及骨骼疾病的患病风险。[156]

□ 缺乏长链必需脂肪酸：在撰写这本书时，对于人们应该摄入多少长链必需脂肪酸，依然没有任何权威性意见。大多数人没有刻意补充长链必需脂肪酸，因而其摄入量几乎为零，而孕期补充鱼油对于胎儿的智力发育具有长期保护性作用。[157]

□ 缺乏胆碱：妊娠期缺乏胆碱与孩子的终身学习障碍紧密相关。[158] 一项调查表明，在 20 岁左右的美国女性群体中，有 86% 的人缺乏胆碱。[159] 胆碱并不在美国市售的孕期维生素补充剂之列。

尽管孕期维生素能够解决部分营养不良的问题，但它无法阻止糖和植物油的过量摄入，这两者会严重干扰胎儿生长发育过程中的信号传输。

悲哀的是，即使不是大多数，也有不少相关研究领域的顶级学者安于现状。他们似乎对缓解因生理缺陷或疾病引发的不必要的痛苦缺乏紧迫感，可以毫不夸张地讲，在这场应对婴幼儿及成人常见疾病的战役中，医学研究领域的做法令人失望。他们的看法是，所有的面部缺陷（包括我研究的轻微面部变化）都是偶发现象，是反复无常的大自然进行"基因博彩"的产物。曾经，就连胎儿酒精综合征导致的面部缺陷也被视为不可预防。[160] 那时的医生甚至告诉孕妇可以通过饮酒安神。人们也曾认为脊柱畸形和颅脑畸形属于偶发疾病，但现在这两种疾病可以通过孕期服用药物予以有效预防。事情的转机出现在1991年，《柳叶刀》发表了一篇名为《神经管缺陷预防》的文章。[161] 文章给出了确切证据，证明了叶酸缺乏对神经管发育有重大影响，以及营养强化对像脊柱裂这类疾病的有效预防作用，医生们最终采取了相应的预防措施。我们大家都受益于科学对自然现象的合理解释，否则我们只会陷于胡思乱想或盲目迷信之中无法自拔。比如，塞勒姆灭巫事件中，当时人们以为是恶魔缠身所致的现象，其实源于中毒；[162] 飓风来临并非为了惩治罪恶，只是一种天气现象。同样地，生理缺陷的出现有其原因，其中绝大多数可以进行有效预防。

我不得不遗憾地说，医学领域中存在大量诸如此类的故步自封的案例。尽管我们建议孕妇戒烟戒酒、服用孕期补充剂并筛查某些先天疾病，但儿童流行病还是越来越多。这真是悲剧！但大多数医生都只是在做着他们的日常工作，并设想有人会在某一天解决这些问题。

专业人士对产前检查的漠视，同样影响了公众的思考方式。我前面提过孕期补充剂，现在以它为例。一位孕龄7周的准妈妈前来咨询，她在不到3年的时间里已经怀上了第三胎。大多数女性并不知道在孕前就开始服用孕期补充剂效果最佳，因为孕期补充剂有助于提升女性的维生素水平，为前10周的胎儿发育做好准备，这个阶段是胎儿身体成形的关键时期。一旦错过这个黄金时期，虽然补充剂会对增加胎儿出生时的体重有所帮助，但对于预防大多数严重的先天畸形已经无能为力了。[163]而且，这位母亲的第三个孩子很有可能在相貌方面大打折扣，骨骼和器官方面的缺陷也可能会导致这个孩子在高中毕业前就患上其他慢性疾病。

胎儿酒精综合征

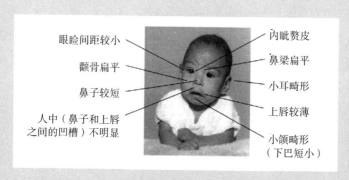

眼睑间距较小　　　　　　　　内眦赘皮
颧骨扁平　　　　　　　　　　鼻梁扁平
鼻子较短　　　　　　　　　　小耳畸形
人中（鼻子和上唇　　　　　　上唇较薄
之间的凹槽）不明显　　　　　小颌畸形
　　　　　　　　　　　　　　（下巴短小）

这张图片展示了胎儿酒精综合征的症状。就像二胎综合征表现出来的症状一样，我们从图中可以看到瘦长的头颅、小耳畸形、小颌畸形、嘴唇较薄、颧骨扁平（面孔中部扁平）。酒精的毒性效应在很大程度上要归咎于细胞膜损伤，糖和有毒油脂也会损伤细胞膜（详见第8章和第9章）。细胞膜受损后，信号传输将受到阻碍，正常的生长发育过程就被损害了。

年轻的准妈妈们当然不了解这些信息，但这不是她们的错。医学界错失了最佳时机，使育龄女性无法事先打好坚实的营养基础，使胎儿基因组无法获取所需营养去构建良好的身体机能。当然，仅靠服用补充剂是不够的，还需要改善她们的饮食结构。

对营养不良而言，服用维生素补充剂当然是一种进步，但它无法和真正的食物相媲美。第一，合成维生素与天然维生素不同。很多天然维生素都以相关分子家族的形式存在，其中能够人工合成的少之又少。比如，维生素E可能有100多种同分异构体，但能够制成片剂的大约只有16种。[164]第二，合成维生素的生产过程必然会衍生出副产品，它们对人体可能产生的影响大多是未知的。在维生素E片剂中，有一半成分属于自然界中根本不存在的维生素E的同分异构体，这也许能够解释为什么一些研究表明服用合成维生素E片剂会增加死亡率。第三，如果缺乏相互平衡的营养载体，很多合成维生素就无法被人体吸收。第四，很多维生素要与其他营养成分配合才能发挥作用，其机理尚不明确。第五，谁知道补充剂里还有什么？美国营养补充剂行业缺乏基本的监管，已经有人发现有的营养补充剂存在有毒物质超标的问题，比如铅超标、铜超标等。[165]

尽管如此，服用营养补充剂还是有利于身体健康的，尤其是在女性怀孕期间，毕竟我们所吃食物的营养含量已大不如前，哪怕只是和70年前相比。[166-168]孕期补充剂的真正风险在于它们对准妈妈的暗示：营养问题已经解决，可以从"必做事项"清单上划掉了！无论是医疗保健专家还是孕妇，都认为维生素补充剂是"高级的"孕期保健的组成部分，可以弥补现代饮食营养不足的缺陷。普遍的看法是，无论准妈妈们吃什么，都无法为胎儿提供所需营养，而孕期维生素补充剂可以做到这一点。这在无形中纵容了她们保持原来的不良饮食习惯，食用破坏身体机能的食物，最终伤害正在生长发育的胎儿。在我行医的过程中，我也会给那些孕期女性开孕期维生素补充剂，但同时我会告诉她们，维生素补充剂并非灵丹妙药。如果她们想要生出健康、漂亮的宝宝，还要采取健康的饮食方式（详见本书第三部分）。

和本书引用的多项研究类似的研究结果，都表明我们的营养不良状况实际上比较严重。开展这类研究的目的是让围产医学专家和其他专家了解源于营养不良的儿童期疾病和生理缺陷，从而着手予以解决。根据某项研究的推荐方案采取行动，需要每位医疗服务人员的大力配合。但遗憾的是，医疗文化类似于组织文化。我们生活在一个倡导共识与群体思维的社会，那些勇于求知、能力出众的专业人士要想不被孤立，就不得不抱团；而整个群体又等着权威人士引路。因此，如果没有权威人士认可某篇文章结论的重要性，一切都将无法改变，就像它从未出现过一样。

　　在如今的象牙塔建成之前，在智慧还不需要靠学历来证明之时，人们大多通过亲身观察得出结论，据此采取行动，并把他们的经验所得传给后代。在这些宝贵的知识中，有很多都直接或间接地涉及健康宝宝的孕育，但流传下来的相当有限。那些流传下来的经验有助于解释人们曾经如何避免同胞对称性偏移，以及由此导致的健康问题。它们有可能帮到那些年轻的准父母们，为他们提供指导，确保他们具备良好的生育能力，经过平顺的生产过程生下美丽健康的宝宝。

颌骨发育不充分影响呼吸道

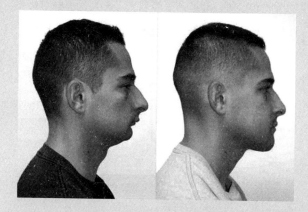

　　如果我告诉你图中的这两个年轻人是双胞胎，上学期间一个受人欺负，一个充当保护者，你猜猜哪个是受害者，哪个是保护者？研究表明，绝大多数人都会根据人的面相做出判断。事实上，这是一个人手术前后的对比照片，他通过手术矫正了发育不充分的颌骨。我之所以收录这两张照片，是因为包括伊莱恩·哈特菲尔德和苏珊·斯普雷彻在内的多名顶级行为学家都已证实，依据人的面相做出判断的行为往往始于父母，而且这种终其一生的判断会对一个人日常的面对面人际交往产生影响。尽管这种影响很小，但它的累积效应会通过降低或提升专业成就的方式改变我们的自我形象和个人抱负。那些认真对待饮食的父母应该以此为荣：在这个竞争异常激烈的社会中，他们已经尽力为自己的孩子创造了最好的成功机会。

传统的孕期保健策略

20 世纪 70 年代，一个致力于非洲医疗保健工作的社会团体想为当地建设更多的医院和诊所，却遭到了当地人（尤其是那些老奶奶）的强烈抵制，这让他们很诧异。原因并非当地女性漠视健康或害怕新技术，而是她们觉得西方观念的引入已经对她们的子孙造成了伤害。她们认为这种新秩序就像阴谋扩张的帝国主义，因此当有人委婉地请求她们放弃部落基因组守护者的身份时，她们自然很生气。巴特特拉（Batetela）部落位于刚果河上游地区，一位部落成员解释说：

> 如今，我们无须想办法拉长孩子们的出生时间间隔……我们的祖先生下的孩子之所以更强壮，是因为他们不会频繁地生孩子。现在的父母们不再担心孩子生病，因为他们觉得总是可以买到药，孩子吃了药病就好了。这也是现在的夫妻生完孩子后不分床睡的原因，而我们的祖先生完孩子后常常分床而居。[169]

社会工作者对这些传统做法的普及程度进行调查后发现：因为长期目标是殖民扩张，所以包括矿场主、官员、传教士及随行医生在内的西方人普遍认为这种拉长生育时间间隔的做法很奇怪，不支持继续沿用这种做法。[170] 在一篇名为《亲密的殖民主义：乌干达人口增长的殖民干预，1907—1925》的文章中，作者愤慨地说，当工厂需要大量工人的时候，他们只关注工人的绝对数量，而不关注其生活质量或寿命长短。[171] 鉴于有足够多的潜在劳动力，这些顾虑被认为是无关紧要的。合理拉长生育时间间隔曾是"人们优生优育的重要手段"[172]，现在却被抛在一边，这简直就是一个时代的错误。孩子健康，我们都能受益，其前提是母体拥有至少三年（最好四年）的恢复时间，以便在生育下一个孩子之前补充足够的营养来强化身体组织。

约一个世纪前，圣雄甘地认为自给自足是自制克己的先决条件，告诫人们"若忘记如何耕地和松土就是忘本"。[173] 富兰克林·德拉诺·罗斯福的信条是："毁掉土地的民族等于自取灭亡。"[174] 在我们拥有的最重要的资源中，有两种分别是为我们提供食物的土地和在土地上劳作的农民。如果你感到母体利用生育时间间隔来复原身体与土壤利用农作物生长周期间隔来补充养分之间有异曲同工之妙，你是对的。如果说我们是基因组的保管员，传统的农民就是土地的一线保管员。他们在土地赋闲期间尽量提高地力，补充庄稼生长所需的多种矿物质，甚至洒上农家肥，使贫化土地重获肥力。相较之下，运用现代农业技术只能每年给土地补充农作物所需养分中的一小部分。因此，我们现在的食品质量比工业化种植之前差得多，这使妈妈们要复原身体变得难上加难。

年复一年，庄稼丰收的消息总会见诸报端。但事实上，美国自产农副产品的营养含量比 20 世纪 30 年代的沙尘暴多发时期还要低。农民把这种现象称为"稀释效应"，即同样的土地产量更高意味着农产品的营养水平降低。有报告称，切片四季豆包装袋的成分表显示其维生素C含量仅为11%。[175] 另一份报告的撰写者比较了分别产于1930年和1980年的27种水果和蔬菜，发现1980年的果蔬中营养物质含量平均比1930年低20%。其中，钙含量下降了46%，镁含量下降了23%，铁含量下降了27%，锌含量下降了59%。[176] 肉制品和奶制品的质量最终取决于土壤的健康程度，从1930到2002年，它们的质量也在下降，肉制品的平均铁含量下降了47%，奶制品的平均铁含量下降了60%，钙、铜、镁的平均含量的下降幅度稍小。[177, 178] 一旦植物和动物赖以生存的土地缺乏必要的矿物质，它们不仅会营养不良，还会变得不健康。在这种状况下，它们的细胞自然无法合成人类所需的维生素和其他养分。我们尽力把货架上的食物想象成营养丰富的东西，饱满新鲜的苹果、青翠欲滴的黄瓜、切成各种形状的牛肉……在现实生活中，它们看上去确实既新鲜又美味，但这只是人们的美好想象。在它们光鲜的外表之下，隐藏着无可辩驳的事实：相对于近代的其他时期，如今更难买到营养丰富的食品。

没有健康的土壤滋养，植物就无法利用太阳的能量合成最优等级的维生素。动物吃不到维生素和矿物质含量丰富的草料，自然不能产生更高水平的、人类赖以生存的营养成分。我们之所以存活至今，是因为我们的祖先把种植、狩猎和制作食物的方法传给他们的后代，这样一来，他们的子孙也能养育健康的孩子。然而，他们为了构建健康的环境、维护健康的基因所付出的艰辛努力只能帮助我们走这么远。积攒了几千年的营养学、环境学智慧为我们提供了宝贵的"营养动量"，支撑我们一路走到今天。因为我们的食物营养水平相比百年之前差得多，所以我们的生理机能（结缔组织、神经组织、免疫系统等）遭受重创是自然而然的事情。我们的基因又怎么样了呢？它们是否也受到了影响？连续几代人漠视营养，又会对孩子产生什么影响？这在很大程度上取决于大家的选择。毋庸置疑的是，像我这样的医生将会越来越忙。

欧米伽一代

我在夏威夷生活与工作期间，有时候会碰到一家四代人齐齐到我诊所看病，为我提供了现代饮食影响的一手案例。我经常看到出生在家庭农场的老奶奶健健康康地活到了80多岁，耳聪目明，牙齿完好，皮肤虽然布满皱纹，但脸部轮廓就像花岗岩雕塑一样分明。通常情况下，她是家里最健康的成员，薄薄的病历就是证明。她最小的曾孙却常常染上各种现代疾病：注意力缺陷、哮喘、皮肤病以及反复出现的耳部感染。和他的同龄人一样，他的器官中总有一两个存在问题，要么心脏有个洞，要么需要通过手术重置眼周肌肉……尽管具体影响很难预测，但可以预见的是：如果任由食物养分日益降低、有毒食材四处扩散，势必出现某种程度的生理机能退化。

越早因为贪图省事而摒弃传统饮食的家庭，越容易出现这种退化。我不禁想到了那个小男孩儿，他出生于一个富裕的四代同堂夏威夷传教士家庭，从另一个岛来考艾岛游玩期间突发耳部感染。从他脸上看不到一点儿他的曾祖母那样的清晰轮廓：他的下巴很窄，鼻子又塌又小，双眼间距过窄，胖胖的脸蛋遮掩了颧骨。因为缺乏骨骼支撑，他的眼部皮肤下垂，显现疲态。他的耳朵扭曲、倾斜、突出，耳道畸形，这是他外耳容易感染的主要原因。

脸部窄，骨骼细，相貌平……听起来很熟悉？是的，这就是动态对称偏移。如果他是他父母的第三或第四个孩子，而且与前一个孩子的生育时间间隔较短，我会进一步探究动态对称偏移的性质与程度。

但事实上，这个孩子只是他父母的第二个孩子，而且两个孩子的年龄足足差了四岁。然而，这么长的生育时间间隔也未能让他免去疾病之苦。他是家族百年以来整整四代人漠视营养摄入和表观遗传间接受损的必然结果。近百年来我们彻底颠覆了传统的饮食文化，所以他只是千千万万表观遗传受损者中的一员。表观遗传受损不仅会影响孩子的骨骼系统，还会危害其整个基因组。美国疾病控制与预防中心在2003年发表了一份具有划时代意义的报告，声称世纪之初出生的这些孩子未来患糖尿病的概率高达1/3，这会让他们的寿命缩短10~20年。[179] 我认为表观遗传受损正是这项预测背后的根本原因。不过，这份报告没有提及来势凶猛的疾病浪潮远不只是糖尿病，年复一年，人们耳熟能详的疾病种类越来越多，它们毁掉了许多孩子的正常童年。[180]

过去几个世纪中，父母的部分职责就是尽力不让孩子生病；而现在的许多父母自己就时常生病，并把生病当成生活的一部分，孩子也不例外。如今的孩子们健康状况不佳，但是与其用这种论断吓唬公众，不如积极寻找解决方案，扩展我们对儿童期健康的定义，以涵盖各种不同的医疗干预手段。最近的一代孩子承受了之前至少三代人累积的表观基因损伤，原因是缺乏足够的营养，以及过量摄入糖和植物油中的新型人造脂肪。家庭基因组在近一个世纪以来受到破坏，即使是在基因复制的关键时期也不例外。日积月累的基因损伤会产生什么样的生理影响呢？答案是：软骨组织、骨骼、大脑或其他器官发育畸形。医生们发现越来越多的年轻夫妇遭遇不孕不育的难题，而从表观遗传学的角度来看，这样的现象不足为奇。现在出生的孩子的基因受损情况如此严重，以至于即使借助高科技的医学干预手段，他们当中也有很多人将无法生育。这就是我把他们称为"欧米伽一代"的原因，因为ω（欧米伽）是希腊字母表中的最后一个字母。

男性也应该像女性一样做好孕前准备

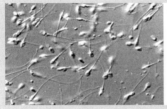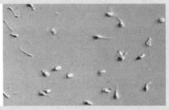

左侧是健康、活力强的精子，右侧是不太健康、活力弱的精子。

你可以把生下健康的宝宝当作一场竞赛，而且事实的确如此。这是发令枪响的一瞬间抓拍的照片。适者生存的竞赛开始了，这两场竞赛的获胜者都将顺利晋级。一旦它们进入人类世界，这两名选手将与其他所有幸存的选手展开终生较量，争夺有限的资源和机会。

欧米伽一代的孩子出生时通常由于母体骨盆异常而不得不采取剖宫产，母乳喂养时间短（甚至没有），从小吃着保质期可人为延长的食品（与宠物食品本质上是一样的），常常看医生。无论是不是家里的老大，他们都有可能受到轴对称和动态对称偏移的影响。我们常常探讨如何保障"婴儿潮一代"的养老医疗保健需求，其实我们更应该及早加强医疗体系的建设，以便应对新的艰巨挑战：依靠药品存活的年青一代。这些孩子面临很多问题，包括衰老速度的加快、精神疾病的折磨以及患有闻所未闻的疾病等。在我的行医生涯中，我发现父母对孩子的状况更加敏感，他们本能地察觉到这些孩子与他们自己相比更容易生病，并因此担忧孩子的未来。但为人父母者不能听天由命，如果你有孩子或打算要孩子，那么我建议你采取必要的措施，让孩子尽可能地避开这些疾病，健健康康地成长。

营养状况影响孩子成长的6个方面

1. 身高。一定要多喝牛奶。新的数据分析表明，每天多喝100毫升牛奶的孩子，每年会比其他孩子多长高0.2厘米。[181] 研究对象的年龄为2~20岁，研究期限从几个月到两年不等。研究者指出，这在10多岁孩子的身上效果尤其明显。但对孩子进一步加量饮用牛奶是否有更好的促长高的作用，尚无明确结论。

2. 视力。关注营养成分多样性。一项面向7~10岁孩子的研究对近视儿童和营养状况良好的儿童在各种营养物质的摄入方面进行了对比，包括蛋白质、脂肪、胆固醇、维生素B_1、维生素B_2、维生素C、磷、铁等。[182] 值得关注的是，尽管近视组的孩子大约少摄入300千卡的热量，但他们在身高、体重、头围等生理指标上与其他孩子没有明显差异。这表明身高、体重和头围能够反映人体的综合营养摄入是否充分，但不能作为眼部发育所需营养是否充足的衡量标准。这项研究还认为，视力发育正常的孩子可能参与了更多的体育活动。

3. 认知发展。尽量少吃淀粉类零食。含有维生素E、ω-3脂肪酸以及碘的食物与高智商密切相关。研究表明，孩子体内的维生素E水平越高，他的语言能力和社交能力越强。[183] 同样地，新生儿的ω-3脂肪酸水平（脐带血中可检测到）越高，未来的智商就越高。[184] 此外，富含碳水化合物的零食对孩子的认知能力存在负面影响，因为这些食品"以加工简单为特征，比如马铃薯和其他根茎类果蔬、咸味小吃、糖、蜜饯、甜食等"。[185] 也许，这种效应出现的原因在于养分和热量的比率大大降低了。

4. 寿命。增加婴儿体重。如果妈妈未患糖尿病，生下的婴儿体重越大，肌肉质量就越多，对糖尿病和肥胖症的抵抗力就越强，染色体端粒（DNA的组成部分，决定细胞分裂的次数，从而影响细胞寿命）就越长，所有这些都与长寿相关。[186, 187] 女性怎么才能生出体重较大的婴儿又不得糖尿病呢？除了为人父母者年少时尽量长高、注意补充营养之外，我们对生出体重较大婴儿的特殊策略知之甚少。但我们很清楚如何避免生出体重过轻的婴儿：不要吸烟，营养不良或体重过轻时避免怀孕，不要限制蛋白质的摄入（如果你是素食主义者，你可能就需要适量补充蛋白质）。

5. 免疫系统。高度重视微生物和微量元素。加州大学戴维斯分校的研究人员发现，如果人们轻度缺乏各种微量元素，就容易患多种常见的感染性疾病，而且往往属于重度感染、恢复期较长。[188] 肠道菌群多样性较差的孩子更易患过敏、哮喘及自身免疫病。专家建议通过母乳喂养来促进婴儿早期肠道菌群的繁殖，他们正在论证推广土培益生菌的可行性。[189, 190] 我常常建议家长多给孩子吃发酵类食物，并鼓励孩子增加室外活动时间，以便引入能增强免疫力的益生菌。

6. 青春期。不要干扰胰岛素的正常分泌。常吃垃圾食品和体重超标与胰岛素抵抗密切相关。胰岛素抵抗对男孩与女孩造成的负面影响截然不同。它会引起女孩性早熟，上一代女孩的胸部发育大多从 11 岁开始，但如今很多女孩 7 岁时就会出现胸部发育现象，极端情况下甚至出现在 3 岁女童身上。[191] 除了损害生理机能以外，性早熟还会影响孩子的最终身高。对男孩来说，胰岛素抵抗会降低睾酮水平。在青春期，低睾酮水平将减少男孩的肌肉质量，影响阴茎和睾丸的发育，使他们不能正常变声，并且缺乏正常的男性体毛，而乳腺组织却在发育。[192]

重建家族基因财富

如果你觉得欧米伽一代听起来很可怕，就立即采取行动吧！比如，摒弃阻碍孩子基因潜力发挥的糖和植物油，也就是说，你要彻底远离加工食品、快餐食品、垃圾食品、苏打汽水。拉长生育时间间隔，至少三年，最好是四年；怀孕前多吃维生素含量丰富的食物，以加强身体机能（如果无法做到，至少要服用孕期维生素补充剂）。想生出健康宝宝的人还可以从这本书中找到其他注意事项。但这又引发了新的问题：如果尽力做了一切，孩子能健康、漂亮到什么程度？

对于这个问题，我的回答是：当然，所有孩子都是漂亮的。如果你追问我，你的孩子能否拥有优于常人的健康体魄、出类拔萃的学业成绩、卓尔不凡的运动能力，能否拥有令人羡慕的样貌，我的回答则是"要看具体情况"。这取决于你能给他多少基因财富，而你的基因财富的多少又取决于你从你的父母那里继承了多少。

遗传学与信息密切相关。你的基因财富记录了基因信息中有多少受损、有多少完好无损，并且决定了作为支撑的表观基因体系能把基因密码中的信息表达到什么程度。要想评估你目前的遗传信息状况，你可以先问问你的父母、祖父母，了解一下他们小时候的饮食状况。你是不是母乳喂养的？他们呢？此外，尽量了解一下他们的出生时间（包括出生时间间隔）。多翻阅家人的照片，看看有没有二胎综合征的蛛丝马迹。你对家族遗传史了解得越清楚，就能对你们夫妇二人的健康、容貌做出更客观的评价，也会得到更多的线索来评估你们的基因和表观遗传的健康程度。

试一试吧！让我们以克劳迪娅·希弗为例，评估一下人的基因动量。尽管她的父母个子高挑，也相当有吸引力，但按照常理他们生出的女儿绝对不会拥有像克劳迪娅那样的花容月貌。因为她的父母生于大萧条时期，长于"二战"后的食物短缺时期，所以他们的"遗传方程"比常人复杂。克劳迪娅拥有基因财富的秘密武器可能是，她的高曾祖母在奥地利的埃尔比格纳尔普附近的农村长大，那里民风淳朴，远离城市喧嚣。在克劳迪娅的祖母出生之前，那里几乎没有什么变化。[193]

有近亲生活在富裕、宁静、自给自足的地方，真是天赐的礼物。除了这一点，克劳迪娅的父亲家境很好，这意味着他和他的父母可能享用过 20 世纪初最好的食物（在他的成长期）。综合这两点，再加上健康的饮食，之前一直处于休眠状态的优良基因就被激活了。

饮食变化引起的骨骼变化

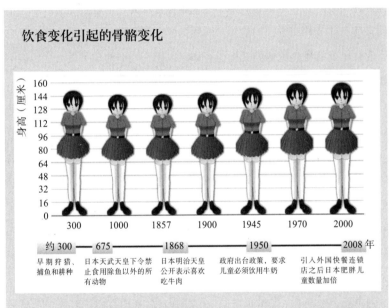

约 300	675	1868		1950		2008 年
早期狩猎、捕鱼和耕种	日本天武天皇下令禁止食用除鱼以外的所有动物	日本明治天皇公开表示喜欢吃牛肉		政府出台政策，要求儿童必须饮用牛奶		引入外国快餐连锁店之后日本肥胖儿童数量加倍

小个子可能是一种生物学选择，是表观遗传对上一代人饮食中骨骼建造材料缺乏的状况进行适应性进化的结果。为了避免骨骼脆弱易折，基因在保持骨骼强度的前提下缩小了骨骼体积。一旦养分供应增加，基因就会再次做出响应，利用额外的材料构建出更大的骨架。

有关基因激活，还有一个更广泛的例子：身高。这是男性最关注的身体指标之一。除了在社交和求偶方面的显而易见的优势以外，有充分证据证明身高与职场优势成正比。研究表明，高个子男性的收入更高，更胜任领导岗位，性生活也更多。[194]

夏威夷的考古证据表明，数百年间，高个子男性能够在等级社会中谋得更高的官职。语言也反映了社会对高个子的偏好，比如，big shoes to fill（前任干得太好）、big man on campus（校园红人）、someone you can look up to（让你仰望的人）等。我们对高个子的偏好也会延伸到女性群体当中。我并不认为高个子的人本身更优秀，但他们的身高赋予他们某些身体或社交方面的优势。既然这样，那些身材相对矮小又想让自己的孩子拥有身高优势的父母能否如愿以偿？他们的孩子长大之后能不能身材高挑呢？

当然可以！这种身高潜力就隐藏在基因记忆中。我们都知道古人相对矮小，因为现在很少有人能穿上中世纪骑士的小号盔甲。但在世界范围内，不断有证据表明数千年前的旧石器时代的人即使不比我们高，至少也是一样高的。[195]甚至在1 000年前的中世纪早期，欧洲人也和现在差不多高。是什么导致了骨骼的暂时缩小呢？随着人口的增长，人口密度增加，人均营养摄入量减少，这种状况一直持续到18世纪早期，当时人们的身高创下了历史最低值。[196]农业技术的进步，使耕地流程发生了革命性变化，大大提高了生产力。其中最著名的当数杰思罗·塔尔所做的一系列革新，杰思罗·塔尔原来是一位律师，后来改行做了农民。[197]到了18世纪晚期，得益于营养摄入量的增加，欧洲人的基因组功能能得以复原，同步复原的还有他们的平均身高。如果不是20世纪初冰箱被发明，欧洲人的身高恐怕会再次下降，现在的高个子男性就至多只有5英尺高了。食品冷冻技术让渔夫可以远航至任何他们想去的地方，满载而归；还能让富裕国家的人们在冬天从热带运回夏季果蔬，并把全球范围内几百万英亩^①的热带雨林变成农作物种植园。在过去 100 年中，工业化国家的人们获得了充足的营养，追平了旧石器时代人的身高。当然，身高不等同于健康。但总体而言，一旦基因组得到充足的营养，它就会为人类生下强壮、大骨架的孩子做好准备，我们也可以认为这是基因的内置偏好。

同胞策略

那么我推荐的策略是什么呢？就像前文中说的那样，优化胎儿的生长发育要求孕期女性优化营养状况，以确保轴对称和动态对称的正常发展，还要让胎儿的身体为子宫内的正常激素反应做好准备。要想优化营养状况，我们就得遵循"人类饮食法"，这在第 13 章会有详细介绍。要想让子宫内的激素反应正常，就得摒除饮食中那些可能干扰激素功能的物质，也就是毒素。稍后，我们会了解更多有关糖和植物油的相关信息。它们是现代饮食中最常见的两种毒素，致使你无法拥有本该有的健康和美貌。我们还会了解到，去除饮食中的糖和植物油，会对你和你的孩子的健康产生什么样的短期及长期影响。

在理想状态下，你应该在孕前至少留出 3 个月的时间，来排毒及加强身体机能。但如果你处于糖尿病前期或体重超标，我会建议你在孕前留出半年到一年的时间，因为这两个问题会引发严重的新陈代谢功能障碍或失衡。如果你怕影响怀孕进度，就想想这一点：只要改善了营养状况，就能更快受孕，还能改善垂体分泌状况，这实际上为你的怀孕工程节省了时间。

摒除毒素听上去是个绝妙的想法，但具体应该怎么做呢？确实很麻烦，因为一种连老鼠都养不活的产品也可能自称为"健康食品"。我不

---

① 1 英亩 ≈ 4 046.86 平方米。——编者注

是开玩笑，《决战食品巨头》的作者保罗·斯蒂特是食品行业从业者，根据他的说法，20世纪40年代一家著名的麦片公司做过一项研究，结果表明他们生产的膨化大米制品能致老鼠死亡，而且让它比只摄入水和矿物质的老鼠死得更快。[198] 今天，用相同工艺生产的膨化谷物食品依然贴着知名商标被摆在货架上售卖。事实上，市售的配以烘烤谷类和坚果的即食麦片因为含有植物油和糖，所以不是健康早餐的好选择，我们将会看到新鲜食品柜台有更好的选择。为了深入了解我们的现有食物结构中，到底有多少是仅能维持我们生存的营养贫乏食品，让我们回顾一下大家看待食物的方式是在何时以及在哪里出了问题。

第二部分

———

现代饮食的危害

第 6 章

营养大迁移
走出伊甸园

☐ 用化学家的方式谈论营养成分，会让我们把本该放在食物上的注意力转移到化学物质上。

☐ 大多数市面上销售的食品和宠物食品没有本质区别。

☐ 为避免迷失在相互矛盾的营养理论之中，应该像大厨一样思考。

☐ 根据骨骼的记录，在肉制品摄入量较大的历史阶段，人们普遍骨架更大、身体更壮。

☐ 亲近大自然是获取基因财富的源泉。

如果思想会腐蚀语言，那么语言也会腐蚀思想。

——乔治·奥威尔

我的朋友爱德华多是洛杉矶盖蒂博物馆的一名文物保护专家。1987年，他应邀前往坦桑尼亚北部的莱托里，修复350万年前某个游牧部落留下的化石脚印。爱德华多受到当地部落人的热情欢迎，他发现自己沉浸在一个既活力四射又精神充实的世界当中。白天，爱德华多用注射针头把毒剂注入细小的植物枝蔓，以防它们破坏南方古猿阿法种留下的脚印；晚上，他与坦桑尼亚的农牧民一起分享当地美食。让他记忆犹新的是，他们有一次竟然把一颗还在跳动的山羊心脏端上了桌。这就是被称为"马赛人"的放牧采集部落，他们的饮食习俗几千年来几乎未曾改变。

听爱德华多讲述他和马赛人一起度过的那段美好时光时，我不禁想起了韦斯顿·普赖斯描述马赛文化和马赛部落时怀有的敬畏之情。爱德华多对那个部落的首领印象深刻，据说他已经70多岁了，但依然身强体健，他身高超过6.5英尺，完全没有皱纹，还能与几位妻子和谐相处。似乎很少有人不会在到访马赛部落之后被深深触动，耶恩·巴格特是一位旅行作家，她视坦桑尼亚为世外桃源。"马赛人无疑是我见过的世界上最美的人，他们身材颀长，面部轮廓清晰。我瞬间就被他们友好的态度、开放的胸怀和自然的仪态征服了。"[199]

马赛人代表了一种与世隔绝、自给自足的原住民文化，这些社会在本质上是我们的过去的映射。读着旅行者对马赛人等原住民生活的描述，读者会产生这样的感受：就人类健康而言，美好的过去是真实存在的。当时，人们的生理机能就像当年的田园生活一般生机盎然。这在很大程度上取决于人与土地、动物、可食用的植物之间的亲密关系，而这种密切使得他们对待食物的态度与我们截然不同。对我们来说，食物就是一种燃料，一种能量来源，有时也是一种罪恶的快感之源。而对那些始终与食材保持密切关系的人们来说，食物的意义远不止这些。食物还是他们的宗教和身份认同的一部分，食物的价值通过故事得到了强化。

一开始，恩盖（马赛语，意为神，也指天空）生活在地上。有一天，天地分离，恩盖离我们而去。但他的牛群需要地上的草场，为了避免牛儿死去，恩盖把牛群送给了地上的马赛部落……马赛人绝对不会破坏土地，就连死后也不会土葬，因为土地是神圣的，它长出的青草能够供养恩盖的牛群。[200]

这个故事用简练的语言点明了牛在马赛人生活中的核心位置，以及马赛人对土地的爱护。爱德华多应邀吃那颗还在跳动的山羊心脏时感到惊诧万分。其实，如果他提前了解一下马赛人饮食的总热量，每日摄入的蛋白质、碳水化合物和脂肪的比例，以及食用植物纤维的好处，他会感到更加震惊。用如此简化的术语描述他们的饮食方式，严重背离了马赛人的生活方式。如果他们真的开始用这样的语言来描述饮食，作为医生的我将会无比担忧。因为无论你身在何处，用如此武断的方式描述食物，势必对健康不利。

当然，我身处美国，而美国人向来这样描述食物。如今，很少有人亲身参与传统食物的制作，更不用说分享那些与食材来源相关的神话故事了。食物相关的表达也会像其他事情一样受到"摘要"文化的影响，变成一些短小的祈使句，比如"多吃蔬菜""小心摄入碳水化合物""避开饱和脂肪"等。我们丢掉了谈论食物的传统方式，也丧失了生理机能的蓬勃态势，它曾经赋予我们近乎完美的身体比例。乔治·奥威尔曾经警告我们：接受新话①并非小事，它最终可能说服我们用自由交换极权。[201]那么，既然我们已经接受了用极简语言描述食物的方式，我们因此失去的是什么呢？

---

① 新话（newspeak）：乔治·奥威尔在小说《一九八四》中设想的新人工语言，一种大洋国的统治者用来限制词汇量以达到控制思想目的的语言。——编者注

被逐出伊甸园：来自骨骼的记录

在南美洲的西海岸，强劲的秘鲁寒流从南极附近一路向北，畅通无阻，直到秘鲁一带的科迪勒拉山系，在这里冰冷的水流受到延伸出来的沙质平原阻挡。上升的洋流给这里带来了每年长达几个月的雨季，从滋养海洋生物的角度来看，这是营养最丰富的洋流之一。适合食物生产的地理条件和海洋优势共同孕育了伟大的秘鲁文明，据说古代的秘鲁城市能够供养的人口多达百万。

20 世纪 30 年代中期，致力于研究营养状况对颌骨影响的韦斯顿·普赖斯，被秘鲁出土的木乃伊吸引过去。在那个区域，大约有 1 500 万具木乃伊被埋在土堆里，在连年不断的季节性雨水冲刷下，依然保存在干燥的沙土中。因为盗墓贼已经"光顾"过很多墓穴，所以当普赖斯到达那里时，很多骸骨都暴露在阳光下。"视线所及之处，森森白骨散落于各处，尤其是头盖骨。"[202] 普赖斯对这些头盖骨感兴趣的原因在于，他发现当时有 25%~75% 的美国人存在不同程度的牙床或牙弓畸形，他怀疑这么高的畸形率属于历史性异常现象。[203] 事实证明，他的秘鲁之行具有重大意义。在他研究过的 1 276 具古人骨骼中，没有一具存在牙弓畸形的问题。[204] 普赖斯的秘鲁之行还有更惊人的发现。离开沙漠木乃伊之后，他又对秘鲁的现代城市居民进行了研究。他发现在这些现代秘鲁人身上，结构对称与平衡生长模式已经消失，而代之以"身体甚至性格有缺陷的残次品"。[205] 秘鲁人已经变了。采用人类学的方法对头盖骨结构进行研究之后，普赖斯发现，农业人口在适应城市生活的过程中发生的种种变化，可能影响了他们的骨骼结构。这种影响是怎么产生的呢？问题的根源又在何处？

普赖斯的发现并非新鲜事。体质人类学家早就认识到了人类颅骨发育的多样性，人类学文献中也有大量关于饮食变化与骨骼变化相关联的发现。比如，美洲印第安人沿着海岸线从阿拉斯加迁徙到加利福尼亚之后，由于肉制品摄入量下降，只经过了几代人的时间，女性的平均骨骼尺寸就减少了 9%，男性减少了 13%；同时，女性和男性的脑容量分别下降了 5% 和 10%。[206] 另外在南非，有两个明显的骨骼尺寸缩减时期，一次是在 4 000 年前，另一次是在 2 000 年前。第一次与人口膨胀的压力有关；第二次与陶器的使用有关，这表明当时的人们对农业的依赖程度不断增加。在第二个骨骼尺寸缩减时期之前有一段时间，由于农耕器具的缺乏，骨骼尺寸（包括头骨尺寸和脑容量大小）有所回升。[207] 在安第斯山脉最南端，也就是南美最早开始人工种植农作物的地方，化石记录再次表明"相较那些狩猎采集者，农民的颅面尺寸较小"。[208]

普赖斯关于饮食变化影响人类生长变化的发现，不仅与人类学的相关记录高度吻合，而且似乎可以从中得出如下结论：他们的身体尺寸呈现出递减的趋势。也就是说，在现代人从狩猎采集者变为农民之后，他们的身体尺寸缩小了。为什么会这样呢？把营养因素纳入考虑范围的生物人类学家认为："与习得农业种植技能后定居下来的人们相比，以狩猎和采集为生的祖先们吃的食物种类更多，获取的营养更加丰富。"[209]

农业的发展一直被视为人类历史上的伟大成就之一，这一重大的技术飞跃使我们从此过上了更轻松、更健康的生活。但最近，骨骼与人类学方面的证据对此假设提出了质疑。与今天除了少数富裕家庭以外的大多数人相比，狩猎采集者和放牧采集者（比如马赛人）与自然循环的关系更加和谐，生活方式更加轻松闲适。事实上，芝加哥大学的人类学家马歇尔·萨林斯称古代的狩猎采集社会为"原始富足社会"。[210] 在他的有关狩猎采集生活的专著中，他描绘了一幅田园牧歌式的图景：

女性花费一天的时间就能采集到足够全家人食用 3 天的食物。在富余的时间里，她们待在家里休息、做针线活，串门或接待来串门的邻居。她们每天在厨房花 1~3 个小时做饭、砸坚果、收拾柴火、取水。年复一年，她们都如此有规律地干活和休憩。[211]

做针线活？招待来串门的邻居？喝茶、聊天？尽管这些听上去很像杂志《玛莎·斯图尔特的生活》里的场景，但这的确是一位实地研究者对 20 世纪初哈扎（Hadza）部落生活的真实描述。哈扎人是生活在东非大裂谷一带的游牧民族，可能已有 1 万年的历史了。很多其他的文献也证明，某些地方的生态环境能为狩猎采集者提供充足的食物，让他们每天都有时间坐下来休憩。

采取狩猎采集生活方式的人们常常居无定所，为了追逐季节性的丰富资源而四处迁徙。相反，农业能让我们安定下来。在世界各大流域沿岸肥沃的土地上，社会群体变得越来越大，阶层增多。人们开发了更多的工具和技术，修建了很多像金字塔一样宏伟的建筑，但也为此付出了代价。从事农业生产的人们一直在努力，试图让营养水平达到狩猎采集时期基因习惯的状态。但是，经过数代人的变迁，营养水平的下降损害了人体生长，人们的身高相较狩猎采集时期变矮。你可能会说，为了发展农业文明，人们倾注精力、体力和耐力去修建水渠、大型建筑及其他公共设施，这损害了他们的骨骼生长。当然，只要人们远离城市生活，回归游牧狩猎生活或游牧采集生活，就肯定能够重新拥有强健的体魄，身形变大，头骨更结实，精力更充沛。

根据营养状况调整身高的能力进一步印证了基因（作为一种运行机制）具有智能和响应能力的观点，而不是生理变化仅取决于基因的随机突变的观点。倘若进化取决于随机突变，基因对营养变化的响应就不会如此一致，也不会很快显现。然而，如果聪明的基因组能在表观基因库记录下什么类型的生理调整匹配什么样的营养状况，表观基因库的管理员（详见第2章）就只需阅读指令并照办即可。这就是为什么我们会看到"在人类进化史上，诸如眼眶或枕骨骨嵴之类的体现身体强壮程度的特征在不同群体中表现不一，有些群体很明显，有些则不明显，还有些发生了变化"。[212]

如果想表达得更富诗意，你可以这么讲：骨骼和面部特征的偏移与变形是基因艺术家的作品。用以区分不同民族的头骨特征的微妙变化就是一幅幅肖像油画，每一幅都以不同比例的营养成分作为颜料，呈现在世界地理这块巨大的画布上。如此这般，基因智慧创作出了许多以人类吸引力为主题的作品。漂亮的颧骨，纤细的腰肢，修长的双腿，女性精致的下巴，男性浓密的眉毛……所有这些让人梦寐以求的面貌特征都会经过微调，产生在解剖学上有所变化的连续统一体，即智人。

但是，如果你用马夸特的方法仔细观察这些解剖学上的变化，并把注意力放在骨骼规划的基本蓝图上，你会发现随时间变迁而发生的变化其实很小。尽管我们的身高和显著的脸部特征会发生变化，但得益于遗传程序化生长对黄金分割比的偏好，我们全身上下的比例并没有什么违和之处，每一处都与其他部位完美契合。一切都很正常，对世界上任何地方的人来说都是这样；又或者至少过去的人确实如此。直到最近，情况才发生了变化。

这让我想起普赖斯和那些散落在秘鲁沙滩上的完美头骨。普赖斯的秘鲁之行让他发现了一个现象：秘鲁人头骨比例的完美性在当代出现了显著下降。秘鲁人的祖先和现代秘鲁人在齿列上存在显著区别（约75%的美国人也是如此），这表明在进化史上还存在一种与微小的骨骼变化不同的进化过程，那就是正确比例的丧失。为什么它如此重要？就像我们在前几章看到的那样，健康和美貌都与比例相关，而比例失调将会损害身体机能。

在第 4 章我们说过，一张完美的脸（和面部骨骼）在生长过程中遵循了一个叫作黄金分割的数学公式，它对无数种动植物能否健康成长起到决定性作用。整形医生马夸特发现了人的面部依照黄金分割生长的规律，并制作了一张面具。他向我们展示了脸部的均衡生长表现在三个维度上，即脸部的 X、Y 和 Z 平面。一旦比例失调，由此导致的生长畸形就会引发疾病。就我自己的脸而言，水平维度（X 平面）的比例失调致使我的头骨狭窄，智齿没有生长空间，我只好拔掉它们；比例失调的眼眶挤压眼球，晶状体只能在视网膜前部聚光，致使我的视力下降。脸部过于狭窄甚至有可能因此挤压气管，引发鼻窦问题。如果头骨狭窄影响到 Z 平面（侧面可见）的生长，就有可能出现上腭短小现象，并增加睡眠呼吸暂停综合征的患病概率。患有这种病症的人鼻咽部软组织松弛，会出现阶段性窒息，导致疲乏感、记忆减退或心脏病发作等。

黄金分割似乎是自然界确保万物按比例生长的万能模板，甚至在不同营养状况下也能发挥作用。但近一两个世纪以来，人类的饮食方式发生了翻天覆地的变化，我们的生长模式已经无法遵循这个万能模板。是的，从狩猎采集生活方式到农耕生活方式的转变，的确伴随着营养方面的牺牲，但它并未阻断万能模板继续产生完美比例的能力。这是为什么呢？正如我前面讲的那样，现代历史学家大大低估了传统营养知识的价值。我认为，正是这方面的智慧使狩猎采集者在定居下来之后，在大多数情况下都做出了明智的选择。比如，为了确保身体健康，应该给孩子吃什么，准父母又应该吃什么。尽管历史上大多数的伟大发明，比如三角函数、沟渠、犁地等，都有助于促进物质文明的进步，但如果大家都严重营养不良，那么一切都将化为泡影。例如，在苏格兰群岛，人们运用增加土壤养分、发酵及其他先进生物技术，获取富含营养的谷类食物。

这些价值被低估的生产策略能使放弃狩猎采集生活的人们消除人口膨胀的压力，获取充足的营养，保持身体健康。他们能做到这些，全凭世界美食的四大支柱。

骨骼记录证实了世界各地传统饮食的赫赫功绩，这些饮食都包括四大支柱类食物。如果把 50 万年前到现在的人类头骨按照时间顺序摆放在一张长条桌上，构建出一条直观的时间轴，我们就会发现伴随着智人的进步和跋山涉水，人类的头骨尺寸和特征发生着变化。旧石器时代智人的头骨硕大坚固，而最近发掘的弗洛勒斯人的头骨则小得多。但我们看到的每一个头骨，都有对称的齿列，没有龋齿，[213] 下巴方正，X、Y、Z 平面的比例符合黄金分割比。[214] 黄金分割使这些头骨有深邃的眼眶、强壮的男性眉骨或精致的女性下巴、轮廓分明的颧骨，以及其他人类学家用于辨别智人的面部特征。这些特征在我们眼前的头骨上清晰可见，但当我们走到桌子的末端时，一切戛然而止。近一两百年来的头骨与之前的截然不同。[215]

人类头骨既能记录从狩猎采集生活方式到农耕生活方式的变化，又能记录生活地域的迁移。但我们健康、成比例的身体一直以来都得到了延续和保护，就像生活在营养充足的伊甸园里。那么，前文中提及的人类演化时间轴末端的那些齿列不齐、比例失调的头骨又是怎么一回事呢？看过这条时间轴的人类学家应该会得出如下结论：这是因为我们离开了营养充足的伊甸园，转而置身于贫瘠苍凉之地。但为什么没有人类学家通过分类并对比头骨得出这样的结论呢？我们在营养方面到底犯了什么错误？

我们可以从 100 多年前的一本烹饪书中找到这个问题的答案。你看，为了扶持新生的食品行业，使人们心甘情愿地远离自然和放弃几千年的优良传统，需要改变人们谈论食物的方式。

你说的是马铃薯？

你有没有听别人说过"我一直在尽力避免摄入碳水化合物"，或电视节目里的厨师说"现在，这盘菜需要加一点儿蛋白质"？碳水化合物、蛋白质都是生化术语。我们从什么时候开始像化学家一样谈论食物了？毫无意外，答案是工业革命时期。

《1896年范妮·法默烹饪大全》向广大读者介绍了这些全新的食物术语，"食物可以分为有机类和无机类……"。有机类食物又可分成："1. 蛋白质（含氮或多胚乳的）；2. 碳水化合物（糖和淀粉等）；3. 脂肪和油类。"[216] 这种全新的、简化的食物分类方法很快就开始影响我们对待食物和饮食的方式，而且这些影响是负面的。人们过去对兔肉、马铃薯、来源明确的手工压榨植物油等食物有着全面的理解，但现在只把它们当作蛋白质、碳水化合物和脂肪的代名词。不要误会，范妮·法默的烹饪书籍被奉为经典，的确实至名归；但把精密复杂的有机体仅依据化学成分进行分类，就如同把泰姬陵描述成石头堆一样荒谬。一瓶罗曼尼·康帝酒的成分和其他盒装酒没什么区别，但勃艮第的葡萄酒酿造者肯定会辩解道：对酒来讲，远不只是基本成分那么简单。

你可以通过对活体组织进行蒸馏、压榨或提炼，分离出蛋白质、碳水化合物或脂肪，但与此同时，你也失去了将细胞和器官结合在一起的其他一切物质。我们强行把某些成分从生物体中分离出来（面粉、糖、蛋白浆都是这样的产物，商店出售的90%的商品亦如此），并期望它们发挥原有的营养价值，就好比从某人的头颅内取出大脑并期望它能思考问题一样。这不是科学，而是科幻。"深加工食品可以很健康"的说法同样是幻想。

那么，这类术语、这种谈论食物的方式会给我们带来什么呢？它使我们忽略了食物最重要的方面：来源。顺便提一下，这正是廉价的加工食品的生产商们想要的结果。现在，我们可能会说"甘薯真有营养"，而根本不会认真去思考"如果某种甘薯生长在贫瘠有毒的土壤中，怎么会有营养？"这个问题。我们也会把一袋人工养殖的鲑鱼块扔进购物车，认为其营养价值跟野生鲑鱼没什么区别。我们还有可能购买人工饲养的牛肉，无论牛吃的是不是洒了化肥和农药的玉米，住的是不是狭小的牛棚，只要肉质细嫩，在我们眼中它跟在广阔牧场上吃草长大的牛又有什么区别呢？一旦我们相信了诸如此类的弥天大谎，或者更糟糕的是，一旦我们把购买食品变成无意识的条件反射，加工食品生产商们就能让消费者购买一切。唉，只要营销策略得当，外包装新颖诱人，他们甚至有可能让消费者改吃狗粮！

狗粮货架

看一看猫粮或狗粮包装背后的营养成分表：玉米粉、大豆粉、小麦粉（偶尔会有）、部分氢化大豆油（或玉米油或其他植物油）、肉和蛋白粉，以及少量合成维生素。你能想象吗？推着购物车的人正在给自己购买的食品和猫粮、狗粮的成分一致。甜甜圈、面包和麦圈的主要区别在于氢化油和糖的用量多少，麦圈跟荞麦面也差不多。撒点儿盐，就是薯片。加上番茄碎和蛋白粉，就是"汉堡帮手"配面条。加一点儿肉类副食，拿走一些番茄粉，就又变回宠物食品——每袋20磅重的高级狗粮。

我们已经清楚为什么制造商要用这样的方式制造食物了：把蛋白质、淀粉和脂肪等基本成分加工成不同形状、不同质地的食物，裹上糖和人工增香剂，最后运往各地进行销售，既经济又便利。这就是食品生产商要这么制造食物的原因。但我们为什么要吃这些食物呢？也是出于相同的原因：既便宜又方便。如今，忙碌的家长花点儿小钱买来5人份的速冻卤肉千层饼（还附送一次性铝制平底锅），毫不费力地就把晚餐问题解决了！就像超市的其他食品一样，它可以被冷冻存储在冰箱里很长一段时间；即使今晚不吃，以后想吃的时候也随时可以吃。这些方便食品中含有蛋白质、脂肪、碳水化合物以及合成维生素，所以我们可以靠吃它们生存，至少能生存一段时间。但能生存并不意味着这样的食物不会影响我们的健康，事实上它们的确会影响健康。

前面说过，每当祖先们从一个地方迁徙到另一个地方时，他们的饮食都会随之变化，生理机能亦如此。但想想那个长条桌上的"头骨时间轴"，尽管他们生活地点的转移影响了他们的身形和主要的面部特征，但总体来讲他们的骨骼依然具有完美的功能和比例。他们不会像蛋白质、碳水化合物和脂肪这样的术语描述食物，考虑得更多的是土壤是否肥沃、牲畜是否健康、果蔬是否新鲜。因此，他们的传统文化实践和吃的食物，把他们与自然界紧紧地联系在一起。换句话说，他们与大自然密不可分。

得益于文化智慧的指引，人类世世代代保持着这种紧密联系，但他们并不清楚切断自然联系的所有可能的后果。他们怎么可能清楚呢？不久前，这个星球的气候还很稳定，人们从未想过地球的气候会变得像今天一样恶劣；在此之前，我们从未认真考虑过这个问题。的确，如果不是一群有先见之明的气候学家和地理学家冒着牺牲职业前途的风险警示大家，我们可能还对深层原因一无所知。在他们的努力下，我们中的大多数人都充分了解了气候调节和不稳定性的概念。

例如，我们都清楚，工业革命和随后的商业发展造成了大规模的二氧化碳污染，加剧了温室效应，导致今天全球变暖。但我们还没有搞清楚的是，工业革命究竟在多大程度上污染了我们的食物，进而导致了改变我们外表的健康与生理机能的变化。在过去的100年中，我们完成了人类历史上唯一一次最广泛的饮食变迁。但这次席卷营养领域的重大饮食变迁并没有引起大家的关注，甚至是医疗机构的关注，原因如下：

- [ ] 这次变迁不涉及地理位置的变化，只是食物的变化。
- [ ] 除了富人和最近才走进城市的农民，美国很少有人接触传统饮食，所以他们意识不到遗失了什么。
- [ ] 从"真"食物到"假"食物的变迁至少已经历了五代人，所以我们的父母也有可能出生在传统饮食缺失的环境中。
- [ ] 廉价的方便食品大行其道，我们习惯了不问它们的产地和原料。食物越便宜，越容易获取，我们就越少去想它们的产地和原料。
- [ ] 商业和科学融为一体，意味着医学不再支持与商业利益不符的建议。
- [ ] 新技术手段不断涌现，继续修复着我们日渐衰退的生理基础设施，大大掩饰了其本应明显的不适应性表现。

最后一点尤其重要。如果戴眼镜会威胁生命安全，我们无疑会对造成儿童近视的因素倍加重视；如果口腔龋齿会威胁生命安全，我们就会尽力避免导致龋齿的因素；如果漠视营养会威胁生命安全，我敢说我们的营养学必定无比先进，可以有效预防疾病、保障健康。在过去，构建健康体魄的相关知识几乎关系到生死存亡，所以人们对其无比珍视。普赖斯曾见过很多不愿意"吐露本族秘密"的原住民。[217] 他发现，"他们对本族秘密的守护程度可以媲美现代战争武器的保密级别"，[218] 但这种想法现在已经不复存在了。讽刺的是，促成加工食品大规模生产以满足营养需求的先进技术，现在恰恰需要解决深加工食品给人们造成的负面生理效应问题。

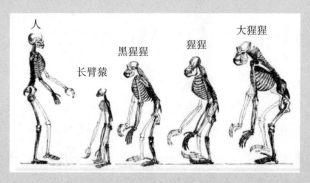

改变饮食可能改变我们自身

人　　　　　　　　　　大猩猩

黑猩猩　　猩猩

长臂猿

大脑的构建需要脂肪，比如胆固醇、卵磷脂、胆碱、饱和脂肪酸、长链多不饱和脂肪酸等。这些化合物在动物内脏、冷水鱼和鱼卵中含量较高。目前，这些富含脂肪的食物的消费主体是富人，在高级餐厅里，鹅肝酱、新鲜牡蛎、龙虾、螃蟹和鱼子酱都是常见菜品。

我们的原始祖先比其他灵长类摄入了更多的脂类食物。

更讽刺的是，我还在远远地观望，而且这么做的人不止我一个。怎么描述才更准确呢？如果你觉得富人或社会上层人士也会碰普通美国人天天吃的食物——那些被无耻地包装为"健康"的食物，你就大错特错了。这些人的饮食结构更接近他们的祖先。如果我们能够通过白宫大门的严密守卫，透过餐厅窗户看一看，我们就能看到客人们在奥巴马第二届总统就职餐会上吃到的美食：

头盘

龙虾仁配新英格兰蛤蜊浓汤

主菜

山核桃木烤野牛里脊（应为草饲牛肉）配野生黑果浓缩牛肉酱

全甜菜心和四季豆

草莓蜜饯和紫甘蓝

甜点

酸奶冰激凌和传统手工奶酪 [219]

在这些食物中，有一些是美国政府推行的《食物金字塔指南》（*Food Guide Pyramid*）中明确建议民众不要吃的东西。按照这份指南，美国人应严格控制食盐的摄入量，所以我们一般不吃诸如牛骨烧汁、传统手工奶酪这种偏咸的东西。难道白宫的客人们丧失理智了？他们居然不遵循《食物金字塔指南》的保护性建议。又或者是厨师们端着香气四溢的龙虾和奶油浓汤诱惑他们铤而走险？无论是碰巧的行为、处心积虑的蒙骗，还是命运的垂青眷顾，基于传统饮食，这些富人们想方设法地让他们的基因待在营养充足的堡垒之中，尽力捍卫他们有别于普通民众的优越机能。相反地，越来越多的普通民众陷入了病弱状态。

考虑到这些有权有势的人采用的是传统饮食方式，而饮食习惯的变迁发生在 100 年前，以及营养持续不足的影响逐代放大，营养和生理机能状况的阶层鸿沟会让其他所有的阶层差异相形见绌。100 年前，人类进化的大路上出现了两条营养不同的岔路。不够富有的人们选择了那条从未有人涉足的路，根据相关健康数据，这条路改变了我们的一切。这就好比在 20 世纪初，所有的普通家庭都聚集起来，依照命令打点行装，准备抛家舍业、背井离乡，乘坐巨型太空飞船前往火星。事实上，我们大多数人都不可能乖顺地接受这样的安排，仅凭直觉我们就很清楚这样的旅程会对我们和孩子的健康产生什么样的灾难性影响。这是一种很棒的直觉，尽管我们的祖辈当时不知道该遵从他们的直觉，但这种本能依然存在于其子孙后代的每个细胞当中，总有一天会帮助我们"重返地球"。

外层空间的生活

　　制片人菲尔·罗森塔尔为PBS（美国公共电视网）拍摄的优秀系列纪录片《菲尔的环球饕餮》中有这样一个片段：在意大利佛罗伦萨，名厨法比奥·皮基和他年迈但精神矍铄的母亲带领菲尔参观老人家的楼顶花园。在菲尔对佛罗伦萨进行了全方位的俯瞰之后，皮基母子递给他一颗涂抹了新鲜罗勒叶油的小番茄。品尝之后，菲尔露出了他招牌式的吃惊表情——瞪大了眼睛。他说："洛杉矶的番茄不是这个味儿！"看他的反应，仿佛这是他第一次吃到番茄。这怎么可能呢？他可是大名鼎鼎的情景喜剧超级巨星，也是《人人都爱雷蒙德》的制片人，他可以乘坐头等舱飞往世界的任何角落，品尝任何他想品尝的东西！

　　看到主人自豪的表情，还有菲尔嘴角流下的汁水，我也特别想尝尝菲尔吃的那种番茄。这颗番茄恰到好处地展现了"新鲜"这个词的精髓。这件事让我非常好奇：如果飞遍世界寻找美食的享乐主义者菲尔·罗森塔尔也会惊叹他错过了很多美食，那么财力有限的普通民众又错过了多少呢？我也有过菲尔·罗森塔尔的体验。儿时我吃过刚从菜园里采摘的蔬菜，喝过新西兰牧场刚挤的富含乳脂的牛奶，吃过从考艾岛南部海岸边刚捕捞的帽贝，但不经意间我们再也无法体验食物的新鲜、品尝食物的原味了。

　　难怪孩子和大人纷纷弃食寡淡无味的蔬菜，代之以快餐店里那些"超级棒"的味道浓烈的垃圾食品，以及袋装零食。但我们的身体渴望的不只是真正食物的感官体验。虽然食品科学家已经找到了增强食物味道的方法，但他们无法复制大自然母亲最擅长的技能：创造美味又富含营养的食物。

　　在我看来，我们已经远离真正的食物太久了。大型食品集团推动我们一步步远离自然，如今的大多数美国人仿佛已被推离地球，生活在外太空。从食物的角度看，这种说法毫不夸张：超长的食物保质期、贫化的土壤、有限的生长空间以及号称"健康"的营销方式。

想象一下，如果我们被囚禁在火星的某个流放地，我们的饮食会是什么样子？会不会与我们的现代饮食有所不同？

大多数火星食物都需要有很长的保质期。航天飞机一年只来几次，所以每次运送的物资必须能满足好几个月的需求。你会发现大多数太空食品都由耐储存的原料制作而成，比如糖、面粉、蛋白质分离物、水解产物及植物油。这些原料经过提炼，不仅被去除了其中的活性成分，而且被加入了有毒的防腐剂来延长保质期，比如BHT（2,6-二叔丁基-4-甲基苯酚）和BHA（丁基羟基茴香醚），这是两种相似的化学物质，塑料生产商和轮胎生产商也会使用它们。[220] 因为植物油是微生物的克星（详细原因见第 8 章），所以你会发现植物油已经变成无数食品的必要成分。只要在火星上生活，就无法避开植物油。

太空食品的味道不好。贫瘠的环境只能种出几种蔬菜，其中包括卷心莴苣（球生菜）和水培番茄。宇宙飞船偶尔运来的胡萝卜、甜椒、西蓝花、马铃薯、苹果或其他果蔬只是看上去五彩斑斓，让"囚犯"们以为自己吃到了真正的食物，但其味道一言难尽。更糟糕的是，长途运输过程造成果蔬的重要营养成分流失，这些所谓的新鲜果蔬就营养成分而言少得可怜，与罐装食品或冷冻食品相差无几。[221, 222] 为了方便运输，从地球运来的果蔬未等成熟就被采摘下来，因此它们的维生素含量比自然成熟的果蔬少得多（某些情况下甚至低于后者的一半）。[223] 研究表明，大规模种植的农作物味道寡淡，因为我们实质上吃到的是水和纤维素；与有机生长环境下种植的农作物相比，批量种植的农作物的维生素和抗氧化剂含量仅为前者的 1/10。[224]

这个流放地空间稀缺，供人们食用的家畜没有草场，无法接受日照，也没有活动场地。这里没有海洋，鱼类的饲养在农场完成，通过高热量的颗粒饲料和转基因技术促使鱼类快速生长。鸡、鱼、牛和猪都住在昏暗的笼子里，吃着玉米饲料或大豆饲料；被宰杀家畜的易腐烂器官和骨头不是被丢，就是被掺入饲料。

地球上的食品生产商深知受过良好教育的"囚犯"们愿意把有限的食物预算花在贴着"有机"标签的产品上，所以他们在生产过程中必须遵照相关标准降低化学添加剂的分量。在运送的食品中，有一小部分是有机谷物、牛奶替代品、肉类、奶酪替代品和甜点，这让那些受过良好教育的"囚犯"感觉自己的食物与众不同。还有一些"囚犯"认识到了他们的饮食缺陷，便模仿美国宇航员服用合成维生素；但他们中有很多人并不知道批量生产的合成维生素根本无法与天然维生素相提并论。

你肯定已经明白了。毫不夸张，对身体而言，我们大多数人就像生活在外太空的那些"囚犯"。与马赛人比一比吧，他们的基因依然受到大地母亲馈赠的各种有营养的食物滋养，和4万年前他们的祖先一模一样；而我们的基因则处于流放状态，无依无靠。马赛人喝的牛奶和从前相比没有变化，那时的艺术家曾经把牧牛的场景绘制在北非的大吉勒夫高原的洞穴石壁上。说得更准确些，马赛牛奶将和从前一样的信息传递给马赛人的细胞。至于我们所喝的灰白色牛奶，就并非如此了。

幸运的是，要想改善饮食，你并不需要成为游牧民族的一员，只要按照传统烹饪书中的菜谱去做就可以了。在第10章，我会详细介绍"深度营养"策略的基本要素，这样一来，你就可以根据自己的需要，从你喜欢的烹饪书中或网上挑选食谱了。

但在进入这个话题之前，我要先谈一下现代美国饮食中普遍存在的两种有害成分。光是熟知这两种食物的危害，就能让你在营养方面比别人领先一大步。

饮食禁忌名单

大多数人都清楚工业化养殖的化学残留、防腐剂以及其他药剂对身体健康的严重危害，关注健康的人们会尽量避开它们。但我要说的这两种成分与此不同，它们不仅会阻止细胞发挥正常功能，还常常成双成对地出现在相同的食物中。它们就是植物油和糖。

我并不是说那些污染物和毒素对身体无害，它们对身体的确有害。我之所以把植物油和糖列在禁忌食物名单的最前面，是因为植物油和糖更难对付。它们在工业加工食品中无处不在，取代了我们本该摄入的那些营养成分。

如果过去的人们想告知别人某种食物存在危险（或者有时是因为想把它列为皇室贵族专属食物），就会把它列在忌食名单上。在夏威夷，这样的食物被视为禁忌，禁止人们食用。如果他们注意到某种食物对新生儿有害，这种食物就会被列入准妈妈的饮食禁忌名单。任何原住民部落都很珍视这样的禁忌名单，否则就有可能会给母亲或孩子招致祸端。别急，让我们看一看为什么植物油和糖是很多疾病的罪魁祸首，尽管很多医生把这些疾病归咎于偶然因素，或更荒谬地归咎于天然脂肪的摄入。我希望你了解它们在你体内的所作所为之后，能把这两样东西列到你的家庭饮食禁忌名单的最前面。

第 7 章

好脂肪，坏脂肪
胆固醇致病论

- □ 要想判断脂肪的好与坏，我们需要听从脂类科学家的意见。
- □ 几十年以来，脂类科学家一直试图告诉我们：饱和脂肪和胆固醇不是问题。
- □ 多不饱和脂肪酸（PUFA）的危害源于它的化学不稳定性。
- □ 脂蛋白颗粒的大小是心脏病患病风险的最佳度量指标。
- □ 避开有害脂肪，能让你远离心脏病。

在我刚毕业的时候，如果有人问我心脏病的诱因，我会不假思索地答道："当然是脂肪和胆固醇了！"我在回答时之所以如此自信，有两个原因：其一，在学校老师就是这么教的；其二，这似乎与直觉一致。我甚至可以用图解的方法演示脂肪如何在动脉管壁堆积并逐渐堵塞血管，就像把融化的动物油脂倒进下水管道一样。而且，美国医学会、美国心脏协会、美国糖尿病学会、美国癌症学会、美国心脏病学会和其他医学组织都认可胆固醇过高会导致心脏病的说法。

但是，随着我的行医时间增加，这个说法让我困扰不已。如果胆固醇有致命风险，为什么有些人吃了一辈子黄油、鸡蛋及红肉，年老之后依然可以保持身体的健康状态呢？

不久前，很多医生和科学家也提出了相同的质疑，因为越来越多的案例表明我们需要重新认识胆固醇问题。2001 年，哈佛大学公共卫生学院的几位营养学家研究后认定，"低脂饮食缺乏科学依据，可能导致意想不到的健康问题"。[225] 此外，他们认为糖尿病和肥胖症病人采用低脂、低胆固醇的饮食方式，可能会导致病情恶化。

直到近年来迈克尔·波伦和其他几本书的作者引用了这份报告及其他相关文献，才让公众看到了试图撼动现代营养学大树的几只"蚍蜉"。[226-228] 随着越来越多的学者找到各种证据来证实动物脂肪具有促进健康的作用，医学界面临着改变原本对动物脂肪、胆固醇等的偏见或谬误的巨大压力。[229] 但在这种改变发生之前，你的医生不太可能违背官方指导原则。所以，只有目前的指导原则得到更科学的改动，大多数临床医生才会停止建议病人采用低脂、低胆固醇的饮食方式，从而使他们避开那些"意想不到的健康问题"。

读到本章的结尾，你可能就会相信胆固醇绝对不是传说中的洪水猛兽。我希望你至少能够意识到胆固醇会导致心脏病的说法并不可信，如果你的医生劝诫你要降低胆固醇指标，你可以把它当成耳旁风。

我还想让你明白的一点是：与控诉胆固醇罪状相关的任何行为都是对传统的天然脂肪的排斥，但这些天然脂肪曾经延续了几千代人的生命！这种做法与雀巢公司的一个成功营销案例十分相似。20 世纪 40 年代，雀巢公司开始出售婴儿配方奶粉，并声称奶粉"比母乳更好"，结果我祖母那一代的妈妈们对此深信不疑。[230] 有些人打着健康的旗号，企图用这些看上去像食品的现代工业化产品代替天然的传统食物。他们想要让消费者形成一种印象，即大自然并不知道什么是对人类健康最好的食物，而食品企业能做到。要做到这一点，需要大量的证据支撑，但他们显然无法做到。

那么，我们为什么还会选择相信他们？

因为他们很擅长向我们兜售错误的理念，也很擅长让我们对某种自己一无所知的产品趋之若鹜。为了让大家了解得更清楚，我们先来看看医学史上最成功的推销辞令，它来自一位被许多人视为"现代营养学英雄"的人。

低脂运动的先驱

那是发生在 1958 年的事情。英俊潇洒的安塞尔·基斯站在实验室的黑板前，为 CBS（美国哥伦比亚广播公司）录制名为《搜寻》的纪录片。在纪录片中，他警告大家"美国的新瘟疫要来了"。[231] 在电视屏幕上，我们看到基斯的工作台上立着一排木头小人儿，共 10 个。他一边说话，一边用指头把其中的 5 个小人推倒。"美国人的头号健康杀手是心血管疾病……它的发作没有任何征兆。10 个人中有 5 个可能患上此类疾病。"从那一刻起，全美国都开始向基斯请教预防心脏病的方法。

镜头中的基斯面对着一个成员均身穿白大褂的小型团队，他们个个神情专注。特殊的情景设定给观众传递了这样一个信号：他正在面向一群全情投入的医生发表演讲。尽管基斯从未对外宣称他是心脏病专家，但他身穿白大褂，大谈心脏健康，冷静严肃地指出胆固醇的负面影响，这些让他看上去就是一位令人放心的医生。兼具新闻评论员的沉稳冷静和《广告狂人》中执行总监唐·德雷珀的温文尔雅，基斯的魅力让他登上了《时代》周刊。德雷珀只是借助漂亮的模特和新颖的宣传口号推销家居用品，基斯则是利用伪科学、内隐欺骗以及公众的恐惧心理，向公众推销他的"心脏病专家"的身份。

事实上，被称作"饮食-心脏假说"之父的基斯既不是心脏病专家也不是医学博士。他在20世纪30年代获得的博士学位只与海鳗研究相关，而他在营养学方面的资历仅限于"二战"期间受命为军方研发便于储存及长途运输的方便食品。基斯用自己的名字为他设计的便携餐命名，简称"K氏口粮"（基斯的英文姓氏首字母为K）。战后，明尼苏达州公共卫生部门聘请基斯对日益高发的心脏病问题展开研究。但是，他似乎有些得意忘形了。

在他参加的首次学术会议上，他提出了这样的见解：那些摄入较多动物脂肪的人，死于心脏病的概率较高，所以动物脂肪可能是心脏病的致病因。但是他的数据采集工作极其简单粗糙，因此遭到了与会者的一致抨击。基斯并未因此自我反省，反而立誓雪耻："我一定要证明给他们看！"[232]基斯似乎想向世人证明一点，即他仅凭一己之力就发现了心脏病的致病因。美国的人造黄油制造商也想这么做，他们发现基斯是最好的代言人。尽管基斯的言论未能说服专业人士（至少在20世纪六七十年代是这样），但人造黄油制造商相信他可以说服普通民众。只要民众认为天然黄油及其他动物脂肪有可能堵塞血管，他们就很有可能转而购买人造黄油。

不久之后，获得植物油行业大量资助的美国心脏协会加入了基斯的阵营。他们采纳了基斯草率的统计数据，并做了大量的宣传工作，最终使大多数医生相信牛排是"盛放在盘子里的心脏杀手"，而源自氢化植物油的人造黄油有益健康。不到10年的时间，商店货架上就摆满了方便食品，美国人对它们趋之若鹜。人们不再购买郊区农民自产的新鲜食材，认为遥远的工厂生产的食品更安全、更健康也更好，当然还更便宜。但是，就连基斯本人也对这些食品心存疑虑。

基斯的谎言

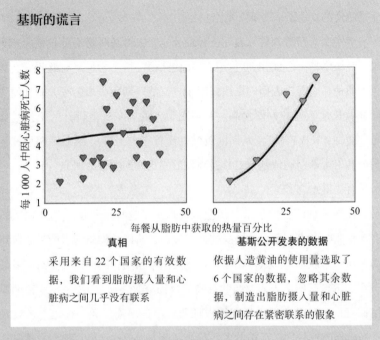

每餐从脂肪中获取的热量百分比

真相
采用来自 22 个国家的有效数据，我们看到脂肪摄入量和心脏病之间几乎没有联系

基斯公开发表的数据
依据人造黄油的使用量选取了 6 个国家的数据，忽略其余数据，制造出脂肪摄入量和心脏病之间存在紧密联系的假象

　　这是真实统计数据和该死的谎言的对比。基斯认为天然脂肪会诱发心脏病，但在美国、英国、加拿大和澳大利亚人造黄油消费量更大，基斯在他著名的"六国饮食研究"中却并未提及人造黄油。这种学术欺诈从未遭到揭露，基斯仍被人视为现代营养学的英雄。

　　"哎呀！我说的关于饱和脂肪的种种，其实都是关于人造黄油的！"

——安塞尔·基斯

到 1961 年，面对越来越多的科学质疑，基斯也开始怀疑自己的饮食 – 心脏假说（此时已被公众广泛接受）。[233] 科学家批评基斯滥用科学术语。在公开场合，基斯称动物脂肪为心脏病发病率上升的罪魁祸首；但在实验室里或进行人体实验时，他并没有使用动物脂肪。[234] 他的实验对象食用的是由部分氢化植物油制成的人造黄油。人造黄油是由什么组成的呢？答案是：反式脂肪酸，而且比例多达 48%！

反式脂肪酸是臭名昭著的动脉硬化分子，也是众所周知的心脏病诱发因素，所以纽约等地严禁餐馆使用反式脂肪酸。天然食品中不含反式脂肪酸。（"反式"仅用来描述分子间的化学连接方式，并不指分子本身。）天然的顺式脂肪酸对健康有益，而严禁使用的反式脂肪酸是氢化这一工业生产过程的副产品。因此，基斯用氢化植物油进行实验却得出动物脂肪会引发心脏病的结论，这简直是荒谬至极。

不幸的是，公众从来听不到真实的故事。人造黄油也含有饱和脂肪酸（由氢化过程产生，与反式脂肪酸的生产方式相同），所以食品行业找到了他们需要的突破口，在基斯的结论中又加入了关于饱和脂肪①有害的虚假论述。基斯无视人造黄油中的反式脂肪酸和其他有害脂肪的存在，而是着重强调饱和脂肪的危害。录制电视节目时，基斯将饱和脂肪和动物脂肪等同视之，继续他的骗局。[235] 这场精心导演的把戏就好比把毒鼠碱加到牛奶里毒死了老鼠，然后把罪责推给牛奶一样。

但抵制饱和脂肪和胆固醇的运动在民间依然轰轰烈烈地进行着，像雪球一样越滚越大，越滚越快。生产低脂、低胆固醇加工食品的"大佬"们赚得盆满钵满，所以这个巨大的雪球一旦滚起来，就没有那么容易停下来。你在新闻中常常听到关于饱和脂肪和胆固醇的危害的报道，它们依据的大多是对氢化植物油的影响进行评估的研究。众所周知，氢化

① 饱和脂肪由饱和脂肪酸和甘油构成。——编者注

植物油中含有大量黄油、牛排和其他天然食物中不存在的非天然分子。[236]

伪科学充斥媒体，营养学专业人士需要艰难地拨开重重迷雾，发掘真相。而随大溜地告诉病人禁食动物脂肪则很容易，其后果就是很多本性纯良的医疗从业人员在不知情的情况下成了加工食品生产商的帮凶，向公众兜售高利润的人造食品来替代天然食物，这些人造食品反而会令人们生病。

脂类科学家力挽狂澜

在前一章我说过，当我们不再像农民或厨师那样谈论食物，而像科学家一样使用术语时，我们的健康状况就会变糟。问题不在于科学家，而在于我们使用科学术语的时候，并没有真正理解它们的含义。比如，在上文的那个故事中，媒体依据科学实验的结论警告公众远离黄油、奶油等富含饱和脂肪的食物，但事实上实验用的是含有大量反式脂肪酸的人造黄油。整整 50 年后，我们才认识到反式脂肪酸的真正危害。目前，我们常常听到"反式""多不饱和"之类的术语，以至于我们都快忘了这些术语出现的初衷是描述具有不同分子结构和组成的化合物，而对于它们的具体特性，普通人知之甚少。因此，如果遇到杂货店的年轻店员极力推荐某种沙拉酱，声称其富含多不饱和脂肪酸，比较健康；或者遇到当地餐馆的服务员大赞菜籽油中的 ω–3 脂肪酸，声称其具有神奇功效，你一定要谨慎。1961 年，安塞尔·基斯因为推动全民关注脂类食物、了解脂类食物与人体健康的关系而被选为《时代》周刊年度人物。在接下来的将近 60 年的时间里，有关脂类食物的讨论成为营养学领域的焦点话题，与心脏健康相关的封面故事也一直围绕脂肪展开。1984 年《时代》周刊的封面故事标题为《胆固醇：现在是坏消息》，指出了胆固醇对健康的危害。[237] 但是，2014 年，《时代》周刊又发表了题为《不要抵制脂肪》的文章，声称医生认为黄油无害。[238] 这两篇文章传递了完全相反的信息。

我们应该相信什么？我们应该相信谁的话？

在我看来，我们应该选择相信那些真正埋头做研究的人——脂类科学家，他们潜心钻研各种不同的脂肪及其对人体健康的不同影响。几十年来，我们已经尝试了不同的脂肪摄入方案，从里普·埃塞尔斯廷的近乎零脂肪摄入的"引擎2饮食"到"南滩饮食"（只摄入鱼类和植物性脂肪），再到阿特金斯饮食法强调摄入动物脂肪。但所有这些信息在被美国公众了解之前，都没有经过脂类科学家的验证。真是太遗憾了，对于这类问题，只有脂类科学家才拥有发言权。因为他们比任何人都要了解这个领域，他们的建议可能挽救你的生命。

容易被忽略的心脏病成因

如果脂类科学家中也有摇滚明星之类的人物，我觉得这个人一定是格哈德·斯比泰勒，他简直就是"猫王"埃尔维斯·普雷斯利、吉姆·莫里森和米克·贾格尔的结合体。近半个世纪以来，这位杰出的澳大利亚科学家一直致力于探究脂肪与心脏病的关系。在众多学术大家中，他也算得上重量级人物。他曾在美国麻省理工学院、奥地利因斯布鲁克大学以及其他知名高校任过教学或科研职务，以第一作者的身份公开发表学术论文130多篇。当其他脂类研究团队纷纷着手研究脂质过氧化反应及其对动脉硬化的潜在影响时，是格哈德·斯比泰勒在他2000年发表的论文《低密度脂蛋白中亚油酸的氧化作用：动脉粥样化形成过程中的重要事件》中为我们指出了正确的方向。[239] 在他一丝不苟的科研论文中，斯比泰勒用充足的论据证明造成全身动脉硬化的罪魁祸首不是饱和脂肪和胆固醇，而是加工后的多不饱和脂肪酸。在这一章的后半部分，我们会了解到什么是多不饱和脂肪酸及其来源。

我估计在读这本书之前，你根本没听说过斯比泰勒。脂类科学家通常不会上电视节目，也不会应邀为早间新闻节目发布最新医学动态，当然更不会登上《时代》周刊或其他主流杂志的封面。脂类科学家整天默默无闻地在实验室里埋头苦干，肯定不会像心脏外科医生、脑外科医生或心脏病专家那样成为公众关注的焦点人物。说实话，在大多数人的印象中，似乎连脂类科学家的性别都是模糊的。

这就是为什么公众——包括那些注重营养和健康的公众——不太能听到脂类科学家对于脂肪的解释，尤其是他们最近提到的脂肪好坏问题。那么其他研究者和医学专业人士呢？这些医学专业人士肯定愿意从脂类科学家那里了解脂类研究的最新动态，毕竟脂类科学家最清楚脂肪在人体内的运作机制，不是吗？

答案是否定的。一般而言，那些开着保时捷跑车到医院手术室为病人频繁安装动脉支架的家伙，想在未来30年或更长的时间里赚到足够多的钱支付购房款、国外旅行的费用以及孩子上名校的学费。为此，他们不惜昧着良心隐瞒相关营养学知识，尤其是营养不良对动脉血管疾病的影响。事实上，等你读完本章，你可能会比当地的心脏外科医生和心脏病专家更了解心脏病的成因。你会深刻地理解脂类科学家一直以来都在强调并已得到验证的观点：胆固醇和饱和脂肪不是心脏杀手，工业化脂肪产品——植物油才是。

像植物油这样的工业化脂肪产品之所以有毒，是因为它们含有多不饱和脂肪酸，如果多不饱和脂肪酸缺乏抗氧化剂的保护，遇热就容易发生氧化酸败。我知道，这个说法远不及"胆固醇堵塞动脉"那么有噱头，但它是经研究证实的结论。

脂类科学家一直以来都在坚决维护胆固醇和动物脂肪的名声，我也始终认为它们既然能够跻身人类饮食要素长达几千年，肯定有其道理。

近现代社会动脉硬化和心脏病发病率的上升速度史无前例，这要归咎于食品行业的新发明：对植物油进行提炼、漂白和脱臭处理。通过揭示某些脂肪酸在被加热或加工时发生的变化，斯比泰勒从化学角度对"好脂肪"和"坏脂肪"进行了无可争辩的界定。

接下来，我将就这些概念展开讨论，并向大家讲解对心脏有害的脂肪酸导致动脉血管斑块形成的过程。但我首先要让大家看一看基斯的可笑理论导致的恶果，以及抵制饱和脂肪既不利于消除疾病又助长了垃圾食品行业发展的原因。

胆固醇中毒论致使疾病流行

20世纪50年代，安塞尔·基斯及其团队公开宣扬这样的理念：动物油脂会堵塞厨房下水管道，同样也会堵塞动脉血管。尽管绝大多数现有研究都认为这个说法站不住脚，但医疗机构大多认为它是真的。的确，这么多年过去了，虽然我们正在努力改变这种思维模式，但人们根深蒂固的想法还是停留在"人体存在缺陷，无法消化天然脂肪"的阶段。所有这些都是因为人们无法识破基斯当年精心编织的化学骗局：他做实验时用的是人造黄油，描述实验时却用饱和脂肪代称，这让所有人都误以为他说的是黄油。

让我们花点儿时间看看这种误导造成的持续后果。

在基斯大肆宣扬动物脂肪有害之前，人们食用的饱和脂肪和胆固醇比今天多得多，但心脏病发作很罕见，甚至闻所未闻。[240,241] 在20世纪，黄油消费量下降至不及原来的1/4（从每人每年18磅跌至4磅），植物油消费量则升至原来的5倍（从每人每年11磅增加到59磅）。[242,243] 1900年，心脏病还很少见。[244] 到了1950年，心脏病已跃居致命疾病之首。[245] 21世纪初，无论对于男性还是女性来说，心脏病都是居首位的死亡原因。[246]

天然脂肪消费量下降，加工类油脂消费量上升，心脏病发病率上升，而且是一路飙升。暂时不要理会所谓的专家言论，你自己先想一想这样的趋势预示着什么。下次去商店的时候留意一下：哪些食品不含植物油，这样的食品有多少？你在家看电视的时候，满眼都是这样的节目：鼓吹某种低胆固醇产品好处的60秒宣传片，标榜能降低胆固醇指标的药品广告，治疗勃起功能障碍的广告……你对此有何感想？你自己的判断是什么？

这样的狂轰滥炸并没有增加饱和脂肪的消费量，反而使两种主要的促炎性食物的消费量急剧上升：植物油（也就是非天然脂肪）和糖。远离这两种食物不仅有助于保护心脏，还能使你避免几乎所有慢性疾病的伤害。

把天然脂肪视为心脏病的诱因绝对不是科学的做法。为了让你对此有更加透彻的了解，我会向你展示天然脂肪有利于健康的原因。但我们先得看看天然脂肪的食用历史，了解一下为什么现在的植物油在大多数美国人的饮食中无处不在。食品生产商优先使用植物油的原因和其他生产商优先使用塑料的原因一样：化学过程易于控制，也易于诱导公众忽略其影响；最重要的是，价格低廉。

第一种坏脂肪

19世纪晚期，拿破仑三世悬赏激励人们发明黄油替代品，以满足军队和"下层阶级"的需要。[247] 理想的黄油替代品不仅要价格低廉，而且要适合长途海运，不易酸败。经过多次实验，化学家希波利特·梅热–穆列斯发现挤压动物油脂块能够产生油状物质，加入脱脂牛奶搅拌之后会变成固体。这种深灰色的物质具有珍珠般的光泽，所以他依照希腊语单词 *margarites* 把它命名为 "margarine"（人造黄油），意为"珍珠"。

它的口感不好，但是价格便宜。

但对美国人来说，这还是不够便宜。与种植农作物相比，修建畜舍、饲养、繁殖、挤奶等事务耗时费力又花钱。

到了20世纪末，化学家已经找到了一种新的方法生产人造黄油：使用更接近食物链末端的棉籽。棉籽在实际生活中没有什么用处，所以大包大包地堆放在各处。事实上，这种极小的黑色种子很难保存，如若保管不当，就会因为发酵而散发出难闻的气味。化学家很快就意识到，棉籽因发酵而散发出臭味，这表明棉籽油很容易发生氧化反应，并由此看到了商机。他们迅速找到办法，把这种在纺织领域一文不值的副产品变成了"固体黄金"——人造黄油。化学家、农民和石油企业从此建立了互惠互利的良好关系，并持续至今。

为了使液体棉籽油更像黄油，还需要进行稠化处理，使它变成固态的膏状物。有两种化学方法可以选择：要么让油分子聚集在一起；要么让个体油分子硬化，更易堆叠。第一种方法生成的是塑料状物质，不宜食用。所以他们又尝试了第二种方法，借助高温、高压、氢气和镍催化剂，使棉籽油中的脂肪酸分子发生形变。要使这种产品看上去像食品，关键在于催化剂的使用，它可以阻止分子相互结合成为"塑料"。在这个过程中，分子被压扁，它们的双键从自然弯曲的灵活构型变得僵硬，反式脂肪酸由此诞生了。

我们依照连接碳原子的化学键构型，把部分氢化脂肪酸叫作反式脂肪酸。天然脂肪酸分子的化学键呈顺式构型，这种构型的脂肪酸分子弯曲度高，不易结晶（凝固），因此天然脂肪酸通常为液态。部分氢化反应主要做了两件事情：一是通过高温把一些顺式构型分子的碳碳双键压扁（氢分子与不饱和脂肪酸分子中的碳碳双键发生加成反应，生成饱和脂肪酸）；二是把其他顺式构型分子变成反式构型。无论使顺式脂肪酸变饱和还是把它们变成反式脂肪酸，都可以增加分子的刚性，使分子易于堆叠。这就是部分氢化植物油看上去像黄油的原因（黄油含有天然刚性、可堆叠的饱和脂肪酸分子）。一个世纪前，由棉籽制成的人造黄油首先以 "Cottolene" 的商标名称在美国大力推广。它味道没有黄油好，但是价格便宜。如今，食品生产商依然用它们来满足 "下层阶级" 的需求。

部分氢化反应将脂肪酸分子压扁

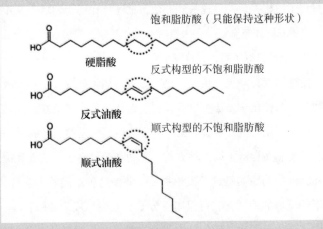

不饱和脂肪酸发生的部分氢化反应能使顺式构型的脂肪酸变成反式构型，或者把不饱和键变成饱和键。无论哪种结果都会使分子形状发生改变。与原来顺式构型的不饱和脂肪酸分子相比，新分子形状趋于扁平，流动性减弱。

现在，大多数专家一致认为，消费人造黄油和起酥油等廉价的黄油替代品，会对我们的健康产生不利影响。尽管如此，医生通常还是不愿意推荐他们的病人吃黄油。那么，人们吃什么呢？只能选择商店里那些极其危险的黄油替代品。

大自然界不会制造坏脂肪

这本书的基本概念之一是，尽管情人眼里出西施，但东施即使在情人眼里也绝对不会变成西施。美丽的生物体现了基于数学的固有的自然生长法则，这些法则无处不在，甚至在分子层面亦如此。

包括脂肪酸、胆固醇和DNA在内的生物分子通常以六边形或五边形构型来完成彼此之间或与水之间的反应。油品加工导致植物油中的脂肪酸分子变形，无法维持其原有构型。我们的细胞酶遇到变形的脂肪酸，就像孩子面对"百变魔尺"一样不知所措，它们只能做出本能的反应——禁止脂肪酸通过，而这会大大抑制细胞的功能甚至杀死细胞。如果你摄入过多的反式脂肪酸，就会破坏多个组织的大量细胞，影响组织的基本功能（比如血液循环或身体免疫力），最终致使你死亡。植物油不会直接致人死亡，但它会严重影响儿童正常的新陈代谢，破坏其身体的动态对称，使骨骼比例失调。

没有哪种食物像脂肪一样含有种类如此齐全的分子，从有益健康的分子、变形的分子到毒性极大的分子。其中那些有益健康的脂肪应被列到你的可选食物名单之首。地球上最健康、最有活力的那些人，其食谱中必然有动物脂肪之类的天然脂肪。但人们还是舍弃了这些富含好脂肪的食物，代之以精制碳水化合物和畸变脂肪。于是，常见于美国的那些健康问题蔓延至全世界：体重超标，心脏疾病，情绪障碍，各种慢性疾病，新生儿器官及面部缺陷，以及其他导致体能退化的疾病。目前，医疗机构把矛头指向牛奶和肉制品，但我觉得有毒的畸变脂肪和糖才是罪魁祸首。幸运的是，避开坏脂肪的方法非常简单：吃天然脂肪，远离加工脂肪。这是因为大自然不会制造坏脂肪，而工厂会。（好脂肪和坏脂肪的区分如表7-1所示。）

表 7-1　好脂肪和坏脂肪

好脂肪	坏脂肪
以下传统脂肪可经受高温加工或烹饪：	以下工业化脂肪无法经受高温加工或烹饪：
☐ 橄榄油	☐ 菜籽油
☐ 花生油	☐ 豆油
☐ 黄油	☐ 葵花籽油
☐ 澳洲坚果油	☐ 棉籽油
☐ 椰子油	☐ 玉米油
☐ 动物脂肪（猪油、牛油）	☐ 葡萄籽油
☐ 棕榈油	☐ 红花籽油
☐ 手工制作的未精炼油	☐ 不含黄油的产品（包括人造黄油）和号称"无反式脂肪酸"的产品

　　富含脂肪的食物美味可口，自有它的道理。脂肪和糖不一样，动物脂肪能帮助我们吸收其他营养成分并改善它们的口感。这就解释了为什么在其他食品中加入黄油会更美味。[248-251]此外，由于动物脂肪含有胆固醇这种天然的食欲抑制剂，因此与其他食物相比，它具有抑制食欲的功能。[252-254]与之相反，植物油会妨碍维生素的吸收，而且不能抑制食欲，所以你会吃得更多，获取的营养却较少。[255]

　　当你担忧隐藏在现代食品中的化学物质时，你可能会首先想到像谷氨酸钠（味精）、农药残留和汞这样的污染物。但与坏脂肪相比，这些都不值一提。在涉及现代化的所有饮食变化中，没有什么能与我们对脂肪和油类所做的改变相提并论。在过去的一个世纪里，美国人摄入的脂肪已由以天然的动物脂肪为主变成了以非天然的植物性脂肪为主，我们的身体自然无法适应这些非天然物质。基斯、食品制造商还有美国医学会真是太厉害了！正是他们设下圈套诱使我们质疑自己的直觉，放弃人类曾经引以为傲的动物脂肪，而选择跟风购买寡淡无味的、工业化加工的植物油。不知不觉中，我们用有毒脂肪（如表 7-2）代替了健康脂肪，而这种做法给我们带来了疾病。[256]

表 7-2 含有促炎性脂肪的食物（不要吃！）

食物	影响
人造黄油	这是一种典型的"和塑料差不多"的食物，连你养在后院的动物也不愿吃它。除了反式脂肪酸和畸变脂肪，它几乎不含其他物质。不要让孩子吃这种食物，它会干扰他们骨骼的正常生长和性发育
沙拉酱	除了水和醋，大多数市售的沙拉酱都是添加了糖和调味料的纯植物油
米浆	一份米浆中含有一茶匙植物油，还有不到一盎司[①]的液化大米；除了一些合成维生素以外，再没别的成分。既然我们建议糖尿病患者不要吃米饭，为什么喝米浆会是个好主意呢？
豆奶、大豆奶酪、豆制素肉	加工过程损害了大豆的细胞膜，释放出多不饱和脂肪酸，并被迅速氧化为有害的反式脂肪酸。纯豆制素肉可纳入健康饮食食谱
谷物早餐	大多数谷物早餐都经过挤出、滚压、制片或膨化处理，然后刷上植物油进行硬化。这层植物油能够起到保护作用，防止食品因为潮湿而发生形变或软化
坚果（仅限油炸坚果。生坚果或烤制坚果都是健康食品，但请仔细阅读标签）	在加工坚果的过程中，常常使用花生油或植物油对其进行煎炸。使用花生油固然好，但它的成本是植物油的 5~10 倍，所以我怀疑生产商舍不得使用花生油。不过坚果含有多种对你有益的维生素，吃生坚果可摄入丰富的氨基酸
炸薯条	餐厅的烹炸油会重复使用一周或更长时间。这样的油毒性非常大，常常连被降解成生物燃料都行不通
饼干和薯片	许多病人认为饼干只要味道寡淡，就是健康食品。我常为此感到悲哀，寡淡无味恰恰说明营养不足。工厂在批量生产饼干和薯片的过程中，会重复使用烹炸油，导致反式脂肪酸大量增加，这是最坏的一种促炎性脂肪
配以烘烤谷类和坚果的即食麦片	这种即食麦片中有高达一半的热量来自植物油
软面包、小面包和大多数市售松饼	我把这些食物放在了最后。虽然这些食物中的非天然脂肪含量较低，但它们每周的消费量惊人，所以它们也是反式脂肪酸（尤其是有害的促炎性反式脂肪酸）的主要来源

---

① 盎司是质量和容量单位，常衡：1 盎司 ≈ 28.35 克。在美国 1 盎司 ≈ 0.023 66 升。——编者注

植物油惹的麻烦

设想一下，如果几十年前某个不知名的脂类科学家证实，人造黄油和其他市售食品中的人造脂肪足以致命，有可能导致疾病和发育缺陷的发生率以及过早死亡率上升，会出现什么状况？如果这位科学家有机会把这个关乎公众健康的研究结论提交美国国会，又会出现什么状况？国会会就此做出回应吗？国会的支持者们（联合利华、孟山都和阿丹米之类的企业）会召回科学家认为有毒的产品吗？它们的生产线会停产或者放弃政府补贴吗？如果有必要，他们会因为不再生产人造黄油而毁掉大片已经毫无用处的玉米田吗？他们会放弃生产真正的黄油吗？他们会放弃人造黄油这棵摇钱树，换回只能慢慢挤奶的母牛吗？或者，运送玉米产品的货运列车将会无视科学家的紧急警示，呼啸而过？又或者，货运列车不仅无视警示，还会加快速度，农业企业的市场营销人员甚至会欲盖弥彰地疯狂传播虚假消息？

我们不用费神去猜测这些问题的答案，因为有位科学家早在1988年就已经这么做了，她把研究结论提交国会，指出氢化油中反式脂肪酸的危害。[257] 对于结果，我们只能这么想，知道玛丽·艾尼格博士的研究结论的政治家们，可能极少接触廉价的黄油替代品或含有人造黄油的方便食品。但我们大多数人都在大量摄入这类食品，甚至在玛丽·艾尼格博士发出警示之后的几十年里我们还在继续食用它们，因为我们从未听说过这类食品有毒或者有害。直到多个欧洲国家针对反式脂肪酸颁布禁令之后，我们才知道它可能对健康不利。

为什么美国人要过这么久才肯正视反式脂肪酸的危害？前面我提到过，与商业利益存在冲突的科学发现总是很难公之于众。反式脂肪酸就是典型的例子，吸烟和石棉也是类似的例子。如果你和你的家人正在吃已被科学家证实有毒或有害的食物，最好现在就加以了解，而不是等到30年以后。这就是我要揭示有关植物油的真相的原因。

脂肪和油的区别

脂类是脂肪和油的统称。常温下呈固态的脂类叫脂肪，呈液态的叫油。黄油在常温下是固态的，所以它是一种脂肪。通常情况下，由刚性、不易变形的饱和脂肪酸构成的脂类呈固态，而由具有流体特性、容易变形的不饱和脂肪酸构成的脂类呈液态。但从严格意义上讲，用"饱和脂肪"来描述黄油和其他动物脂肪不够准确，因为黄油中的很多脂肪酸分子也是不饱和的。

与细胞膜上的脂肪和其他活跃的功能性脂肪不同，所有储存在体内的脂肪都以一种叫作甘油三酯的化学物质的形式存在。甘油三酯由三种脂肪酸和甘油组成，这些脂肪酸就像甘油链上悬垂的钥匙，而甘油是一种短分子，每种脂肪酸都和它捆绑在一起。这三种脂肪酸可以是饱和脂肪酸、单不饱和脂肪酸或多不饱和脂肪酸。相较植物油，黄油的甘油链上携带更多的饱和脂肪酸，但也不全是饱和脂肪酸。因为如果全由饱和脂肪酸分子构成，黄油就会像蜡一样坚硬、紧实。植物油实际上也含有饱和脂肪酸，但数量远不及黄油多。饱和脂肪和不饱和脂肪的结合方式不同，是结合方式最终决定了脂的熔点。

植物油不能加热

植物油的主要成分是热敏性较高的多不饱和脂肪酸。分子结构脆弱的多不饱和脂肪酸遇热时，会变成包含反式脂肪酸在内的有毒化合物。[258]

植物油的热敏性意味着所有的工业成品植物油以及所有含植物油的食品都含有反式脂肪酸。菜籽油的降解速度非常快，一家测试公司想要用最纯净的菜籽油作为标准对其他油脂进行测试，但即使是在药物级别的工业化批量产品中，也无法找到反式脂肪酸含量低于1.2%的菜籽油。[259]

　　这说明植物油和含植物油成分的食品都含有反式脂肪酸，即使那些标签上明确说明"无反式脂肪酸"的商品也无法避免。但因为脂肪酸分子极易受热变形，所以植物油及含植物油成分的产品中还可能含有比反式脂肪酸更糟糕的物质。在了解这一点之前，我们先花点儿时间对比一下各种脂肪酸及其耐热性。

植物油易氧化

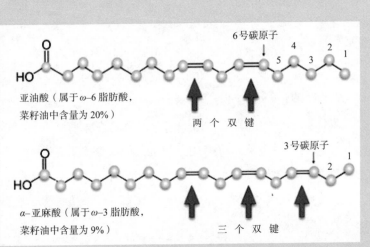

　　多不饱和脂肪酸中有两个或两个以上的双键，图中的这两个分子是菜籽油等植物油及亚油酸和亚麻酸中最常见的两种多不饱和脂肪酸。如果脂肪酸分子中有两个双键位置比较接近，这个分子就极易被氧化，尤其是在加工或烹饪的加热条件下。如果脂肪酸分子中有三个双键位置相距较近，那么该分子更容易发生氧化反应。氧化反应的产物就是受损、畸变的脂肪酸分子，它们使植物油变成了有毒物质。

脂肪烹饪要则

我们若想烹饪，就要选择具有耐热性的脂肪。在这一点上，饱和脂肪（存在于黄油、椰子油、猪油和传统脂肪中）轻松胜出。为什么呢？因为它们可以抵御一种与受热相关的损伤——氧化。饱和脂肪酸的分子构型中没有氧气的容身之地，所以即使是在高温条件下，这些坚强的分子也不会因妥协而改变形状。单不饱和脂肪酸可勉强容纳一个氧分子，但很难做到，所以富含单不饱和脂肪酸的橄榄油可以抵御有害的氧化反应，适合用作烹饪油脂。但多不饱和脂肪酸与此截然不同。多不饱和脂肪酸中至少有两个位点能与氧气发生化学反应，这使它容纳的不只是两个氧分子，而可能是几十亿个氧分子。这种呈指数增加的氧化反应对分子来讲很普遍，不仅限于脂肪酸。烈性炸药TNT（三硝基甲苯）中有6个能与氧气发生化学反应的位点，所以其反应剧烈到爆炸的程度！我们的煎锅里不可能有炸药，对吗？事实上，从某种程度上讲，我们煎的就是"炸药"，只不过不太烈，而我们要避免的正是这种爆炸性氧化反应。

从植物种子中萃取的油脂经过加工就成了植物油，其主要成分是多不饱和脂肪酸。如果你想记住哪种脂肪酸更容易与氧气发生反应，就记住这句口诀：多不饱和脂肪酸滚开吧！

生物利用了这种反应。植物和动物体内的酶将氧气与多不饱和脂肪酸结合，使它们的形状发生了改变。比如，鱼油本身没有抗炎性，但人体内的酶可以把鱼油中的多不饱和脂肪酸氧化成特定的化合物，从而限制促炎性酶的活性。然而，多不饱和脂肪酸容易氧化变性的特点也说明它们更容易发生意外形变，因此它们不宜受热。

植物油的来源

植物油是从玉米、油菜籽、大豆、向日葵、棉籽、红花、米糠和葡萄籽等中提取的脂类。植物油的名字"vegetable oil"和蔬菜相关，但其实它与蔬菜没有任何关系。几乎所有的加工食品中都有植物油，比如焙烤过的即食麦片、松软的烘焙食品、米浆、豆奶、素食奶酪、肉类替代品、冷冻食品和配菜，就连正面写有"橄榄油"字样的沙拉酱也不例外。我曾经买了一袋蔓越莓干，回家看标签时才发现果干外层涂有植物油。

植物油的热敏性有其特定的原因。寒冷的冬天，种子处于休眠状态；春天解冻时，具有热敏性的多不饱和脂肪酸会在天气变暖的时候苏醒过来，促进种子发芽。[260] 为了防止多不饱和脂肪酸因为地面回暖和太阳照射而受到损伤，植物为种子配备了抗氧化剂。不幸的是，植物油的精炼过程最终同时破坏了健康的多不饱和脂肪酸和配套的抗氧化剂，使其转化为不健康的畸变分子。所以，曾经在种子里十分健康的油脂，经过加工后装在瓶子里就变得不健康了。

芥花籽油本质上仍是一种植物油

我建议病人尽量少吃植物油的时候，他们常常告诉我，他们只吃芥花籽油（也称低芥酸菜籽油），仿佛这种油是个例外。他们有这样的想法，我一点儿也不觉得奇怪。美国的芥花籽油产业一直在鼓吹其产品对心脏健康有益无害，美国心脏协会也在一旁摇旗呐喊。他们声称，芥花籽油富含抗炎性的ω-3脂肪酸。他们的说法有正确之处，至少芥花籽作为植物种子，的确富含ω-3脂肪酸。但有一个问题是，ω-3脂肪酸是多不饱和脂肪酸，受热容易发生畸变。因为芥花籽油中的ω-3脂肪酸有三个位点可以与氧气发生化学反应，所以芥花籽油具有超高的不稳定性。种子里的天然芥花籽油确实富含ω-3脂肪酸，但工业加工后的芥花籽油，包括所谓的有机压榨产品，所含的都是曾经健康却已突变、氧化、遇热受损的脂肪酸。[261]芥花籽油已被证实会与其他植物油一样导致健康问题。[262, 263]如果我们可以不经加热环节提取芥花籽油，那么它对健康绝对有益，但没人能够做到这一点。

其实，我不应该这么讲，过去的人们使用一种小型家用楔形压榨器把亚麻籽和油菜籽（与芥花籽相近）里面的油脂压榨出来。在整整一天的时间里，楔形塞在压力器中逐渐下压，最终，富含天然抗氧化剂和多种维生素的金黄色新鲜菜籽油缓缓滴落。人们不会使用这样的油煎炸食物，所以它们不会遇热受损。如果你不打算在厨房里安装家用楔形压榨器，可以选择一些小型榨油企业，它们提供亚麻籽油、大麻籽油或其他富含ω-3脂肪酸的健康油类，但切记，这些油都不能用于煎炸！

油籽的呻吟："停手吧！压榨得太狠了！"

如果我们把听诊器放在工厂的巨型压榨器旁，随着温度升高、压力加大，我们似乎能够听到油籽们低沉的哭声。它们没有享受到"心脏保护大使"应有的待遇，而是被当作机油一样加工提炼。事实上，制作植物油的起始步骤之一就会用到汽油的成分——己烷。如果你靠近一些，就能闻到植物油初级提取液散发的恶臭味，你绝对想不到它最终能被清理干净。要让这些散发着恶臭味、黑漆漆、黏糊糊的油泥变成可以食用的植物油，就必须进行化工级别的处理，对其进行漂白、除臭至少需要20道工序。不要迷信那些所谓的纯压榨油，那只能说明制造商在榨油过程中没有使用化工溶剂来最大化地提取油脂。在精炼过程中，所谓的有机纯压榨油同样接受了种种具有危害性的加工。

橄榄油、棕榈油和其他对身体有益的油脂主要由饱和脂肪酸和单不饱和脂肪酸组成，化学性质相对稳定，在低温条件下就能轻松提取。越不容易提取的植物油，越容易发生副反应，导致脂肪酸分子发生聚合或变异。所以，现代榨油过程就像巫婆酿制毒酒一样，我们可以去除其中的一部分毒素，但剩下的部分都进了大家的肚子。

化学分析结果表明，即使是瓶装的有机压榨芥花籽油也含有多达5%的反式脂肪酸，还有环烃化合物（致癌物质）和氧化植物固醇（对动脉的破坏非常严重）。[264] 当然，在加工和提炼之前，天然脂肪都很健康，所以食用玉米、大豆、葵花子和其他美味的种子对身体无害。

炎症与自由基

也许5%的反式脂肪酸和其他突变脂肪酸分子听起来没那么吓人，但真正的麻烦不在于瓶子里的有害脂肪酸和其他产物，而在于你吃下去之后需要面对的麻烦——这些扭曲、突变的脂肪酸进入人体后会进行复制。

想象一下在分子层面拍摄的"僵尸电影"，突变的多不饱和脂肪酸分子左冲右突，试图进入缓缓流动的血液，却未能成功。在自由基的帮助下，突变的多不饱和脂肪酸分子把正常的脂肪酸分子以每秒数十亿个的速度转化为自己的同类。[265] 我把这种通过接触引发的转变叫作"僵尸效应"，因为恐怖电影爱好者都知道，一旦僵尸咬了你一口，你就会变成僵尸。当一群"变态"的多不饱和脂肪酸分子开始攻击细胞时，事态将变得很严重。氧化后的多不饱和脂肪酸分子在破坏正常分子方面能力惊人，这也是它们比我们常在新闻中听说的反式脂肪酸更危险的原因。它们和反式脂肪酸很像，但比反式脂肪酸更可怕，我称它们巨型反式脂肪酸。

巨型反式脂肪酸有很多专业的名称，比如过氧化脂质、脂氧合酶、氧化脂肪、脂质过氧化物等。你可以把它们当作有害脂肪酸组成的不同团伙。有些有害脂肪酸分子是反式构型的，剩下的则不是。但这不是重点，重点是它们作恶多端，而且都会对你不利。它们污染了所有含反式脂肪酸的食物，事实上应该说是所有含植物油的食物。它们之所以有害，是因为它们能够导致自由基形成。自由基不仅会导致普通的多不饱和脂肪酸发生突变，还会损害我们身体的几乎所有部分，比如细胞膜、染色体和其他脂肪。

植物油致使动脉发炎的原因

自由基是与所有已知疾病有关的高能电子，它们的致病机理为：对它们接触过的分子进行重组，把功能正常的分子转变为功能失常甚至是有毒的分子。它们为什么要这么做呢？毕竟，人体有时也会利用自由基来实现一些基本的生理功能，比如杀死细菌等。其实这一切都可以归因于"原子层面的孤独"。

把你细胞膜里的相邻分子群想象成纽约州北部森林中央的某个村庄，村庄里有一些实施一夫一妻制的公社。作为公社成员的电子遵守这样的法则：成员数目必须保持偶数状态，以保证公社内部没有电子

"煎炸"心脏

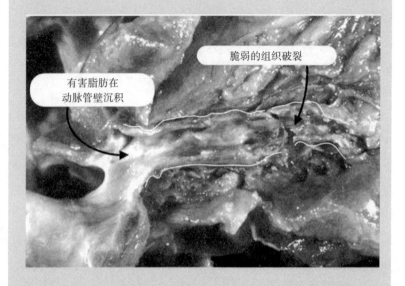

脆弱的组织破裂

有害脂肪在
动脉管壁沉积

从这幅动脉血管剖面图上能看到脂肪沉积的现象，但更让人担心的是，当大量自由基"煎炸"动脉组织时，巨型反式脂肪酸对动脉壁的影响。动脉和周围的心肌含有较多脂肪，比较脆弱，就像酥脆的油炸食品。当这种脆弱的组织破碎并渗入动脉时，就会结成血栓。这就是心脏病的发病机理。

落单；每个电子都拥有固定伴侣。现在想象一下，1号公社的某个电子决定从事演艺事业，于是它在一个月黑风高的夜晚悄悄逃走了。它的伴侣暴怒，追到1号公社门口，踢破了门，砸穿了墙，还是没有追上。于是这个被遗弃的落单者开始疯狂地寻找新伴侣，在这个过程中，它彻底毁坏了公社的基础设施。这个落单的电子已经（自由）极端化，变成了自由基。这个公社现在面临两个严重的问题：其一，公社的原貌不复存在，已经残破不堪、面目全非了；其二，由于保持成员数目为偶数的基本法则已被打破，必须采取行动予以纠正。1 号公社的解决方案是：把落单的电子驱赶到 2 号公社，让别人去面对种种可能的后果。

这样做的后果完全可以预见。无论这个新来的电子夺走了别人的伴侣还是找不到愿意跟它配对的电子，2 号公社都会很快出现一个孤单的电子，踢门、砸墙、毁坏东西，逼迫公社成员召开紧急会议应对突发状况。这时候，浑身散发着广藿香芬芳的治疗师——抗氧化剂出现了（比如"风情万种"的维生素 E）。它说："我会带走这个家伙，没事儿了。我还有一位治疗师朋友和我共事，它叫维生素 C。对了，似乎偶数配对法则可以重新发挥作用了。"之后，类似的混乱场景还会继续出现，每个财产受损的公社自此发生了永久性改变，而且肯定更糟，而不是更好。

男性心脏病发作的时间为什么早于女性？

男性的心脏病发作时间平均要比女性早 10~15 年。为什么会这样呢？心脏病学家给出的唯一解释是："女性的身体机能更完美。"[266] 虽然我觉得这种观点没错，但我认为肯定还有其他原因。真正的原因在于，男性体内存在更多的睾酮，致使他们体内的红细胞数目更多，因此男性血液中的铁含量也更多。[267]

铁作为催化剂，会激活氧化反应，破坏游离在红细胞附近脂蛋白中的亚油酸等脆弱的多不饱和脂肪酸。[268] 不过，这意味着男性注定会得心脏病吗？当然不是。除了减少植物油摄入量，大量食用富含抗氧化剂的新鲜蔬菜也能抑制铁和多不饱和脂肪酸的氧化反应速度，[269, 270] 防止血管内脂类沉积。

化学家把这一系列反应称为自由基级联反应。自由基级联反应破坏正常的多不饱和脂肪酸，把它们变成丑陋的"分子吸血鬼"（僵尸效应）。当你或者麦片、甜甜圈、冷冻食品等的制造商使用芥花籽油烹制食物时，油里的微量巨型反式脂肪酸就会多出很多。从有利的方面讲，自由基级联反应能使食物变得更加酥脆可口。（自由基级联反应也能促进聚合反应，使塑料变硬。这可能就是有些好心的科学家声称"人造黄油其实就是塑料"的原因，虽然这种说法不太严谨。）从不利的方面讲，自由基级联反应会使动脉血管变脆，还会损坏其他身体组织，诱发炎症，这是一种干扰正常新陈代谢的化学混沌现象。

自由基如何损伤细胞膜

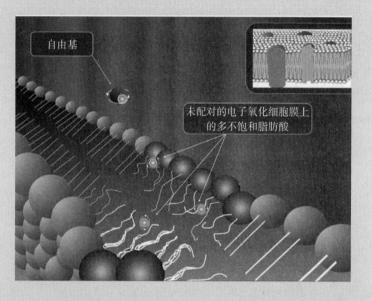

自由基

未配对的电子氧化细胞膜上的多不饱和脂肪酸

　　这是细胞膜遭受攻击的特写镜头。细胞膜的这一部位由多不饱和脂肪酸分子构成。（右上方的插图是同一细胞膜的横切面。）一旦某个自由基夺去了某个多不饱和脂肪酸分子的电子，就会引发细胞膜的级联反应，释放出更多受损的游离电子。级联反应不仅会损坏和扭曲细胞膜上的多不饱和脂肪酸分子，还会损坏细胞膜的激素受体、营养通道和其他蛋白质，干扰细胞膜功能，使整个细胞面临危险。

在煎锅里，巨型反式脂肪酸与氧气发生反应，产生一个又一个自由基。用植物油煎炸食物无异于让它们和自由基发生剧烈反应，因为自由基和多不饱和脂肪酸融合到一起，会使食材变得酥脆可口。

传统烹饪方法往往能够保留营养成分的生物活性，因此更具抗炎性。而用植物油烹制食物，则会破坏其复杂的营养成分。与用传统烹饪方法或健康油脂烹制的食物相比，使用植物油烹制的食物不仅会造成"僵尸"脂肪在身体组织内的沉积，致使自由基攻击身体组织，还会破坏食物中的维生素和抗氧化剂。[271]

这么糟糕的东西怎么会好吃呢？

如果快餐薯条或其他酥脆的食物这么可怕，那么为什么大自然还会让它们诱惑我们的味蕾呢？其实，快餐的味道并不真实。如果它们没有被添加味精、糖和其他化学调味品，你就会知道薯条和炸肉块是多么寡淡无味。它们的确很脆，但它们缺乏味道的复杂性。为什么呢？因为用植物油加工和烹制食物会破坏其复杂的营养成分，让食材失去原味（体现味道的食材分子相互融合，要么面目全非，要么因分子太大而无法结合味蕾受体）。食用以传统方法烹制的食物，既可以享受到快餐食品赋予你的鲜、香、麻、辣等味觉感受，又能保存食材中养分的生物活性。

自由基会破坏细胞膜，损害动脉血管。就像我前面说的，常吃用植物油烹制的食物很可能致使心脏出现问题。但在心脏病全面发作之前往往有一些征兆：动脉无法对正常的身体压力做出反应。这种现象被称为血管内皮功能异常，以下是一项与此有关的测试。

动脉硬化的诊断方法：勃起功能障碍与内皮功能异常

1999 年，来自新西兰的一个脂类科学家团队想搞清楚食用煎炸食品在短期内对动脉血管有什么影响。他们打算让实验对象食用薯条，然后测试这些人的血管能否正常调节血液流动（这种能力就是血管的内皮功能）。测试过程如下：将病人的手臂塞进血压袖带，然后通过挤压袖带切断血流，持续数分钟。通常情况下，袖带松开时，缺氧的动脉舒张更充分，方便血液回涌，就像你屏住呼吸一段时间之后能吸入更多空气一样。这种舒张反应取决于血管内皮细胞是否健康，健康的内皮细胞能够产生一氧化氮，支持动脉舒张。如果内皮细胞无法产生一氧化氮，或者它们产生的一氧化氮很快遭到破坏，人体循环系统就无法正常发挥作用。

男性性功能的强弱也取决于内皮功能是否健全，因为阴茎组织的膨胀明显需要动脉扩张。但人们不了解的是，如果一个人患有勃起功能障碍（ED），那么他很可能也存在内皮功能异常的问题，这意味着他的健康问题不只会在卧室里表现出来。专科中心可以对任何人进行内皮功能测试，这个简单的测试能让医生了解你的动脉的健康程度，以及动脉能否在你锻炼或从事其他活动时为你顺利输送血液。

新西兰的脂类科学家团队从一家售卖煎炸食品的餐馆拿到了重复使用一周、富含巨型反式脂肪酸的烹饪油，并用它炸了很多薯条。实验对象食用薯条后过了4个小时，研究人员让他们戴上血压袖带，测试他们的血管内皮功能。实验结果很明显。在吃薯条之前，实验对象的血管舒张功能正常，增大了7%；而吃完薯条之后，血管几乎没有舒张，仅增大了1%。[272]

你可能很好奇：血管舒张结果不一样，是不是因为用了重复使用一周的烹饪油？事实上，尽管政府通过立法敦促餐馆每周更换煎炸用油，但许多餐馆都未做到。一位餐馆老板告诉我，有一种新型煎炸用油可以重复使用两周甚至更长时间。[273] 因此，我们不得不面对这样的现实：不管你愿不愿意相信，我们在餐馆吃到的薯条就是用这种"高龄"烹饪油炸出来的。

这项测试说明，在人们吃了用植物油煎炸的食物之后，血管的工作状态会变差。你可能感觉昏昏欲睡，男性还可能面临短暂的勃起功能障碍。这些研究人员还指出，吃完快餐之后参加体育运动也会加重心脏负担。[274] 为什么呢？因为一旦巨型反式脂肪酸的自由基觉察到氧气水平较低，就会攻击动脉血管释放的一氧化氮。没有一氧化氮传输信号，你的肌肉自然无法获取所需氧气。肌肉越活跃，受到的影响越大；心肌常处于较为活跃的状态，所以成为首当其冲的受害对象。

患有勃起功能障碍的人往往伴有内皮细胞功能异常，无法产生正常数量的一氧化氮。"伟哥"（万艾可）之所以拥有神奇的功效，就是因为它可以通过增强阴茎动脉内皮细胞的功能，促使它们产生足够的一氧化氮。讨厌的煎炸用油可以暂时抑制内皮细胞产生一氧化氮的功能，所以你可以称它为"反伟哥"。但是，男孩们听好了：如果你们持续摄入用植物油煎炸的食物（特别是你同时摄入了太多的糖），你们的敏感部位的内皮细胞将会永久受损，到时候就连"伟哥"也救不了你。

新西兰科学家做的这项研究针对的是动脉健康的年轻人，但如果实验对象换成动脉老化或者已经受损的人，又会出现什么结果呢？自从知道这项研究之后，我就开始询问因患心脏病前来就诊的病人之前吃过什么食物。到目前为止，每个人都说他们吃了用植物油煎炸的食物。其中一个人吃了炸鱼排，接下来发生的事情告诉我们，用植物油煎炸可以把原本健康的食物变成害你被送去急救的罪魁祸首。当你去锻炼的时候，那种几乎窒息的感觉可能只是你身材变胖的标志，但它也可能意味着巨型反式脂肪酸已经损伤了你的动脉血管。

动脉血管受损的最佳测试方法

内皮功能测试能够反映动脉的健康状况，不过还有一种更简单的方法可以确定动脉血管是否遭到损坏。如果你长期食用植物油及高糖食物，那么你的动脉肯定已经受到了损害。当然，有些人想要证据。这就如同花钱，有些人很清楚自己入不敷出，但有些人需要看到银行账单才能明白自己身陷窘境。所以，如果你不愿接受内皮功能测试，但又想了解你的血管状况，你可以采用几种其他办法来达到这个目的。

一是让医生检测你的空腹血糖水平。如果数值高于89毫克/分升（4.94毫摩尔/升）[1]，你可能就是糖尿病前期患者了，你的细胞膜已经硬化，无法像正常细胞一样快速吸收葡萄糖。这往往会造成胰岛素抵抗，最终使你患上糖尿病。为什么细胞膜会变得如此僵硬呢？原因是自由基在巨型反式脂肪酸的教唆之下进行破坏，再加上营养的缺失和糖分的摄入。二是检测血压。血压的标准范围上限数值为120/80毫米汞柱，如果血压值超过130/80毫米汞柱（放松状态），就说明血管内皮功能异常。三是检测转氨酶。如果有巨型反式脂肪酸损害肝脏细胞，转氨酶水平会升高。四是进行胆固醇测试。选择了正确的测试方法后，还要对测试结果进行正确解读，这需要了解脂肪在你体内的循环方式，我把它称为"脂类循环"。

①　两种血糖浓度的计量单位可以相互转换，1毫摩尔/升（mmol/l）相当于18毫克/分升（mg/dl）。——编者注

脂类循环

脂类循环描述了脂肪被"打包"成脂肪颗粒的过程，这些颗粒通过血液循环在人体内游走，到达各个身体组织，然后被组织立即使用或储存起来。

身体需要控制和调节饮食中的每一种营养成分，例如对钙的调节涉及维生素D、维生素K_2、维生素A，以及雌激素、睾酮和骨化三醇等。为了保持正常的血糖水平，身体需要胰岛素、胰高血糖素、生长激素和瘦素等。为了保持钠平衡，身体需要醛固酮、肾素、血管紧张素等。同时，身体还需要调节氧气和二氧化碳浓度、温度、pH值（酸碱度）和水合状态等指标。然而，所有这些都只是冰山一角。人体是终极多重任务专家，而且为了保持协调运转，细胞也被设计成绝对的"控制狂"。

医生通过接受专业教育，了解身体的这些精准控制体系——它们控制身体细胞，使其协同工作，充分利用营养物质。但不知道为什么，大多数人居然不清楚我们的身体自带控制脂肪和胆固醇利用的内置系统。相反，我们受到误导，认为这是预防心脏病的最佳方式：清除血液中几乎所有的脂肪和胆固醇，极其严格地限制饮食或服用药物。

我更愿意深入了解人体控制脂肪和胆固醇去向的方法。因此，我根据目前能搜集到的证据建立了一个模型，用它展示人体如何像运送其他营养物质一样，通过血液把食物中的脂肪（这里指天然脂肪）安全地送达身体其他部位。我想劝说你避开那些有可能破坏身体营养控制能力的现代饮食，从而减少患动脉血管疾病的风险。

脂类循环的运行机理

如果你的饮食习惯和普通美国人一样，那么你的饮食中可能有大约

30%的热量来自脂肪。[275] 在食物被肠道内的消化酶分解之后，脂肪和大多数其他营养物质被肠道细胞吸收。在这里，脂肪和脂溶性营养物质随时准备加入血液循环。你可以随意食用任何种类的脂肪和胆固醇，但它们在进入动脉血管之前都必须裹上一层特殊的蛋白质。按照预期设计，这种特殊的蛋白质会让体内所有的脂肪悬浮在血液中，这就是膳食脂肪不会堵塞动脉的原因。这些包裹了蛋白质外层的脂肪颗粒被称为脂蛋白。

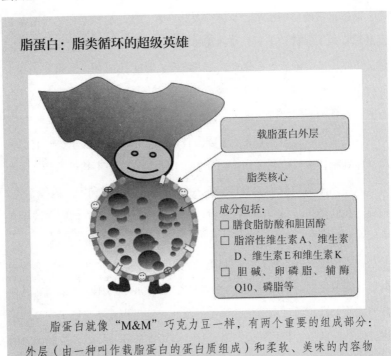

脂蛋白：脂类循环的超级英雄

载脂蛋白外层

脂类核心

成分包括：
☐ 膳食脂肪酸和胆固醇
☐ 脂溶性维生素A、维生素D、维生素E和维生素K
☐ 胆碱、卵磷脂、辅酶Q10、磷脂等

脂蛋白就像"M&M"巧克力豆一样，有两个重要的组成部分：外层（由一种叫作载脂蛋白的蛋白质组成）和柔软、美味的内容物（由脂肪组成，叫作脂类核心）。载脂蛋白有点儿像包裹上的地址标签，会引导脂蛋白将货物运送到急需补给的身体组织。

在显微镜下，脂蛋白的结构很像巧克力豆，糖果涂层可以防止巧克力沾在你的手上，而脂蛋白的蛋白质外层既能使脂蛋白在你体内循环，又能避免脂肪沾在动脉内壁上。当然，脂蛋白携带的不是巧克力。如果饮食健康，脂蛋白就会包含各种基本的营养成分——各种各样的好东西。

肠道细胞绝对不会随意把某种蛋白质存货涂到脂肪上，将其裹成小颗粒踢出去，顺便说句"祝你好运"。脂蛋白必须能让身体细胞准确识别，才能充当营养来源。因此，这种蛋白质涂层（载脂蛋白）可以起到商品条码的作用，用于描述脂肪颗粒的来源和内容物。

肠道加工的脂蛋白被称为乳糜微粒，含有部分胆固醇，但主要成分是甘油三酯、其他脂类营养成分（比如卵磷脂、胆碱、ω-3脂肪酸和ω-6脂肪酸、磷脂等）、数量不等的脂溶性维生素和抗氧化剂。其他参与脂类循环的组织也会产生不同类型的脂蛋白，但它们的结构都很相似：一层蛋白质包裹着一团脂肪。[276]和普通包裹投递服务一样，标识系统的准确性对整个运送及交付过程而言至关重要。如果"标签"遭到破坏，脂蛋白就无法顺利完成任务，整个系统会随即陷入瘫痪状态。

脂蛋白离开肠道细胞之后，会在血液中游走数小时，往复循环。它们顺着血管巡游时，会将"包裹"投递至急需脂肪的身体组织。

饥饿的组织发出指令，敦促内皮细胞舒张它们的细小血管，并把特殊的蛋白质置于表面。这些蛋白质就像小型钓鱼竿，目的是捕获漂浮的脂蛋白。一旦被捕获，脂蛋白微粒就会把一些"货物"卸载给内皮细胞；或者说，内皮细胞可能会打开一个直达细胞中心的通道状结构，允许脂蛋白随着血液穿过内皮细胞，直接进入饥饿的组织。

餐后数小时，随着脂蛋白退出血液循环、停止运送脂肪或萎缩（在循环过程中数量逐渐减少，密度逐渐增大），血液中的脂肪含量逐渐下降。最终，肝脏接收了数量少、密度大的残留物，并将其分类，取精华、去糟粕。不需要或者已遭损坏的脂肪通过肝脏的胆汁循环系统回到肠道，等待处理。

脂蛋白的好和坏

医生会告诉你，"LDL"和"HDL"分别代表两种脂蛋白，即低密度脂蛋白和高密度脂蛋白。每当讨论这样的话题时，你常会听说LDL是坏的，过多的LDL会损害你的动脉；而HDL是好的，能够清理你的动脉。但是，这样的描述不够准确。LDL、HDL和其他脂蛋白[乳糜微粒、VLDL（极低密度脂蛋白）和IDL（中密度脂蛋白）]一样，都在确保食物中的脂溶性养分得到正确分配的过程中起着重要作用。

脂类循环有几种可选的不同路线。脂肪可以通过肠道进入血液循环（比如脂蛋白乳糜微粒），也可以通过肝脏，甚至能以皮下脂肪的形式进入血液循环。实际上，脂肪参与血液循环的入口不止一个，就连大脑也会参与其中。脂肪离开血液循环的方式是：被运送至体内任何地方的饥饿细胞，或者通过肝脏的胆汁循环系统被排出体外。肝脏就像一个转运站，它把进入肝脏的脂蛋白按照好与坏的标准进行分类。收集到足够多的好脂肪后，肝脏会把它们包装成它的专属脂蛋白（VLDL），打上新的识别标签，再将它们重新送回血液中。这些微粒参与新一轮的血液循环，经历相同的步骤，投递零散货物或将货物原封不动地运送到终极目的地。那些运送零散货物的颗粒最终会体积变小，被肝脏回收并分解；它们包裹的脂肪要么被丢弃，要么被回收利用。

脂类循环的第一个场所是肠道，负责分配刚刚摄入的脂类；第二个场所是肝脏，负责分配肝脏产生的脂蛋白；第三个场所在"外围"，即身体的其余部分，负责分配由皮肤、大脑和其他器官产生的脂蛋白。这三个场所（肠道、肝脏和"外围"）都有各自"品牌"的脂蛋白及专属标签。

脂类循环滋养大脑

脂类循环是一个高效的系统，它可以让细胞便捷、有序地得到所需的脂类营养物质。

看看具体运作过程吧。比如，有个叫作弗雷德的大脑细胞需要更多的 ω-3 脂肪酸。没问题！就像乘客使用打车App召唤附近的司机一样，弗雷德想让巡游的脂蛋白停下来为它供应 ω-3 脂肪酸。弗雷德要达到目的，就必须在血液中释放一种叫作"载脂蛋白E"的蛋白质。很快，弗雷德释放的载脂蛋白E就会遇到富含脂肪的脂蛋白。它们相遇时，载脂蛋白E会将自己插到脂蛋白颗粒上（每个脂蛋白颗粒对应一个载脂蛋白E），并把脂蛋白指引到弗雷德那里，弗雷德只需要在大脑处耐心等待即可。

在前往弗雷德处的过程中，载脂蛋白E不需要为携带养分的脂蛋白提供特别的方向指引。因为载脂蛋白E就像所搭载的脂蛋白伸出的手柄，脂蛋白只需随着血液循环进入大脑，张开双臂（分子表面的载脂蛋白E接收器），等待营养的弗雷德就能在脂蛋白微粒经过时抓住它。

一旦大脑细胞弗雷德抓住载脂蛋白E，它就可以享用其搭载的脂蛋白中的所有 ω-3 脂肪酸及其他脂肪，然后把脂蛋白送回循环系统。

当然，其他大脑细胞（或其他部位的细胞）也可能会同时使用该系统"订购" ω-3 脂肪酸或其他脂类养分。打车App是一个先到先得的系统，如果你叫了某位司机，他就会为你提供专属服务；但脂质循环系统不同，其他细胞可以中途劫走弗雷德的载脂蛋白E。不过，身体是一个相互协调的整体，最终会有另一个搭载脂蛋白的载脂蛋白E来到弗雷德身边，为它提供所需的 ω-3 脂肪酸。

尽管这个系统的效率很高，但它也有致命的弱点。载脂蛋白E缺乏区分好脂肪和坏脂肪的能力。因此，如果人们摄入大量的巨型反式脂肪酸，它们也会变成脂蛋白，所以大脑细胞弗雷德得到的有可能是巨型反式脂肪酸，不管它喜不喜欢。

显然，这个精密又古老的体内脂类分配系统复杂得令人惊叹。我向你描述这个系统，并不意味着我完全了解它的运作模式。那些警告我们要把LDL水平降下来的药品制造商对此也不太了解，但他们已经在生产药物对其进行干预了！

脂类循环障碍导致动脉粥样硬化

如果一切运作正常，全身的循环都没有障碍，扩张能力十足的动脉就会看上去粉粉的，既漂亮又干净。但如果系统崩溃、循环中断，脂蛋白就无法离开血液循环，导致胆固醇水平上升。这些脂蛋白颗粒最终会破裂，碎片漂浮在血液中，继而损伤上皮细胞。这个过程不断重复，累积的脂类会使动脉具有黄色、不规则、块状的外观，呈现出明显的病态。这就是我们说的动脉粥样硬化。

动脉粥样硬化是指动脉壁变厚变硬的病症。当循环系统中有斑块形成时，医生就会做出这样的诊断。如果饮食扰乱了脂类循环，脂肪没有到达预期的地方，胆固醇指标就会上升。LDL水平可能上升，而HDL水平可能下降。这两者都不是良性征兆，因为它们预示着受损脂蛋白可能正在破坏血管。

关键在于，你真正面临的问题（也是胆固醇水平上升的真正原因）不是摄入了过多的胆固醇或饱和脂肪，而是你摄入的食物干扰了脂类循环。因此，预防和治愈心脏疾病的真正秘诀是避开那些会破坏脂类循环的食物。

哪些食物会破坏脂类循环呢？你猜对了，就是富含植物油和糖分的食物。这些食物破坏脂类循环的方式是，破坏脂蛋白表面非常脆弱的载脂蛋白——它们在脂蛋白巡游过程中起到指引方向的作用。让我们近距离观察一下。

常规脂类测试结果分析

衡量脂类循环健康状况的最佳选择是进行粒径检测。即使你无力负担该项检测，常规检测也能反映出很多问题。以下为常规检测结果的相关分析：

胆固醇水平包含四个不同的指标：总胆固醇、LDL、HDL和甘油三酯。其中，我最感兴趣的两个指标是甘油三酯和HDL水平。HDL水平过高的状况多见于45岁以上的男性和50岁以上的女性（我见到的有些患者的HDL水平高达108毫克/分升）。我认为理想的LDL水平应该低于HDL水平的三倍，再加上低于150毫克/分升的甘油三酯水平，就能反映脂肪分配系统、脂蛋白和饮食符合健康标准。只要LDL和HDL水平尚在可接受范围内，我就不担心偏高的总胆固醇水平。如果甘油三酯水平在150毫克/分升以上，或HDL水平低于40毫克/分升，你的脂蛋白循环就很有可能紊乱了。

不良饮食通过破坏载脂蛋白干扰脂类循环

载脂蛋白就是将球形脂蛋白包裹起来的蛋白质外层，相当于给脂蛋白打上了地址标签，确保脂蛋白携带的脂肪最终到达预期的身体部位。我认为预防和治愈心脏病的关键在于，认识到脂蛋白标签受损干扰了脂类循环，最终导致动脉粥样硬化。

为了更好地了解脂蛋白受损可能干扰脂类循环的机理，可以想象一下：有个 6 岁的小女孩，常乘坐飞机在她已离异的父亲和母亲的住所之间穿梭。当这个年幼的孩子单独旅行时，她的脖子上挂着身份标签，上面注明她的姓名、父母的地址及联系方式。如果父亲或母亲未到机场接她，机场工作人员就可以依据标签牌确认她的身份，知道她从哪里来、要到哪里去。但如果标签遭到损坏，信息难以辨认，孩子就会无家可归。

脂蛋白功能障碍导致动脉硬化

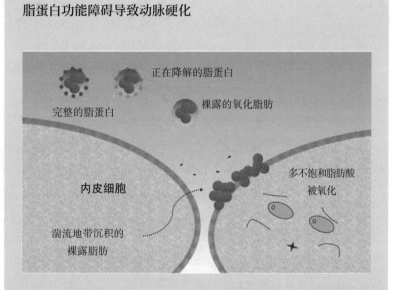

右边的内皮细胞很担心，因为脂蛋白降解产生的裸露的氧化脂肪会落到它身上，氧化其细胞膜上的多不饱和脂肪酸。多不饱和脂肪酸被氧化会破坏细胞的新陈代谢，甚至杀死细胞。如果大量内皮细胞受到影响，就会出现动脉粥样硬化的第一阶段的症状，即脂纹。

如果脂蛋白的标签遭到损毁，脂蛋白也会丢失。标签损毁的脂蛋白如同迷路的孩子无助地去拉每一位路人的袖口那样，会遭到细胞的漠视，因为细胞无法识别这些脂蛋白。它们漫无目的地游荡在血液中，并开始分解，最终附着在动脉内壁，引发健康问题。

损毁脂蛋白标签的元凶是谁呢？植物油似乎是罪魁祸首。自从1977年以来，脂类科学家一直在研究脂蛋白的亚油酸氧化问题。奥地利脂类科学家斯比泰勒博士引用了他和同行在20世纪80年代发表的文章，他写道："LDL受体无法识别受到氧化修饰的LDL。"[277] 那么LDL是如何被氧化修饰的呢？巨型反式脂肪酸产生的自由基会灼伤脂蛋白表层，使LDL受体无法正确识别LDL。人们摄入的富含巨型反式脂肪酸的植物油越多，他们的饮食结构越糟糕（抗氧化剂尤其是天然维生素E含量很少），LDL标签（LDL颗粒表面包裹的载脂蛋白，用于"身份识别"）就会被氧化得越快。[278, 279]

不良饮食导致LDL和甘油三酯水平升高

糖对LDL有什么影响呢？1990年开展的另一项实验对此进行了研究。这一次，标签没有脱落，而是变得"字迹模糊"、难以辨认，以至于饥饿的细胞根本无法识别。[280] 因此，这些裹了糖的LDL（糖化LDL）颗粒只能长时间留在血液循环中，这可以解释为什么有些糖尿病患者的LDL水平很高。如此多无法成功投递的LDL"包裹"漂浮在血液中，LDL水平不上升才怪呢！[281, 282] 如果LDL水平因为糖化作用升高，那又是一个问题。

摄入过多脂肪会导致LDL水平升高，出现这种情况该怎么办？

你可能会这么想："你劝我吃黄油啊！"但事实上，不管脂肪健康不健康，摄入过多都会使LDL升高。身体对饮食中的脂肪采取什么样的应对措施取决于多种因素，包括运动量、年龄、性别、激素（比如胰岛素、瘦素、甲状腺激素、皮质醇等），而不只是单纯的脂肪摄入过量。所以，你在进行测试之前很难预测LDL水平。

我不认为LDL有害，需要担心的是身体能否控制LDL中的脂肪和胆固醇去向，从而有效阻止脂蛋白及其内容物沉积在动脉内壁。然而，大多数医生会把LDL水平上升当作危险信号，认为病人需要改变饮食习惯或服用降胆固醇类药物，又或者需要同时做这两件事。如果医生认为你的饮食存在问题，而你却不认同，那么围绕LDL水平升高展开的谈话就会给你带来不必要的压力。我可以帮你提前预演这样的谈话，告诉你如何确认身体是否失去了对脂蛋白的控制。

大多数糖尿病前期患者和糖尿病患者都存在甘油三酯水平偏高的问题。甘油三酯水平偏高表明体内所有脂蛋白都存在严重问题。甘油三酯不是脂蛋白，而是脂蛋白的组成部分。LDL微粒和HDL微粒中都有甘油三酯，但绝大多数甘油三酯都保存在乳糜微粒（餐后肠道内产生的脂蛋白颗粒）和VLDL微粒中。VLDL微粒是肝脏利用循环脂肪制成的，这些圆乎乎的养分携带者要把"货物"运送给饥饿的细胞。但是，就像所有脂蛋白一样，它们无法独自完成工作。它们需要一种特殊的酶——我们可以把这种酶想象成码头工人——把这些脂肪酸捡起来，然后带入细胞。1990年开展的一项研究表明，糖会干扰这种酶的功能。[283] 因此，如果血糖水平过高，糖就会毁坏脂蛋白的外层，使它难以辨识；或者干脆把"标签"从脂蛋白颗粒上撕掉。即使这些颗粒成功进入细胞"码头"，糖也会阻止它们完成"货物"投递。阻止营养进入饥饿细胞的障碍如此之多，难怪糖尿病患者总是处于饥饿状态。

正如你看到的，有大量证据表明糖分可能搞乱、堵塞或者干扰脂类循环过程中脂肪和养分投递的完美流程。这会造成很多货物被误投递，对身体而言，就是货物的丢失。这个问题有多严重呢？这就要看丢的是什么东西了。如果货运公司只是把一车纸巾卸错了地方，有关部门不会出动应急分队；但如果他们搞丢的是几磅高纯度的铀，就会引起人们的恐慌。在人体内，脂蛋白可能携带的最危险的物品之一就是氧化性、促炎性的巨型反式脂肪酸。如果巨型反式脂肪酸在动脉血管中出现，身体就会调动应急分队。[284] 但糖尿病前期和糖尿病患者体内释放的有害脂肪太多（要么是一次释放的，要么是长期累积的），负责应急处理的"清洁人员"无法及时清除，动脉就会被自由基级联反应损伤，或者更形象地说，就是被"煎炸"。

不良饮食致使HDL水平下降

另一个损害脂蛋白标签的因素是糖，糖会通过一种叫作糖化的过程附着在物质表面。随着时间推移，糖化过程会使细胞膜硬化，产生糖尿病前期症状，并使血糖水平持续升高。当血糖水平高到一定程度时，糖就有机会破坏脂蛋白颗粒上的蛋白质标签。这便是问题症结所在。

1988年，法国里昂的研究人员发现，如果HDL颗粒的标签上挤满糖，标签就会自行脱落。[285] 这项研究在试管中进行，被剥蚀的HDL颗粒全部附着在试管内壁上。而在人体内，失去蛋白质外层的脂肪会暴露在血液中。这种状况的危害很大，下面我会解释原因。需要强调的是，糖尿病患者的常见症状之一就是HDL水平较低。我们可以把这种现象解释为糖尿病患者血液中过量的糖破坏了HDL的蛋白质外层，导致脂蛋白微粒无法参与血液循环。

为什么降低LDL水平无法预防心脏病?

相较LDL水平高达150毫克/分升（单位下同）的状况，把LDL水平降到平均值70以下，心脏病发病率的变化并不大。[286] 发病率的确下降了，但下降幅度非常小。比如，LDL水平为150时，心脏病发病率为20%；LDL水平下降到70时，心脏病发病率约为15%。但与此同时，患癌症[287]、传染病[288]、抑郁症[289]、焦虑症[290]、出血性脑卒中（脑出血）[291]甚至死亡（如果患有严重的肾病）[292]的风险大大增加。

制药公司发明了他汀类药物，可以降低胆固醇水平，引起了轰动。其实在此前的几十年里，医生们很少关注LDL。他们关注的主要是HDL，即所谓的好胆固醇，因为统计证据显示高HDL水平与低心脏病发病率之间存在相关性。[293] 如果把你的HDL水平提高到60，即使你的心脏病发病率曾经高达20%，也能将其降到2%以下。与此同时，你患上述众多疾病的风险也会降低。很划算的交易，不是吗？顺便说一下，如果你的HDL水平很低，只要你遵循本书第13章的"人类饮食法"，你肯定会在三个月内看到你的HDL水平直线上升。

通常情况下，心脏病专家无须了解你的LDL水平，就能用在线风险计算器（你也可以使用）确定你的心脏病发作概率。[294] 既然如此，我们为什么还要讨论LDL呢？你可能已经猜到答案了：没有提高HDL水平的药物，但有降低LDL的药物，比如他汀类药物（立普妥，辛伐他汀，可定，维多灵及同类药物）。如果你卖出这些药物中的任意一种，或者你可以用统计数据和营销手段让人们相信长寿的策略在于降低LDL水平，你就能把稻草变成黄金。

虽然由制药公司资助的研究人员一直在处心积虑地伪造证据，谴责与人类同生共死的LDL，但科学家中的"摇滚明星"斯比泰勒博士等脂类科学家已经开展了相关化学实验，对LDL和其他脂蛋白携带的"货物"进行了检测，从而使我们能更加深入地了解心脏病的发病机理。

打个比方，你可以把制药公司的研究人员当作调查人员。一场恐怖袭击炸毁了政府大楼，调查人员把所有的注意力都集中到了炸毁所有东西的卡车上：黄色卡车是爆炸物吗？是卡车的大小让它爆炸了吗？而斯比泰勒博士选择了一条截然不同的调查路径：如果我们考虑一下车辆运输的货物，情况会怎样？也许真正危险的不是车辆本身，而是其运送的货物。在这场恐怖袭击中，造成毁灭性后果的不是那辆卡车，而是装在车上的数百磅炸药！

斯比泰勒博士把研究重点放在植物油中最常见的多不饱和脂肪酸——亚油酸上，这是一种 ω-6 脂肪酸。[295] 他之所以对亚油酸产生兴趣，是因为作为一位脂类科学家，他很了解亚油酸的强氧化性及破坏性。他的研究结果表明，血液中的LDL总量实际上无关紧要。对人们的健康来讲，尤其是就心脏病的发作风险而言，最重要的是LDL中含有多少被氧化了的亚油酸。

对此，我深表赞同。多年来，我发现食用植物油煎炸食品的群体LDL水平往往很低，尤其是有人还在服用他汀类药物，但仍然会有一次或多次心脏病发作的经历。我还了解到，表明氧化亚油酸存在的迹象就是HDL水平较低但颗粒度较高。

最佳胆固醇测试：LDL颗粒大小很关键

如果LDL水平很高，比如达到160毫克/分升，这可能有问题，也可能没问题。同样地，如果LDL水平很低，比如仅为70毫克/分升，这可能表示代谢状况良好，也有可能表示代谢状况不佳。比这些数据更重要的是LDL微粒的大小，因为这是评估LDL微粒功能的最佳指标。LDL微粒越大越健康，为什么呢？原因很简单，健康的LDL微粒运送脂肪的效率较高。它们进入血液完成一份或两份投递工作（这会使得它们体积变小）后，肝脏很容易发现它们的体积已经变小，就会及时地把它们从血液循环中拉出来，并为其补充更多的胆固醇和脂类。

但如果脂蛋白的蛋白质外层（显示识别脂蛋白和装载货物的重要信息）遭到氧化损毁，肝脏就无法识别哪些脂蛋白已被消耗（脂类科学家称之为"残余颗粒"），那么会出现什么状况呢？这些不受欢迎的"孤儿"将不得不在血液中游荡，寻找栖身之所；最后，同样的氧化过程会彻底毁掉它们的外层，迫使它们在血液循环中沉淀下来，附着在动脉壁的脆弱表面上。常规的胆固醇检测无法统计这些微粒的数量，它们任性地漂浮在血液中，注定会对血管造成伤害。但是，一次粒径测试可以做到这一点！

饮食与心脏病的关系很简单。糖和植物油联合起来破坏脂蛋白，氧化反应和糖化反应联合出击，致使脂蛋白表面脆弱的"导航设备"——载脂蛋白"生锈"、糖化，以此阻止各种脂蛋白微粒到达预定地点。最终，像受损的人造卫星脱轨一样，被阻碍的脂蛋白会在动脉内壁迫降并附着在其表面上。

重新认识血栓：问题在于斑块的不稳定

一个脂蛋白颗粒在动脉内壁上着陆，并不会引发心脏病或脑卒中。但如果饮食中含有大量植物油，沉积在动脉内壁的脂蛋白颗粒就会多如牛毛，像大量垃圾一样，污染循环系统的每条大街小巷。

由巨型反式脂肪酸造成的破坏绝对不像大街上"随风起舞"的垃圾那样轻描淡写。在分子层面，它更像《星球大战》中黑武士的邪恶力量，用白色炽热的自由基扫射尤达的母星表面。大片的细胞膜被烤焦，"僵尸"脂肪肆意横行，自由基在细胞表面不断繁殖，所到之处的一切皆被损毁，不管是离子通道、糖转运蛋白，还是激素受体。细胞相关功能的丧失最终摧毁了细胞。这就是自由基"煎炸"动脉的过程。

这些年来，人们的动脉损伤如此严重，以至于在心脏直视手术中，肉眼可见这样的损伤，它们看起来很像炸过的鸡皮。受损部位也像炸鸡皮一样脆弱，比未受损部位更容易破裂。自由基级联反应削弱了底层的胶原蛋白支架，把分子融合在一起，将动脉壁聚合成一种酥脆的蛋白质"塑料"，这样的动脉很容易破裂出血。[296] 如果血液直接接触胶原蛋白，就会凝结并堵塞动脉。这就是心脏病或脑卒中的发病机理。所以切断血液流动的是血凝块，而不是脂肪。这就是为什么急诊室的医生会用溶栓药治疗心脏病和脑卒中，而不是降脂药。

斑块与这些有什么关系呢？想象一下，你的动脉受到了巨型反式脂肪酸和糖的持续攻击。虽然整个血管网络都遭到了破坏，但有些部位的损伤更加严重，随时都有破裂的危险。你的身体试图借助大量蛋白质、钙和胆固醇修补这些严重受损的部位，因而形成了斑块。大部分斑块都没什么问题，在你的余生中会与动脉融为一体。这些坚固的钙化斑块被称为"稳定斑块"。

因动脉阻塞而切断心脏供血的场景想起来很可怕，但在现实生活中这几乎不可能成为心脏病或脑卒中的发病原因。事实上，如果身体为修复受损动脉而形成的斑块是完美的永久性修复，它们就几乎不会构成威胁。为了应对动脉狭窄，身体还可以在其他部位长出更多的动脉，医生把这种现象称为侧支循环。随着年龄增长，重新布局的动脉循环会一直运行下去。在这个新方案的支持之下，只要得到充足、持续的血液供应，心肌和其他组织就可以保持健康状态。

稳定的斑块只会在一种状况下出现问题：持续的炎症破坏了斑块的稳定性，以至于斑块内部形成随时可能破裂的小斑块。这些稳定性遭到削弱的不稳定斑块，可能形成于动脉的任何部位，相较稳定斑块，它们又薄又软，心脏病专家叫它们"黄油斑块"。这些不稳定斑块无论面积是大还是小，都很危险，因为它们随时有可能爆裂、充血、凝块。

斑块有可能凝结得很厚，致使部分动脉血管变得非常狭窄，这种情况在血管造影片上清晰可见。心脏病专家通常会指着造影片上的狭窄部位，告诉你这是一枚"定时炸弹"，并安排你做心脏搭桥手术或安放支架。其实，那个厚厚的斑块并不是真正的问题。如果你的斑块很厚、很稳定，并能在血管造影片上看到，那么可以确定的是你的血管网络已经遭到全面破坏，但就连医生也无法确定哪部分容易产生血栓。如果说我有方法让人们不再听到"你需要做手术来挽救你的生命"这样的医嘱，那就是"立即远离植物油和糖"。但如果你不愿意这样做，那我只好打开你的胸腔，用你身体其他部位的干净血管替换掉你受损的动脉。

快餐导致先天畸形

食用植物油损害的不只是动脉血管，具有破坏性的自由基还有可能

影响几乎所有的细胞功能，引发你知道的几乎任何疾病。[297, 298]

就我们的生命周期而言，当我们在母体子宫内发育时，这种干扰最为致命。2006 年，研究人员测试了先天性脊柱裂和心脏缺陷患儿母亲的血样，发现了氧化应激的相关证据，[299, 300] 这正是大量食用植物油的人会出现的情况。

2007 年，一篇发表在《基因到细胞》期刊上的文章揭示了氧化应激如何破坏激素分泌、干扰激素响应，这表明在怀孕期间食用植物油的女性会增加孩子发育畸形及患病的风险。[301] 所以，已经怀孕或计划怀孕的女性，请扔掉厨房里的植物油和含有植物油的食物，并让它们在你们的生活中彻底消失。

心脏病或脑卒中发作示意图

这里用图片展示了心脏病或脑卒中发作的过程，始于降解的脂蛋白从血液循环中退出，附着在血管内壁上，在那里它们吸引了负责清洁工作的白细胞团队。但有时在清洁过程中，氧气会引发大规模的自由基反应，致使深层的胶原蛋白暴露在流动的血液中。胶原蛋白只要接触到血液，就会形成血栓。如果血栓很大，干扰了动脉血流，就可能引发心脏病、脑卒中或静脉血栓（腿部的血凝块）。

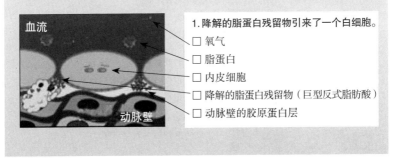

血流

动脉壁

1.降解的脂蛋白残留物引来了一个白细胞。
□ 氧气
□ 脂蛋白
□ 内皮细胞
□ 降解的脂蛋白残留物（巨型反式脂肪酸）
□ 动脉壁的胶原蛋白层

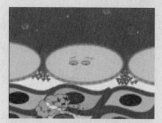

2.巨型反式脂肪酸杀死白细胞。

白细胞通过吞噬包括巨型反式脂肪酸在内的脂蛋白碎屑来完成它的工作。这项艰巨的工作把白细胞累垮了，促炎酶趁机从白细胞内溜出来，进入支撑动脉壁的组织，使其防卫能力变弱。

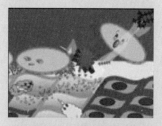

3.炎症引来更多的白细胞。

死亡的白细胞会释放促炎性趋化因子，这种化学信号可以从周围的组织中召唤白细胞。与此同时，溜出来的促炎酶继续吞噬胶原蛋白，在动脉壁上形成一个柔软的区域，即不稳定斑块。

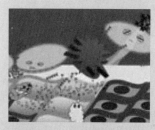

4.氧气与巨型反式脂肪酸发生剧烈反应。

氧分子与处于相同自旋态的巨型反式脂肪酸分子相遇、反应并引发爆炸，致使内皮细胞移位，深层的胶原蛋白层暴露出来。细束的胶原蛋白丝在血液中摇摆，引来了血小板。移位的内皮细胞知道前方还有更多的麻烦。

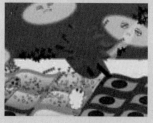

5.自由基反应持续进行。

剧烈反应之后，自由基级联反应产生了越来越多的巨型反式脂肪酸，其中有许多与血流中大量存在的普通氧分子自旋态相匹配。随着反应强度增加，胶原蛋白层进一步受损。

6.与时间赛跑。

炎症促使周围聚集的白细胞释放出破坏胶原蛋白的酶。现在，血小板必须赶在这些酶之前附着在胶原蛋白层上，否则动脉遇到压力就会破裂。

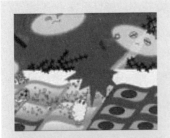

7.最坏的结果。

一旦裂口形成，周围的白细胞产生的促炎性混合物就会暴露在动脉血流中，形成一个巨大的血凝块。如果这发生在脑动脉中，其结果就是脑卒中；如果这发生在心动脉，心脏病就会发作。让我们祈祷血小板赶快堵住这个裂口吧。

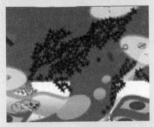

8.引爆点。

今天对这个人的血管来说可不是一个好日子。如图所示，不稳定斑块已经破裂并进入血液，促炎性混合物很快就会形成一个巨大的血凝块。

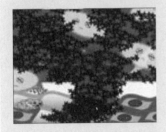

9.致命吗？

没有任何一项医学检查能够检测出动脉中是否含有可能导致血栓形成的不稳定斑块。常规的血管造影术只能显示出源于厚重、稳定斑块的血管狭窄情况，而稳定斑块经过钙、蛋白质和胆固醇的基质硬化，不太容易破裂。

在你身上进行的基因实验

你可能已经注意到，多年来判断人们是否存在心脏病发作高风险的各种临界值一降再降。多年前，如果总胆固醇水平在300毫克/分升以下，医生会说没问题。很快，这个数值就降到了200。现在人们也开始关注他们的LDL，其"安全"数值从200降到160、130、100，直到现在的80。但目前，平均LDL水平仍然是老样子，大约为120~130毫克/

分升。[302] 2013年美国对胆固醇相关疾病治疗指南的修订引发了很大争议，因为它意味着美国 40~75 岁的人口中，将近一半人被打上了"高风险"的标签。[303] 制药公司因此大发横财。哈佛大学的约翰·艾布拉姆森博士和《新英格兰医学杂志》前编辑杰罗姆·卡西勒博士认为，美国医疗专家们坚持认为把安全数值降到如此低的水平并没有潜在的危害，这可能源于经济上的利益冲突。[304, 305]

适当的胆固醇水平应该是多少呢？我认为 LDL 水平低于 HDL 的 3 倍较为理想。如果 LDL 水平偏高，你可能处在糖尿病前期，而且你的脂肪可能覆盖着你的动脉内壁。注意，真正重要的数字是空腹血糖水平，下一章中我们将了解更多。

对抗胆固醇的战争并非没有伤亡。胆固醇水平极低的女性早产率是胆固醇水平较高的女性的 5 倍。[306] 即使足月，低胆固醇水平的女性生出小头低体重儿的概率也比较高。记住，表观遗传特征的改变可能代代相传。因此，如果这些小头女婴长大成人并沿袭低胆固醇饮食习惯，那么大家都能猜出她长大后生下的孩子会是什么样子。

我们需要担心的不只是婴儿的大脑发育问题。在下一章中，你会看到越来越多的证据，足以证实大脑易于受到植物油的破坏性影响，因为大脑本来就是一个充满脂肪的器官。

第 8 章

大脑杀手

植物油：大脑的死敌

□ 植物油使用 7 种不同的策略攻击大脑的 7 个不同的薄弱部位。

□ 这 7 种策略可能导致孤独症和其他儿童期神经系统病变。

□ 植物油导致大脑易受糖造成的伤害。

□ 远离植物油能使各种脑部病变症状得到改善，包括孤独症和阿尔茨海默病。

□ 应该食用一些特殊的健脑食品。

如今，我们看到超重的人，往往会本能地得出这样的结论：他们的体重超标与饮食脱不开干系。但很显然，体型偏胖只是不均衡饮食的众多后果之一，因为只要人们使饮食结构趋于合理并恢复正常体重，许多代谢紊乱问题就会消失。我希望你读完这一章后，当看到抑郁症患者、阿尔茨海默病患者，甚至遇见存在学习障碍的孩子时，也会考虑到饮食因素——它既是病因，也是治疗方法。如果你关心脑部健康，我衷心地希望你能理解为什么我们要绝对远离一种无处不在却很容易被忽略的食物，我说的当然是植物油。

在上一章，我们了解了人体摄入的植物油会把普通脂肪酸转化成"原子龙卷风"，撕裂细胞结构，使之变为分子残骸。我们也了解到，脂类科学家们几十年来一直在发表关于这个主题的论文，他们试图警示我们：植物油含量较高的饮食会引发危险的氧化应激反应，导致心脏病并加速人体衰老，但人们往往对此缺乏足够的认识。植物油最可怕的地方在于，它也破坏对氧化应激最敏感的器官——大脑。毫不夸张地讲，植物油擅长攻击家族谱系中的基因遗产，剥夺孩子健康生长的权利，抹去来自父母和祖父母的基因记忆。

毫无疑问，植物油是我们大量摄入的最不天然的食品。遗传修饰生物体（GMO）通常是植物油生产的起点，自此一切都走上了下坡路。由于植物油具有抑制生命的本能，它可以作为保鲜剂，让奶油夹心饼存放几年不变质。和任何食物成分相比，植物油都是垃圾食品中的"垃圾"。我在考艾岛的一个病人告诉我，夏威夷牛仔过去曾用棉籽油来处理制作马鞍的皮革。那么他们吃不吃棉籽油呢？他的回答是："哦，不，那太不可思议了！"看看，他们不吃，你当然也不应该吃。

破坏性最大的大脑杀手

作为最厉害的破坏大脑的毒素，植物油通过影响以下系统的功能，直接或间接地导致大脑功能紊乱：

1. 肠道。肠道的炎症反应会通过微生物组、免疫系统和肠漏症的方式影响大脑健康。

2. 脂蛋白。脂蛋白就像"特洛伊木马"一样，会将毒素传播到大脑和其他器官。

3. 动脉。植物油干扰了流经大脑的正常血液循环。

4. 白细胞。植物油诱使免疫系统倒戈相向，引发消化系统疾病和感染性疾病，导致神经退化。

5. 神经细胞结构。植物油会导致细胞内氧化反应过度，造成细胞内垃圾堆积。如果这种状况影响到我们的白质，我们就会失去行动能力；如果它影响到我们的灰质，我们就会失去自我，切断与外界的一切联系。

6. 基因复制。植物油通过对DNA的直接诱变效应损害大脑发育，改变表观遗传。

如果你读过《谷物大脑》、《谷物杀手》（*Cereal Killer*）、《糖碾压》（*Sugar Crush*）、《甜蜜的毒药》（*Sweet Poison*）、《糖果布鲁斯》（*Sugar Blues*）、《杂食者的诅咒》（*Fat Chance*）、《糖果王国》（*Sugar Nation*）、《惊人的淀粉减重法》（*The Starch Solution*）之类的优秀书籍，那么你肯定知道它们介绍了食糖过度与不良健康状况，尤其是与心理健康状况之间的联系。你也一定很清楚，任何形式的糖都有毒性。但果糖、葡萄糖、蔗糖、淀粉等糖类家族成员只有一种武器，就是糖化反应。而植物油损害人体的策略很多，它就像作战经验丰富的将军，不仅了解你的每一个弱点，还能利用你的弱点，抓住机会进入你的大脑，摧毁你的认知能力。这些策略分别是：攻击肠道，解除防御，开展反间谍活动，切断供应，火攻，炸毁道路，盗用身份。

策略 1：攻击肠道

　　植物油对大脑发起攻击之前，常会先攻击肠道。于是，越来越多的研究人员开始探究肠道和大脑功能之间的联系。肠道炎症会引发胃灼热，但这种症状只是肠道炎症的冰山一角；它应该被视作一种危险的信号，用于警示我们摄入了有害的食物。不幸的是，许多人都做出了错误的判断，他们把胃灼热归咎于食物中添加的香料，而完全忽略了这种症状的警示意味。另一些人则用治疗胃灼热的药物和抗酸药来镇压胃里的"火焰"，但这些都无法阻止巨型反式脂肪酸对肠道的破坏。正如你接下来将看到的那样，随着这些有害脂肪从胃部跑出来，一路祸害到消化系统下游，你的肠道菌群已经发生了翻天覆地的变化。

植物油是如何引发胃灼热的

　　植物油通过肠道进入人体。你吃下去的每一口食物都会首先抵达你的胃部，胃会分泌胃酸，并通过蠕动作用将其渗透到食物中。胃的蠕动作用有助于分解食物，以及推动食物通过消化道。胃酸通过激活消化酶和杀死病原菌，帮助消化食物，最终使我们从饮食中获取尽可能多的营养。但如果植物油介入，胃酸就会和食物中其他有益的化合物相互作用，引发氧化反应，形成巨型反式脂肪酸，损伤胃壁。

　　2001 年，两位以色列脂类科学家意识到多不饱和脂肪酸易与肉类中的高浓度铁元素发生化学反应，他们想检测胃酸能否加速或延缓氧化反应。在一项名为"胃部生物反应器"的研究中，[307] 他们把火鸡肉和大豆油混合在一起。大豆油是世界范围内最常用的植物油，含有各种不同的脂肪酸。他们的研究结果令人不安：与人类胃酸相似的酸度加速了大豆油与火鸡肉中铁元素的化学反应，使大豆油中的亚油酸迅速转化为有害的巨型反式脂肪酸（脂质过氧化反应的产物）。另一组科学家的研究成果发表在《沙特胃肠病学杂志》上，他们比较了各种脂肪对压力过大的肠道产生的影响。他们选择小鼠作为实验对象，先降低其胃部血流量，模拟情绪压力对肠道的影响；然后给一半小鼠喂食橄榄油的主要成分油酸，给另一半小鼠喂食亚油酸——斯比泰勒博士研究过的植物油成分。结果被喂食亚油酸的小鼠发生了身体病变，而被喂食油酸的小鼠则没有。[308]

第三组脂类科学家对抗氧化剂维生素 C 的作用进行了评估。[309] 他们知道抗氧化剂有时会产生相反的效果，因为它们周围的化学物质有可能把它们变成促氧化剂。他们利用胃模型测试了各种浓度的维生素 C 如何影响铁元素和亚油酸之间的化学反应。令人惊讶的是，他们发现相较不添加维生素 C 的情况，在混合物中添加少量的维生素 C 就会增强铁与亚油酸的化学反应，产生更多的巨型反式脂肪酸。但是，相较不添加维生素 C，添加大量的维生素 C 则会降低化学反应速度，减少巨型反式脂肪酸的产生，这可能与你预想的状况更加接近。上述三篇文章表明，用植物油烹炸含铁食物可能是引起胃肠炎症的重要原因之一，这些炎症包括胃灼热、胃炎（胃黏膜炎症）和胃溃疡等。如果再把其他变量考虑在内，比如维生素 C 的浓度或者情绪压力等，这对胃部来讲就无异于火上浇油。

植物油对胃黏膜的刺激性促炎作用只是个开端；人体还有 28 英尺长的消化道，大量证据表明植物油可能刺激肠道的每个角落，导致其发炎。例如，2009 年发表在《消化道》期刊上的一篇文章表明，亚油酸摄入与一种严重的结肠疾病——溃疡性结肠炎之间存在紧密联系。溃疡性结肠炎影响了将近 100 万美国人，致使病人频繁发生血性腹泻。人们经常将它与阑尾炎混淆，对有些不幸的病人来说，唯一有效的治疗方法就是摘除结肠。这项研究的作者指出，只要减少摄入亚油酸，就能使结肠炎病患立即减少 30%，让人们免受这种损害形象的病痛折磨。[310]

大多数鱼油补充剂含有巨型反式脂肪酸

你可能听说过海洋生物的油脂是一种重要的ω-3脂肪酸来源，而ω-3脂肪酸可以保护心脏、强健大脑。这是真的。但遗憾的是，既想从生物活体中提取长链ω-3脂肪酸，又想保持分子结构的完整性，就像试图把闪电装在瓶子里一样困难。ω-3脂肪酸比ω-6脂肪酸更容易发生氧化反应，因为在脂肪酸长度一定的情况下，ω-3脂肪酸有一个额外的双键。[311]这种极端的易氧化性对油品处理过程的温和性有要求，比如必须采用冷压法，不能精炼也不能加工。即便这样，也只能保存30天。你还是考虑把钱省下来买海鲜吧，因为一组新西兰脂类科学家调查了海洋生物油脂制品的安全性后得出如下结论："即使油品避光保存在温度仅为4摄氏度的地方，也有可能在一个月内发生氧化。所以，你花钱购买的补品有可能会因为保存不当而变成对人体健康有害的氧化油脂。"[312]

我的结论是：我们可以从真正的食物中获取ω-3脂肪酸，比如寿司、牡蛎、草饲黄油、生坚果（尤其是核桃）和各种植物种子，以及蔬菜。顺便说一句，另一组研究人员发现鱼油会和胃酸发生反应，形成三种毒性很强的遗传毒性化合物和细胞毒性化合物：4-羟基壬烯醛、4-羟基己烯醛和丙二醛。[313]难怪在我的患者中，至少有一半人告诉我鱼油补充剂让他们消化不良！

如果你有胃灼热、胃炎或其他消化道不适症状，迫切地想要治愈，最简单的办法之一就是远离植物油。我并不是说植物油是这些症状的唯一成因，但远离植物油无疑是减少消化道不适症状的第一步，无论有没有其他因素牵涉其中都是如此。在几十年的临床实践中，我发现植物油的摄入以及随之而来的由巨型反式脂肪酸引发的炎症，使人们更易产生食物过敏和自身免疫反应。如果你正在考虑减少谷蛋白、奶制品或其他常见食物的摄入量，但还在食用植物油，我建议你首先考虑摒弃植物油。相较杜绝摄入那些受到污染的常见有毒食品，或者避免常用药物可能存在的副作用，远离植物油更容易做到，这也是消除肠道寄生虫和其他感染的重要步骤。

植物油引起的胃炎具有非常严重的"下游效应"。持续的胃部发炎可能导致胃炎、胃溃疡甚至胃癌。炎症也会降低胃部分泌胃酸的能力，限制有益菌群的繁殖能力，使它们的数量无法达到肠道的要求。肠道益生菌的缺乏可能会导致细菌性腹泻（比如沙门菌、志贺菌、艰难梭状芽孢杆菌引起的腹泻）、血源性感染，甚至是感染性休克（特别是幼儿或老年人）。胃酸分泌不足也会干扰维生素（包括抵御血液中植物油危害的抗氧化剂）的吸收，阻止消化酶正常发挥功能，因为许多酶需要由酸激活。这不仅会导致营养不良，还会造成消化道细菌生长过度和下消化道炎症，使人们出现腹胀、便秘、腹泻等症状或对某些食物不耐受的问题。所有这些都表明小肠或大肠的某个部位有炎症，甚至都有。肠道对免疫系统的整体功能发挥起着至关重要的作用，并为肠道微生物提供住所，微生物对人的整体健康也有很大贡献。因此频繁的胃灼热是一种危险信号，表明身体的某些系统存在大面积损伤。

严重的胃灼热让你苦不堪言，因为会很疼。它会影响你的睡眠，而且吃每顿饭都像在玩俄罗斯轮盘赌。但更令人担忧的是，最近有证据表明，胃灼热和精神功能低下之间存在联系。2016 年发表在《美国医学会杂志·神经病学》上的一份研究报告称，那些通过服用抗酸剂来控制消化道症状的老年男性，患痴呆的风险增加了 78%。作者认为这些认知问题可能是药物造成的，我认为这种解释不太可信。胃灼热只是冰山一角，表明人体和植物油的促氧化作用之间长期存在的冲突引发了全身性炎症。[314]

有几本很有影响力且实至名归的书指出，微生物组的健康是大脑健康的必要前提之一。[315] 反之，微生物组如果不健康，就会破坏肠道内壁，导致肠漏，以直接损伤情绪、认知和记忆能力的方式干扰营养吸收功能和免疫功能。这些流传甚广的书籍给大众带来了大量宝贵信息，使人们了解到健康饮食有助于优化微生物组。

有关疾病的饮食因素，最热门的话题之一就是谷物。最近，许多医生和研究人员发现谷蛋白和精神疾病之间存在联系。他们这样做，至少是注意到了饮食与健康之间的重要联系。虽然我相信限制精制谷物的摄入益处多多，比如减少那些让血糖升高的"空热量食物"的摄入，但我还是不太相信谷蛋白本身会对我们的肠道益生菌有害。我一直怀疑植物油可能会对我们的微生物朋友产生直接伤害，因为自打人们把含有植物油的食物吃到嘴里的那一刻起，它就产生了不断累积的促炎效应（这一效应已得到证实）。近10年，我遇到了很多能够证实这种效应的间接证据，但从未找到直接的证据来证实氧化脂肪可能会彻底打破肠道菌群的平衡（氧化脂肪正是植物油如此不健康的根源所在）。直到我无意中看到了一篇文章，题为《在不引起肥胖的情况下肥胖型肠道菌群诱发神经行为改变》，我深入挖掘了文章作者研究过的饮食模式，才确认氧化脂肪可以改变肠道菌群的平衡。[316]

我发现，研究人员给小鼠喂食氧化、受损的脂肪之后，彻底改变了小鼠的肠道菌群，进而严重影响了它们的情绪状态。

肠道中的植物油是如何干扰肠道菌群的？

面对诸多与肥胖相关的问题，令患者们最苦恼的问题是：他们因为外表而自卑、绝望、沮丧，以至于没有足够的动力改掉一些很难改变的习惯。自2003年以来，研究人员发现有越来越多的证据表明，肥胖者的大脑功能和体重正常的人截然不同："研究表明，与体重正常的人相比，肥胖者在学习、记忆和执行能力等方面存在明显缺陷。"[317] 执行能力的发挥需要把复杂的任务分解成多个单一任务，并对此进行提前规划。执行能力的缺乏与焦虑、抑郁相关，这应该不足为奇。毕竟，如果你不擅长制订计划，却又被赶鸭子上架，不管是为了工作或婚礼，还是去超市购物以完成未来一周的物资储备，你都会感到压力倍增，一旦失败也会更加沮丧。如果这一切听起来跟你或你的熟人的经历相似，那么你可以松一口气了，因为科学家已经证实这种性格特征并不像你想象的那么个人化，它们可能是肠道菌群不平衡的并发症。研究表明，微生物组的健康直接影响着人们积极看待环境和自己的能力。换言之，你在镜子里看到的自己至少有一部分是由生活在你体内的微生物来调节的。[318-322]

这是一个令人信服的观点，而且它不只是理论。许多研究都证实了这种说法，其中有一项研究的具体过程如下：使用大剂量抗生素消灭两组实验小鼠的肠道菌群，然后从肥胖小鼠和正常体重小鼠的体内分离出肠道菌群，分别接种到两组实验小鼠的体内。两周后对两组实验小鼠进行一系列测试，评估它们的记忆能力和焦虑状态。接种了肥胖型肠道菌群的那组小鼠"在探索、认知和行为习惯方面受到了显著的选择性干扰"。它们不断地掩埋弹珠（一种焦虑程度的衡量方式），几乎不花时间去探索开放空间；听到新奇的声音时，它们不会停下手头的事情凝神去听；它们也没有通过其他的记忆能力和学习能力测试。而接种了正常体重型肠道菌群的那组小鼠，毫无障碍地通过了所有测试。这些差异虽然很微妙，但很重要，而且没有受到小鼠体重持续增加的影响。[323]

那么，这是否意味着体重超标的人可以用粪便移植疗法减肥呢？先用抗生素清空肠道，再通过鼻饲管将从苗条的人身上提取的细菌浆液注入肥胖者体内。科学家要想推行这种激进且有潜在风险的疗法，肯定需要数年或数十年的时间。但是，可能还有一种更简单、更安全的方法来达到改良肠道菌群的目的：从此不吃植物油。

那项有关小鼠焦虑感的研究把肥胖小鼠作为微生物组的捐赠者，最终让实验组小鼠变得极其焦虑。我想知道，是什么因素让肥胖小鼠变得如此肥胖，是饮食还是遗传因素？事实证明，肥胖小鼠之所以肥胖，并不是因为遗传，而是因为饮食。[324] 那么是什么样的饮食呢？这是一个非常重要的问题，因为我们知道正是这些饮食喂养的微生物导致实验组小鼠焦虑不已，并且降低了它们的学习能力。肥胖组和正常组的饮食几乎是相同的，只有一样例外：氧化脂肪（巨型反式脂肪酸）的数量不同。氧化脂肪来自与含有铁、铜和抗坏血酸盐的颗粒状食物一起存放了好几个月的葵花籽油和猪油，铁、铜和抗坏血酸盐已被确认可以加速多不饱和脂肪酸和单不饱和脂肪酸的氧化过程。[325] 这项研究同样适用于你，尽管你不吃陈旧、腐臭、经过数月储存后已被氧化的鼠粮，但在某种程度上，你的饮食与小鼠无异，因为典型的美式高植物油饮食中含有类似的氧化脂肪混合物。记住，这些化合物不仅会把平静快乐的小鼠变成焦虑不安的家伙，还能导致它们变胖。其他毒素也会以类似的消极方式影响微生物组，比如感染、化疗或接触放射性物质。

顺便说一下，了解这项研究的食物来源很困难。但是，对一位有责任感的科学家来讲，完成这样的研究需要有钻研精神。只有这样，才能从一项不太完备的研究中挖掘出真正有用的结论。如果你仔细看，那么你会发现真正的结论：老鼠吃到的不仅是高脂食物，还是高毒性食物。

多亏有这样的研究，才让那些从未想过饮食可能会影响精神健康的人，最终意识到了两者之间令人惊讶的潜在联系。

策略二：解除防御

植物油攻击大脑的第二种策略是解除它的抗氧化防御系统。在人体的所有器官中，大脑最需要源源不断的新鲜抗氧化剂来抵御氧化应激。但是，植物油可能会耗尽大脑的抗氧化剂，也会破坏最重要的大脑防御机制，让脆弱的神经细胞受到自由基反应的破坏和潜在炎症的威胁。

植物油如何利用大脑的生理机能攻击大脑

你已经了解了抗氧化剂对人体健康的重要性，但要理解它对维护大脑健康的重要作用，你需要先了解这个知识点：大脑的特殊结构和功能使它很容易受到氧化损伤，因而大脑非常依赖抗氧化剂的保护。

大脑的运行需要电能，"电网"的持续运行需要源源不断的燃料供应。虽然大脑只占身体总重量的2%，但即使人们安安静静地坐着休息，大脑每分钟也要消耗身体总热量的20%。像其他所有细胞一样，脑细胞是通过在线粒体这个"小房间"里氧化（燃烧）多种燃料产生能量的。

细胞生理学家最近发现，我们的线粒体这种发生反应的房间有一个讨厌的习惯，它会把爆炸性物质泄漏到周围的细胞质中。[326] 这种爆炸性物质是一种活性氧分子，叫作"超氧阴离子"，它在线粒体电子传递链进行电子传递时从线粒体膜间隙逃逸。就像从炽热的壁炉中飞溅出来的火花一样，超氧阴离子是线粒体能量生产过程中的不可避免的副产品。跟外部世界一样，体内能量的生产似乎总伴随着某种危险性废物的产生。

由于构造的特殊性，超氧阴离子在脑细胞中的泄漏会产生非常糟糕的后果。极长链多不饱和脂肪酸占大脑净重的30%，它是生物世界中最易燃烧的物质之一。DHA和AA（二十二碳六烯酸和花生四烯酸，是两种多不饱和脂肪酸）的活性很强，人体常用它们来迅速应对诸如血管破裂和细菌入侵等紧急状况。然而，大脑需要它们的原因截然不同。这些修长且相互连接的脂肪极具流动性和灵活性，是用于构建神经之间的连接点（突触）的完美材料。

人的想法是由电脉冲产生的。当一个想法即将成形时，大脑中的电流会沿着神经向下传导，直至某个突触。在突触处，它必须从一条神经跳至另一条神经，否则你想表达的想法就会在它形成之前消失。

神经之间的所有交流都要借助一种叫作神经递质的化合物来完成，神经末梢会将神经递质释放到它和邻近神经之间的空隙中，这个空隙叫作突触间隙。两条神经之间建立联系的方式如下：在 1 号神经的末端，包括多巴胺和血清素在内的神经递质在一堆叫作囊泡的小球里待命。在神经前端电脉冲的刺激之下，神经末梢的囊泡会立即与细胞外膜融合，将神经递质释放到突触间隙中。在那里，神经递质遇到 2 号神经，并与一种受体结合，在突触间隙的接收端重新产生电脉冲。在这个过程中，囊泡必须像微型水球一样灵活。在这个关键时刻，只有几种脂肪酸能迅速融合，完成这一切。这几种脂肪酸就是极具流动性、柔韧性却极不稳定的长链多不饱和脂肪酸。[327]

大脑特有的脆弱结构和高强度的线粒体能量产生过程使它永远处于不稳定状态。[328] 所以，相较其他任何类型的细胞，脑细胞需要更高效精准地抵御线粒体的高能原子释放。脑细胞唯一能够借助的防御机制就是抗氧化剂，我们可以把抗氧化剂看作一种吸收、中和自由基的能量场，如果没有这种能量场，自由基就会威胁到大脑的完整性。如果缺乏源源不断的新鲜抗氧化剂，从线粒体"房间"飞出的"火花"就可能会引发神经细胞膜的自由基反应，损毁大量细胞，干扰基本的代谢功能。如果大量细胞同时受损或出现故障，人们就会出现临床症状。短期内症状可能表现为偏头痛或某种脑疾突然发作；但随着大脑逐渐老化，更严重的问题将会逐步显现出来。

精神病学家和神经学家已经开始关注氧化反应对病人产生的重要影

响。2009 年，意大利米兰的一个神经学研究团队撰写了一篇关于同时期相关研究的评论文章，提醒医生们注意氧化应激对神经系统的危害。"氧化应激引发自由基对神经细胞发动攻击，造成神经退化"，进而出现"阿尔茨海默病、帕金森病、多发性硬化和肌萎缩侧索硬化等病症的认知功能丧失症状"。[329] 2014 年，精神病学领域的一篇名为《氧化应激和心理障碍》的文章也表达了类似的观点。该文章认为："越来越多的证据表明，自由基介导的病理学改变了抗氧化能力、神经毒性及神经精神疾病中的炎症。"[330] 我认为我们已经站在了医学发展的一个重大转折点上，我们明确了大脑在消耗完抗氧化剂的那一刻，就会因为氧化应激而开始逐渐死亡。这也印证了其他医生和作者提出的观点：如果你想知道什么会损伤大脑，那么最严重的莫过于氧化应激了。

一方面，现状令人鼓舞。因为许多正在进行的重要研究向医生和病人证实，只要简单地控制氧化反应，就能应对范围如此之大且用其他方法不可治愈的诸多疾病。另一方面，也有令人沮丧的地方。我发现，这些优秀文章的作者主要针对抗氧化补充剂或药物开展研究，希望以此作为未来的主要治疗手段。前文中说过，抗氧化补充剂有可能产生事与愿违的效果，如果保存不当，可能会变成促氧化剂。因此，在我看来，更安全、更有效的干预手段可能还是来自脂类科学家，期待他们能在这个领域有所突破。

脂类科学家的研究表明，只要饮食中含有大量植物油，无论从食物或补充剂中摄入多少抗氧化剂就都没用，因为它们根本没有机会到达脑部参与战斗，更谈不上保护脑部组织免受氧化应激的摧残了。

植物油如何拦截靶向大脑的抗氧化剂？

到目前为止，我们看到大多数研究人员已经认可氧化应激在几乎所有你能说出来的脑部疾病中起着不可忽视的作用，大脑独特的生理机能使它极易受到氧化应激的影响。现在让我们看看在这个过程的每个阶段，具有促氧化作用的植物油是如何破坏大脑的抗氧化防御系统的。

多不饱和脂肪酸是所有植物油中最常见的一类脂肪酸，特别容易发生氧化反应。我说过，就是这样的分子，占了大脑净重的30%。我们在第7章中也说过，氧化反应很容易将多不饱和脂肪酸转化成危险的自由基，随机撞击分子，把它们变成如僵尸一般的高能分子，以级联反应的方式产生更多自由基。人类的生存和繁衍需要持续运转、功能正常的大脑，所以人体配备了内置的防御系统来保护大脑免受氧化反应的损伤，这一点不足为奇。为了达到这一目的，人体依赖于两道抗氧化防线：一是几乎每个细胞都能产生的抗氧化酶；二是必须从食物中获取的食源性抗氧化剂。

直接捕获、中和活性氧分子的抗氧化酶是人体对抗氧化应激的第一道防线。它们使用锌、铜、铁等金属或含硫氨基酸来捕捉所谓的高能激发态氧分子，并将这些氧分子的能量传递给其他分子，从而使它们平静下来。这种酶的作用有点儿像保镖，它们的日常工作就是对付"醉酒的寻衅滋事者"。但有一个重要的限制条件，它们只能处理某一类特定大小、特定电子自旋态的自由基。我们可以把它们看作只被允许与28~30岁的顾客打交道的保镖。这些抗氧化酶必须接近那些制造麻烦的"兴奋"的氧分子，赶在它们撞击其他分子、产生二代自由基之前将它们捕获。这些酶"保镖"试图跟踪"兴奋"的氧分子，以防引发更多的自由基问题，并尝试尽早消灭自由基。

虽然氧源自由基的形状和尺寸（专业术语是自旋态和能级）有限，但由"兴奋"的氧分子产生的二代自由基可以衍生出任何可能的形状和大小。为了抵御二代自由基，人体配备了第二道防线——清除自由基的非酶类抗氧化剂。这个防御团队的分子种类比第一道防线更多样化，是为了应对"敌人"的自旋态和能级五花八门的状况。就像它们意欲制止的危险分子一样，它们既溶于水也溶于脂肪。自从1922年发现了维生素E这种脂溶性抗氧化剂之后，人类已经确认了几千种具有抗氧化性的化合物，包括大家熟悉的维生素A、维生素C和维生素E，以及不太熟悉的植物化学物质，比如蒜素（取自大蒜）、肉桂酸（取自肉桂）、可可和巧克力类黄酮。据估计，有数百万种分子可能具有潜在的抗氧化能力。这是个好消息，因为总的来说，它们可以介入并解决任何可能形成的自由基问题。如果你的饮食品种齐全，富含味道浓郁的蔬菜、香草和香料，你就可以确信你的身体非常安全，因为它已被各种各样的抗氧化剂消过毒了，包括那些我们已知的和尚未发现的抗氧化剂。

现在，你不仅明白了为什么抗氧化剂对大脑的健康和功能来说如此重要，而且理解了为什么大脑必须通过饮食来摄取那些身体无法自产的抗氧化剂。人体吸收的抗氧化剂只有被及时送达大脑，才能加入对抗氧化应激的战斗。这时候，另一个弱点出现了。如果饮食不当，人体向大脑运送脂溶性抗氧化剂和其他脂类营养的脂蛋白，就会给"敌人"提供更多的给养，引发氧化级联反应，置大脑于险境。

你可能会好奇，如果植物油和其他有害的畸变脂肪对我们（尤其是对大脑）来讲如此糟糕，为什么人体不用某种方式拒绝或干掉它们呢？难道人体意识不到这些物质有多糟糕，不能在它们抵达大脑、造成损失之前就以某种方式消除它们的毒性吗？

这个问题很棒，答案是：就像人们目前无法应对石棉或水银的毒性一样，人体也没有足够的适应能力应对这些高水平的毒素（从进化角度看，这些都是非常新颖的毒素）。历经数百万年的时间，脂蛋白运送的都是天然存在的健康脂肪。只在刚过去的那个世纪，我们才有了从种子中提取脆弱的多不饱和脂肪酸的工业技术。工业加工过程剔除了种子中的许多天然抗氧化剂；我们在第7章中说过，加工过程也会使一小部分重要而脆弱的多不饱和脂肪酸变成巨型反式脂肪酸。[331] 众所周知，巨型反式脂肪酸是能够引发自由基级联反应的分子，也就是说会引发氧化应激。

这些畸变的巨型反式脂肪酸在脂蛋白内搭便车时，不会像偷渡者那样静静地待着，而是会与脂蛋白中的抗氧化剂（来自饮食）发生反应。[332, 333] 通过这种反应，抗氧化剂能够消解畸变巨型反式脂肪酸的一些破坏性影响，但它们也为此付出了生命的代价。就像守护蜂巢的蜜蜂一样，非酶抗氧化剂只能攻击入侵者一次，完成使命之后，它们就永远地离开了战斗阵营。因此，每当作为运输车辆的脂蛋白抵达大脑时，许多本应属于待分发货物的抗氧化剂就会消失不见。[334] 这样一来，大脑得到的是满满一车巨型反式脂肪酸，但大脑会把它们当成天然脂肪，因为这些畸变脂肪太新奇了，大脑中没有相关机制拒绝接受它们，所以大脑必然会接收这些货物。

虽然我们还不清楚脂蛋白是如何穿过血脑屏障的，但我们知道，如果进入大脑的脂蛋白缺乏抗氧化剂，就会引起中枢神经系统的氧化应激和炎症。2015 年，美国俄勒冈州科瓦利斯的莱纳斯·鲍林研究所的研究人员使用一种斑马鱼模型研究了这个问题。[335] 选择斑马鱼是因为其抗氧化能力与人类相似，而且它们的神经系统相对身体尺寸而言较为发达。他们发现，脑部抗氧化剂（这项研究的重点是维生素 E）供应不足会导致必需的 DHA 受损，这是一种 ω-3 脂肪酸，约占大脑净重的 15%。如果抗氧化剂缺乏问题出现在大脑发育期，神经系统的生长就会受到干扰，反映在这种鱼类实验中，就会表现为鱼对光线的异常运动反应。由于我们现在已经知道人脑终生具有神经学家所说的神经可塑性（大脑成长和改变的能力），[336] 因此，以下推理同样成立：随着年龄增长，能对发育期大脑造成损伤的氧化反应，也会损害神经系统的基本功能和其他方面的神经再生功能。

植物油会导致"情绪化进食"吗?

你可能听说过吃糖会让人上瘾,这也是人们很难戒掉垃圾食品的原因之一。但是,如果垃圾食品中的一种主要成分会打击你的自信心,让你感到绝望或每次照镜子时对自己的身材更加不满意,你又会怎么办?这是典型的情绪化进食吗?

根据最近发表在《公共科学图书馆》期刊上的一份研究报告,氧化应激(高植物油饮食的必然结果)与低"情商"有关。[337] 该研究对 50 名主攻心理学的女生进行了抽样调查,分析了每位参与者的抗氧化酶活性和情商参数之间可能存在的联系。

研究人员发现,抗氧化酶活性最高的女性在以下 6 个方面的得分明显更高:乐观、自信、现实检验能力、抗压能力、幸福指数和冲动控制能力。

在下一章,我会详细讨论植物油和糖是如何狼狈为奸,引发体重超标和代谢综合征的。这项研究展示了糖和植物油结成的联盟怎样创造出完美的成瘾性生化武器,把垃圾食品和其他加工类食品转化成代谢性疾病的有效输送渠道,这让人不禁联想起香烟制造商过去惯用的"影响力营销"手段。

到目前为止,我们一直谈论的是加工过但没有用于煎炸或加热食物的植物油。一旦加热,植物油中含有的畸变脂肪的比例就会急剧增加,这意味着脂蛋白中畸变脂肪的比例更高,大脑可用的抗氧化剂更少。[338]

如果你了解了这方面的化学知识,选择买什么东西带回家就很简单了:既然针对每一种植物油,都有更好的替代品,那么我们为什么不选择更健康、更美味的油品呢?我们可以用橄榄油来代替芥花籽油调味,如果找不到合适的成品,那就自己做;选用无植物油的蛋黄酱。外出吃饭的时候，餐馆无疑会用植物油或"调和油"炸鱼，你可以要求他们改用黄油。如果你想自己炸薯条，可以用花生油或者鸭油（如果你负担得起），而且使用几次之后一定要换用新油。

另一个要诀是，由于味道浓郁的蔬菜往往含有大量抗氧化剂，烹饪又会减少抗氧化成分，因此几乎每个人都可以通过生食更多的新鲜果蔬获得抗氧化剂。研究表明，大多数味道浓郁的植物营养素都具有抗氧化能力，能够保护脆弱的多不饱和脂肪酸免受氧化损伤。[339] 当然，戴维·沃尔夫、考德威尔·埃塞尔斯廷和他的儿子里普·埃塞尔斯廷、迈克尔·格里格医生和吉恩·斯通等素食运动倡导者多年来一直在宣传这些。鉴于植物油在餐馆和超市中无孔不入，坚持多吃果蔬才是抵御这种"大脑杀手"的最佳方法，因为这些杀手随时会偷偷溜到你的餐盘中。

策略三：开展反间谍活动

如今，我们不可能无视"无谷蛋白饮食法"的流行，因为有些超市的货架上摆满了无谷蛋白食品。人们选择这些食品的理由在于，就基本成分而言，现代小麦与它的远祖（1万年前种植的小麦）几乎没有相似之处。这种饮食法的支持者认为谷蛋白对人体有害，几乎与所有我们已知的脑部疾病都存在关联，包括阿尔茨海默病、帕金森病、精神分裂症、抑郁症等。随着"谷蛋白对人体有害"的想法被人们逐渐接受，20%~30%的美国人正在有意识地避开谷蛋白食品，[340, 341] 同时，他们也逐渐认识到谷蛋白可能对大脑有害。

我认同这个看法：对美国的大量消费者来讲，谷蛋白是一个真正的问题。因为统计数据表明，1%~2%的美国人患有乳糜泻，[342] 另有4%~6%的人存在不同程度的谷蛋白过敏症。[343] 但我不认同反谷蛋白运动领导者的观点，他们认为这两者之间存在因果关系。

倡导反谷蛋白运动的人只是简单地认定谷蛋白是很多现代疾病的主要致病因，而我认为在植物油中发现的促炎性脂肪才是公共健康的头号敌人。我不认为身体对谷蛋白的反应有什么问题，这只是一种症状。谷蛋白不耐受症的确严重，但从医生的角度看，我认为它跟其他过敏症没有什么区别。所以，当我看到有个孩子对猫过敏时，我不会说："猫很危险，我们都应该尽量远离它们。"作为一名医生，我常会看到有孩子对蜜蜂、花生、贝类、蛋类、大豆、草、尘螨、报纸油墨、皮革胶等几百种过敏原中的某一种过敏。我的第一反应都是他们的免疫系统出了问题，对某种常见的蛋白质反应过度。我不会把他们的过敏反应作为证明蜜蜂、花生等东西本就危险的证据。最近美国疾病控制与预防中心的一份报告称，不光是谷蛋白过敏，所有的过敏现象都在增多。[344] 是这些蛋白质发生了变化，还是我们对它们的处理方式发生了变化？我认为答案是后者。肠道免疫系统每天通过食物、细菌和病毒接触到的外来物质比全身免疫系统一生看到的还要多。我们把免疫系统认为危险的物质叫作抗原，那么对肠道免疫系统来讲，当务之急是忽略大部分抗原。免疫系统忽略非威胁性物质的能力叫作免疫耐受性，近些年来我们的免疫耐受性越来越差，孩子们尤其如此。为什么会这样呢？

我在前文中说过：植物油引发肠道炎症，免疫系统的白细胞在肠道内努力区分人体想要消化吸收的蛋白质与表明潜在致病菌（和其他毒素）存在的蛋白质。白细胞在人体的防御系统中扮演着重要角色，全天候地在身体组织中巡逻，搜寻入侵的病原体。一旦发现病原体，白细胞就会立即发动攻击，吞噬并几乎完全消化病原体。完成任务后的白细胞会返回指挥中心（在淋巴结中），把细菌外层蛋白质的残渣呈交给负责统领白细胞的"将军"。"将军"对这些残渣进行分析，并以此作为模板产生抗体。抗体能在病原体下次入侵时立即识别并轻松摧毁后者。如果白细胞漂浮在有毒的植物油"汤汁"中，这难道不会降低它们对可疑细菌的检测能力，以及减弱它们在病原体通过肠壁之前清除病原体的战斗力吗？

当然会。白细胞看不到胃里有什么，它们能做的只是在氨基酸和糖分子中寻找熟悉的模式。它们不会知道细菌蛋白可能源自花生，只是从"前辈"那里了解到一些有关病原体的特征——这些"犯罪嫌疑人"都在炎症区域出现过。肠道中出现的炎症越多，白细胞就会越频繁地把不同的犯罪嫌疑人拖进审讯室里审问。多次审问之后，蛋白质"通缉犯"的画像就会出现在照片墙上。我们的司法系统只要抓住某个坏蛋一次，就可以把相应的画像从墙上拿掉，因为司法系统中从此有了关于嫌疑人特征的永久记录。但白细胞的"司法体系"不同，因为细菌有众多长相相似的兄弟姐妹，同样的病原体可能一次又一次地现身。正如你想象的那样，在照片墙上出现的蛋白质画像越多，白细胞就越有可能把某种食物衍生的蛋白质误认作被通缉的蛋白质。对一个在蠕动的肠道中行动的白细胞来讲，准确辨认犯罪嫌疑人的难度很大。由于植物油诱发的炎症问题持续存在，这项工作变得更加复杂。

1997 年，中国台湾开展了一项研究，主题是"食用氧化煎炸油对老鼠脾脏细胞免疫应答的影响"，其中有一项重要证据，证实了植物油会对免疫系统造成严重破坏。科学家给一组大鼠喂食了含有 15% 新鲜豆油的食物，给另一组大鼠也喂食了等量豆油，但这些豆油曾被用来多次煎炸薯条——模拟餐馆的一般做法。喂食实验持续了 6 个星期，然后他们检测了大鼠脾脏的白细胞对细菌细胞膜提取物的反应，以此评估其免疫系统功能。他们之所以选择脾脏，是因为脾脏是白细胞聚集起来交换最新免疫信息的地方，类似于简报室。他们的研究表明，食用了氧化油的大鼠，其白细胞明显反应过度。这项研究因此得出结论："食用氧化煎炸油可能造成脾脏细胞自发增殖和 B 细胞活化，这对免疫功能改变的进展可能具有重要意义。"他们还指出,这种环境诱发的免疫功能障碍和近年来的"某些免疫性疾病,比如过敏性疾病和自身免疫病的迅速增加"之间存在潜在联系。[345]

无论白细胞在哪里搜寻病原体,只要它们的巡逻环境中充斥着促炎性油脂,就好比让它们醉酒后在浓雾中寻找坏人。它们会很急躁地迅速扣动扳机,发动进攻;也会感到困惑,并因为很难分辨好人与坏人而滥杀无辜,尽管不是有意为之。这些本性善良的巡逻者置身于不可能正常开展工作的环境时,甚至可能攻击人体自身的无辜蛋白质。这就是所有自身免疫病的本质。通过制造混乱,植物油扰乱了免疫系统,最终导致人们患上自身免疫性脑部疾病(比如多发性硬化、肌萎缩侧索硬化、帕金森病等)和所有其他源于自身免疫性攻击的神经退化类疾病。

策略四:切断供应

一旦植物油中的巨型反式脂肪酸与大脑中的抗氧化剂发生反应,抗氧化剂的消耗就会影响大脑按需增加血流的能力,因为这一过程的运行依赖于正常的内皮功能(身体调节血液流动的机制)。通过破坏内皮功能、限制血液流动,植物油可以切断大脑最活跃区域的供应。这意味着不管你想完成什么样的脑力活动,都会感觉力不从心。更严重的是,正如你即将看到的那样,植物油会让大脑长期超负荷运转,带来轻微脑卒中的危险。

植物油引发脑痉挛

请谨记,保持充足的血液流动至关重要,这样一来,你才能意识到思考是一项费神劳力的活动，比如学习如何完成新任务或全神贯注解决复杂的问题。只要你睁开眼睛，你的大脑中负责处理视觉输入信息的区域就会增加 20% 的血液供应。[346] 如果你以尽可能快的速度，用其他 4 根手指相继按压大拇指，你的大脑运动皮质的血流量就会瞬间增加 60%。[347] 因此，你可能会得出这样的推论：支持肌肉运动，需要更多的血流供应；同理，想让大脑表现得更好——情绪更饱满、注意力更集中、认知能力更强，增加血流供应是正解。如果你很健康，你的身体就可以在不增加心率和血压的前提下轻松增加大脑的血流供应。大脑是怎么做到这一点的呢？与肌肉按需增加血流供应的原理相同，出力最多的身体组织会选择性地扩张动脉，动脉的扩张会使更多的血液从心脏流向任何有需要的身体部位。

正如内皮功能正常与否同时关乎心脏健康和男性的性功能那样，我们现在有两组不同的证据来支持这样的观点：更强的大脑内皮功能可以使人思维更敏捷、专注力更强。

第一组证据来自对一氧化氮的评估研究，一氧化氮分子向动脉周围的肌肉传递信息，使其松弛下来去支持动脉扩张。[348] 当一组细胞中的"燃料"供应水平较低时，就会产生一氧化氮；一氧化氮又会向附近的血管发出信号，示意它们进行扩张以运送更多的氧气、葡萄糖、谷氨酸及其他脑细胞需要的原材料，以确保大脑继续专注于当前的任务。[349]

研究表明，一氧化氮发出的信号和由此产生的血流增加，在神经细胞的维护、生长和修复中起着至关重要的作用。[350-352] 对于那些希望提高学习能力的人来讲，一氧化氮诱导的血流增加是一种形成新记忆的可能生理途径，因为它在被神经学家称为"长时程增强"的过程中发挥了重要作用。长时程增强是整个大脑皮质、纹状体和海马区域中刺激和增强新突触连接的过程。[353, 354]

另一组支持血流和脑力之间存在直接联系的证据来自对抗氧化酶

的研究。抗氧化酶通过减少氧化应激支持内皮功能，以此保护一氧化氮。[355] 英国伦敦大学学院的神经科学家最近发现，一种叫作过氧化氢酶（CAT）的抗氧化酶与高级认知能力的几个主要标志物之间存在迷人的联系。他们发现"过氧化氢酶的活性与人的适应能力、压力管理能力及一般情绪反应有关"。[356]

2014 年，一个由美国加州理工学院的研究人员主导的科学家团队，在对有关血流和认知能力相关性的研究进行回顾之后，提出了这样的猜想：人类大脑在学习新知识或长时间努力思考一个问题时会感觉疲劳，这可能只是大脑运送所需原材料（字面意义上的"精神食粮"）时失败所导致的必然结果。"基于这个新颖的观点，我们提出了一个认知成本模型，即大脑通过有意识地限制脑力活动，对长期的代谢资源分配进行感知和规划。"换言之，如果没有资源供应，就没有思想产生。他们还说："我们认为一个人决定是否在特定状况下承担认知成本的过程，其实是一种决策策略的运用，就好比代理商只有在回报丰厚的前提下才会投入有限的资本。"简言之，减少大脑血流供应会减弱人的学习动机。[357]

这项研究对你完成高强度的脑力活动具有很强的启示意义。比如你已经很专注地阅读材料或者做税务报表，工作了一段时间。到了一定时间，你会觉得自己到达极限了，再也无法集中注意力继续手头的事情，这可能就是脑部供血失败的直接结果。筋疲力尽的肌肉在彻底无力之前会发生抽搐；同理，参与完成任务的大脑皮质神经细胞会因为"燃料"短缺而被迫停工，让你只能选择休息。

那么，这些针对血流和大脑功能的新研究与植物油又有什么关系呢？在前文中我们讨论过植物油促发的氧化应激破坏人体抗氧化防御系统的机理。由于抗氧化剂可以保护一氧化氮，这就意味着植物油有可能干扰内皮功能。更重要的是，你可能还记得我在第 7 章中介绍了新西兰研究人员如何证明用重复使用一周的植物油煎炸的薯条会导致内皮功能障碍，从而破坏肌肉获得所需氧气的能力，而且这种破坏力的持续时间长达24小时。[358]多项研究指出，食用植物油会导致动脉老化。[359]尽管"食用反复使用的植物油会对大脑内皮功能造成什么样的影响"这个问题还有待检验，但我们有充分的理由相信其破坏性作用是一样的。所以，如果你的大脑感到疲劳或者出现脑痉挛，它也许确实出现了障碍。如果你的身体提供营养和排出废物的能力无法与肌肉的生化需求保持一致，那么你的大脑会受到生理限制，就像肌肉痉挛一样。在一份相关报告中，我看到一些运动员仅因为停止食用植物油而实现了运动表现大幅提升，令人难以置信。为什么会这样呢？所有运动员都知道肌肉活动的爆发力需要靠长时间保持专注来维持。我推测这些力量快速增强的案例之所以能够成功，可能是因为提高了专注于高体力需求任务的能力。

因此，如果你选择在进行智商测试之前吃用植物油煎炸的食物，那么在拿起铅笔答题之前你就已经犯错了。思维（你的思想，你的注意力，你形成记忆和唤醒记忆的能力）的敏锐性取决于每时每刻的血液流动，因此，植物油会阻断你的心流。

换言之，远离植物油等于解放思想。

偏头痛和微卒中

在上一章，我明确警告过那些患有勃起功能障碍的男性，一定要清醒地认识到这种情况反映了他们的心血管健康出现了问题。不需要我多说，他们都知道"伟哥"的神奇之处。但是，如果"伟哥"使得患有勃起功能障碍的男性把需要重视的心血管问题放在一边而只顾逍遥快活，它就变成了一种很糟糕的东西。在我认为的理想状况下，女性应该对吃了"伟哥"的男性伴侣说："我头痛。除非你能足够重视你的心血管健康，否则我会一直头痛。"

女士们，很抱歉，现在轮到你们听听坏消息了。如果你刚才所说的头痛是真的，而且是偏头痛，那么我们需要好好谈一谈了。就像男性勃起功能障碍需要被认真对待一样，如果女性有偏头痛病史，她们同样需要了解相关信息。最新的研究警示我们，女性偏头痛患者的脑卒中发作概率可能会大大增加，无论多大年纪！[360-362]

我说的不是老年女性可能会患上的那种脑卒中。我说的脑卒中通常与动脉硬化有关，往往发生在大脑动脉分支的末端，即所谓的分水岭区，主要取决于营养供应的扩散情况。为了便于讨论，让我们把脑卒中定义为一次意外，在这个意外事件中，大脑某个区域的必要血液供应被切断，该脑区因此遭到严重破坏，这可以通过磁共振成像反映出来。按照这个定义，有偏头痛病史的年轻女性应该像老年女性那样警惕脑卒中，并关注饮食在大脑健康中扮演的重要角色。

我说过，大脑皮质的内皮功能障碍可以解释人们精神倦怠需要休息的原因。但如果你正在开车，该怎么办？正在参加考试呢？老板正盯着你呢？或者出于某种原因，你就是没有办法回应大脑发出的请求休息的信号呢？

如果你由于长期压力过大而患上了偏头痛，那可能是因为植物油的摄入导致内皮功能障碍发展到了下一个阶段，即一种叫作"皮质扩散性抑制"的生物电现象。[363] 这里的"抑制"（depression）不是指情绪不佳，而是指正常的脑电活动明显减少。当这种情况发生在大脑皮质（负责大脑的思考、感觉和部分做梦活动）时，就会干扰那里的信息处理过程，常常产生"先兆"，即随着所涉及脑区不同而表现不同的多种感官异常。对许多偏头痛患者来说，相关脑区就在颅骨的后部，它负责处理视觉信息，叫作枕叶。[364] 正是这个区域的功能障碍让人们产生视觉盲点或出现隧道视觉。如果大脑的躯体感觉皮质产生功能障碍，就会出现触觉异常的先兆，比如手臂、脸部或舌头刺痛。大脑其他区域产生的先兆通常是损伤人的语言功能或致人半身不遂。

无论这种状况发生在哪个位置，这种脑电干扰都源自长期的严重内皮功能障碍导致的血流减少、神经细胞代谢减缓，以及能量产出量下降。[365] 如果能量水平低于临界值，神经元就会痉挛，像缺氧的鱼一样挣扎乱撞，导致其生化功能过度活跃，直至进入濒死状态。

20 世纪 90 年代，神经学家在偏头痛患者病情发作的先兆期，使用正电子发射断层成像（PET）仪器对他们进行检查，以更好地了解偏头痛的病理。他们发现，偏头痛的先兆期与大脑皮质受影响区域的血流量显著减少有关。[366, 367] 尽管偏头痛的诱因多种多样，而且不可预测，诸如摄入味精、饮用红酒、脱水、激素波动、压力等都有可能诱发偏头痛，但患者先兆期的持续时间明显一致，均为 10~30 分钟。

先兆期开始时，大脑皮质的一小部分区域的血流量会减少，而且这种状况会迅速蔓延。最初受到影响的区域很快就会出现电化学不稳定现象，并受到异常的延时电脉冲影响。作为响应，这个区域的血管会立即收缩，进一步降低血流量。这也许是为了阻止这一区域的异常神经活动，避免痉挛发作，或者是为了杀死受损神经元。然而，局部血管的收缩意味着临近区域也会面临供血不足的窘境并因此受损。接下来受干扰区域会继续扩大，这就是皮质扩散性抑制的"扩散"过程。这种干扰在大脑中以每分钟 1~2 毫米的速度扩展，10~30 分钟之后，整个脑叶都会受到影响。这时候，出于尚不明确的原因（可能是因为负责收缩动脉的肌肉耗尽了维持收缩状态所需的钙或其他"燃料"），血管突然开始扩张，血液迅速回涌，抑制了蔓延的扩散性抑制现象。这个时间与许多研究报告中患者自诉出现偏头痛症状的时间正好吻合，他们在这个时候常会出现头痛、恶心、对光线及声音极度敏感和疲劳等常见的偏头痛症状。

动脉的扩张和血流量的成功恢复终止了蔓延的扩散性抑制现象，但神经系统对这场"电化学风暴"孤注一掷的反击造成了巨大损失。神经处于缺氧、扩散性缺血状态的时间为 10~30 分钟，因此严重受损。由于能量断供，大量的细胞活动被迫中止，造成细胞内毒素累积，细胞膜通透性增强，细胞内的重要物质流失。神经受损后会释放出叫作"细胞因子"的促炎性化学物质，要求得到紧急修复。释放细胞因子对受损的神经来说很有必要，但炎症也会扩散到大脑内壁（脑脊膜）的纤弱神经末梢，使它们变得非常敏感。神经学家认为，这解释了为什么偏头痛通常伴随着对光线、声音和其他感官输入的过度反应，甚至包括脑血管的搏动。[368]

这种扩散性抑制症状听起来很像脑卒中，这是有道理的。因为这两种症状都源于血流量减少。鉴于这一点，多个学术中心的神经学家开始考虑偏头痛和大脑磁共振成像异常之间的联系，他们把偏头痛的病因归咎于被称为"深部白质高信号"的动脉粥样硬化性脑卒中。在脑部磁共振图像上，这种症状表现为明亮区域，看起来就像月球表面闪闪发光的环形山。

科学家之所以会考虑偏头痛和脑卒中之间可能存在的联系，原因在于，即使没有任何典型的脑卒中风险因素（包括吸烟、糖尿病、高血压和动脉粥样硬化），有些女性身上也会出现白质高信号现象，她们唯一的共性就是有偏头痛病史。为了搞清楚这些异常反应是不是在没有其他风险因素的情况下由偏头痛直接引发的，科学家们开展了一项为期 9 年的研究。他们跟踪调查了两组实验对象，有男有女，其中 203 人患有偏头痛，83 人没有病史（作为对照组）。这项研究于 2012 年发表在《美国医学会杂志》上，报告称在男性身上没有观察到这两者之间有显著联系，但女性的情况与男性截然不同。[369]

30% 的女性偏头痛患者在 9 年的跟踪研究中出现了超过 10 种病变，而没有偏头痛病史的患者中只有 9% 的人出现了这么多病变。在患有偏头痛的女性中，白质高信号情况也比对照组更分散（通常存在于大脑的分水岭区域），这和动脉粥样硬化性脑卒中的情况一样。病灶分布范围较广的研究对象越年轻，越有可能出现弥漫性病变，研究人员认为这可能是人们脑卒中症状不同的原因。年轻测试组的成员容易患上作为偏头痛并发症的微卒中，而年长测试组的成员则更有可能因为动脉粥样硬化而患上不易察觉的脑栓塞。[370]

那么，我们能从中得出什么结论呢？

虽然男性勃起功能障碍的影响可能只是心情不佳，女性偏头痛也可能只是压力或激素波动的自然结果，但我们应该把女性偏头痛和男性勃起功能障碍看作健康问题的警示，提醒自己远离植物油，至少是尽力远离。毕竟在现代饮食中，植物油无处不在，很难避免。

策略五：火攻

抗氧化剂断供的大脑就像大旱期间的森林，缺乏万物生长所需的雨水，这时候的森林无异于一个小火花都能引爆的火药桶。脑震荡可以"点燃"损伤神经的"火焰风暴"，即使是轻微的脑震荡也会引发损伤性炎症和氧化反应。但不断有新研究表明，高植物油饮食可能会以相似的方式，为慢性进行性疾病（包括阿尔茨海默病）伴随的缓慢氧化应激提供燃料。

植物油加速氧化

好莱坞电影喜欢采用夸张的表现方式。你应该多次在电影中看过这样的画面：男主角踌躇满志地走过来，背后一个明亮的橙色火球逐渐扩大，可能是一座建筑、一辆汽车、一座桥或者其他什么东西爆炸了，该场景的表现通常会采用慢动作摄影技术。你可能也多次在电影中看过这样的场景：男主角走来，在他背后一个庞大的金属物体逐渐被锈迹覆盖；或者一串香蕉慢慢长出棕色斑点，表明它们成熟了；或者一棵倒下的树渐渐腐朽。我猜你在生活中从未见过这样的场景。但是，尽管用一串烂香蕉拍摄的动作电影预告片并不能令人心潮澎湃，但从化学角度讲，这些不知不觉中进行的缓慢反应与爆炸的过程相同，都是氧化反应。爆炸和其他氧化反应的主要区别在于时间长短不同：爆炸的发生只在一瞬间，而成熟、腐烂和生锈则需耗费数日、数天或数年。

我们体内一直在发生氧化反应。我们需要呼吸氧气，因为在线粒体酶的帮助下，我们可以利用氧气，高效地把脂肪和糖转化成化学能。但在我们生活的宇宙中，没有哪个能量转化过程的效率能达到百分百。所以有时候如果缺乏酶的监督，氧气就会在人体内自作主张，进行人体不需要的随机氧化反应。正是这些随机氧化反应从里到外逐渐腐蚀了人体，并在人体的自然衰老过程中发挥关键作用。皱纹、身体僵硬和老视（俗称老花眼，指由于晶状体硬化而无法近距离视物）都是衰老的表现，至少在一定程度上是由几十年的氧化反应累积所致。人体中有两种最重要的致衰老反应，分别是"脂质过氧化"和"蛋白质-脂类糖化"。

如果我跟你讲，"人类饮食法"可以完全终止氧化反应及其对你身体的伤害，能让你多活几百年甚至更久，你肯定不相信。令人信服的说法是，无植物油、富含抗氧化剂的饮食，配合足量的恢复性睡眠和锻炼，是延缓大脑氧化的最佳策略，这样一来，你就能在有生之年保持思维敏捷和生活自理的理想状态。

以下两个因素将会对你的晚年生活产生巨大的影响，并且决定着你在面对中度或重度阿尔茨海默病的威胁时能否保持自我：一是大脑遭受氧化损伤的速度；二是大脑控制氧化损伤的能力。[371] 在你生命中的每一天，大脑都在进行对抗氧化的战斗，大脑的老化与否在很大程度上取决于这场战斗的结果。如果氧化过程占了上风，你的大脑就会趋于早衰；如果氧化过程被阻止，日复一日、年复一年，你就能终生保持智慧、记忆力和自我意识的理想状态。

易燃的大脑

如果头部受到撞击，即使力量很小，也会造成神经细胞损伤。这种损伤会将极易氧化的细胞膜上的多不饱和脂肪酸暴露在促氧化物质中，并使其迅速氧化，以至于超出了大脑的抗氧化能力。由于大脑具有独特的生化不稳定性，即使是较为温和的力量也会迅速导致大量细胞遭到破坏。我相信，有些人在发生脑震荡后性情和情绪出现变化，就是大脑中极易氧化的多不饱和脂肪酸与日常饮食中促氧化的畸变脂肪之间相互作用的结果。

早在20世纪90年代，我就注意到有些病人因为轻度头部外伤来我这里看急诊，做电子计算机断层扫描（CT）或磁共振成像检查，结果显示一切正常后欣然回家，但他们过了一段时间又会因为头部不舒服或有疑问而再次就医。其中有位病人是一名护士，就诊前几天她的头磕在了厨房的橱柜上，之后她发现自己会对着一瓶本应拿给医生的利多卡因茫然不知所措，仿佛她已执行过几千次的流程被彻底从她的记忆中清除了。另一位病人是当地一所大学英语系的秘书，过马路时被一辆缓慢行驶的车子撞了一下。依据这位病人自己的说法，他"基本上没撞到头"，但他几周后再次就诊，向我询问那次有惊无险的车祸与他最近出现的不适症状之间有没有关联。他自诉突发头痛、眩晕、注意力不集中，以致无法完成日常工作；他甚至开始怀疑自己的精神出现了问题。

当时我能给他提供的唯一解释来自一位神经外科医生，那时我还是医学院的一名学生，在医院的创伤急诊科实习。那天午夜过后，在医院放射科昏暗的读片室里，我们正等待着一名新泽西高速公路机动车事故受害者完成 40 分钟的计算机轴向断层扫描（CAT）。当时神经外科医生对我们说，即使扫描结果显示正常，也不能排除病人的大脑严重受损的可能性。影像学技术无法探查到的脑损伤并非来自最初造成压迫的物理撞击，而是柔软、脆弱的大脑在颅骨内的来回震荡引发的二次回弹和扩张拉长了本就纤长的轴突（负责神经细胞之间的电信号传导）。

当天晚些时候，病人脑部出血，颅内压逐渐增大，如不及时处理将会有生命危险。这位医生又给我讲了如何在颅骨上钻孔，释放脑部积液。这是一个非常直截了当的过程，就像在墙上钻洞一样，对着头部的某个固定的点钻进去，只要别钻得太深就行。让我印象最深的是，他鼓励我把小指伸进钻孔中去感受一下活体大脑的质感。它实在是太软了，就像我当天早上在医院食堂吃的燕麦粥。亲手触碰并感知了大脑的微妙结构之后，我毫不费力地明白了一点：头部即使只是轻微地撞到柜子上，也有可能拉长甚至撕裂轴突。

跟身体组织受损一样，脑损伤也会引发持续数天、数周甚至数月的炎症反应。即使只是轻微的头部撞击，由此引发的炎症也可能造成任何形式的脑震荡后遗症。庆幸的是，随着炎症消退，认知缺陷会逐渐减轻并最终痊愈。

但是，炎症也有不消退的时候。有时各种由炎症造成的脑部问题时好时坏，甚至持续数年，致使病人长期无法正常生活或工作，而且症状有可能随着时间推移而逐步恶化。这就引出了一个问题：为什么有些人的头部创伤看似微不足道，却会出现严重的、不断恶化的后遗症，而有些头部受到严重创伤的人能完全康复？我认为两者的不同之处在于发生脑震荡之后的脑部状况，要看它是否有利于受伤后数小时、数天、数周和数月的动态治疗过程。

许多脑震荡损伤都会损害细胞的完整性，在这种情况下，本应待在细胞内高度可控地氧化多不饱和脂肪酸的酶就会从细胞中逃逸。这些酶一旦获得自由，就会与神经细胞膜上的多不饱和脂肪酸发生反应，此时它们的促氧化性非但无益，反而有害。因为多不饱和脂肪酸占大脑净重的 30%，所以酶的活化作用加速了正常状态下的低水平氧化应激，掀起了波及全脑的氧化"风暴"。[372]

某些时候，遭受严重脑部创伤的人能保持意识清醒并且行动自主，这可能是因为他们的细胞膜中本来就有大量抑制自由基反应的抗氧化剂，减慢了氧化反应，"冷却"了炎症。正是这些炎症造成了二次脑损伤，如果大脑富含抗氧化剂，而非促氧化性巨型反式脂肪酸，就能随时准备抵御氧化应激，并以更快的速度修复受损部位。机械工程师设计头盔来保护头部免受初次脑震荡；而我们设计的抗氧化、抗炎饮食可以保护发生震荡的脑部并助其痊愈，当然这只是这种饮食的诸多好处之一。

预测衰老的公式

急诊室的医护人员熟知一句话：时间就是大脑。他们说的时间是指从脑卒中症状出现到导管穿过颈内动脉释放溶栓药物的时长，但这句话同样适用于头部受伤患者控制氧化反应的过程。一分一秒都很重要，因为每秒每个自由基都会引发连锁反应，氧化细胞膜上的数十亿个脆弱的多不饱和脂肪酸分子。[373] 我们可以用一个公式表述这个问题：受伤大脑遭受的氧化损伤量被称为氧化压力（OS），氧化压力受到控制之前的时长被称为时间（T），将两者相乘，得到的就是大脑受到的氧化损伤总量（OTD）。

所以，公式是：$OS \times T = OTD$。让我们叫它"健康大脑公式"。脑震荡发生之后，无论病人的年龄有多大，撞击程度有多严重，或者倒地时间有多长，OTD分数较低的大脑都会比OTD分数较高的大脑恢复得更快、更彻底。

2002年，才华横溢却又谦虚谨慎的尼日利亚籍病理学家贝内特·奥马卢向世人直观地展示了OTD。在对一位已故美国国家橄榄球联盟球员的大脑切片进行病理检查时，他发现了一个令人惊讶的现象：切片上有像逗号一样的棕色斑点，让人想起倒吊在洞穴顶部的蝙蝠。这些就是牛磺酸蛋白，长期以来被认定为阿尔茨海默病的标志物之一。[374] 尽管这位橄榄球运动员去世时只有45岁，但奥马卢发现他大脑的牛磺酸蛋白浓度与患晚期阿尔茨海默病的90岁老人无异。[375]

于是，奥马卢发表论文阐述了他的发现，美国国家橄榄球联盟的第一反应就是极力否认，并因此臭名昭著。他们声称奥马卢的结论纯属胡说八道，直到后来有更多的球员及其家人站出来讲述他们的悲惨遭遇——失忆、抑郁、焦虑、攻击性行为及自杀倾向。美国国家橄榄球联盟最终迫于压力，不得不采取相应措施来解决问题。其中关键的措施之一是，制定了教练对待受伤球员时应该遵循的准则。自从这一准则诞生之后，遭遇脑部创伤的球员在重新上场比赛前要接受仔细的检查，因为头部受到撞击的球员在遭受二次头部创伤时会使大脑受到的损伤成倍增加，从而降低痊愈的概率。我希望有更多的随队医生和其他专业医护人员能够理解氧化应激在创伤性脑损伤（TBI）恢复过程中的重要影响，从而采取更多措施帮助受伤球员早日康复，必要时还应辅以减压措施、足量的恢复性睡眠，以及相应的饮食干预手段。

不能以火攻火的地方：富含多不饱和脂肪酸的细胞膜"森林"

重要的是，我们需要深入了解健康大脑公式如何帮助我们在现实生活中做出最佳选择。要做到这一点，关键是了解大脑（尤其是大脑中的多不饱和脂肪酸）、通过人体摄入的植物油进入大脑的促炎性巨型反式脂肪酸和健脑的食源性抗氧化剂三者之间的关系。其中，抗氧化剂的贡献在于保护植物和动物组织免受氧化损伤，当然也包括大脑。

你可以把健康的大脑想象成降雨充沛的森林。放眼望去，到处都是苍翠繁茂的树木、水声潺潺的溪流、静谧无波的池塘和郁郁葱葱的湿地，就是那种能够使人放松心情、恢复感官功能的森林。森林的健康依赖于生态系统数千年来倚仗和期盼的水分，包括雨水、地下水和蕴含在有机质丰富的土壤中的水分。森林中的水分就好比大脑中的抗氧化剂。这个比喻非常恰当，因为水分在消除像森林大火这种剧烈的氧化反应中确实起到了抗氧化剂的作用。想象一下，闪电击中了这片健康的森林，也就是脑部创伤发生了。如果森林既健康又湿润，一次闪电袭击就不太可能引发火灾；即使真的着火了，也不会演变成一场大火，有可能在小范围内燃烧一会儿，然后自行熄灭。

如果把苍翠、湿润的森林比作健康的大脑，缺乏充足的抗氧化剂供应的大脑就像干旱的森林。曾经水声潺潺的溪流几乎干涸，甚至裸露出龟裂的河床。地上的干枯树叶和松针踩上去嘎吱作响，蘑菇和泥土散发的芬芳已变成遥远的回忆，空气中弥漫着尘埃的呛人气味。树木仿佛也有同感，曾经的青翠仙境变成了危险的火药桶，随时可能遇火爆炸。哪怕只是被一道极弱的闪电击中，一场悲剧也将会在所难免。

让我们再给这片森林加上一个隐喻元素：在干旱的森林中央有一间废弃的毒品实验室。就像植物油里的巨型反式脂肪酸一样，毒品实验室是干旱的森林新近面临的棘手问题。你看，这间毒品实验室确实很危险，里面到处都是装满油漆稀释剂、汽油以及其他易燃易爆品的瓶瓶罐罐，遇热随时会爆炸。

请记住这个比喻，因为它能帮助我们更直观地理解这一点：在为脑震荡患者尽可能地创造最佳治疗环境的过程中，我们要考虑的不只是植物油或抗氧化剂，而是两者的结合。这样一来，我们就很容易理解，对脑震荡患者来说，最有利于他们康复的饮食应该富含抗氧化剂（新鲜蔬菜、香草和香料），而且不含植物油。不太利于他们康复的饮食通常富含植物油与抗氧化剂，或不含植物油但抗氧化剂含量较低。最糟糕的饮食方案缺乏抗氧化剂但富含植物油，这会在无形中创造出刚才我们说的干燥森林，森林中央还有一间危险的毒品实验室。

关于糖及其影响，我会在下一章展开具体讨论，现在我只提一点：巨型反式脂肪酸和糖相遇时会形成一种极其不稳定的易爆组合，你可以把它们想象成毒品实验室中的两罐极其易燃的化学物质，一旦相遇就会引发剧烈爆炸。稍后，你就会明白为什么这一组合如此致命，以及为什么脑震荡病人在恢复过程中，要在减少植物油摄入量、增加富含抗氧化剂的果蔬摄入量的同时，尽量减少糖的摄入量，因为这是恢复大脑这片"森林"健康的最佳策略，过程简单，成本低廉，而且没有风险。

当然，我们还需要做更多的研究、投入更多的资金，去集中探讨一个非常重要的问题，即我们能通过饮食把创伤性脑损伤修复到什么程度。在这些研究结果被应用于临床之前，我估计仍会因为医院的常规饭菜而皱眉头：用芥花籽油煎制的肉类，用芥花籽油、大豆油或棉籽油做的沙拉酱，人造黄油吐司，寡淡无味的蔬菜，水果混合饮料，以及涂了厚厚一层氢化植物油的木薯布丁。每每看到这些饭菜，我都会用这样的想象安慰自己：总有一天，会有一位全能型"武林高手"与医院那些善良聪明的大厨分享他或她的快速康复秘籍，督促后者为病人做出灵丹妙药般的饭菜。

策略六：炸毁道路

你现在知道了，多不饱和脂肪酸尤其容易发生化学降解，这就是富含多不饱和脂肪酸的植物油会在工业化加工过程中产生剧毒化合物的原因。这些剧毒化合物中的绝大部分在成品瓶装油中含量很低，但由于第7章讲过的"僵尸效应"，它们会在加热过程中急剧增加，甚至在你吃掉它们以后仍会继续繁殖。为什么这些化合物对大脑的损害如此大呢？除了我们已经讨论过的机理，它们还会造成亚细胞"高速公路"瘫痪。亚细胞"高速公路"对神经功能的正常发挥至关重要，一旦瘫痪，就会导致青少年学习能力下降或让老年人患上痴呆。

植物油引发神经细胞内部的交通混乱

植物油与有毒化合物相依相存的事实证实了它作为脑部杀手的结论，其中最糟糕的一种是4–HNE（4–羟基壬烯醛）。像许多精炼植物油产生的有毒脂肪一样，4–HNE源于一种叫作亚油酸的ω–6脂肪酸，这是人体正常发挥各项功能必需的物质。植物油提炼过程（第7章讨论过）中过度压榨油籽，使脆弱的脂肪发生扭曲并产生4–HNE，也让其他原本健康的多不饱和脂肪酸发生突变。4–HNE在成品瓶装油中含量很低，但当你用它来烹制晚餐时，亚油酸的持续氧化会使4–HNE的浓度增加10倍甚至更多。[376]

4–HNE扰乱细胞功能的方式有很多，它会引发多种疾病。[377] 4–HNE损害细胞的一种最明显的方式是，破坏被称为微管的神经细胞"高速公路"。没有微管，就很难形成新的记忆。2002年日本大阪的研究人员进行的一项研究中，老鼠被注射了一种叫作秋水仙碱的抗痛风药物，以阻止新的微管形成。结果，这些老鼠无法学会走出迷宫的方法。[378]

微管依赖于一种叫作牛磺酸的蛋白质。在死于阿尔茨海默病或由脑震荡引发的阿尔茨海默病（被称为慢性创伤性脑病）患者的大脑中，有一种典型的病理发现，即被病理学家称为"牛磺酸蛋白缠结"的棕色逗号状斑点。牛磺酸蛋白的职责是稳定细胞的微管，类似于高架路上支撑混凝土和沥青路面的钢梁。如果把钢梁移开，高架路就会坍塌；如果没有牛磺酸蛋白，微管结构就会损毁。2012 年，来自意大利罗马的研究人员这样描述："经 4-HNE 修饰之后，α-微管蛋白（微管的组件）的结构发生改变，微管解聚。因此，'货物'无法被送运达目的地，细胞骨架也会随之改变。"[379]

但是，4-HNE 不仅移走了支撑神经细胞"高速公路"的牛磺酸"钢梁"，还做了更糟糕的事。它们引发氧化应激，致使磷酸基团修饰牛磺酸。这种修饰改变了牛磺酸的形状，使它不能稳定微管，而且易于发生纠缠和黏附。[380] 这又导致神经元纤维缠结情况的加剧，使微管不仅不能起到细胞通路的作用，反倒黏附在其他微管上，阻断交通。[381] 一旦很多微管相互缠结成团，就能在显微镜下看到倒挂的蝙蝠状结构。

这种破坏细胞的特殊方式似乎在被称为轻度认知损害（MCI）的阿尔茨海默病初期发挥了作用。[382] 阿尔茨海默病很容易通过磁共振成像识别，因为它会导致大脑皮质损伤和脑萎缩，而轻度认知障碍患者的脑容量通常是正常的，[383] 只不过他们没有能力建立新的突触连接。完整的微管可以为新突触的发育提供稳定的养分供应，新突触则对新记忆的形成起着至关重要的作用。这就是为什么轻度认知障碍的常见症状表现为：反复提出相同的问题，做出同样的评论；或者忘记重要的事情，比如一次大型会议或者某个朋友的生日。这些问题在大脑健康时绝对不可能发生。

如果你觉得我已对植物油宣战，那么你的感觉完全正确。但我没有任何企图。既然你已经了解了为什么植物油会导致大脑丧失形成新记忆的能力，我希望你也能拿起武器加入战斗。几乎没有什么比阿尔茨海默病更能让人失去自我，除了一种可能的例外：如果植物油的作用远远超出身体的掌控范围，就会重新排列后代的与身份识别相关的基因，患孤独症的孩子就是这种情况。

为什么孤独症儿童的大脑独一无二？

孤独症儿童的大脑可能表现出各种各样的生长异常。无用的神经细胞无法经历细胞死亡的自然过程以帮助大脑结构正常发育，所以孤独症儿童的大脑体积可能过大。[384] 孤独症儿童的大脑中短距离的连接过多，而长距离的连接较少。[385] 这可能会使大脑的两个区域之间，或者大脑的某个区域和身体其他部分之间建立与常人不同的全新联系，从而相互干扰或影响。[386] 即使是在细胞层面也能看到差异，比如细胞体较小或者神经之间的突触连接异常的少。[387] 他们的大脑皮质有可能发育不全，六层结构因发育部分中断而变形，导致各层之间没有区别。[388]

所有这些对孤独症儿童的日常生活意味着什么呢？对孤独症儿童的父母来说，这是困扰他们的最大谜团之一，但解开谜团并非易事。为了探究这个问题，我们可以仔细聆听那些能够自我表达的孤独症儿童说话，并从中获取相关信息。这些孩子描述了某些感官的信息输入给他们造成的极度不适感，尽管同样的信息输入对我们大多数人来讲司空见惯。卡莉是个患有孤独症的大女孩，她不会说话，但能用电脑键盘准确表达自己的看法。有人问她为什么孤独症儿童会表现出重复性的刻板行为，她解释说："你无法理解我的感觉。有时候我甚至不能静静地坐着，因为我感觉自己的双腿正在燃烧。只有不断重复同一行为，我们才能对抗所有让我们无法忍受的感官信息输入。这是一种通过输出阻止输入的方式。"[389]

孤独症儿童通常回避与他人进行眼神交流，因此有些人把这种行为错误地理解为他们对其他人缺乏兴趣。卡莉用她的亲身经历告诉我们，有时候这种行为并非能力缺乏的表现，而是感觉过于敏锐以至于注意力无法集中。"我们的大脑构造与正常人不同……当我盯着一个人的脸看时，会看到上千个脸部图像。这就是我很少看别人的原因。"[390]

　　卡莉的感官信息处理障碍是否源自与孤独症相关的一个或多个脑部结构异常？我认为答案是肯定的。卡莉的大脑与正常孩子不同，而且是独一无二的，每个孤独症儿童的感官体验、能力和缺陷都跟别人不同。

策略七：盗用身份

　　我在夏威夷的时候接诊过一位病人，她让我终生难忘。她每次来看病时都会在我的诊室里哭泣，原因是她觉得自己的生活一团糟。她曾是一位成功的房地产经纪人和兼职模特，在生下大儿子后又生了一对双胞胎男孩。但她似乎命运多舛：大儿子被诊断患有学习障碍和注意障碍，双胞胎又都是孤独症患者。她因此失了业，离了婚，体重增加了150磅。尽管她试图保持乐观，但她丝毫开心不起来。

　　她的双胞胎儿子进入青春期后，体内充满了睾酮却又无处发泄。尽管政府为她提供了4名全职看护人员全天候照顾这两个男孩，但突发的暴力事件成为她家日常生活的一部分。灯被砸碎，桌子被掀翻。有好几次，她因为手被孩子咬伤而来我的诊室开抗生素。有一次她甚至从钱包里取出一撮连着头皮的头发，是前一天被孩子扯下来的。她爱她的孩子，所以她并没有因双胞胎的出格行为而责怪他们。但由于缺乏正常的人际沟通，她被彻底打垮了。

　　很多时候她会看着我的眼睛说"我知道他们需要我"，然后崩溃大哭。一开始，我无法理解她的孤独感有多重，直到有一天她告诉我：

"因为他们只会伤害我，他们从来不会伤害看护人员。"在她看来，儿子的愤怒有着固定的发泄对象，这表明她对两个患孤独症的儿子而言有特殊的意义。这对她来讲无异于需要紧紧抓住的救命稻草。

我想说的是，如果她能在家采用"人类饮食法"，就有可能让家人和谐共处。但她无法改变家庭饮食，尽管她非常想这样做，可是她的生活太混乱了。这个故事没有圆满的结局。我在这里跟大家讲这个案例，并不是想证明孤独症儿童没有正常孩子聪明可爱。大多数孤独症儿童都比夏威夷的那对双胞胎的状况要好。我之所以讲述这位女性无止境的尝试和努力，是想提出一个非常重要的观点：有些疾病会永远地夺走你的孩子，而你却永远无法把他们找回来。我想阻止这种情况发生，而且我坚信我们能够做到这一点。

孤独症是什么？

1954 年出版的第一本精神疾病诊断手册将孤独症描述为："精神分裂症反应，儿童型。"[391] 在 1980 年的修订版中，又列出了更具体的标准，包括"对他人普遍缺乏社交反应"，以及"即使能说话，也有特殊的言语模式，比如即时和延迟的语言模仿、隐喻性语言和代词运用混乱（比如，该用'我'的时候却用了'你'）"。[392] 当然，诊断手册上的简单描述永远无法展示孤独症儿童家庭和孤独症儿童自身的真实生活经历。

我刚从医学院毕业的时候，被诊断为孤独症的病例还很少，大学的精神病学考试甚至不涉及相关内容。对孤独症的相关信息，我和我的同学不是从教材中了解的，而是通过电影《雨人》。到底是孤独症比以前更普遍了，还是我们对它更重视了，这一点尚存在争议。一些文献表明这只是诊断方面的问题，因为随着越来越多的患者被诊断为孤独症，被诊断有语言障碍的人同步减少了。然而，美国疾病控制与预防中心的最新统计数据显示，2008—2012 年，孤独症患病率上升了 30%。鉴于诊断标准在 10 多年里没有太大变化，诊断因素不太可能是孤独症患者人数增加的主要原因。[393]

看到这些令人不寒而栗的数据，就不难理解为什么要把这么多研究资金用于探索各种环境因素和孤独症的发展之间可能存在的联系了。相关资金到位后，研究人员开始研究孤独症和以下因素之间可能存在的联系：疫苗[394]，吸烟[395]，孕产妇用药（处方药或非法药物）[396-398]，有机磷类杀虫剂[399]，其他杀虫剂[400]，双酚 A（BPA）[401]，铅[402]，汞[403]，手机[404]，体外受精和不孕症治疗[405]，引产[406]，高压电线[407]，阻燃剂[408]，超声波[409]，等等——几乎囊括了任何你能想到的环境因素。你可能想知道他们是否也在研究饮食。当然，调查对象还包括：酒精[410]，牛奶[411]，牛奶蛋白[412]，大豆蛋白配方奶粉[413]，谷蛋白[414]，以及食用色素[415] 等。猜猜看，有什么是他们从来没有专门研究过的？提示一下：它具有促氧化性和促炎性，含有 4-羟基壬烯醛、4-羟基己烯醛、丙二醛以及其他增加基因突变频率的诱变剂。[416] 还没猜出来吗？好吧，再提示一下：它在我们的食物供应中无处不在，对许多美国人来说，它贡献的热量在他们每天摄入的总热量中占比高达 60%，[417] 它的摄入比例增加幅度与孤独症患病率的上升幅度几乎持平。

我说的当然是植物油。在第 2 章中，我已经详细介绍过遗传过程中基因传递（复制和转录）、基因调控和基因表达在促炎性、促氧化环境中的危险境况，此处不再赘述。现在让我们来深入了解一下我刚刚提到的三种多不饱和脂肪酸的氧化产物，因为一旦进入 DNA 所在的细胞，它们就会与 DNA 结合在一起，创造"新生突变"①。DNA 突变会影响女性的卵巢、男性的精子或者受精卵，对下一代产生毁灭性的作用。

---

① 新生突变：指父母体细胞不携带，但子女携带的突变。——编者注

基因财富经济学

"我有孤独症，但那不是真实的我。"这是前文中提到的孤独症女孩卡莉说的话，她以此描述了她与孤独症做斗争的过程以及她对自己真正身份的识别。我想很多孤独症儿童都会有同样的感受。小部分孤独症患者很能干，可以独立生活，并为社会做出贡献，但大多数患者终生都无法走出自我封闭的世界。

据估计，照顾一名孤独症儿童终生的成本约为120万~240万美元。鉴于费用如此高昂，如果社会能给每个孩子提供更好的成长机会，有效减少孤独症的患病率，我们在这方面的经济投入将会大大节省。[418]

这的确可以归结到经济的范畴。在我看来，孤独症与肥胖、糖尿病、睡眠呼吸暂停综合征、高血压、阿尔茨海默和癌症一样，都是现代工业化饮食的并发症之一。所有这些都源于人们对营养实践的忽视，而营养实践曾增强了我们祖先的基因财富。这种忽视是由经济驱动的。我们想买便宜的食物，卖方欣然应允并积极采取行动。然而，这意味着我们得到的是工业化加工的植物油，而不是天然黄油、纯天然的未精炼橄榄油或者其他任何成本更高的传统油脂。

与有毒的植物油相比，健康油脂的成本会高出多少呢？我咨询了我的朋友——餐厅顾问、厨师黛比·李，她估计用橄榄油代替植物油多出的成本大约是每盘菜50美分。我们能够理解金融经济学，是因为我们手里捏着真实的钱币。但我希望人们能够看到具有更大价值的"基因财富经济学"，并认识到身心健康不可估量的巨大收益。

首先，让我们回顾一下4-HNE，你可能会想起它炸毁"高速公路"的恶行。它可能是由ω-6脂肪酸氧化形成的有毒脂肪中最臭名昭著的一种。它的毒性多种多样，以至于在几乎所有化学期刊上都能找到研究 4-HNE 毒性的文章。从 1985 年有文章第一次描述 4-HNE 的致突变性（让 DNA 发生突变的能力）开始，它的细胞毒性（杀死细胞的能力）已被探讨了几十年。有一篇评论文章发表于 2009 年，文章作者解释说，人类之所以花了这么长时间才认识到 4-HNE 是一种高效的致癌物，这在很大程度上是因为"4-HNE 的细胞毒性掩盖了它的遗传毒性。"[419] 换句话讲，它很容易杀死细胞，使细胞没有机会分裂和变异。4-HNE 破坏人类 DNA 的能力有多强？在与 DNA 相互作用之后，4-HNE 形成了一种 HNE 加合物，这种加合物可以阻止 DNA 的准确复制。4-HNE 与鸟苷（DNA 的四种含氮碱基"A、C、G、T"中的"G"）结合时，鸟苷会有 0.5%~5% 的概率无法准确复制，试图完美复制 DNA 的酶会不小心把 G 变成 T。[420] 如果没有 4-HNE，出现错误的概率大约只有一亿分之一。[421] 换句话讲，4-HNE 使 DNA 发生突变的概率大约增加了一百万倍！

其次，4-HHE（4-羟基己烯醛）很像 4-HNE，只不过 4-HHE 来自 ω-3 脂肪酸。如果 4-HNE 这个坏家伙有帮凶，那肯定是 4-HHE。4-HHE 对 DNA 做了很多与 4-HNE 相同的坏事，但直到最近才被发现。[422] 你看，ω-6 脂肪酸与氧气发生反应时，会分解成两种主要的产物；而 ω-3 脂肪酸更容易发生氧化反应，它会分裂成四种不同的产物。这意味着 4-HHE 的数量较少，研究起来比较困难。但这并没有降低 4-HHE 的危险程度，因为 4-HHE 专门损毁你的谷胱甘肽过氧化物酶这一抗氧化防御系统。[423] 这种以硒为主要成分的抗氧化酶是三种主要的抗氧化酶之一，它可能是保护 DNA 免受氧化应激损伤的最重要力量。[424, 425]

最后来看丙二醛。1984 年丙二醛被证实是一种诱变剂，但当时人们认为它只存在于熟食和腌肉中。[426] 在最近的几十年里，我们才有了相应技术确定丙二醛可以在人体中产生。[427] 与前两种化学物质不同，丙二醛不仅可由 ω-3 脂肪酸氧化生成，也可以由 ω-6 脂肪酸氧化生成。它可能是最常见的内源性氧化产物。J. L. 马内特博士在美国田纳西州纳什维尔的范德比尔特大学医学院领导一个癌症研究实验室，发表了400多篇有关DNA突变的文章。马内特博士谈到他最近写的那篇关于丙二醛的文章时，很肯定地说丙二醛"似乎是内源性DNA损伤的主要来源（这里的内源性，指的是基于内部的代谢因素，而不是辐射等外部因素）。内源性DNA损伤会引发癌症和其他遗传病"。[428]

对于植物油衍生的有毒产物，我还有一件事情需要补充，尤其是考虑到目前正在调查的孤独症潜在原因。它们不仅能直接诱使DNA发生变异，还能使DNA因受到其他环境污染物影响而产生突变。[429, 430] 这意味着，如果你开始关注商品标签，并把植物油从你的饮食中彻底清除，你的身体将会更容易地处理成千上万种入侵毒素，而不只是商品标签上列出的那几种。

为什么我们谈论孤独症的时候，会把所有矛头都指向基因呢？几乎每天都有一项新的研究结果诞生，并被用来巩固科学家业已达成的共识，即孤独症通常是一种遗传病。最新的研究关注的是新生突变，这意味着致病的基因突变不是源于父母的基因突变，而是卵子、精子或受精卵自发产生的基因突变。这样的突变可能会影响单个基因，也可能会表现为"拷贝数变异"，即包含多个基因的完整DNA片段被删除或复制。遗传学家已经发现了数量惊人的基因与孤独症相关："对900多个孤独症儿童进行外显子组测序，识别出近1 000个潜在致病基因。"[431]

这1 000个基因都与人类大脑中决定智力能否正常发育的区域——大脑皮质紧密相关，正是大脑皮质让我们掌握了人类独有的技能：说话、阅读、写作、跳舞、弹奏音乐……最重要的是，进行社会互动，这是以上所有技能背后的驱动力。在这1 000个基因中，但凡有几个基因出错，或者在某些情况下只要有一个基因出错，就有可能改变大脑的发育过程，使一个人患上孤独症。

因此，只要有少数基因捣乱，就会阻碍整个大脑的正常发育。要想做到万无一失，负责大脑发育的所有基因都必须正常发挥作用。

一般认为人类共有约2万个基因，其中有1 000个被视为构建大脑的必备要素，这意味着遗传学家已经把基因数据库中的5%的基因标记为健康大脑发育的关键。我们的研究才刚刚起步！什么时候继续寻找与孤独症相关的变异基因才会被视为一件愚蠢的事情？要等到我们确定了有5 000个基因与孤独症有关的时候，还是10 000个，又或者是整个人类基因组？什么时候我们才能不仅仅关注那些被认为在孤独症中起作用的基因？

我来告诉你们答案：当你知道典型的孤独症儿童的基因组携带的新生突变不仅与孤独症有关，还分布在大脑各处，以及整个染色体环境中的时候。一旦你了解到这一点，你就会忍不住想，孤独症可能只是某种更严重疾病的症状，这种疾病会导致新生突变的整体数量增加。

与孤独症相关的基因研究多如牛毛，相关的期刊文章也呈井喷之势。其中有一项研究并没有引起太多关注，其结果表明孤独症儿童与他们发育正常的兄弟姐妹相比，前者的基因突变数量大约是后者的10倍。[432]这个令人震惊的发现是一个国际孤独症工作小组在2013年发布的，文章题目为《与孤独症相关的常见及罕见拷贝数负荷的全球性增长》。[433]（"拷贝数负荷"指基因的大片段中被频繁复制的突变。）这篇文章的主要观点是：孤独症儿童的基因的确有更多的新生突变，但从统计学角度看，这些突变中的大多数都与孤独症没有多大关联，因为发育正常的孩子也有，只不过数量没有那么多。

这些新生突变不仅影响与大脑发育相关的基因，似乎还会对其他所有基因产生全面影响。更重要的是，在新生突变的总量和孤独症的严重程度之间存在一种剂量反应关系：儿童的新生突变数量越多（突变的剂量越大），孤独症就越严重（反应越明显）。而且，基因突变的位置不是很重要，有些基因突变所在的位置甚至与大脑没有明显关联。[434]这个发现表明，孤独症并不像人们过去认为的那样源于大脑出现了问题。至少对很多孤独症儿童来讲，真正的问题实际上可能来自基因。如果这个假设成立，那么我们观察到的孤独症儿童表现出的种种症状，应该源于一种全面的遗传损伤。在遗传损伤的众多表现中，孤独症可能是最明显的症状，因为孤独症的认知特征和社会特征很容易识别。

正如 2013 年发表的那篇文章的作者所说："鉴于造成神经发育障碍的目标基因众多，估计在数百甚至数千个基因座①上，任何增加基因组不稳定性的因素都可能导致这些疾病的发生。"[435]他们目前正在研究"基因组的不稳定性"，有助于我们触及更基本的问题：是什么导致了所有这些源于"基因组的不稳定性"的全新基因突变？

在第 2 章中我提到了一个观点：人体需要最佳营养环境来确保遗传物质的准确转录、表观遗传标记的正常传递，促氧化、促炎性饮食破坏这种微妙的机制，导致基因突变，并改变正常的生长过程。当时我把重点放在表观遗传编程错误上，你可以叫它"新生表观遗传异常"。我认为，支持表观遗传数据正确传递的前提条件也适用于遗传数据的正确转录。

支持性营养环境的对立面是什么？持续地摄入促炎性、促氧化性植物油，会带来致突变性化学物质。此外，如果接触这些源自植物油的致突变物会导致准确复制基因的系统出现故障，那么你可能会遭受因基因复制出现问题而造成的其他有害影响。芬兰的一组研究人员发现，世界各地的孤独症儿童出生时患有严重先天缺陷的概率是正常儿童的 1.5~2.7 倍，最常见的是致命的心脏缺陷或影响儿童行走能力的神经管（脑和脊

---

① 基因座：一个基因或某些其他的 DNA 序列在染色体上所处的特定位置。——编者注

髓）缺陷。[436] 加拿大新斯科舍省的一组研究人员发现，孤独症儿童出现一些轻微的身体畸形的概率也呈上升态势，比如耳郭畸形、足畸形或眼距过小等。[437]

了解和预防孤独症的四步法

1. 认识到孤独症并不是一种孤立的疾病，而是一个身体内部的问题表现出来的越来越多的大量症状之一。这个问题的根源在于数量是正常人10倍的新生突变（这些突变不是来自父母，而是来自孩子自身）。有人想出了一个更好的名字：新生突变综合征。

2. 着手了解如何预防新生突变综合征。

3. 认识到没有技术手段能够治愈新生突变综合征。

4. 确保营造健康的生殖环境，让DNA能够塑造出健康的孩子，使他们拥有几千代人以来的正常发育的大脑。

我的观点是：最好把孤独症患病率的日益上升理解为氧化损伤性新生突变综合征的一种症状，而植物油正是导致这些新生突变的罪魁祸首。这个观点源自详尽分析和推理，基于化学、遗传学和生理学领域的最优已有发现和理论做出。要想验证这个假说的正确性，我们还需要更多的支持性研究。

如果有足够多的人能够认识到孤独症"盗用身份"的特性是人人谈之色变的时疫，而且如果我们能够改变目前的被动状态，不再把祈祷腹中胎儿不要成为可怜的1/42[438]当作面对时疫唯一能够采取的行动，研究人员就有可能迫于压力把植物油摄入作为一种致病因素进行调查。以上每一点都很重要，因为就驱动科学研究而言，消费者行为的作用丝毫不比其他因素小。如果去超市购物和去餐馆吃饭的人都能意识到他们的生殖健康取决于富含抗氧化成分、低毒性的饮食，尤其推崇不含植物油的食品，那么研究资金的流动肯定会在短期内转向，纷纷涌入这样一个研究领域：如何更好地理解植物油在剥夺儿童的基因财富继承权中起到的有害作用。

新生突变综合征只影响大脑吗？

要想更有效地改变孤独症研究的轨迹，最好把孤独症看作某种严重的内在疾病表现出来的症状，我们暂且称之为新生突变综合征。

如果你赞同我的观点，认为孤独症的不断蔓延是一种全新的基因突变瘟疫的症状表现，那么你可能会好奇：为什么孤独症是新生突变综合征唯一一被证实的并发症？为什么我们看不到与基因突变相关的各种新疾病影响除大脑以外的其他身体器官？事实上，我们的确受到了影响。根据美国疾病控制与预防中心最近发布的美国出生缺陷发病率报告，在他们追踪调查的 38 种器官畸形中，有 29 种器官畸形的病例有所增加。[439]

然而，这些都是罕见的病例，发病率远低于孤独症。造成这种差异的原因在于，对发育中的胎儿来说，大脑可能比其他器官更容易受到严重损伤，但妊娠过程不受影响，胎儿依然能够足月出生。虽然大脑的复杂性使它易于受到突变影响，但大脑的发育畸变并不影响孩子在子宫中顺利存活。孤独症影响的是大脑中发育最晚的部位，这意味着就胚胎的生存能力而言，孤独症几乎无关紧要。如果导致孤独症的破坏性基因突变出现在心、肺或肾等器官，就会危及胎儿生命，导致自然流产。由于这些器官早在胎儿发育的前 4~6 周就已经开始在子宫中发育，早期怀孕失败除了出血之外可能没有任何其他症状，以至于有可能被并未意识到自己怀孕的女性误认为是自己的例假过多或延迟了。

新生突变的两性差异

许多研究表明，年龄较大的父亲更有可能生出患孤独症的孩子。2011 年的一项研究表明，一位 50 岁的父亲与一位不到 30 岁的父亲相比，前者的孩子患孤独症的风险是后者的 2.2 倍。[440] 正如我在本章中讨论的那样，即使是在完美的饮食环境下，基因出现某种程度的新生突变也是不可避免的。年龄较大的父亲生出的孩子更容易患孤独症的原因是：随着年龄增长，新生突变会在产生精子的细胞（精原细胞）中累积，年龄越大，精子中的基因突变数量越多。因为植物油具有遗传毒性，所以一名男子摄入的植物油越多，精子累积的突变就越多，这不难理解。我认为，如果一名男子遵循典型的美式饮食，从植物油中摄取的热量占比高达 60%，那么他的基因产生新生突变的速度肯定会远远高于遵循"人类饮食法"的人，因为后者的饮食中不含植物油，而且富含各种营养成分。

还记得我在解释阿尔茨海默病时提出的那个简易方程式吗？它形象地描述了植物油加速大脑衰老的过程。男性每次摄入富含植物油的食物时，睾丸都会经历同样的由植物油诱导的加速老化过程。坦率地说，这意味着从生理角度讲，仅在男性进入快餐店购买汉堡和薯条并大快朵颐的半个小时里，他的睾丸衰老程度就远超半个小时。

英国六人喜剧团体"巨蟒组"拍过一部滑稽短剧，颂扬了男性精子的珍贵与稀有。这部短剧之所以引人发笑，其中一个很重要的原因是男性睾丸每秒能产生 1 500 个精子，绝对谈不上珍贵，也谈不上稀有。但精子也有令人惊叹的神奇之处：它们能够准确地转录数十亿行遗传密码，以定义后代的生理性别。奇迹创造者的主人（精原细胞）越年轻，其后代拥有的出生机会就越多。

真到了那个时候，在研究资金的指引下，研究者就能够为我们提供更多的证据，证明准父母最好避开植物油。我们也可以很确定地采取简单的行动：避开植物油并继续优化饮食。这将对胎儿的发育产生全方位的积极影响。这么做并非拒绝使用现代技术解决问题，而是旨在挖掘出那些存在已久的最复杂也最有效的婴儿制造技术，也就是大自然的力量。

既然你已经知道了我对"头号公敌"的看法，接下来让我告诉你我对它的同谋——"二号公敌"糖的评价。

第9章

危害人体健康的糖分
高碳饮食对代谢功能的影响

□ 糖是黏的，这就是血液和组织中糖分含量过高会产生毒性的原因。

□ 身体知道糖有毒，所以释放激素对其进行调节。

□ 最终，糖分过多会扰乱激素功能。

□ 糖分过多也会通过加速老化的方式扰乱细胞的基本功能。

□ 杂货店里充斥着使血糖浓度升高的食品，所以大多数人并未意识
到他们摄入了过多的糖。

我已经说得很清楚了，许多食物中含有的植物油对你的健康和你的
基因财富来说有害无益。现在请做好思想准备，聆听我的另一条建议：
舍弃另一种无处不在的产品——糖。你可能会担心，这样做会让你的橱
柜里空空如也。放心吧！用植物油加工的食物通常也富含糖，所以远离

植物油可以自动帮你减少糖的摄入。请记住，通过远离这两种致命的毒素，你的基因运行将会恢复正常，让你免受慢性疾病的侵扰。一旦你摆脱了植物油和糖，开始遵从"人类饮食法"，你摄入的所有食物就会让你更年轻、更苗条、更聪明、更美丽。我保证，即使你是甜食爱好者，减少糖的摄入也不是什么困难的事情，因为你将会品尝到你以前在食物中感知不到的天然甜味。我不仅能从病人那里得到这种反馈，也亲身体验过。把糖赶出我们的生活，唯一困难的是迈出第一步，即接受这个事实——那些慢性疾病让我们别无选择。

黏糊糊的东西

2002 年 8 月 5 日，我喝了一杯加了自制焦糖汁的咖啡后，便出发去采集一种夏威夷本地的蕨类植物。徒步从考艾岛南边进山，需要爬一段泥泞的陡坡，三英尺高的野草卷进了我的独轮手推车的车轮。那时候我的膝盖开始疼痛，我当时以为情况很快就会好转，因为之前总是这样。但我估计错了，处理方法也错了。在接下来的几个月里，我的症状继续恶化。绝望之下，我选择了手术治疗，但手术之后情况更加糟糕。我几乎无法从停车场走到杂货店，上班对我来讲也变得异常艰难。最终，我发现我的膝盖积液中存在一种病毒。在我了解到糖和免疫系统功能障碍之间可能存在的联系之后，我不得不做出选择：要么抑制我对甜食的欲望，要么放弃膝盖恢复健康的希望。

糖怎么可能导致如此严重又罕见的问题呢？我在医学院学到的是，糖是能量，可以通过运动"燃烧"掉。此外，我上过的一门营养课明确告诉我们人体的主要敌人是胆固醇，而不是食糖和其他碳水化合物。幸运的是，我的丈夫对此表示怀疑。有一天，卢克递给我一份他从他的朋友那里拿来的时事快报，指着上面的一篇文章对我说："半茶匙糖会让白细胞沉睡四个小时。"这篇文章缺少实验细节，也没有注明研究结果是来自实验室环境还是活体实验。虽然我一般都会对那些缺少事实依据的文章敬而远之，但它还是敦促我做了一些相关调研。我开始注意糖对活体细胞的影响，结果发现它的影响很可怕。

运动和糖

如果你是一名竞技运动员或重体力劳动者，你身上的肌肉将会随时处于饥饿状态，就像海绵一样从血液中汲取糖分，直到血糖水平达到很危险的程度。所以，千万不要像我以前那样，认为运动能让你远离垃圾食品。糖这种垃圾食品会破坏你的胶原蛋白，它还会迫使你储存脂肪。上大学的时候，作为一名越野赛校级选手，我每天训练两个小时，能消耗掉数千大卡（千卡）的热量；而且因为住在宿舍，我的饮食的营养含量很低。尽管我做了如此大量的运动，但我还是表现出了糖尿病的早期症状之一，那就是躯干性肥胖。

虽然我身高约163厘米，体重不到57千克，但我的腰出奇的粗。坚硬的腹肌（我每天能做数百个仰卧起坐）之下隐藏着我的"肥肠"——我的肠子上裹了一层网膜脂肪，这是一种非常不健康的脂肪形式，源于低营养、高碳水化合物、高反式脂肪酸、高植物油的饮食。尽管就身高而言，我并未超重，但我还是变成了典型的苹果形身材。从35岁起，我开始改善饮食，最终甩掉了那些网膜脂肪，拥有了更加女性化的腰围。（而且我长高了1英寸！）

当然，我们需要血液中的糖分来维持生命，葡萄糖是红细胞和其他几种细胞唯一可用的"燃料"。但是，如果你摄入的糖太多，以致身体无法吸收，问题就来了。因为高纯度的糖在自然界是一种稀缺物质，人类的新陈代谢系统根本没有能力处理普通美国人每年消耗的 200 多磅糖。[441] 过去，只有富人才能随心所欲地吃到由高纯度的糖制成的糖果；而现在，糖是现代饮食的中流砥柱。

关于糖对人体的生化影响，我进行了大量的文献调研（早该这么做了）。我发现糖摄入过量会导致灾难性的后果，尤其是在人的童年时期。糖会渗透到身体组织中，包裹在细胞膜表面，产生改变人生的负面影响。小时候，我经常偷偷溜到街角的糖果店买糖吃，或者大嚼从厨房橱柜里找到的巧克力块，这加重了我的结缔组织的负担，其实结缔组织已经被我长期低脂肪、低胆固醇、无带骨肉的饮食摧残得无比脆弱了。包裹细胞的糖还会干扰激素受体功能，扰乱青春期的一系列复杂的生理发育过程。

糖会改变激素的运行方式

你可能听说过，一般来讲，人在 35 岁之后每 10 年体重就会增加 10磅。因此，人们认为过了 35 岁就不能像以前那样吃东西了，尤其是女性。这种现象可能与糖对激素受体的生化影响直接相关，糖会干扰激素受体，使我们对胰岛素反应迟钝。一旦人体产生胰岛素抵抗，血糖水平就会居高不下，导致糖尿病及所有相关疾病，包括体重增加、循环障碍及性功能障碍。

出于同样的原因，糖也会干扰激素信号，堵塞营养通道，弱化骨骼和肌肉，使神经通信变得迟缓，损伤情绪和记忆，导致痴呆。不仅如此，糖还会硬化肌腱、关节和皮肤中的胶原蛋白，导致关节炎，让皱纹早生，同时阻碍人体产生新的胶原蛋白。糖改变了细胞表面的标记，使得白细胞无法区分自体细胞和侵入物，从而使人体向癌症和各种感染性疾病敞开了大门。

糖是怎么做到这一切的呢？

糖化：糖有害无益的原因

你有没有注意到，舔过的棒棒糖和嚼过的太妃糖黏糊糊的？这是因为糖一旦溶解在水里，就会与皮肤表面的蛋白质发生反应，形成不稳定的化学键。当你把粘在一起的手指奋力分开时，你就会感觉到这些化学键遭到了破坏。糖粘在东西上的过程叫作"糖化"，糖化反应是可逆的，但如果加热温度够高或时间够长，这些临时的化学键就会因为氧化反应而变成永久性的。这些氧化反应的产物被称为"AGE"（晚期糖基化终末产物）。这是一个很有用的缩略词，因为它会让人过早衰老（英文中对应的词为"age"）。

烤面包的时候，氧化反应会把小麦中的蛋白质和糖变成AGE。这些AGE促使松软、柔韧的乳白色面包变硬、变脆、颜色变暗，因为这些蛋白质和糖形成了交联，使面包硬化。同样的事情也会发生在人体中，AGE让通常处于可移动状态的蛋白质发生交联，使细胞和组织硬化（变脆、变硬）。值得庆幸的是，如果血糖水平正常，那么这种反应的速度不会太快，白细胞可以通过分解的方式控制住它们。肾脏负责清除血液中的AGE并将其从体内排出，正是这些废弃的化学物质使尿液呈现其特有的黄色。

糖蛋白交联硬化人体组织的临床意义巨大，影响深远。交联硬化会导致动脉的半渗透性表面变成不可渗透的墙壁，阻止营养物质从血流中渗出。如果营养物质无法从血液中逸出，你认为它们会去哪里呢？当然是吸附在动脉内壁上。正如第7章所说，如果脂蛋白沉积在动脉内壁上，就会引来白细胞，形成血栓或动脉粥样硬化性斑块。白细胞上的糖蛋白交联硬化会减缓白细胞的移动速度，加重感染。虚弱的白细胞只能眼睁睁地看着新生的癌细胞在自己眼皮底下疯狂生长。你的关节嘎吱作响吗，僵硬吗？关节处也有可能产生AGE。AGE主要源于高血糖，是让我们看起来衰老或感觉衰老的两大生化现象之一（另一种是自由基，主要来自植物油）。为了更好地了解AGE对正常身体机能的影响，让我们近距离地仔细剖析一下它。

糖会影响循环系统

血管绝对不是任由血液成分随意碰撞的空心管，而是非常繁忙的地方，需要协调每秒数千次的生化活动。只有在适合它们的独特热力学的指导之下，血液中的生物材料才会像拉斯韦加斯的马戏团一样演出精彩绝伦的"杂技"。这些微型生物机器团队协同工作的结果就是肌肉收缩，汗腺分泌汗液，大脑将视觉信息输入转化为可辨识的面孔。但如果血液中糖分过多，就会使生物材料发生交联反应，导致细胞活动受损。让我们看看循环系统中的三类细胞——白细胞、血管内膜细胞（内皮细胞）和红细胞，弄清楚糖的交联反应如何妨碍它们的正常工作。

在血流的推动之下，参与循环的白细胞像微型风滚草一样在血管内壁上滚动前行。一旦获悉某个组织遇险，白细胞会立即做出响应并离开血液。它们怎么知道该去哪里呢？受损组织的炎性化学信息会渗透到细胞间隙，继而到达血管内皮细胞。然后，这些细胞会在其表面竖起小旗子，告诉白细胞是时候离开血管了。这时白细胞的球状身躯会迅速变成扁平的变形虫状，并在内皮细胞间的狭窄缝隙内蠕动前行，最终来到出了问题的组织。所有这些都是基础生理活动。但是，只有深入了解糖的生化反应后，我们才能理解糖和蛋白质之间的糖化反应是如何使内皮细胞发生交联，堵塞细胞间隙，从而阻止白细胞去往目的地的。随之而来的是，交联越来越多，免疫功能受损越来越严重。

AGE是糖尿病患者的循环系统出现问题的主要原因。在红细胞的生命周期（大约3个月）内，富含蛋白质的红细胞像海绵一样吸收糖分，变得僵硬又肿胀。脾脏的职责之一就是检测血液循环中红细胞的质量，它的检测方法是让红细胞通过迷宫般的通道，而且通道的宽度逐渐变窄。因为吸收过量糖分而体积膨胀的红细胞自然无法通过狭窄的通道，将会被销毁。但是，如果糖分含量过高，脾脏无法及时清除所有的肿胀红细胞，这些肿胀的红细胞就会堵塞毛细血管，这就是糖尿病患者通常并发失明、足部麻木甚至继发感染的原因。白细胞、红细胞和内皮细胞受到的影响，也适用于人体的每一个细胞。既然糖分能够如此严重地损害已经完全成形的细胞的功能，它对发育过程中的细胞又会产生什么样的影响，就可想而知了。

只重数量，不论质量

在前文中我们已经谈到了，我们需要改变对食物的既有看法。与其说食物好像由碳水化合物、脂肪和蛋白质组成的"积木"，可以用于构建我们的身体，倒不如说食物像一种语言，用于和复杂的动态生命系统进行交流。如今，这种关乎生命的复杂过程却越来越难以企及。

随着生存环境遭到污染、资源消耗殆尽或者被人类的发展取代，从数学角度计算，人类与复杂生命系统的人均交流频率逐渐降低。这种状况带来的最明显的后果是，人们在日常生活中越来越远离自然。餐桌上的变化虽然没那么明显，但同样的结果在所难免。

一整条野生鲑鱼，自由放养、食草长大的小牛的肝脏，一品脱①未经高温消毒、来自散养奶牛的奶油，都有一个共同点：它们都是极其复杂的生命系统。每个生命系统都会和我们的细胞交流，讨论它们生长过程中的复杂的微观生态情况，它们还会告诉我们的细胞，它们的生产过程需要一大片健康的土地或海域。与之相反的是碳水化合物，这种相对简单的食物缺乏复杂度，优势则在于所需的生产空间很小，而且对空间的纯净程度要求很低。当然，它的成本也低。随着世界范围内的自然资源减少，从经济学角度讲，人们需要消耗更多的碳水化合物，也就是糖类。这一变化反映了人口规模与个人健康之间的博弈：用数量换质量，既简单又粗暴。如今，人们的注意力都集中在医疗保健上，但保持健康的有效途径是通过真正健康的食物去接近自然。

糖如何导致生育缺陷？

在第5章我们讨论过胎儿酒精综合征，顾名思义，这种综合征是指由于母体摄入酒精而引发的各种胎儿先天畸形。这种综合征的常见版本是"胎儿酒精效应"，由于孕妇酒精摄入量不太多，因此对胎儿的影响没那么大。大多数母亲都愿意倾尽全力避免胎儿出生缺陷，所以她们通常会听从医生的建议，彻底戒酒。我认为医生在糖分摄入方面，也应该给予人们同样的建议。

这是一个公认的医学事实：如果你患有糖尿病，你生下的孩子有

① 1品脱≈0.57升。——编者注

严重出生缺陷的风险就会是正常群体的 10 倍，其中包括严重的面部畸形，比如腭裂等。现已证实，准妈妈的糖尿病病情控制不佳，对胚胎生成、器官生成、胎儿和新生儿发育都会产生深远的负面影响。[442] 因此，负责任的医生会告诉那些想要孩子的糖尿病患者：先要控制好自己的病情。但那些处于糖尿病前期、出现胰岛素抵抗和高血糖的女性应该怎么办呢？

在我看来，就像医生现在禁止孕妇在怀孕期间饮酒一样，是时候认真对待糖的摄入问题了。正如我们下面将要看到的那样，数以千万计的美国人（包括许多孕妇）都患有糖尿病并发症或根本不知道自己患有糖尿病。我们知道胎儿患严重出生缺陷的情况在糖尿病患者中更为常见，但像胎儿酒精效应或同胞对称性偏移之类的更少见的生长异常呢？高糖（高碳水化合物）饮食的交联效应是否也会影响面部特征的发育？

鉴于我们了解到的糖对细胞的灾难性影响，我们有理由相信答案是肯定的。在胚胎发育的关键时期，一些细胞黏合在一起，很可能使胎儿的发育受到干扰或导致胎儿畸形。这就是为什么我建议所有来我诊所的孕妇尽量减少糖的摄入。她们就算再想吃甜食，也得等到看见新生儿的完美笑容之后。

糖会导致 2 型糖尿病

某些细胞需要持续的葡萄糖供应，所以葡萄糖必须随时待命。胰腺是一个短袜形状的腺体，紧紧贴在胃的后部，竭力分泌包括胰岛素在内的多种激素、平衡胰高血糖素和生长抑素等激素，以此将血糖水平保持在 70~85 毫克/分升之间。这些激素共同努力，保持血糖水平在适宜范围内。源自超大杯饮料、一大块饼干或一块松软蛋糕的糖，都会使胰腺控制系统超负荷运转，让身体组织浸泡在黏糊糊的糖里，久而久之便形成了大量需要清理的AGE。如果在你下次摄入糖分之前清理工作尚未完成，细胞膜就会因为大量的交联反应而无法快速对胰岛素做出响应，导致血糖水平升高。于是，交联反应更多，细胞对胰岛素的响应速度更慢。这就是许多人面临的恶性循环。如果一个人的空腹血糖水平超过90毫克/分升（或100毫克/分升，具体取决于医生的看法），就会被诊断为血糖水平升高或糖尿病前期。如果血糖水平持续升高，就会被诊断为糖尿病。

由于许多糖尿病患者都有家族病史，他们自然会认为这是一种遗传病，不可避免。但事实并非如此，如果有什么东西是父母遗传给孩子的，那只会是糟糕的饮食习惯。如果你能改掉坏的饮食习惯，就可以摆脱恶性循环，使血糖水平恢复正常，甚至有可能治愈糖尿病。

专家建议把糖尿病前期当成糖尿病治疗

你可能知道糖尿病会增加患心脏病的风险，但你可能没听说过，未到达糖尿病程度的血糖升高也很危险。2007年的一项研究表明，相较血糖水平正常的心脏病患者，那些空腹血糖只比正常值（此时被设定为100毫克/分升）高出一点儿的心脏病患者，因心脏病发作住院的次年死亡率是前者的5倍。[443]这些血糖升高的人并没有被诊断为糖尿病，他们只是被告知"空腹血糖异常"。而病人常常把这样的诊断理解为自己的身体无恙，因为他们未被诊断出糖尿病。

但事实上，当我们听医生解释糖尿病时，所有让我们闻之色变的并发症（比如肾衰竭、失明、脑卒中、截肢、心脏病等）同样适用于空腹血糖异常的病人。[444]无论一个人属于"空腹血糖异常""葡萄糖耐受不良""胰岛素抵抗""糖尿病前期""空腹血糖水平轻微升高"中的哪种状况，都应该意识到自己有可能患上与糖尿病相关的并发症。如果由我来做决定，我会把所有这些症状都纳入糖尿病的范畴。无论你怎么称呼它，只要血糖升高，就把它当成一种警示信号，提醒你应该减少糖（和植物油）的摄入量了。

那么，血糖的警戒值到底是多少呢？

两个可以救命的数字：89 和 100

许多专家认为，根据以上所有证据，糖尿病的诊断阈值（125 毫克/分升的空腹血糖水平）应该下调。我对此表示赞同。我刚开始行医时，也常使用 125 毫克/分升这个诊断临界值。但随着行医时间变长，我越来越多地注意到这样的现象：一旦人们的空腹血糖水平达到 89 毫克/分升，他们就会开始发胖；由于高血糖会破坏脂类循环，有些人甚至会发生动脉粥样硬化。如果你的空腹血糖水平是 89 毫克/分升或更高的数值，你可能正站在恶性循环的门口，一旦踏进去，就会变成典型的糖尿病患者。我的做法是：不管是谁，只要出现任何患糖尿病的先兆或体重超标现象，我都会检查病人的空腹血糖水平。如果检查结果大于或等于 89 毫克/分升，我就会建议病人把碳水化合物（包括糖）的总摄入量减少为每天 100 克或更少。

看上去我对糖的控制似乎过于严格了，但大家不妨考虑一下这个因素：200 年前，精制糖是一种昂贵商品，就像胡椒一样，交易量很小。正如你想的那样，那时与糖相关的健康问题仅限于富人群体。[445、446] 而如今，有了廉价的能源和劳力，以及从甜菜、玉米等中提取的大量糖分，与糖相关的疾病已经相当普及。

低血糖是血糖水平较低时的常见问题，但也可能是胰岛素抵抗的先兆。低血糖的症状表现为餐前疲倦、饥饿、虚弱或恶心。这些感觉来自肾上腺素，它帮助肝脏输出更多的糖，同时让我们感到虚弱、恶心甚至心慌。因为患者通常会把这些症状归咎于血糖水平过低，所以他们会通过摄入更多的糖进行自我治疗。但这样做只会使问题变得更糟，我们接下来就会看到原因。

"嗜糖狂"的真实故事

糖的"魔咒"

玛丽是几年前在我诊所工作的护士，她对工作既认真又负责，总是反复核对记录，确保医生没有忽略任何事情。为了保持警惕，她一天总要吃几次甜食。请注意，她吃的甜食不是糖果，而是水果和"能量棒"之类的"健康"食品。玛丽看起来很健康，她经常锻炼，体形匀称。然而，几年之后，她注意到当她肚子饿的时候她的手会颤抖。她会通过多吃一点儿甜食来让手部停止颤抖，所以她总是在自己的包里准备一些甜食。在玛丽进入更年期之后，那些饥饿"魔咒"突然变本加厉。一天，手术医生要求玛丽准备缝合线，玛丽却没有任何反应，目光呆滞，一脸困惑的表情，大约过了两分钟才恢复正常。为了确保不再发生这种状况，她决定增加甜食的摄入频率。后来，她做了血液检测，医生告诉她一切无恙。医生还说，要说有问题的话，就是空腹血糖水平低。

"我是低血糖。"玛丽告诉我。我向她解释道，她之所以会出现低血糖症状，是因为她常吃甜食的行为钝化了她对激素的响应，这样一来，身体不得不产生更多的激素来获取正常的响应。我们俩当时都不知道接下来会发生什么。

几个月后，玛丽在驾车的路上突然晕倒，车掉进了沟里。幸运的是，没有人因此受伤。就医时，神经科医生告诉她，之前她出现的那些症状属于癫痫发作，建议她服用抗癫痫药物。但抗癫痫药物让她昏昏欲睡，她不想服用，便向我咨询，试图找到替代性药物或治疗方法。

任何更年期女性都知道，激素水平的波动让人焦躁易怒。这也是玛丽面临的问题之一，雌激素和孕酮水平的高低起伏影响了她的大脑，让她焦虑不已。但这并不是仅有的问题，最大的问题是放在她包里的那些小包装零食。多年的吃甜食习惯使她的身体组织长期浸淫在额外的葡萄糖中，产生了大量无法被及时清除的交联反应。她的细胞对胰岛素响应迟缓，所以她的胰腺会继续分泌更多胰岛素。当然，她对胰高血糖素（告诉肝脏释放糖的激素）的响应也很缓慢，她的身体就好像一架对操控指令的响应总会延迟10秒左右的飞机。当血糖水平降至60毫克/分升以下时，玛丽的颅内葡萄糖断供，引发肾上腺的应激反应。肾上腺会立即释放肾上腺素，就像胰高血糖素一样，指示肝脏释放储存的葡萄糖。肾上腺素也会影响神经系统，引发焦虑、身体颤抖甚至恶心。血糖、雌激素和孕酮水平的起起伏伏，再加上高水平的胰岛素、胰高血糖素以及肾上腺素的偶尔爆发，这些纷繁复杂的混合信号最终导致大脑短路，癫痫发作。一旦发生过这样的短路，癫痫就很容易再次发作。所以考虑到这种情况，她如果不吃抗癫痫药物可能会有危险。

我建议她采取折中方案。一方面，我推荐她遵循经过检验的、严格的低碳水化合物饮食方案；另一方面，我把她的抗癫痫药物的剂量减少了一点儿，并随时监测她的血液，以确保治疗效果。我警告说，如果她不能遵循这样的饮食方案，就需要提高抗癫痫药物的剂量。经历了最初戒除甜食的困难之后，玛丽慢慢习惯了这种饮食方案。至今，她已经有8年未出现过癫痫症状，而且服用的抗癫痫药物剂量很小。

这是一个皆大欢喜的结局吗？我想是的。毕竟，她现在对抗癫痫药物的依赖性比她采取高糖饮食方式时要小。如果她继续保持高糖的饮食方式，即使是大剂量的药物也有可能无法彻底阻止她的癫痫发作。但任何问题都有两面性，根据我对糖及其影响的了解，我认为她的血糖水平长期偏高可能是她癫痫发作的一个重要原因。换句话说，如果10年前玛丽能把她包里的那些能量棒之类的甜食扔掉，她可能永远也不需要服用任何抗癫痫药物。我是想让人们把手里的能量饮料、能量棒和果汁通通扔掉吗？你说对了。不仅因为糖会致病，还因为由糖引发的疾病会把原本健康的人拉进耗费金钱的医疗系统。这就是为什么我要告诉你所有的细节。医院、诊所和大部分医疗产业都在借助消费者的不明真相赚钱，但是你的基因需要借助你了解正确饮食的真相。

我不想做心脏手术！

加里是一名潜水教练，他的工作性质要求他在船上的乘客遇到麻烦时第一时间采取行动。当他感到胸口发颤时，他想要确定身体出了什么问题，并采取行动阻止这种情况的发生。尽管他闭着眼睛也能在夏威夷的洋流中航行，但他不知道如何向医疗系统求助。和许多人一样，他没有向他的保健医生求助，而是直接去了急诊科。

急诊医生无法就加里的问题做出诊断，因为当加里到达急诊室的时候他的不适症状已经消失了。急诊医生让他做了一些检查，包括血液化验与心电图，结果显示一切正常。为了查得更彻底，急诊医生建议加里去找他的保健医生，并让保健医生为他转诊去看心脏病专家。做了更多的检查后，结果依然显示一切正常。为了确保万无一失，这位心脏病专家建议加里做血管造影。如果造影显示出任何异常，比如轻微的动脉狭窄，心脏病专家就会建议加里装上心脏支架或做心脏手术。

这时加里找到了我。他的主治医生正在休假，而他已经等不及了。

"我不想做心脏手术。"他说。我跟他开玩笑说，他的确来对地方了，因为我这里不做心脏手术。我看了看他的病历，其中的一个数字引起了我的注意：他的空腹血糖水平为92毫克/分升。虽然人们通常认为这是正常水平，但我觉得这个数字偏高，因为就像我之前说过的，空腹血糖水平超过88毫克/分升（达到89或更高）似乎就会引发疾病。当发现他的血糖水平偏高时，我一点儿也不感到惊讶，因为我注意到他的脚后跟上长了老茧——血糖高的病人脚后跟上经常会长出老茧。

被加里描述为"胸口发颤"的症状在医学上叫作心悸。心悸就是心律失常，根据我的经验，大量摄入糖分的人易于表现出这样的症状。就像癫痫发作一样，由糖诱发的激素和能量水平激增会刺激神经。在加里的案例中，激素和能量水平的起起落落扰乱了他心脏周围的神经。我了解了加里的饮食习惯，发现他是一个典型的"嗜糖狂"。早餐吃一碗甜麦片粥，上午10点吃一块士力架巧克力，午餐吃一份三明治，下午再吃一块士力架，还要喝果汁和苏打水，这是他多年以来一直遵循的饮食方式。但在他39岁时，疾病找上门了。无论他的血糖水平能不能降下来，心悸的毛病都已经出现了。

我告诉他，如果他想根除心悸的毛病，就必须把糖的摄入量至少减一半。为了让他明白自己目前所处状况的严重性，我还跟他讲，他的空腹血糖偏高预示着他即将失去对包括睾酮在内的所有激素的敏感性。睾酮会帮助男性保持性欲，顺便说一下，对女性亦如此。如果细胞表面的睾酮受体受损，它们对信号的响应就会钝化。一旦血管内皮细胞受损，血管就无法扩张、充血。所以，戒糖也是一个治疗男性勃起功能障碍的方法。

对加里来说，这个警告犹如当头棒喝。我解释道，如果他想预防糖尿病并发症，包括勃起功能障碍，那么他最好彻底放弃摄入糖。他真的这么做了。几周之后，他感受到了身体机能各方面的改善，他的女朋友也感受到了。他用糖换来了更甜蜜的东西，用由糖诱发的心悸换来了更幸福的心跳。

加里不需要做心脏手术，他只需要对糖说"再见"。如果他做了血管造影，心脏病专家很有可能会发现些什么。心脏若有轻微异常，就会在造影片上表现为一个个狭长的小点，正是这些东西把这个健康、匀称、热爱生命的男人变成了心脏病患者。一旦发生这种情况，服用药物和治疗过程的副作用与并发症就会与日俱增。一旦你只能依赖一种或多种药物度过余生，一旦健康的心脏需要植入最新的医疗器械才能发挥作用，你就会被卷入代价高昂的医疗体系。数百万美国人就像加里一样，面对着糖打造的医疗迷宫，许多人一旦进入就再也无法回头。

通过戒糖降低胆固醇

简是一名瘦瘦高高、皮肤黝黑、活力十足的网球运动员，她的总胆固醇水平为 260 毫克/分升，LDL 水平为 170 毫克/分升。作为护士，她对胆固醇的恐惧根深蒂固。因为她父亲的心脏病发作过，所以她一直保持低胆固醇饮食，而且她很重视体育锻炼。她认为她的高胆固醇水平是由基因决定的。她还知道，降胆固醇的药物可能会引发肌肉疼痛，从而影响她在网球运动中的表现。尽管如此，她还是非常害怕胆固醇水平升高，便抽空来找我开药。

不出所料，当我说她需要进行空腹血糖测试时，她表现得很惊讶。因为你已经阅读了第 7 章的脂蛋白循环，所以你肯定不会对此感到惊讶。血糖会影响人体的各项生理功能，包括那些你认为可能与糖无关的东西，比如胆固醇。

过多的糖分会使 LDL 水平通过几种渠道上升。首先，糖会使胰岛素的分泌量增多。高水平的胰岛素通过启动 HMGCoA 还原酶（他汀类药物要关闭的酶）来加速 LDL 的产生。[447] 其次，糖可以使参与血液循环的

LDL载脂蛋白糖化，通过使对接蛋白的"标签"变得无法识别（详见第7章），把受损的LDL分子锁定在循环系统中，从而使得LDL水平升高。再次，数年后发生糖交联反应的毛细血管会逐渐变硬。毛细血管必须保持弹性，才能让LDL和其他脂蛋白渗入基底组织。一旦硬化，毛细血管通道就无法迅速开启，遭到阻隔的LDL被迫长期滞留在循环系统中，LDL的浓度将会进一步升高。血液中的大部分胆固醇都是自体制造的，如果饮食的含糖量过高，就几乎不可能降低血清胆固醇水平，除非服用降脂药。

简最终同意戒糖，她的LDL水平很快降到了120毫克/分升，相对于85毫克/分升的HDL水平，情况已经很好了。简的LDL水平过高与家族病史无关，与她的糖摄入量直接相关。她不需要服用药物，只需要将糖从她的饮食中去掉就行。

血糖高引发偏头痛

苏珊的头痛很严重，按照她的描述，痛起来就像一把灼热的利刃刺穿了她的右眼。20年来，她反复被诊断患有偏头痛并接受了各种治疗，但效果甚微。通常，她只能在半夜叫醒酣睡的丈夫，让他送她去急诊室静脉注射止痛剂。每一次头痛都会让她措手不及，数天或数周内令她痛不欲生，然后又消失得无影无踪。

听了她对自己病情的描述之后，我跟她讲了我的几点看法，让她诧异不已。第一点看法是，这不是偏头痛，而是丛集性头痛，它可以通过一种完全不同的治疗方法得到缓解，即吸氧。第二点看法是，她有可能通过戒糖永久性地减轻甚至治愈她的头痛。我向她解释了糖对神经的影响，还告诉她肾上腺素和其他激素波动对大脑的刺激会引发头痛，或者在极端情况下导致癫痫发作。丛集性头痛患者嗜糖如命，整天离不开糖。到了半夜，他们的血糖水平触底，激素也在剧烈波动以进行补充。有时候，他们会因为剧烈的头痛而惊醒。对于任何一位受此病痛的患者来讲，少吃糖都是他们迈出的最艰难的第一步。减少糖的摄入量与适度锻炼可以有效预防苏珊的头痛。

说是一回事，做起来又是另一回事。"我再也不吃那么多糖了。"苏珊的态度很坚决。大家都会这么说，这种说法可能是真实想法的反映，也可能只是反射性上瘾者的否定。我向苏珊坦承，每当我发现自己对糖的日摄入量超过 1/4 杯时，我都会向我的丈夫做出类似的保证，承诺下次再也不吃这么多糖了，可是下次很有可能故伎重演。我们梳理了她的饮食状况，发现她实际上吃了太多的糖。这对减缓她的病痛来讲是个好消息，但对她来讲则是坏消息，因为我建议她不要吃糖。最终，她没能改掉多年的饮食习惯。每当偏头痛发作的时候，她都会下床吸氧来缓解病痛。如果氧气不够，她就去医院急诊科吸氧。

只要我的病人去过急诊科，我就会接到就诊告知单。一天，我突然意识到我已经有一段时间没有收到苏珊去看急诊的告知单了。我想也许她搬家了，直到有一天她又来找我做检查。我问她头痛的问题有没有改善，她说她在某个地方看到减少饮食中的糖分可能有助于缓解头痛，所以她改变了饮食习惯。自此之后，她再也没有吃过甜食。她甚至在自己的生日宴会上抵制住了生日蛋糕的诱惑，并为此自豪不已。

通过戒糖治疗头痛，我不是早就给过她同样的建议吗？看来有时候人们需要用自己的方式获取正确的信息，不过重要的是，她终于意识到了这一点，并通知她身体里的"甜点怪兽"，取消了它的免费餐券。

在以上这些病例中，你可能已经注意到有一个主题反复出现。糖对整个神经系统造成的破坏相当严重，所以给神经类疾病患者看病时，我问他们的第一个问题常与他们的糖摄入量有关。这并不局限于像焦虑、心悸这样的神经系统紊乱，以及吃糖成瘾造成的各种痛苦；它还会造成感染性疾病、关节问题，以及导致湿疹、荨麻疹、流鼻涕等过敏性疾病的反复发作。

苏珊的故事告诉我们，人们哪怕正在遭受糖带来的可怕影响，也会拒绝承认自己吃糖过量。否认的力量往往强于理性的力量，使我们漠视对自身的伤害。我们当中有谁拥有足够清醒的头脑，能够摆脱糖的"魔咒"和嗜糖如命的生活习惯呢？美国人个个喜好吃糖，我们身边的人都是甜食爱好者，他们生出的孩子也都嗜糖如命，而且天天都能吃到便宜又容易让人上瘾的糖。嗜糖者的渴望不只是甜味能够满足的。长期滥食糖会使人脑被重塑，令人完全无法离开像可可泡芙这样的甜点。

被糖驯化的大脑

假设你是外星人，正在研究太阳系中最强效的毒品。你已经写过关于可卡因、阿片、酒精和尼古丁的报告，但在地球上，有一种精炼程度更高的物质，似乎能让可卡因等相形见绌。几乎所有的地方都需要进口这种物质，但凡人们吃的、喝的东西里都含有这种物质。这是他们早上吃的第一样东西，也是他们晚上食用的最后一样东西。此外，它还是各种庆典的主角。肥胖儿童和精英运动员随身携带的塑料容器里装满了五颜六色、可供饮用的同类物质，他们对它的依赖程度不亚于空气。尽管在某种程度上，他们知道这种物质对他们有害，但他们无法戒除它。

你的报告显示，这种"毒品"的萃取、提炼和运输所需的土地与能量丝毫不亚于任何非法毒品。需要消耗 1 000 磅水才能从甘蔗中萃取出 1 磅该物质的原液，再经过几天的加热和提炼，才能生产出几粒可供销售的成品。回顾地球这颗行星的历史，你发现这种物质历来珍贵，曾被用作货币，它的味道——"甜"（sweet）——在流行音乐的歌词中比其他任何毒品出现的频率都高得多。

你的报告主题当然是"糖"。

糖是一种强诱导性毒品。现有的研究表明，在人生早期接触糖会对大脑产生持续性的影响，使人更容易产生化学依赖。研究人员给实验用大鼠长期喂食巧克力后发现，"每日摄入的糖改变了大鼠纹状体脑啡肽的基因表达"。换句话说，实验中的大鼠被喂食了刺激阿片受体的物质。[448] 糖作为一位强大的表观遗传教练，会指导下一代基因构建出天生渴望甜食的大脑。

正如迈克尔·波伦在《植物的欲望》一书中说的那样，通过培养人类对某些化学物质的需求，某些植物已经驯化了人类，并把人类变成了达尔文优胜劣汰战争中的棋子，借以统治这片土地。就像大麻中的四氢大麻酚一样，水果和甘蔗中的糖诱使人类和其他动物替它们传播DNA。但这种关系已经发展到了极其危险的地步，因为精制糖迫使我们重塑地球表面的植被，每年有数百万英亩的热带雨林被烧毁，以满足不断增长的人口不断发展的嗜糖需求。

我们也为玉米"打工"。高果糖玉米糖浆生产过程的每一步，都是玉米统治这个星球的一次巨大飞跃。玉米、甘蔗、甜菜、浆果和杧果（俗称芒果）等糖料作物，使我们合法地吸食容易上瘾的毒品，就像吸食可卡因一样，只不过致幻程度没那么强烈。我想说的是，糖对我们的影响比任何非法毒品都要危险，因为它的影响潜移默化，它无处不在。

如果给孩子注射海洛因，这种化学物质会在他大脑的快感中枢引发一系列神经活动。无论是果汁、梨浆还是婴儿配方奶粉中的糖，都会"通过由甜味引起的内源性阿片类物质释放"产生类似的反应。[449] 如果你经常让孩子食用含糖的加工果汁、甜燕麦片、饼干和糖果之类的食物，你就在无意间扮演了帮凶的角色。虽然糖实际上不含像海洛因那样的阿片类物质，但它对我们的影响是一样的，因为它让我们释放了内源性阿片类物质。

糖比可卡因更容易让人上瘾

糖比其他毒品更容易让人上瘾，因为它的味道更好。研究人员开展了一项以大鼠为实验对象的研究，主题为"糖的成瘾性超过可卡因"。他们在大鼠身上进行实验后发现，相较可卡因，糖更容易让它们上瘾。在研究结论中，他们警告说："对包括大鼠和人类在内的大多数哺乳动物来讲，它们的甜味受体是在过去糖类稀缺的环境中进化而来的，因此无法适应高浓度的甜味（化合物）。在现代社会中随处可见的高糖饮食对这些受体产生超常刺激，使大脑产生超常的奖赏信号，有可能推翻自我控制机制，让人上瘾。"

这种效果强到足以让糖水发挥止痛药的作用。有一种常见的做法叫作蔗糖镇痛，护士给婴儿进行足跟血筛查、注射或其他会引发新生儿疼痛的例行治疗时，会给他们喝一小口糖水，以此安抚他们。这种方法很管用，可以在治疗后的一个星期内减少婴儿哭闹的情况。[450]

2002 年，在加拿大蒙特利尔的几家医院的重症监护病房工作的新生儿护士团队，怀疑这种常见的做法可能存在不利的影响，她们特别担心这会对婴儿发育中的大脑产生损害。尽管喂食糖水更方便，但护士们还是获得了研究许可去开展相关实验，她们给一半婴儿喂纯净水，给另一半喂糖水。她们发现，对那些出生后的前 7 天内被喂了糖水的婴儿来说，在 11 周后研究结束时，仍然可以检测到糖对他们的神经系统的影响。摄入大量蔗糖预示着孩子未来在动作发展、活力、警觉性和定向性等方面得分较低，而在 NBRS（神经生物学风险评分，反映对大脑发育有害的过程）方面得分较高。[451] 这项研究真正想证明的是，少量的糖水可以减轻疼痛，但也会对婴儿的认知能力发育造成损害。

　　糖怎么会有如此强大的影响力呢？如前所述，糖会诱导内源性阿片类物质的释放。这项研究的作者推测，通过释放内源性阿片物质，人为地反复刺激未成熟的大脑，会干扰警觉性和觉醒系统的正常发育，以至于那些摄入了很多糖分的婴儿无精打采。内源性阿片类物质通常会在我们情绪不好的时候释放，帮助我们平复心情。作者认为，在创伤恢复过程中用糖诱导大脑释放内源性阿片类物质，可能会阻止大脑按照常规方式处理疼痛。为什么认知能力也会受到糖的影响？这个问题目前尚无答案。

　　生活中充满压力和挑战，通常情况下，我们会战胜它们并继续前行。但像这样的研究表明，如果我们在孩子面对压力和挑战时给他们提供甜蜜的奖赏，诱导他们安静下来，就相当于重塑了他们的大脑，有可能导致他们无法学到正常、健康和更适合社交的应对策略，他们只会大声哭闹着要果汁。我曾与几位儿童心理学家交流过这个问题，他们认为当下儿童的纪律性快速退化。不管出于什么原因，似乎有越来越多的成年人无法控制他们的孩子。我的观点是，如果你只能用糖来控制孩子的行为，那么你不仅是在训练他们依赖外部化学物质获得愉悦感，还是在训练他们通过操纵你满足自己的需求。尽管要对威利·旺卡（电影《欢乐糖果屋》中的糖果商）说对不起，但我那些禁止孩子吃糖的患者告诉我，他们不能想象有什么样的家庭生活会比现在更美好、更平衡、更健康。

糖会损害脑细胞，使其丧失学习能力

　　老年人应该多多了解这类信息：大多数针对阿尔茨海默病开展的研究都得出了一致性的结论，即这种病的根源不是基因突变而是糖。

我们会在下一章中看到，身体总在不断地成长并响应信号。人体的每一部分都有相应的化学物质来指导它的生长和细胞变化，大脑也不例外。如果大脑中的糖分过多，就会影响脑细胞。

正常情况下，单个脑细胞看起来很像一棵树，有数千个叫作树突的分支。一个脑细胞的树突与其他脑细胞的树突接触并交换化学物质，从而使我们拥有记忆、思考和体验情感的能力。毋庸置疑，智力与大脑神经元树突的数量大致成正比。

是什么使神经细胞长出更多的分支？事实证明，这是激素的功劳。大脑中充满了刺激生长的激素，没有了激素的滋养，神经细胞的分支就会萎缩。[452] 从某种程度上讲，生长因子就像是树突的神奇肥料；你得到的生长因子越多，你的脑细胞就越活跃，思考能力也越强。阿尔茨海默病的早期症状之一就是失去这些分支，这一过程被称为"树突修剪"。[453]

高糖饮食可能导致痴呆

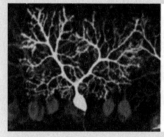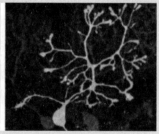

左边是正常的浦肯野细胞，一种脑细胞；右边是来自痴呆患者大脑的浦肯野细胞，可以明显看出分支的减少。由于胰岛素对正常脑细胞的健康至关重要，因此胰岛素抵抗（高糖饮食的结果）可能引发类似的脑细胞变化。

由糖诱导的交联反应致使大脑细胞膜产生粘连现象，这很可能就是阿尔茨海默病的致病因，至少是部分原因。在影响细胞膜的同时，交联反应还会降低激素敏感性。激素敏感性较低意味着脑细胞无法对生长因子做出响应，进而导致神经细胞分支减少，这意味着脑细胞之间的连接也会随之减少。糖似乎可以充当脑细胞的"落叶剂"，经年累月慢慢改变大脑的物理结构，最终导致痴呆。你有想过廉价果味饮料广告中的人为什么总是穿墙而过吗？想想他喝下的饮料中有多少糖吧，可能已经多到已经让他连怎么穿过一扇门都不记得了。

钝化感官

在伊拉克进行的一项关于甜味适应性的研究表明：吃的糖越多，我们就越尝不到甜味；越尝不到甜味，我们吃的糖就越多。在伊拉克，所有年龄段的人都通过饮用当地的一种甜茶来摄入大部分糖分。研究人员给实验对象提供了 4 杯甜茶，糖的浓度逐杯增加。在食糖稀缺的农村地区，几乎没有人想喝最甜的茶，想喝的人数占比仅为 0.3%。但那些拥有 10 年或更久城市生活经历的人无一例外地喜欢喝最甜的茶，他们在城市里生活得越久，想在茶里加的糖就越多。研究人员逐个询问了他们平常的糖摄入量，然后给他们做了另一个测试，以确定他们的味蕾能尝出什么浓度的糖。研究人员发现，平常吃糖越多的人，味觉越不敏感，糖确实钝化了他们的感觉。[454]

我在自己身上也做过类似的实验。我研究了糖对我的影响，在这之前我对此毫不知情。在将近 10 年的时间里，我每次冲咖啡时都要加上一份自制的焦糖酱，每份含有 1/4 杯的糖。卢克（实验对照者）尝了一口我冲泡的咖啡之后，惊讶得瞪大了眼睛，他说我一定是属昆虫的。"你不能每天都喝这个。"他很坚决地告诉我。我知道那里面有很多糖，但大家都这么喝。像其他成瘾者一样，我在给自己找借口，试图忽略减少糖摄入量的建议。这就是我的免疫系统彻底遭到破坏，以至于病毒在我的膝关节安家落户的原因。大概在随后大约一年的时间里，我不能走路，也不能做太多运动，我觉得是时候减少糖的摄入量了。渐渐地，我做到了。先改为加 1/8 杯糖，再减少一半，之后只加一两茶匙。随着糖摄入量逐渐减少，几个月之后我注意到我的膝盖慢慢康复了。但作为成瘾者，我把它归因于巧合。

摆脱糖的桎梏，生活从此不同

在一次旅行途中，我无法携带自制的焦糖酱，只能在咖啡里加奶油或牛奶。令我惊讶的是，这样的咖啡喝起来也很棒，奶油的味道很甜。第二天，我注意到我的膝盖好多了。正在戒毒的瘾君子会因为受到某事或某物的触动而顿悟或清醒，我也一样。对我来说，我既可以享受咖啡加牛奶或奶油的美味，又能不吃糖，这意味着我真的可以在没有任何困扰的情况下二者兼顾。也许只是因为我戒掉了糖，所以我的膝盖开始好转。我不得不改变保持多年的习惯，或者说为了光明的未来，我不得不从日常生活中移除高糖食物。现在，作为成功戒糖的"过来人"，我可以设身处地理解那些嗜糖如命的患者所经历的一切。我不只是他们的医生，还是他们戒糖的榜样。

从那天起，我再也没有往咖啡里加过糖。我不喝苏打水、果汁，不吃糖果、饼干，也很少吃水果，还拒绝摄入绝大多数淀粉类食物（后文会解释原因）。这样一来，不仅我的膝盖恢复了健康，就连自从上大学后就一直长在我腰上的 15 磅肥肉也奇迹般地消失了。现在我对甜食几乎没有任何欲望，当然巧克力除外（毕竟我也是有欲望的人类）。但我选择的巧克力的可可含量为89%，它几乎不含糖，也不含廉价脂肪。每周有三天，我会吃1/10根巧克力棒。我把它切碎，洒在无糖鲜奶油上，作为咖啡配料。我从未想过自己会成为不吃甜食的人，但现在我不仅摆脱了对糖的渴望，我的味蕾也恢复了活力。我能尝到牛奶和奶油的天然甜味，就连像生胡萝卜之类的蔬菜吃起来都像糖果一样甜美。我吃得和以前一样多，但体重减轻了15磅，也不像以前那么容易产生饥饿感。我多么希望自己10年前就能明白这个道理：戒除多年的积习其实也没那么难。

糖的障眼法

吸毒者说他们不必劳神费力去寻找毒品，毒品自然会找到他们。这个说法同样适用于糖。越来越多的人认识到糖的危害，并试图把糖从饮食中彻底剔除；但越来越多的食品制造商——世界上最成功的毒品销售者——会把糖偷偷加进他们的产品里。

我们脑海中根深蒂固的健康理念之一就是"低脂等同于健康"，这让食品加糖的问题变得更加糟糕。低脂类食物的味道不太好，为了弥补缺少脂肪造成的味觉缺陷，制造商只能往里面加糖，而且是加越来越多的糖。我手头有一罐知名品牌的奶粉，儿科医生经常推荐用它来代替牛奶。它的第一种成分是水，你们猜猜看它的第二种成分是什么？答案是：糖，而且每升的含量多达108克。[455] 相比之下，全脂牛奶每升只含8克糖。

如果孩子摄入的健康脂肪量不足，这通常就会促使他们吃糖。成长阶段的卢克有很长时间和祖父母待在一起，他们像很多人一样奉行低脂的饮食方式。他们家冰箱里的所有东西都是低脂类食品：脱脂牛奶，低脂酸奶，不含脂肪的调味品。每到下午4点，卢克和他的兄弟姐妹就会在冰箱里翻找富含脂肪的食物。最终，他们发现了藏在碗橱里的巧克力派、藏在冰箱顶部的奶油夹心饼干，以及屋外的走廊里、木制秋千上、枕头后面吃了半袋的"奥利奥"牌饼干。卢克的祖父母只想尽力去做他们认为正确的事，但并未把一切安排妥当，反而使他们的孙辈不仅摄入了有毒的人造脂肪，还摄入了大量的糖。出于这个原因，孩子们应该在少吃糖的同时补充足量的健康脂肪。

糖的别名

浓缩甘蔗汁	麦乳精	枫糖浆
玉米糖浆	麦芽糖浆	糙米糖浆
玉米甜味剂	大麦麦芽糖浆	甜菜汁
高果糖玉米糖浆	大麦麦芽浸膏	红糖
结晶果糖	麦芽糖	粗糖
果糖	麦芽糊精	初糖
蔗糖	葡萄糖	转化糖

上述这些都是葡萄糖、果糖、麦芽糖等单糖分子，或一种单糖分子与另一种单糖分子的结合产物。进入人体后，它们都会转化成葡萄糖或甘油。甘油能像果糖一样迫使肝脏进入脂肪制造模式。

卢克的这段往事发生在大约30年前。自从我戒糖之后膝盖问题好转的那一刻起，我们就明白了过量摄入糖可能真的有问题。不过，避开糖比你想象的还要困难，因为有一种现象难以避免，我称之为障眼法。你可以不吃奶油夹心饼，但你吃的沙拉酱里有糖；你可以不吃纸杯蛋糕，但外卖送来的寿司里有糖；你决定不再喝苏打水，但你的"100%橙汁"里掺了玉米糖浆。（美国食品和药物监督管理局的一些官员怀疑，许多所谓的100%天然果汁中实际上添加了高果糖玉米糖浆来增加甜度。[456] 水果中本来就含有果糖，即使制造商往果汁里添加了很多糖，又能通过什么方式加以检验呢？）

甜味剂是最便宜的食品配料之一。因此，随着美国人对糖的味觉感受越来越麻木，工业化食品经历了"甜味的通货膨胀"。这是食品制造商之间的竞赛，看谁在产品中隐藏的糖分更多。你认为孩子们想要什么，纯牛奶还是巧克力？普通麦片还是糖霜麦片？碳酸饮料还是山泉水？这种甜味的军备竞赛产生了不可避免的结果，即"能量饮料"，它简直就是一颗12盎司的原子弹，含有糖、碳水化合物和咖啡因，这些正是瘾君子们除了注射器以外需要的一切。

另一种隐藏糖的方法就是更换名称。让我们研究一下某款受欢迎的葡萄干麦片包装上的标签，看看有多少额外的糖隐藏在成分表中："全麦粉、大米、糖、葡萄干（大部分是糖）、麦麸、高果糖玉米糖浆（更多的糖）、燕麦、甘油、红糖（显然是糖）、玉米糖浆（更多的糖）、盐、大麦麦芽糖浆（也是糖）、部分氢化大豆油或部分氢化棉籽油、杏仁、改性玉米淀粉、肉桂、蜂蜜（高糖）、脱脂奶粉、自然香料和人造香料、聚甘油酯和单/双甘油酯、烟酰胺、氧化锌、还原铁、麦芽调味剂（还是糖）、少量人工合成维生素。"[457]

糖与脂肪的热量对比

人们通常会鼓励节食者选择低脂食品，因为他们认为等量的低脂食品所含热量较低，比如酸奶或摩卡咖啡。但这并未考虑制造商通过添加糖来提升食品口感的事实。糖在水里溶解的量比你想象中多得多，所以毫不知情的节食者经常会无意中摄入大量意想不到的热量。用于低脂食品的浓缩糖浆比奶油或黄油含有的热量更多：虽

> 然一茶匙砂糖的热量是 16.8 千卡，低于一茶匙黄油的 33.3 千卡，但如果让糖溶解在水中，自由移动的糖分子挤在一起，只占原空间的 1/5，所以每茶匙浓缩糖浆的热量高达 95 千卡。

就热量而言，几乎有一半来源于糖。另一半是什么呢？其他碳水化合物。记住，我说过制造商擅长玩障眼法。他们如果兜售糖失败，就会欣然出售下一种东西——淀粉等超级廉价的碳水化合物。意大利面爱好者也许不太爱听这种说法，但对你的身体而言，淀粉等与糖无异。没错，作为糖的最丰富来源之一，淀粉等碳水化合物甚至没有甜味。

糖，到处都是糖

我们生活在糖的世界里。地球上最常见的有机分子就是葡萄糖，它是糖的一种。但与电影中威利·旺卡的糖果花园不同，我们不能看到什么就吃下什么。对人类来说，世界上大部分的葡萄糖都不能食用，它被困在一种叫作纤维素的结构性碳水化合物中。纤维素可使木头变得坚硬，让树叶变得柔韧。另一种叫作淀粉的碳水化合物则可以被人类消化吸收。植物利用淀粉储存能量，并在需要的时候将其重新转化为糖。人体消化系统也可以将淀粉转化为糖，这正是我们摄入淀粉的目的。所以，对人体而言，淀粉和糖几乎没有区别。

简单还是复杂？没有区别！

每个人都知道高血糖是怎么一回事。你吃了几块蛋糕，接下来你会表现得很兴奋。之后又会怎么样呢？你的精力水平直线下降，甚至昏昏欲睡。如果状况再糟糕一点儿，你会开始发抖，并吃下更多的糖来消除这些症状。

这听起来是不是很熟悉？从糖的盛宴中退出，会让人感觉仿佛从其他毒品中抽身，比如酒精。我们经常采用以酒解酒、以毒攻毒的顺势疗法。当然，还有其他选择。为了避免宿醉，你可以少喝一点儿，甚至一点儿也不喝。你也可以通过维持更加恒定的血液酒精浓度来避开波峰和波谷。比如，你可以通过增加喝酒频率来调节每次的饮酒量，比如早晨起床之后就开始喝酒，慢慢喝到晚上。如果你能找到一种"复合酒"，就更方便了，这种酒精需要时间来消化，原来分作四五次饮用的美酒，现在可以一饮而尽，让你在当天剩下的时间里随时产生醉酒之后脑袋嗡嗡作响的体验。如果真有这样的酒，毫无疑问，我们会把它叫作"好"酒，因为这是所有注重健康的酗酒者最喜欢的一种，可以让他们长醉不醒。

葡萄糖是一种简单的碳水化合物，血糖指数[①]很高。把葡萄糖分子串在一起，就变成了淀粉。淀粉是一种复杂的碳水化合物，血糖指数较低。属于复杂碳水化合物且血糖指数低的食物是否比简单的糖更健康，仍存在不少争议，但在营养方面二者没有任何区别。简单碳水化合物和复杂碳水化合物之间唯一的区别，就在于它们进入血流的速度快慢，以及胰岛素控制血糖水平激增的反应快慢。如果你有糖尿病或者想避免血糖波动，就应该明白营养师建议你选择复杂碳水化合物作为早餐，无异于敦促酗酒者放慢节奏，从早上起床就开始慢慢喝酒直到晚上。

你吃意大利面或饼干的时候，不会觉得自己在做任何损害自身健康的事情，因为它们尝起来不像糖果那么甜。但是，组成淀粉的分子就

[①]　血糖指数（GI）是衡量碳水化合物对血糖反应的有效指标。某种碳水化合物的血糖指数越高，就表明其摄入后 2 小时内使体内血糖水平升高得越多。——编者注

是糖，一旦进入血流，它们就会干尽坏事。淀粉好像一个团伙，当它们被绑在一个长分子上（分子太长以至于无法抵达味蕾）时，不会造成伤害。但是，如果你长时间地咀嚼一块饼干，或通过消化系统把饼干分解掉，淀粉分子就会变成对身体有害的糖。你吃完一盒饼干，就相当于吃了一盒糖果。关键在于，不管你吃的是糖果还是淀粉，身体最终吸收的都是糖。

如果要讨论碳水化合物和糖，我们就必须先把术语界定清楚。归根到底，所有的碳水化合物都可以分解成不能再水解的单个糖分子，我们将这样的单个糖分子称为"单糖"。蔗糖是由一个葡萄糖分子和一个果糖分子组成的"二糖"。单糖和二糖是简单碳水化合物，也就是本文中所称的"糖"。如果把更多的单糖嵌入长链，就是"寡糖"，"寡"意味着少。淀粉中有数百个连接在一起的单糖，因此被称为"多糖"。

面包、意大利面、马铃薯和大米等食物都是碳水化合物，一份 7 盎司的意大利面所含的糖分相当于 4 听 12 盎司的百事可乐。与百事可乐不同的是，意大利面中添加了铁和维生素。植物中富含淀粉的部分也含有少量蛋白质和矿物质，但白面和白米中的大部分蛋白质和矿物质都被去除了。无论米饭和面包是白色的还是棕色的，无论淀粉是以早餐麦片或墨西哥炸玉米片的形式出现，还是以意大利面或煎饼的形式出现，无论它是复杂的还是简单的碳水化合物，你吃下去的基本上都会变成糖。

正如你在下一章将会看到的那样，包括世界美食的四大支柱在内的传统食品往往含有比现代饮食更少的碳水化合物。例如，一片发芽谷物面包含有 70 千卡的热量，同样大小的普通小麦面包的热量则高达 110 千卡。这是因为在发芽过程中，种子将其储存的淀粉转化为其他营养物质。种子可以很容易地做到这一点，但人体不能。

为什么我不抵制碳水化合物?

我不抵制碳水化合物,而是倡导合理控制饮食中碳水化合物的比例。

我们餐桌上发生的一切正是地球现状造成的必然后果:无论是在野外,还是在小型家庭农场,多样化的生态系统正被大规模种植的玉米、水稻及小麦等单一作物取代,这种状况史无前例,只因为这些作物能够产出富含碳水化合物的种子。而且,与那些营养含量更高、更复杂的食物相比,高碳水化合物食品更便宜,杂货店和餐馆常常免费赠送这样的食品。餐馆会在饭前向客人赠送免费面包,但他们从不免费赠送龙虾。

重新调整碳水化合物的比例,不仅能使菜肴更具营养、使人不易发胖,还能让我们品尝到其真味。大厨戈登·拉姆齐的《厨房噩梦》中有一集我很喜欢,他减掉了餐厅招牌菜中 1/3 的碳水化合物,立即使菜品大放异彩。这个简单的调整会让菜品看起来更诱人、更美味。

大厨托马斯·凯勒的《法国洗衣房餐厅食谱》设计得很漂亮。你可以看到作者用一张张精美的照片介绍各种美食,顾客需每人支付 300 美元(不包括葡萄酒)才能吃到它们。几乎书中的每道菜都有淀粉类食材,但比例得当。想象一下,一块浸了黄油和奶油的马铃薯泥基底上摆放着同样大小的牛肉块,周围精心装饰着炖烧的各色蔬菜,上面淋了一圈牛骨烧汁;而不是一大堆马铃薯泥和一大块牛肉放在一起,外加几片绿色蔬菜作为装饰。

即便没有米其林星级厨师,也能让你的家人享用比例得当的美味菜肴。不管是意大利人、墨西哥人、美国南方人、中国人,还

> 是其他什么人，我们只是在谈论如何保留一些食品的真味。这样一来，味道多种多样、营养丰富的食材就可以占据主导地位了。

我不赞成把食物分解成碳水化合物、蛋白质或其他成分，但商店的货架上堆满了各类富含淀粉却无营养价值的"空热量食品"，所以我们不得不了解一些相关知识。我建议糖尿病患者或者那些想减肥的人，把总碳水化合物摄入量控制在每天 100 克以下。这相当于吃一小份意大利面或四片面包或两个苹果，不能再多了。

水果中的糖分

另一个让很多人感到惊讶的糖源是含糖的甜味水果。我们常会听到"多吃水果和蔬菜"的建议，似乎水果等同于蔬菜，但事实上它们不一样，蔬菜的营养-能量比高于水果。即使是富含营养物质的水果，比如野生蓝莓，其含糖量也很高。大家常吃的柑橘类水果，除了会让我们摄入大量的糖分以外，能够提供的营养成分少之又少。这就是对大多数人而言，每天吃一份苹果大小的水果就足够了的原因。因为糖分含量太高，所以水果绝对不是合格的健康食品。就像我对病人讲的那样，水果是糖块的天然替代品。果汁因为缺乏纤维素和多种抗氧化剂，其实和苏打水一样糟糕。

水果的摄入量应该受到限制，人们常常对此观点表示怀疑。"至少它们是天然的糖！"他们争辩道。水果当然是天然的，但所有的糖也都是天然的：甘蔗是天然的，用来生产高果糖玉米糖浆的玉米也是天然的。水果中的糖与高果糖玉米糖浆（或糖粉、砂糖）中的糖相比，唯一的区别在于前者仍然存在于其原料中，而后者已被从原料中提炼出来，去除了其他营养物质。虽然甜味水果中含有纤维素、矿物质、单宁和其他可以作为抗氧化剂的黄酮类化合物，但它们的主要成分还是糖。

蜂蜜呢？也是一样，大部分成分是糖，其他成分很少。维生素C呢？它恰好是一种我们不能制造但又需要摄入的营养物质。一天一个橙子就能满足我们身体所需的大部分维生素C，但是，一个绿甜椒（严格来说这是一种水果）也能做到这一点，还不会让我们摄入有害无益的糖。

对水果爱好者来讲，更糟糕的是，果糖会使肝脏进入脂肪储存模式。有人认为，高果糖玉米糖浆形式的果糖摄入量剧增可能是导致脂肪肝发病率上升的原因之一。因此，尽管营养学家和医生仍然坚持果糖比蔗糖更好，但其他人并不那么确定。不过，大家达成了这样的共识：糖的摄入量已经大大超标了。

人类能依靠水果生存吗？

水果主义者有时也被称为"果食主义者"，是素食主义者的分支之一。有些人认为只要饮食的一半以上是水果，就能算作水果主义者；而另一些人则认为只吃水果的人才算。在很多典籍中都能看到这种生活方式的踪迹，比如《圣经》中就曾提到水果有益健康的逸闻趣事。最流行的说法似乎是，因为人类与猴子及其他以水果为生的灵长类动物具有亲缘关系，所以人类能以水果为生也是自然而然的事情。

但你要明白，包括猴子在内的许多灵长类动物还会吃其他食物，比如树叶、树皮、昆虫、坚果，甚至是体型更小的灵长类动物的肉。有些动物整天摄入大量甜味水果而身体无恙，是因为它们圆滚滚的大肚子里长着专门为此设计的消化系统。红毛猩猩、鸟类和其他食用水果的动物都拥有特殊的消化道，可以把简单的营养物质发酵成更复杂的营养成分，因此它们能从水果中获取的养分比人类多。

高果糖玉米糖浆比蔗糖更糟糕吗？

高果糖玉米糖浆是什么？它真的比蔗糖、蜂蜜及其他任何甜味剂更容易让人发胖或患糖尿病吗？

实际上，玉米中几乎没有果糖，但它含有淀粉这种复杂的碳水化合物。制造玉米糖浆的起始工序是用酶把玉米中的淀粉分解成单糖分子，即葡萄糖。然后，用另一种酶将葡萄糖转化为果糖，从而制造出高果糖玉米糖浆。高果糖玉米糖浆中的果糖与天然果糖是一样的，二者的不同之处在于前者被去除了其他营养成分。

在1978年高果糖玉米糖浆产业兴起之前，水果和谷物（小麦、大米、燕麦、大麦等）是果糖的主要来源。现在，谷物和水果的消费量下降了，尽管我们消耗了更多的高果糖玉米糖浆，但我们的总果糖摄入量只增加了1%（从占总食物摄入量的8%增加到9%[458,459]）。因此，从逻辑上讲，不能把如今肥胖和糖尿病发病率的上升归咎于果糖。人们肥胖的根源与总摄入热量增加了18%有很大的关系，因为相较1978年的水平，人们的碳水化合物总摄入量骤增了41%。

以水果或其他富含糖类的食物为生的动物不会直接吸收太多的糖进入血液。其特殊的消化系统拥有特殊的消化腔，里面容纳了各种细菌、酵母和其他微生物，它们在那里生长繁殖并制造维生素、氨基酸和其他营养物质。这些动物摄入的碳水化合物先在消化腔内进行发酵，才会被吸收利用。消化腔中的益生菌能将富含糖分的水果发酵为动物赖以生存的营养浆液。当这些浆液到达消化道的吸收部位时，已经被转化成更复杂的养分。这一过程类似于食草动物将高纤维草料发酵为更有营养的物质。如果我们的消化道构造与大猩猩一样，我们完全可以摄入更多的水果。但我们同时需要更长的肠道，以及像大猩猩那样肥硕的腹部。

像成年人一样吃饭！

在我四五岁的时候，我以为"儿童食品"就是纸杯蛋糕、花生酱、果酱三明治、麦片（尤其是"船长脆麦片"），还有各种面条。大人们出去吃饭的时候，我觉得他们吃的肯定是肝脏、鱼子、臭奶酪、浓肉汤之类的东西。在我的想象中，他们甚至连甜点都不吃。

其实我那时不知道的是，自从20世纪80年代以来，美国农业部一直号召人们增加糖类摄入，建议人们调整饮食结构，最终使碳水化合物占到人们每日热量总摄入量的60%。结果就是，我周围的大多数成年人也开始吃儿童食品。如今，任何一个生日派对都离不开大量的手指食品：饼干、小吃、零食和糖果。难怪有这么多人都在为自己不断增加的体重而苦恼。

那么，"像成年人一样吃饭"是什么意思呢？第一步是重新思考自然、饮食和身体之间的关系。我希望你能像你的祖先那样理解食物，而不是把食物看成各种乏味的、互无关联的化合物，并意识到营养物质能够摄取自然的力量，将其带入你的体内。一旦你了解了世界美食的四大支柱，以及如何制作它们，你就能让基因按照你想要的方式发挥作用，充分激发基因的潜能。

第三部分

———

深度营养生活方式

第 10 章

人类饮食法的四大支柱
强身、健脑、美容的食物

☐ 不论你属于哪个种族，人类饮食法都能为你提供最佳营养。

☐ 人类饮食法并非简单的食物清单——告诉你哪些食物可以吃，哪些不能吃；它是一套策略。

☐ 有四种策略，我称之为"人类饮食法的四大支柱"，它们融合了所有传统饮食的精髓。

☐ 最好的厨师会同时运用这四种策略，因此在我看来，厨师才是最早的营养师。

☐ 现代美国饮食只采用了其中一种策略，即食用生鲜食品。

如果你去博物馆参观过与远古人类相关的展览，你一定看到了各种各样的箭头和矛。你可能还见过这样的画面：猎人手持武器威胁着行动迟缓的长牙巨兽，身后有女性围着火堆烤肉。这种男性视角的历史观很容易误导我们，以为早期的人类只靠进攻就能获得比竞争者更多的猎物，借此繁衍生息，足迹从非洲逐渐遍及世界的各个角落。其实这只是故事的一半，另一半是猎物被带回家后烹制。本章将把我们的历史舞台旋转180度，把厨师置于台前，他们是人类繁衍生息这一历史进程中真正的英雄。

我们应该从科学的角度欣赏人类在烹饪艺术方面的伟大发明、创造力及研究。其他动物也会捕猎，但唯有人类发明了极其复杂的精密技术来提取食物中的各种营养成分，并代代相传，经过多次检验后发扬光大，给予后人很多启发。掌握了这些技能，古代的朱莉娅·蔡尔德[①]们才能为人类的进化提供丰富多样的营养。我们将在本章探讨世界各地的烹饪传统，不评判优劣，只关注它们的共性。读完前面章节内容的人一定明白我的观点，即一个人是否健康的先决条件并没有那么神秘莫测。健康生活的法则已经过一代又一代人的传承，只要你怀着好奇心并努力了解一些基本常识，便能掌握其中的奥秘。

正因如此，我们也无须费尽心思考虑应该采取哪种饮食法，或因为专家的否定而拒绝某种饮食法。我们只需重新食用那些曾帮助人类经历严酷考验的食物，那些经大自然不断调整而日臻完善的食物。我们生来就喜欢那些几千年来一直受到认可的食物，它们不仅能预防癌症、保护心脏、增强免疫功能和预防疾病，还能让我们的祖先及他们的子孙后代健康成长，这绝非幸运的巧合。每种饮食法都宣称自己最为成功，但唯有这四大类食物是人类的营养基石。人类之所以成为人类，也取决于这四大营养基石。

---

① 朱莉娅·蔡尔德（Julia Child）：美国名厨，也是受人爱戴的文化人物。——编者注

四大支柱：人类饮食的基石

复制一种健康饮食最简单的方法，就是选择某一个地区的传统食物并完全照做。但问题恰恰在于我们根本做不到。我们依据书上的地中海饮食或冲绳饮食食谱，并不能烹制出完全一样的当地菜肴。为什么会这样呢？这通常是因为食谱不准确。食谱收集者们对食谱进行了重新阐释，把那些不容易买到或者不为人们熟知的食材替换成在任何一家连锁超市都可以买到的食材，例如猪油这类传统油脂被换成了政府推荐的各种植物油。不仅食材种类减少了，其中不常见或不易购买的食材也都被无骨无皮的低脂产品替代了。食谱中去掉了准备时间超过一小时的菜品；如果原来的食谱需要自制诸如骨汤、鲜意面及发酵蔬菜等食材，为方便起见，食谱收集者们会对烹饪方法加以改动。所以，你在书中看到的烹饪方法删掉了那些真正能够保证菜品可口、正宗和健康的元素，美国人吃到的只是用外国香料做的美国菜。

我将会向你展示所有烹饪书籍中遗漏的东西。

常见的饮食法及烹饪书从食谱中去除的元素，正是那些健康的传统饮食共有的东西，我称之为世界美食的四大支柱。不管各国的饮食有何特色，这些基本的食物都能为世界各地健康的人群持续提供充足的营养，以满足身体所需。虽然各地的饮食看似不同，但从身体角度讲，所有健康饮食的本质是一样的，都取决于以下四类食物：

- ☐ 带骨肉类
- ☐ 动物内脏
- ☐ 发酵类与发芽类食物
- ☐ 生鲜食品

地球生态有多么丰富，我们的味蕾就能体验到多么丰富的地方美食。在库克船长抵达夏威夷之前，夏威夷的主要食物是芋泥，将芋头（一种块茎状根菜）烤干之后根据需要加水做成糊状，再发酵，可存放好几个月。他们吃芋泥时通常搭配鱼、椰子及香蕉。有意思的是，贵族吃芋泥较少，摄入更多的是鱼之类的富营养食物，因此他们个子较高。在我看来，在任何社会中，身高与食物之间的因果关系都是双向的，摄入好的食物会让人的个头较高，而个头较高的人又更容易获得好的食物。1940 年之前，除了海豹、鱼和地衣之外，奈特斯利克的因纽特人几乎没有其他食物。在今天的蒙古沙漠，饲养骆驼的游牧部落以奶制品、某些谷物、茶、根菜类蔬菜和肉为食。在巴布亚新几内亚的雨林里，唯一幸存至今的狩猎采集部落贡拜族以巨蝇身上的肥蛆、蜥蜴、鸟类及捣碎的西谷椰子木髓为主要食物；在一些特殊场合，他们还会吃肥猪肉。在西非，被称为穆弗人（Mofu）的农民，几千年来一直以种植小米、豆类、花生和捕捉昆虫为生，他们还喂养山羊和鸡。对这些看似千差万别的饮食，你可能会觉得陌生；但对你的身体及表观基因组来说，这些食物所含的营养成分就如同盐或水一样毫不陌生，而植物油和大量的糖分则是身体细胞不熟悉和不适应的。如果你的饮食方式一直是遵照《食物金字塔指南》的美国饮食，那么只要远离植物油和糖分，任何一种正宗的地方饮食（不管多么奇特）都会让你的身体细胞和基因得到期盼已久的放松。但是，你不必为了享受这些益处而去尝试各种传统饮食，只需在你的日常饮食中加入这四类食物即可。你可以先尝试每天加入一类新鲜食物，然后逐渐过渡到每天选食这四类食物中的两三类。

法国菜

虽然从健康的角度讲，没有哪个地方的饮食得天独厚，但法国菜与众不同，因其品类丰富、口感浓郁、色香味美在全球美食中脱颖而出。法国有伟大的烹调艺术著作，每一个接受过西方传统训练的厨师，都曾深受奥古斯特·埃斯科菲耶及其前辈的影响和熏陶。有人认为说到美食，中国绝对不亚于法国，美国人现在享用的很多美食都来自中国。但是跟中国菜、意大利菜及墨西哥菜相比，法国菜的独特之处在于：在美国乃至全球吃到的法国菜都是用传统烹饪技术烹制而成，不仅口感纯正，而且非常健康。法国菜与四大支柱的理念完全一致。

在世界各国的美食中，只有法国菜在进入21世纪之后仍然与拿破仑时代相差无几，这是为什么？归根结底要归因于法国人的优越感，如果没有这种优越感，全世界就不可能体验到真正的美食享乐主义。

19世纪早期的中产阶级想证明他们对食物的需求已远远超出了"有营养这种单一需求"。[460] 伴随这一诉求出现了一种全新的烹饪方式，那些能雇得起厨师的有钱人将其称为"法国大餐"（Grande Cuisine）——一直以来只有高端餐厅才能提供。厨师们会找到最好的地方性应季特色食材，并逐渐完善烹饪技巧，不仅要最大限度地保留营养，还十分注重口感。"法式大餐之所以拥有这么高的地位，是因为它不只注重营养，更注重食物带给我们的愉悦感。"[461] 虽然强调美食带来的愉悦感，但法国大餐发端于人类只能食用真正的食材而非味精、糖等食品的时期。因此，厨师们在使用真正的优质食材提升食物口感的同时，也最大程度地保留了其中的营养。

既能提升口感又能保留营养的法国大餐烹饪技术源远流长，在欧亚大陆的专业文献中都有记载。代表四大营养支柱的食材在法国美食中反复出现，这绝非巧合。在第5章中我曾经提到"拉美裔悖论"，即那些不太富裕、新近移民美国的拉美裔女性生下的孩子比大部分美国女性生的孩子更健康。大家都知道，法国也有健康悖论：尽管法式饮食富含脂肪，但法国人的心脏病发病率较低。只要你明白这些传统饮食其实比现在的美国饮食健康得多，你就会发现这些悖论一点儿也不神秘。健康的关键就在于选择健康的油脂，少吃糖，以及更多地食用四大支柱类食物，你可以从食用带骨肉类开始。

支柱1　带骨肉类

享用精心烹制的肉类很容易，但我们并非生来就知道如何将肉做得美味可口，这需要学习。尽管这可能是一件非常简单的事，但如果你没看到别人怎么做，你也许永远无法得知其中的奥秘。

奥秘在于不要去骨。对大部分美国人来说，感恩节晚餐是一年中最难忘的一餐。通常以小火慢烤的一整只火鸡为主菜，烹制时，脂肪、骨头、骨髓、皮及其他结缔组织保留得越完整越好。

我将介绍烹制正宗高级菜肴常用的一些简单技巧，运用这些方法烹制的肉类鲜美多汁、口感浓郁。选取的食材越好，烹制后的肉类口感就越好，也越健康。正因为如此，在矿物质含量丰富的土壤上人道散养的动物的肉是最好的。下面我将介绍四个法则，要想保留并提升动物类食材的口感和营养，你应该了解它们。我还会从科学的角度解释，为什么掌握烹饪肉类的艺术是获取食物中蕴藏的真正力量的第一步。

肉类烹制第一法则：不要过度烹饪

有人喜欢一分熟的牛排，有人不喜欢。如果你喜欢三分熟的牛排，那么请你回答一个问题：如果服务员端上来的牛排过生或过熟，哪一种情况会让你更生气？

我读研究生期间，曾尝试过素食。后来当我再次开始吃肉时，我对卢克认为把肉做熟是一种浪费的观点并不认同。但在我了解了熟肉和生肉的化学结构之后，我再次意识到卢克的本能直觉是正确的。至今我仍然记得自己吞咽第一口带血且有嚼劲的一分熟牛排时的纠结，幸好卢克做的美味高汤让我的第一次尝试变得不那么艰难。12年后的今天，我发现三分熟的牛排虽不失嚼劲，但对我来说口感不够鲜美。我再也不会回头吃三分熟的牛排了。

说到牛排，分量并不重要，重要的是肉质的密度和纹理。过度烹饪的肉之所以会变硬，是因为在高温化学反应中脂肪、蛋白质及糖分子混合在一起，使肉变成了一种组织聚合物，需要用刀切块并咀嚼更长时间才能下咽，当然也需要更多的时间来消化；最糟糕的是，我们需要的许多营养成分遭到了破坏。

遭到破坏的营养成分并不会自动消失，一旦摄入，人体就无法通过代谢将它们轻松排出体外。当营养成分因加热过度而被破坏时，各种营养成分之间会相互反应，形成新的物质，其中包括芳烃、环胺等致癌物质及其他伤害肾脏和血管的分子的混合物。[462] 如果烹饪方法得当，就不会产生太多的有害反应。[463] 同时，营养成分和香味得以保留并慢慢释放到肉汁中，食物就变得更具生物活性，口感更鲜美，也更容易被吸收。

那么，应该加热多长时间为宜呢？如果把肉切成薄片，就几乎没有肉汁，很容易烹饪过度。牛排应该肉汁丰富、色泽鲜红，我建议你先尝试三分熟的牛排，适应以后再尝试一分熟。最后我想提一句，如果你是明星厨师安东尼·波登的粉丝，你就会知道点全熟牛排的顾客吃到的通常都是肉质最老的牛排。厨师并非故意给这类顾客提供肉质最老的牛排，而是因为他们要将最嫩的牛排留给那些能品尝出其中区别的顾客。

肉类烹制第二法则：控制水分、时间，使用动物各个部位的肉

在不久前的一次聚会上，我遇到了一位黑眼睛的秘鲁女性，她刚刚发现了慢炖锅的妙用。她购置慢炖锅已有一两年时间了，但一直将其搁置在橱柜中。最近，一位来看望她的朋友用慢炖锅给她做了炖菜。之后的整整一周时间里，她家只吃炖菜。这位朋友曾经忽略慢炖锅的存在，现在却爱上了它，因为慢炖锅"能保留那么多食材的原汁原味"。我告诉她香味越丰富、浓郁，食物就越有营养，并建议她经常使用慢炖锅炖菜。听我这么说，她好像一下子也爱上了我。

很少有人知道，厨师们在谈论味道的同时也在谈论营养。当一个厨师说"有些香味需要一定的时间才能散发出来"时，他其实也在说"有些营养需要一定的时间才能释放出来"。想让一种普通食物变得与众不同，既味道鲜美又营养丰富，慢炖肉类是最好的方式。肉的香味在于它本身的复杂性，其他食物亦如此。

根据切分法，肉包括肌肉、肌腱、骨头、油脂、皮、血及腺体组织，每个部分都含有丰富的化学物质。当你用舌头感受这些丰富的化学物质时，浓郁可口的香味就意味着丰富的营养。

要想享受这些好处，你不是非得有慢炖锅，只需要水、时间及不同部位的肉（尽可能保留各种不同的组织：韧带、骨头、油脂、皮等）。用锅炖汤时一定要记得盖上锅盖以免漏气，用烤箱烤肉时要记得在肉上涂油……这些技巧都有助于防止肉中的水分流失，而水分可能会创造奇迹。

来看看奇迹是如何发生的吧！以鸡腿为例，如何把一只没有任何味道的生鸡腿变成一道美食呢？加热时，肉中的水分就能为水解断裂创造条件。用小火慢炖时，水分子就会像微型钢锯一样，把坚韧的长肽链切开，从而软化坚硬的组织。水分还可以防止相邻的肽链缠绕在一起，因此保持肉中的水分能够防止因蛋白质缠结而使肉质变硬。

水解断裂如何提升味道呢？这很简单。味蕾都很小，化学物质与其接触的受体部位也很小，因此，能够产生味觉的物质（味道配体）也很小。咬一口冰凉的生鸡腿，你尝不到任何味道；而烹饪能让肉的味道释放出来，这是因为在水解断裂的过程中，一些肽链被切成了小段，形成了我们称之为肽的短链氨基酸。肽足够小，能够与我们味蕾中的受体相匹配，这时我们就能感受到被食品制造商们称为"第五种味道"的鲜味（另外四种基本味道为酸、甜、苦、咸）。

水解断裂

完美烹饪。温和的湿热法有助于保存足够的肽键，从而将长肽链（如图上半部分）分解成肽段（如图下半部分）。只要肉中有水分，肽链就会有序排列并彼此分离。但如果肉失去水分或温度超过77摄氏度，就会出现问题。只要出现其中任何一种情况，水解就会停止，肽链就会弯曲并混合在一起，在相隔较远的肽链上的氨基酸之间、氨基酸与糖之间以及氨基酸与脂肪之间，将会形成一种新的无法分解的化学键。这些不良反应会产生毒素、破坏营养成分，还会使肉质变硬而难以咀嚼。

皮或韧带等肉的附加部位如何创造营养呢？水分子会从皮、韧带、软骨和骨头中分离出结缔组织，释放出一种叫作糖胺聚糖的长链分子。你会发现，糖胺聚糖长链分子家族的三大成员——葡糖胺、硫酸软骨素和透明质酸，都是关节营养补充剂。但是，这些加工提取的补充剂无法与富含各种能强健关节的分子的炖菜相提并论。软骨和其他结缔组织在慢炖之前几乎是无味的，这是因为糖胺聚糖大分子无法匹配味蕾受体；而慢炖之后，许多氨基酸和糖都会与母体分子分离。一旦它们被释放出来，我们的味觉就能感受到。

慢炖肉之所以比其他运用不恰当的烹饪方法做的肉类更有营养，还有一个原因在于矿物质。在炖煮时，骨头和软骨也会像肉一样释放矿物质。这些组织就如同矿物质仓库，富含钙、钾、铁元素和硫酸盐、磷酸盐，当然还有钠和氯元素。我们的味蕾能够分辨出钙离子、镁离子、钾离子，可能还有铁离子、硫酸根离子，以及精制食盐的主要成分钠离子和氯离子，这比之前人们预料的更多。[464] 过度烹饪会使肉变干，形成一个难以消化的聚合体，那些有味道的矿物质都会被困在这个聚合体中。在这种情况下，你只能尝到那些没有被困住的味道，你的身体也只能利用那些没有被困住的矿物质。

我们再谈谈味道的复杂性。我们都知道有些味蕾只能尝出咸味，有些只能尝出酸味，有些只能尝出苦味，有些只能尝出甜味。但研究表明，某种味道对应的味蕾在尝出主要味道的同时，也能尝出其他味道配体。味道的种类越多，味蕾可以尝出的味道就越多。当肽和盐离子同时出现在一个味蕾上时，你尝到的不只是两种味道，你的大脑接收到的可能是放大了上千倍的信号。[465] 我们的味蕾就是以这种方式帮助我们识别和享用复杂的营养的，这也是热狗或真正的香肠搭配泡菜或芥末酱更好吃的原因。

有人可能对快餐店的"巨无霸"汉堡情有独钟，但是快餐中的味精和游离氨基酸都有可能欺骗你的味蕾。味精这种人工调味料的主要成分是谷氨酸钠，对味蕾受体的刺激就如同慢炖肉中的肽一样。味精和其他水解后的蛋白质都是通过水解断裂的过程产生的，即从细胞中提炼出动物或植物蛋白质，再将其充分分解成单个氨基酸。健康食品商店以无盐酱油的形式出售这些食品增鲜剂，事实上无盐酱油和普通的水解酱油一样，对人体没有任何好处。这类产品中的某些氨基酸会刺激神经并导致神经受损，其中谷氨酸和天门冬氨酸的影响最大。当你把氨基酸作为饮食所含丰富营养物质中的一种少量摄入时，它对人体是有益的。但如果缺乏钙、镁等营养成分的正常补充，大量摄入氨基酸可能会导致短暂性失忆、偏头痛、头晕等症状。[466] 因此，纯天然食品的理念不仅适用于植物性产品，还适用于动物性产品。如果单纯地将氨基酸提炼出来，就会将健康的氨基酸转化成有害化合物。顺便说一句，传统发酵的酱油很健康，因为它的味道来自肽，不会刺激神经系统。

肉类烹制第三法则：使用动物油脂

我们需要像我们的祖先一样摄入动物油脂。很多人认为现在的动物肥得不正常，但事实并非如此。谷物饲养的动物确实含有有害脂肪，而且有害脂肪过多对动物自身不好。但是有史以来，人类吃的都是相对矮胖的动物，因为人类总是尽可能地选择最肥的动物。野生的鹿在夏天的脂肪含量只有体重的15%，[467] 但到了狩猎季，它们已经为过冬做好了准备，脂肪含量达到体重的30%~40%。[468] 据早期美洲探险家塞缪尔·赫恩和卡韦萨·德·巴卡记述，北美原住民习惯食用最肥美的动物，尤其是脂肪多的部位。在收获较多猎物的时候，他们甚至会把瘦肉留给狼吃。[469，470]

脂肪对我们有什么好处？首先，跟糖一样，脂肪也是能量的来源。但脂肪和糖的不同之处在于，脂肪是人体细胞的主要原材料，细胞膜净重的30%~80%由脂肪组成。其次，脂肪不会诱发胰岛素的分泌，而胰岛素会促使体重增加。再次，高糖饮食会破坏人体组织，但（天然）高脂饮食则不会。我在医学院的时候参加过相关考试，但随后就忘了这一事实：我们需要脂肪来吸收脂溶性营养成分，比如维生素A、维生素D、维生素E、维生素K等。而且，脂肪的存在有助于防止这类维生素在烹饪过程中遭到破坏，我们可称之为"开心的巧合"。

事实上，这不完全是巧合。要想保持水分，肉的外层必须有脂肪包裹，好的屠夫切肉时总会带上一层肥美的脂肪。像鸟类这样体型较小、肉质精瘦的动物，大部分脂肪都在皮下，这正是能在烹饪过程中保持水分的最佳位置。这类肉要烹制得鲜嫩多汁，最好不要去皮。

现在美食界的流行趋势之一便是食用草饲牛肉，这正好印证了"新与旧总是相对的"这个观点。草饲牛肉有很多好处，不仅有利于人，而且有利于牛。你可能听说过草饲牛肉有利于人体是因为它富含ω-3脂肪酸，确实如此。它能提供强健骨骼的维生素K_2及抗炎性的共轭亚油酸。但要想摄取这些营养物质，草饲牛肉的表面必须带有一层脂肪，或者需要在烹制的同时加入肝、骨髓等富含这类营养成分的部位。大部分食品店出售的牛肉都是谷饲牛肉，而且含有大量耐热的饱和脂肪，与之相比，草饲牛肉的肌肉较为精瘦。因此在烹制草饲牛排时，做法要比谷饲牛排温和一些。

除了口感，脂肪还有协同效应：

你是否想过为何脂肪如此美味？

我们都有5种味觉受体：

1. 甜，可检测碳水化合物；

2. 酸，可检测酸（酸有助于营养物质的吸收）；

3. 苦，可检测抗氧化物质，有些抗氧化物质具有毒性；

4. 咸，可检测钠和其他矿物质；

5. 鲜，可检测各种氨基酸。

既然没有脂肪受体，我们为什么如此喜欢脂肪呢？无脂饼干的确不如真正的饼干好吃，这并不是我们的想象。长久以来，人们都认为脂肪通过鼻子传递味道，但在 2005 年，法国研究人员做了一个实验，他们堵上了受试者的鼻子。你猜发生了什么？他们的鼻夹检测器发现受试者的嘴巴里存在能够检测到脂肪的受体（CD38）。[471] 该实验证实，人类的味觉能够检测到多种长链脂肪酸，包括饱和脂肪酸、单不饱和脂肪酸、多不饱和脂肪酸，以及不利于人体健康的氧化脂肪酸；还能够区分不同的脂肪酸。[472, 473] 正如印度阿育吠陀烹饪大师几千年前的预言一样，我们的舌头也许能够检测到 6 种基本的味道。

和其他味道配体一样，脂肪也有协同效应。当脂肪酸跟受体结合时，它会影响到其他味蕾，增强它们检测到酸、咸、苦等味道的能力。这是有道理的，因为许多酸味或苦味的化合物都是脂溶性化合物，脂肪有助于它们在人体内的吸收。我们的舌头似乎总能将我们引向营养丰富的食物，因此如果食物中没有添加味精、糖或其他人工调味料，我们的味觉也未因长期摄入糖而变得迟钝，那么味道鲜美的纯天然食物对人体来说绝对有益。

为什么草饲有机肉类物有所值？

如果你预算有限又想吃到有机食品，那就略过水果和蔬菜区，径直去肉食区吧。有机动物产品性价比更高，因为它们得益于"生物浓缩"。

浓度指某种物质的占比，生物浓缩则指生物体内某种物质的浓度比环境中该物质的浓度高。

生物浓缩通常被用在谈论污染物的语境中。在给植物喷洒除草剂和杀虫剂时，有些除草剂和杀虫剂会被吸收到植物的组织中。动物吃掉这些植物时，也会摄入除草剂和杀虫剂。这类化学物质中的大部分都是脂溶性的，它们会在脂肪中累积。由于蔬菜的脂肪含量较低，购买有机蔬菜只能帮你避免一点儿毒素。但当你购买有机肉类尤其是肥肉时，你就避开了大量毒素。

生物浓缩也有其有利的一面，毕竟饮食的意义就在于你可以从食物中获取很多有益的信息。植物从土壤中获取养分并加以浓缩，因此一磅草比一磅土壤的钾含量高；动物又将这个过程推进一步，其组织浓缩了植物从土壤中获取的矿物质及植物制造的维生素。

有研究表明，北美驯鹿能够辨别哪片草场最有营养，而且会优先吃有营养的草料，其他食草动物可能也有这种能力。这表明在大牧场上饲养的动物可能比被密集圈养的动物更健康，自由生活在野外的动物是最健康的。

有机肉类的价格高还有一个原因。除了是在生病的情况下，给有机养殖动物注射抗生素或其他药物都是非法的。也就是说，农民必须尽量保证有机养殖动物的健康。给有机养殖动物喂食或注射生长激素也是违法的，已有研究证实，即使经过烹饪和消化过程，生长激素也依然会残留。有人认为，为了提高饲料利用率而让动物摄入生长激素，用这些动物制成的食品可能会导致人类肥胖问题和癌症发病率增加。[474] 不幸的是，随着产业巨头发展壮大，它们正在不断修改规则，使商品标签上出现"有机"二字变得越来越容易。所以，对我们而言，要获取真正的有机产品，最好的办法就是和当地的农民友好相处。

肉类烹制第四法则：熬制骨汤

关节健康与否，取决于你的韧带、跟腱及骨头末端的胶原蛋白是否健康。胶原蛋白是一个生物分子的大家族，其中包括糖胺聚糖之类的有利于关节健康的特殊分子。过去人们常喝骨汤，骨汤能提供各种糖胺聚糖，有助于保护关节。现在很少有人熬制骨汤，却有很多人去找医生开处方或做手术，最近人们又开始购买含葡糖胺的关节补充剂。葡糖胺是什么？就是糖胺聚糖家族中一种有助于强健关节的分子。

几十年来，兽医一直用葡糖胺补充剂来为宠物治疗关节炎。医生们却认为这种做法浪费时间，在他们看来，由于葡糖胺是一种大分子，消化系统总会将其分解。虽然没人可以解释，但有研究表明葡糖胺能够躲过消化过程，通过肠壁后仍能保持完整。[475] 一旦进入血流，葡糖胺就会径直奔向软骨（从某种程度上讲这是科学无法解释的，它们就是知道该去哪儿）。[476] 更神奇的是，葡糖胺不仅能够刺激新的健康胶原蛋白生长，还有助于修复受损关节。[477]

胶原蛋白不仅存在于关节中，还广泛存在于骨骼、皮肤、血管、头发等各种组织中。这意味着不管你的年龄有多大，富含葡糖胺的骨汤都是一种"青春精华素"，会给你的身体重新注入活力。在怀疑了几十年之后，骨科医生和风湿病专家现在开始认可葡糖胺，并将其应用于关节炎治疗，他们认为它能够"治愈关节炎，甚至可能逆转因伤病造成的机能退化"。[478] 考虑到这些事实，在孩子小的时候就通过骨汤或酱汁补充胶原蛋白，有助于使他们的骨骼更强壮。

卢克有一个一起打高尔夫的朋友是在考艾岛出生和长大的，他很赞同这个观点。他出生在一个菲律宾家庭，从小吃了很多带骨烹制的肉。有一天，在剁羊腿炖汤的时候，他问他的母亲骨头末端白色发亮的东西是什么，母亲告诉他人体中也有这种白色发亮的东西。从那时起，他就认定吃这种软骨有利于健康，因此吃带骨肉类时一定会咀嚼骨头末端的软骨。现在，他的朋友们都在用药物治疗关节炎，而他每周安排两次冲浪和打高尔夫球。

骨汤不仅有利于关节健康，其中的钙和其他矿物质还能促进骨骼生长。我有一个病人，是个非常可爱的小男孩，他的父亲是一名厨师。男孩的父亲身高约为 1.78 米，母亲身高约为 1.65 米，两人都患有乳糖不耐受症。多年来，他的父亲一直炖骨汤并用骨汤来做米饭、马铃薯泥、汤及各种酱汁，这样一家人便能从日常饮食中摄取足够的钙。除钙之外，骨汤还富含糖胺聚糖、镁及其他有利于强健骨骼的矿物质。骨汤就是一个对骨骼和关节有益的"健康包"，虽然这名厨师根本不了解其中的很多营养成分，但他儿子的DNA知道。这个父母身材中等的孩子刚开始的身高也属于中等，可他的成长曲线图显示，在过去几年中他的身高逐渐超过均值。现在，10 岁的他身高和肌肉质量都远超标准数值。对了，他牙齿整齐，不需要戴眼镜，还是他们游泳队的头号种子选手。

是巧合还是数据有误？我认为都不是。我们知道维生素D和钙有助于孩子的骨骼生长，在第 5 章我们也讲过，骨骼的健康离不开各种维生素和矿物质。带骨肉类富含我们熟悉的各种维生素、矿物质、糖胺聚糖等骨骼增长因子。经常有人告诉我们，要想孩子未来高大强壮、身体比例协调，就要多喝牛奶。如果能买到有机全脂牛奶，特别是鲜牛奶，我会积极响应。但如果是我的孩子，我还会让他们经常食用家里煲的骨汤和自制肉酱汁等。

喝骨汤的好处远大于服用药丸，原因如下：第一，通过炖煮慢慢释放出骨骼和关节中的营养物质所需的热量，比生产葡糖胺药片所需的毁灭性热量及压力要温和得多。第二，骨汤不只是提取一两种营养物质，而是将软骨中的所有营养成分（其中有些成分还有待科学家在实验室中鉴别），以及矿物质和维生素提供给人体。骨汤中的丰富营养使其成为一个近乎完美的健康包，能够强健骨骼和关节。骨汤口感鲜美也绝非巧合，正是这种丰富、可口的味道使"现代法国烹饪学之父"埃斯科菲耶认为骨汤是厨房里必不可少的食材，"没有骨汤就没法做菜"。

我们的祖先可能在很久以前就发现了骨头的神奇之处。在太平洋西北部，考古发现证实：在埃斯科菲耶之前的几个世纪，美洲原住民冬天不仅吃干鱼，还把食草动物的骨头剁碎用来炖汤。这不仅有助于骨骼中营养物质的释放，而且在慢炖的过程中能让骨髓里的脂肪和各种维生素融入骨汤。人类学家研究了从加拿大到卡拉哈里沙漠地区的狩猎采集者后发现，这种利用骨头和骨髓中营养的做法非常普遍，几乎无处不在。[479, 480] 我参观过新西兰的一家农场，在那里我见到了一位 80 多岁的老妇人，身体相当硬朗。她告诉我苏格兰有一个叫作"传骨头"的传统，在她生活的那个小村子里，什么都不能浪费，尤其是软骨关节和小腿骨头，要一家一家地传递。每个家庭都会把骨头放在锅里，架在炉子上煮一晚，再把骨头传给邻居，直到骨头被煮化。她告诉我，他们之所以要共享那些骨头，是因为她和她的邻居们确信"骨头中有某种能维系生命的东西"。确实如此，所以不要去药店买补充剂，买骨头回家自己熬制骨汤吧。

几千年来，全世界的人们对可食用的动物都做到了物尽其用，榨干其全部价值，包括骨髓和关节。你可能会想，经过这么长时间的世代传承，我们的身体（包括我们的关节）可能已经适应了这类营养物质。如果没有这些营养物质，我们的关节可能就会不再生长，也不再自我修复，甚至有可能功能失常。没错，动物的骨骼对我们来说很重要，其他部位也是一样。长期以来，我们的基因已经变得如同程序一般，需要也期待熟悉的营养物质的稳定供应，其中有些营养物质需要从骨头、关节及内脏等不同肉类中摄取。

支柱 2　强身健体的内脏类食物

很久以前，当捕杀的鹿被挂起来肢解时，猎人会将刀直接插入其胸骨下端的剑突处，然后迅速划到耻骨处。如果方法得当，内脏自然会流出来并掉到地上（英文称之为"off fall"）。在现代英语中，"offal"（内脏）这个词几乎涵盖了动物身上除普通精瘦肉之外的所有部位。

如果你曾经见过一位挑剔的美食家在异国他乡边吃着陌生的食物边主持旅行节目，你可能会想起印度加尔各答的街头小贩们用油煎制猪脑的场景，或者是在乌兹别克斯坦一家尘土飞扬的露天餐馆里售卖的蜜饯，这时你会质疑：他们怎么吃得下去呢？这跟你的成长环境有关。如果你出生在别的地方，你可能会看着串在棍子上烤制的肺流口水，就像你现在对油腻腻的玉米热狗很热衷一样。其实一直以来内脏都是美国饮食的重要组成部分，并已通过各种各样的菜肴融入我们的日常饮食。只要看看前几代人的食谱，你就会发现万圣节晚餐中不仅有我们熟悉的砂锅菜和面包屑，还有内脏和各种其他肉类。1953年出版的《厨艺之乐》有油炸小牛脑馅饼和另外 10 种用动物的脑做成的菜肴的食谱，还有用肝、肾、舌、心、头及胸腺等器官做菜的方法。

如果翻看工业革命之前的烹饪书，你会发现一些很可怕的食谱，有的需要使用大锅及剁骨头用的斧头等，这些似乎是只有女巫才会用到的工具。1852 年出版的《新编女士专用烹饪书》中列举了牛肉的做法，让我们了解到主妇们做牛舌时会"加入丁香，用慢火炖三个小时"。其中还有一些非常实用的技巧，告诉我们如何在没有温度计的情况下估算锅内温度，比如"眼珠掉出来就说明猪肉已经熟了一半"。[481]

我们的女性祖先们遵照食谱，充分利用着动物内脏，尤其是在秋天很多动物被宰杀的时候。（为了把珍贵的草和干草留给那些来年春天会让牧场重新繁荣起来的产仔动物，到了秋天就会有很多动物被宰杀。）内脏很容易变质，所以必须尽快把它们吃掉或妥善保存起来。17—19世纪的那些精明的主妇可一点儿也不会浪费，从营养学的角度讲，没有什么比内脏更适合为漫长的冬天做准备了。动物内脏富含维生素，特别是脂溶性维生素，可以在我们的脂肪中储存好几个月。随着冬天结束，地窖里储存的食物也被慢慢吃光，这时秋天吃下的美食在体内储存的营养多少可能会决定生死，以及决定能否成功怀孕或预防各种并发症。

为什么要吃动物肝脏？

支持食用内脏的名人之一是生物化学家阿德勒·戴维斯，她在20世纪中叶开创了新兴的营养学领域。我有一个病人，20世纪40年代时在他的儿科医生的建议下去找戴维斯治疗哮喘，之后他不只是症状得到了缓解，最后还被治愈了。那时还没有手持吸入器，每次感冒或天气变化时，他的妈妈都要带他去医院注射肾上腺素。戴维斯建议他的母亲每天送他上学时给他带一保温杯生牛肝酱，因为他不想去急诊室，所以他会想方设法把它喝下去。生牛肝能提供一系列他缺失的营养素，缓解引发哮喘的炎症；可能也有其他功效，比如确保他的神经系统正常。如今他已经70多岁了，但他的反应依然非常敏捷，在网球场上他甚至能打败卢克。

表 10-1　水果、动物内脏和蔬菜对比

每 100 克食材中的养分比例	🍎	🫑	🥦
维生素A	7*	10.602	261*
维生素B₁	0.02	0.2	0.063
维生素B₂	0.02	4.1	0.13
维生素B₆	0.07	0.91	0.2
叶酸	4	217	108
维生素C	8	23	64.9
烟酸	0.1	10.7	0.553
泛酸	0.08	4.57	0.616
镁	6	20	21

从表中可以看出，水果、蔬菜中的养分含量和动物内脏中的完全不在一个数量级上。在第 5 章我们提到过，当今美国的大部分女性营养不良的状况有多恐怖。其中一个很重要的因素是，我们的饮食中几乎完全没有动物内脏。缺少了这类营养密集型食物，我们就几乎不可能摄取到足够的维生素和矿物质。

注：标*的以视黄醇活性当量（RAE）衡量。只有动物性食品中含有真正的维生素A，果蔬中只有类视黄醇和类胡萝卜素，而且这两种物质只有通过消化道的作用才能被转化成维生素A。过去常用的转换因子将果蔬的营养价值高估了 4 倍，表中的数据已经根据现有的认知做出修正，但食品店的营养成分表没有做出相应的调整，所以夸大了果蔬中维生素A的真实含量。

除非你能确保动物肝脏来源可靠并采取恰当的措施预防寄生虫，否则我不建议你食用未经加工的动物肝脏。[482] 只要看一眼肝脏和其他内脏的营养成分表，你就会知道为什么营养师跟戴维斯一样，把动物内脏视为"包治百病的灵丹妙药"，因为动物内脏类菜肴是真正的维生素补充剂。在戴维斯的著作《正确地烹饪》一书中，她解释道："肝脏是营养储存器官，是身体的'养分银行'。如果有过剩的蛋白质、糖分、维生素或除钙和磷之外的矿物质，在身体需要之前它们都会被储存在肝脏中……因此肝脏是我们可以买到的肉类中营养最丰富的食材。"[483] 当然，如果动物本身不健康，其肝脏也会缺乏营养。

下面我们通过几个例子，来了解一下内脏类食物的功效。

视网膜的拉丁语名称是 *macula lutea*，拉丁语中的 *lutea* 指"黄色"。眼球上这层厚厚的黄色膜富含叶黄素，叶黄素是维生素A的前体类维生素中的一员。现在普遍认为补充叶黄素有助于前列腺健康，而且能预防黄斑变性。眼球后部的脂肪富含维生素A和叶黄素。如果你宁愿在早饭后服用补充剂，也不愿吞食动物眼球，你就应该知道维生素是一类热敏、光敏及氧敏性物质，经过加工后不太可能保留活性。如果你仍然无法接受摄入眼球脂肪的建议，那么你还要知道眼睛里黏糊糊的液体的主要成分是透明质酸，富含糖胺聚糖。你可以在唇部注射透明质酸来使它更丰满，也可以在膝盖处注射透明质酸来治疗骨关节炎，甚至可以在眼部注射透明质酸来治疗某些眼病。这种注射剂被称作玻尿酸，通常每支200美元，净含量为0.02克。但是，你也可以通过吃鱼头汤里的鱼眼来补充透明质酸，糖胺聚糖能够自行找到最需要它的身体部位。

大脑和神经组织能够提供大量的 ω–3 脂肪酸和其他有益于大脑的脂肪酸及磷脂，每100克中 ω–3 脂肪酸的含量超过1.2克。大脑和神经组织中 ω–3 脂肪酸的含量是最高的。[484] 就连气管中也含有糖胺聚糖，但我们没能充分利用。我的很多病人每个月花100多美元购买营养补充剂，但它们的功效远不及我们的祖先每日饮食中都有的各种内脏。

你可能已经注意到了一个规律：吃眼球对眼睛有益，吃关节对关节有益。这也就是"吃哪个部位就补哪个部位"的理念。不幸的是，如今这类强效"营养补充剂"的大部分都被浪费掉了，肉类生产商在屠宰场将这些丰富的营养来源冲进了下水道，或者把它们送到饲料加工厂，在那里大量的腐坏组织被加工成动物饲料、黄脂肪和所谓的再生肉。好消息是，由于人们都不重视内脏，如果卖肉的人替你留下内脏，他可能会以低廉的价格售卖给你。坏消息是，买回家后想把它们烹制成美食也不容易，需要花费时间，还需要学习烹制方法（本书第13章和第14章有相关食谱和要点）。对成人来说，食用这些菜肴最大的好处就是可以有效抵御疾病；对孩子来说，食用它们能够激发基因（生长）潜力，好处不可估量。

支柱3　发酵类及发芽类食物

古埃及人将面团放至腐坏，并愉悦地观察这个过程。

——希罗多德，公元前5世纪[485]

我最近一次去旧金山湾区做关于营养的演讲期间，一个朋友带我们出去吃午餐。她说："考虑到你喜欢吃健康食品，有一家新开的素食餐厅或许我们可以尝试一下。"那家餐厅的菜单很花哨，点餐就像完成教科书上的阅读任务一样困难，没有一道菜能激起人的食欲。尽管菜单上使用的都是流行的营养学术语，比如"生机饮食""功能饮食""酶"等，但实际上都是一些诸如生比萨、冷卷饼之类的常见食物。卢克点了冷卷饼，就是被压成饼状的酸腐种子卷上绿色蔬菜。我点了一份比萨，跟冷卷饼相差无几，只是蔬菜上的酱汁不一样。绿色蔬菜还不错，饼却不怎么样。真正的生机饮食绝不只是一份叶菜沙拉或一盘由瓜子压缩而成的饼，而是经过真正的发酵或发芽过程制作的食物。

素食者尤其能从这两种有效的方法中受益，并获取足够的营养。即便是蛋白质含量最高的植物性食品，也有可能包含大量会使血糖升高的碳水化合物，而大部分蛋白质含量最高的动物性食品则不含碳水化合物，因此从植物性食品中获取足够的营养非常困难。发酵过程或发芽过程如何能减少碳水化合物的含量呢？在发芽过程中，酶将富含能量的淀粉分解成幼苗所需的多种营养成分；在发酵过程中，微生物在繁殖时会寻找单糖，并把它们转换成有利于自身生长的各种养分。

发酵和发芽过程之所以很重要，还有一个很简单的原因，即植物的进化并不是为了变得好吃，而是为了阻止那些食草动物和其他想吃掉它们的生物。植物并不像它们看上去的那么无助，它们能够用天然杀虫剂与苦味毒素来保护自己的枝叶、根茎、种子和果实，使其不适合食用。除非你已经进化出中和这些毒素的生理机制，否则植物分泌的各种血凝素、酶抑制剂、氰化物、抗维生素、致癌物、神经毒素和变应原等都会对你说，"不怕死就来吃掉我吧"。虽然我不太认同，但一些研究人员指出，"植物中几乎所有的致癌物都是天然的，而非像很多人认为的那样源自工业"。[486] 发芽和发酵过程能有效地抑制此类刺激物中的许多种，这就解释了为什么发芽谷物和发酵蔬菜更容易被消化。

现在的很多优质食物都经过了发芽或发酵处理。没有发酵，就不可能有红酒、啤酒、面包、酸奶和奶酪。巧克力更是如此，可可豆必须在太阳底下晒一周进行发酵，才能散发出浓郁的香味；咖啡豆也不例外。如果加上酸菜、腌菜、番茄酱和其他调味品等，发酵食品的名单简直长得惊人。尽管现在这类食物有很多都是用醋和盐批量泡制出来的，但在传统做法的发酵过程中，酸性防腐剂基本都是自然产生的。在《葡萄酒的故事》一书中，作者休·约翰逊将发酵视为文明的核心驱动力。现存的最古老食谱是用楔形文字写成的啤酒面包食谱。如果我们从未等到谷物发芽，我们就永远不会发明足以养活一个民族的面包。在人类最初种植小麦和谷物的 1 万年里，还没有磨粉的技术。[487] 而且，在人类历史上的大部分时间里，人们赖以维持生命的面包并不是用面粉做成的，而是用部分发芽的种子做的。可悲的是，即便是在像法国这样注重美食的地方，人们也常常意识不到天然微生物的重要性，奶酪、面包和红酒等许多食物的口感都因使用巴氏杀菌法或酵母而受到影响。

在接下来的两节中，我们将了解人类和蔬菜之间的意志之战，并搞清楚为什么就中和植物毒素和营养最大化而言，传统的、低技术含量的方法在生产健康食品方面比现代方法更有效。

发酵的作用之一：单细胞维生素工厂

人类消化系统是一个"怪兽"，"我们"只是它的一万亿分之一，剩下的部分是"它们"。我们只提供一根从嘴巴开始的空心管道，它在腹腔内缠绕直到肛门，而这根 12 米长的管道中有大量的细菌和真菌，其数量是人体细胞的 10 倍。[488] 人的结肠平均包含 800 多个微生物群和至少 7 000 种不同的菌株，[489] 排泄物的 60% 是微生物。所有这些微生物都只是寄生虫吗？我们是否也能从它们身上获益呢？

要回答这两个问题，我们首先需要了解一下发酵过程。《韦氏大词典》将发酵定义为"由酶控制的有机物质的转化过程"。关键词是转化，细菌能够将难以消化、乏味甚至有毒的化合物转化成营养丰富的可口食物。如果没有细菌，从苍蝇到青蛙再到哺乳动物，这些多细胞生物就无法消化食物。微生物通过大量的酶将那些可能会使我们生病甚至丧命的毒素分解掉，将单糖转化成各种复合营养，生成我们饮食中可能缺乏的维生素（比如维生素 K_2 与 B_{12} 等），并对潜在的病原体发起攻击。我们只需为它们提供一个温暖的工作场所以及足够的水分，在它们看来，我们才是靠它们的辛勤劳动维生的寄生虫。

这类乐于助人的微生物对它们的生活场所并不挑剔，只要有恒定的温度、水和少量有机物即可。无论是待在我们的消化道内，还是在一个阳光照射下暖和的陶罐里或山洞里的橡木棺材中，抑或是在一个皮囊里，甚至是在一个被埋在地下的鸡蛋中，它们都非常快乐。几千年前，人们学会了利用这些虽肉眼不可见但在特定条件下可预测的"因子"。这一技能开启了无数的可能性，使我们不仅能够保存食物，而且创造出了一系列新味道。发酵技术注定要被世界各地的人们所使用，并成为所有传统饮食的基础支柱之一。

尽管现在我们往往会将食物中的细菌和真菌视为敌人，称之为病菌，但人类文明在很大程度上要归功于它们。如果空气中没有酵母菌，我们的面包就永远无法发酵。20 世纪 60 年代，医生们发现了一个能充分证明发酵价值的实例。贫穷的土耳其家庭总会有孩子患侏儒症，这最初被归因于基因突变。由于找不到基因缺陷，研究人员便开始寻找营养方面的问题。结果发现，那些患者及母亲体内的锌和其他矿物质含量都比较低。进一步的调查表明，食用未经发酵的面包是导致他们体内矿物质不足的原因。[490] 小麦跟其他种子一样，都含有一种叫作植酸的化合物。植酸能与矿物质结合，使矿物质在种子发芽前一直处于不被消耗的状态。酵母菌和其他微生物中含有植酸酶，能够分解种子中的植酸，释放出锌、钙、镁等矿物质元素。侏儒症孩子的父母购买了廉价的未经发酵的面包，又没钱购买可以提供锌和镁的肉类，这便是导致他们的孩子患侏儒症的直接原因。面包中的锌和镁与植酸结合在一起，未经消化便被排出体外，导致体内矿物质缺乏，阻碍了孩子们骨骼生长基因的正确表达。[491] 如果不考虑营养价值，仅凭价格选购食物就会导致不良后果，这只是其中的一个例子。很少有人能感受到昂贵的正宗食品和廉价的替代品之间的区别，制造商们也总是尽可能地省略发酵这个步骤，因为发酵既耗时又费力。

这也是我想跟你们讲讲豆类食品的原因。

我的一些病人自豪地跟我讲他们如何开始吃豆腐、喝豆奶，想当然地以为豆腐和豆奶都是健康食品。虽然我不忍心泼他们冷水，但大豆中含有叫作致甲状腺肿大物质和植物雌激素的化学物质，会破坏甲状腺和性激素的功能。有食用豆类食品传统的中国人和日本人会先浸泡、漂洗，再经过一段时间的发酵来中和有害物质，然后才把富含脂肪和蛋白质的豆类当作微生物活动丰富的养分摄入。传统的豆腐、纳豆、味噌（日本豆面酱）及其他发酵豆类产品中，营养非常丰富；而市售的豆奶、豆腐及婴儿配方豆奶粉则含有大量的致甲状腺肿大物质和植物雌激素，过量摄入这类食物会导致甲状腺功能减退或亢进、甲状腺癌，还会造成男性和女性生殖障碍（尤其是在婴儿期或孕期）。[492, 493] 针对一些甲状腺激素水平异常或月经不调的患者，我只是建议他们少吃豆制品，等他们再来复查时各项指标均已恢复正常。

一磅发酵物所含的营养物质比一磅用于发酵的原材料中的营养物质更多，因为微生物不仅是小型解毒器，还能在生长的地方积聚大量的营养物质。单细胞细菌和真菌能通过酶的作用，将糖、淀粉和纤维素转化为它们所需的各种维生素、氨基酸、核酸和脂肪酸等物质。它们可以凭借可能导致人类极度营养不良的食物茁壮成长，但人体比它们大得多。当我们喝酸奶，吃天然发酵的酸菜、泡菜或其他任何富含益生菌的食物时，消化液会攻击并杀死许多微生物。幸存的微生物能够保护我们，而那些被消化的微生物则将它们的营养物质贡献给了我们。在发酵过程结束之后，红酒、奶酪等食物中虽不再含有活体菌，但曾经以它们为居所的微生物已赋予它们丰富的营养：红酒中抗氧化物的含量比葡萄汁高，奶酪中蛋白质的含量比牛奶高。[494] 这些微生物能够制造我们身体所需的所有维生素（维生素D除外）和必需氨基酸。释放矿物质、保存食物、制造维生素及清除人体无法应付的植物性化学物质，这些似乎还不是它们的全部技能，它们还有一招：一旦进入你的身体，它们就会为你的身体而战。

发酵的作用之二：提供益生菌，增强免疫力

1993 年，快餐连锁店"杰克盒子"售卖的汉堡包中大肠杆菌超标，导致数百名儿童感染，数名儿童死亡。大约在同一时期，苹果汁中大肠杆菌超标，导致后来果汁必须按规定进行巴氏杀菌。2006 年，由大肠杆菌引发的菠菜事件导致更多的美国人生病。2008 年，受沙门菌污染的番茄又被误认为导致了另一场疫情暴发，直到后来人们确定墨西哥辣椒才是罪魁祸首。似乎我们的食物中总有一些讨厌的东西，会导致我们生病。没错，食品中总有一些有害的微生物存在。问题就在于：为什么这类微生物会夺去有些人的生命，而对其他人却没有影响？

其实这跟我们的社会生活有关。我指的不是我们接触到的人，而是我们接触到的细菌。微生物学家邦妮·巴斯勒发现，微生物也有社会生活。[495] 它们非但不像没有头脑、预编"程序"的微粒，还形成了团伙来共享信息，有时也会与其他菌群进行对抗。动荡的微生物界充满了暴力，而且富于戏剧性，如同意大利西部片一样。

对身体而言，细菌和真菌只有两种：好的和坏的。

好细菌通常被统称为益生菌，都是由对人体有益的细菌组成的，它们可以保存食物、清除食物中的毒素并强化食物的营养。这些微生物对我们很友好，也很守规矩，毕竟我们给它们提供食物和住所，所以保护我们的健康也可以让它们受益。为了达到这个目的，它们会分泌激素来

帮助协调肠道蠕动，同时密切注意那些坏细菌——病原体。益生菌与我们的免疫系统处于同一战线，病原体要想获得立足之地，先得打败益生菌。当你观看真人秀节目《幸存者》或《顶级大厨》时，你肠道内的细菌就像节目中演的一样，正在缔结联盟或争夺阵地。[496] 它们战斗的结果能够决定被大肠杆菌污染的菠菜是否会夺去你的生命，而且研究表明含有益生菌的天然发酵食物有助于预防各种过敏症、自身免疫病和炎症。[497-499]

那些最初掌握水果、蔬菜及肉类等食物发酵技术的人，当时可能只是在尝试探寻保存食物的方法。庄稼往往会同时成熟，鱼儿总是成群地游，许多狩猎动物也是成群行动的，这种周期性充裕必然会促进食物保存技术的发展。微生物界为人类考虑得很周全，只需要一点儿盐、一个容器和一些技巧就能储存食物。现在我们储存食物的方法更多也更简便了，比如做成罐头、冷藏、冷冻、腌制或风干。但仅从营养保存的角度讲，哪一种方法都无法跟发酵相比，因为发酵还会产生新的营养成分。冰箱无法防止果蔬中的营养成分流失，比如摘下四季豆并冷藏 7 天后其维生素 C 含量会流失 77%。[500]

如果你从未做过发酵食品，可以尝试一下。只需要一点儿指导和练习，你就可以做出味道可口的泡菜。方法非常简单：把一整个大卷心菜用切片机或手工切丝，加入一汤匙盐和一点儿泡菜汁（也可以是其他发酵蔬菜制品的汁水），将其放入不透光的容器，上面再压上重物（比如一个装满水的罐子），以确保菜丝完全浸泡在泡菜汁中，最后盖上一块毛巾防虫，腌制一周左右就可以食用了。

是不是很简单？还有比这更简单的，那就是发芽，你只要顺其自然就好。

变化的种子：为什么发芽谷物面包比全麦面包更好？

我的很多病人告诉我，他们减少小麦摄入量之后身体感觉好了很多。越来越多的孩子开始对小麦及小麦制品过敏，或因食用小麦制品而患上了乳糜泻等疾病。已有近万年种植历史的小麦，为什么突然发生了变化？原因有很多：可能是因为转基因作物，也可能是因为农药，还有可能是因为面粉经常受到霉菌毒素及致敏蛋白质（来自昆虫和老鼠粪便等）的污染。[501] 即使是有机种植的小麦，制造商也会像对待建筑材料一样，将面粉挤压成几何形状，再使其膨胀成松脆的食品。这样一来，便扰乱了分子的正常排列，而这会引起人体免疫系统功能紊乱。[502] 无论你是对小麦过敏，还是只想选购有益健康的面包，发芽谷物面包都是最好的选择。

小麦种子叫作麦粒。与其他种子一样，麦粒也可以发芽。现在大多数美国人唯一能接触到芽菜的地方就是沙拉吧。虽然人们一直都吃芽菜，但生发得都不像沙拉吧的芽菜那么充分。我们的祖先没有磨粉机，但他们仅靠水使作物种子发芽，就能用比我们现在发达的技术获取更多的营养。

为什么种子发芽后营养更丰富呢？

种子生来就能长时间保存它们储备的蛋白质、脂肪和矿物质。为了达到这个目的，植物总会将种子包裹在坚硬的壳中，并用消化酶无法分解的化学黏合剂锁住营养。保持种子湿润可以激活植物自身的酶，比如植酸酶。植酸酶能够分解植酸，软化种子，释放养分，甚至将种子中储存的淀粉和脂肪转化为蛋白质和维生素，从而产生新的营养物质。

现在的面包早已不是《圣经》中描述的面包了。从营养角度说，快餐店的比萨饼皮和世界各地的居民们做的面包相比，就好像一袋鸡精和一只野松鸡的差别那么大。现代的面包是用面粉做成的，而古代的面包是用磨碎的发芽谷物做成的。虽然在秘鲁、尼罗河三角洲和北美等地发现的一些石器看起来像是用来将麦粒磨成干面粉的工具，但我猜想这些麦粒应该是在部分发芽之后才被磨成面粉的。麦粒如轴承滚珠般坚硬，发芽软化之后再磨粉要容易得多。之所以有这样的猜想，是因为我做过一项相关研究。

我上小学的时候，一个朋友去参观美国印第安人居住地，带回了一套研磨石，当天下午我们用研磨石做了各种尝试。我们都把自己的头发梳成印第安风格，然后来到她家后院，想弄清楚如何做出真正的印第安面包。那是1973年，每个东海岸的母亲都在紧跟嬉皮士潮流，所以朋友家的厨房有很多麦粒供我们做实验。尽管我们有一腔热情，但这些硬如石子的褐色麦粒一直在挑战我们的耐心，以至于最后我们产生了放弃的念头，因为麦粒总是从研磨石下滚落到地上。后来我们渐渐明白，如果一直按照这种方法，我们是不可能做出可用来烤制面包的面团的。于是，我们决定走捷径。厨房里有朋友母亲浸泡的一小罐扁豆，虽然还没有完全发芽，但已经被泡软。我们把泡软的扁豆放到研磨石下，很快就做成了一小块黄绿色的扁豆面团（准确地说是一团面糊，因为扁豆中不含谷蛋白）。自那以后，我便对人类学家认为类似的石器可被用来将麦粒或其他坚硬的种子磨成面粉的观点产生了怀疑。我认为种子应该是在发芽软化之后再被做成面包的。

你可以生发任何种子，比如芸豆、麦粒等。将种子放入一个罐子，加上水，再在罐口盖一块防蝇虫的布，随便放哪儿都行。1~4天之后，种子就开始发芽了。这时你需要定期将上面的霉菌孢子洗干净，可根据当地的湿度决定一天洗一次还是两次。你很容易判断种子是否发芽，因为你会看到发芽的种子上有白色根须长出来，这时它所含的营养就已经超过了普通的芸豆或麦粒。如果不想自己动手做，更简单的方法就是去健康食品商店购买发芽谷物面包，它们通常都被放在冷藏区，因为如果不含人工添加剂，这类面包很容易变质。

如果买不到发芽谷物面包，你还可以选购酸面包。不管买哪种面包，切记不要被精明的营销手段所迷惑。有时黑面包标签上注明的是小麦粉，实际用料可能是白面粉，因为白面粉也源自麦田，加入焦糖色素后颜色变黑，使你误以为自己购买的是健康的全麦面包。那么，该怎么办呢？如果你想购买全麦面包，就一定要看标签上是否注明"全麦粉"；或者你可以用咖啡研磨机自己磨面粉，然后烤面包。

支柱 4　生鲜食品

每次我做营养学讲座时，听众中总有人举手问我对最新的、宣称有神奇疗效的抗氧化剂的看法。不管是熊果、蜂花粉还是枸杞或人参，是液体提取物还是粉末或药丸，其实都不重要。市场上所有的抗氧化补充剂都本着相同的理念，即为消费者提供各种电子俘获性化学物质，来防止脂质氧化和AGE的形成（引发组织炎症和退行性疾病的两大常见因素，详见第 7~9 章）。因此，我的回答每次都是一样的："要想获取抗氧化物，最好不要买这些流行的补充剂，去买新鲜食物吧。"

新鲜绿叶菜：无法罐装的营养

现在市面上有很多特效抗氧化剂，如果你对此类产品感兴趣，那么你可能花了很多钱却依然没有获取到有效的抗氧化剂，这完全是一种财力的浪费。保健品产业不想让消费者知道真相，但其实他们所谓的独特配方并无独特之处。所有的新鲜水果和蔬菜都含有抗氧化物、黄酮等，这些化学物质被保健品商家当作卖点印在包装上。事实上他们的产品就是用果蔬做成的，只不过这些果蔬都被他们以听起来高深的名称包装了。

事实上，只要多吃常见的绿叶菜，配上新鲜的香草和香料（比如在意大利红酱上撒点儿罗勒和百里香，或用大蒜和蒔萝自制沙拉酱），就能摄入各种抗氧化物。在补充剂的加工过程中，有些化学物质可能会被浓缩，致使补充剂产生副作用；而包括生肉、生鱼在内的天然健康食品通常含有安全、均衡的抗氧化剂混合物，因为无论是动物还是植物，所有的生物都需要抗氧化剂来防止氧化损伤。植物能够产生非常多种抗氧化物，人类已有分类记录的可能还不到其中的 1/10。一些常见的抗氧化物包括黄酮类、萜类、酚类、香豆素类及类视黄醇（维生素 A 的前体）等物质。由于抗氧化物通常以集群的形式发挥作用，所以找到一个就等于找到了很多，但它们只在食物新鲜的时候才有效。如果想获得大量抗氧化剂，你无须花太多钱，听从迈克尔·波伦的建议，在阳台上种植一盆香草植物即可，味道会比补充剂胶囊好得多。

为什么新鲜程度对抗氧化剂来说如此重要？因为氧气会攻击抗氧化剂。抗氧化剂能保护我们的组织免受氧化损伤，就如同无私的英雄那样投身"火场"，保护其他化学物质免受自由基和氧气的伤害。随着时间推移，抗氧化剂会逐渐丧失这种能力，因为在食物储存过程中氧化反应一直在发生，而且加工过程中的干燥和加热操作会影响抗氧化剂的效力，所以很多食物生吃时抗氧化作用最强。

你可以尝出来一种植物的营养成分有多少，通常浓郁的味道就意味着丰富的营养。营养密度和味道强度都源自维生素、矿物质和其他营养物质的生物浓缩。有刺激性气味的蔬菜，比如芹菜、辣椒、西蓝花、芝麻菜和大蒜，比马铃薯和芜菁等淀粉类蔬菜含有更多的抗氧化剂、维生素和矿物质。记住，烹饪会损毁大量的抗氧化剂，并破坏很多维生素。所以，你吃的熟食越多，你就越需要通过吃新鲜的、生的、有刺激性气味的香草和蔬菜来平衡饮食。

但是，要知道生的食物不一定都是好的。植物之所以有硬度和脆度都是因为纤维素的存在。高纤维素植物产品中的维生素和矿物质在通过像人类这样的杂食者的消化系统时，会被锁在富含纤维素的细胞壁内。如果没有热量或腐蚀性的化学物质，纤维素就只能借助特殊的细菌和长时间的发酵来分解，而人类肠道恰恰缺乏足够的空间来完成这项工作。研究表明，人类只能吸收生胡萝卜中 1% 的类视黄醇；[503] 但经过烹饪（以水解蛋白质的方式水解纤维素）能将这个比例提高到 30%。[504]

然而，无论我们吃生菜还是熟菜，新鲜都是最重要的。正如希尔夫人 1867 年在她的烹饪书中写的那样，"我们不能质疑这一点，即那些原本有益健康的分子由于自身构型的变化可能会产生毒素"。因此，"储存 12 小时之后还能完好无损的只是极少数"。[505] 当然，这是指在冷冻技术出现之前。但即便如此，蔬菜在采摘之后营养会迅速流失，味道也会很快变差。而且，大多数果蔬商店售卖的蔬菜生长于贫瘠的土地，尚未成熟就被采摘下来，然后储存在冷藏车中运往世界各地，营养和口感大打折扣，这或许就是很多孩子不爱吃蔬菜的原因。

从植物中获取营养物质通常需要（谨慎地）加热，许多动物产品由于富含营养，加热时其营养成分可能会缠结在一起。因此我们烹制肉类时通常都要用小火，这也解释了为什么生肉和海鲜是许多国家饮食的重要组成部分，比如日本的刺身、西班牙和南美的腌生鱼，以及鞑靼牛排。但是有一种我们以为新鲜的动物产品，事实上在大多数食品店里出售时并不新鲜，它就是牛奶。

新鲜奶制品：为什么要求健康奶源？

牛奶可能是历史上对人类健康来说最重要的食物。注意，我指的不是所有牛奶，而是放养的健康草饲奶牛的奶。不幸的是，你在商店买的牛奶和你的高祖父母那代人享用的牛奶之间有着天壤之别。如果美国依然认定健康草饲奶牛的鲜牛奶是一种合法生产的、可购买的食品，那么买健康鲜牛奶就像买苏打水或枪支一样容易，人们肯定都能长得更高、更健康，而不会有像现在这么多的驼背或髋骨骨折的老年人。如果你有幸生活在一个可以买到健康鲜牛奶的地方，而你却不买，你就错过了一个改善健康状况的绝佳机会。如果你有孩子，喝鲜牛奶不仅有利于他们成长，还能改善他们的免疫系统，减少他们的生病次数。此外，由于鲜奶油是一种重要的健脑脂肪来源，因此全脂牛奶和其他鲜奶制品也有助于改善他们的学习状况。

美国人普遍以为喝牛奶只是欧洲人的传统，对欧洲范围外的国家的人而言则是一种较新的做法。事实上，我们对牛奶的文化依赖性及表观遗传依赖性很可能起源于非洲的某个地方。喝牛奶很有可能给非洲那些从事畜牧业的人带来了益处，这种益处很快就传遍非洲大陆，后来又传到了欧洲和亚洲。由于牛奶用途广泛，现在人体的许多基因很可能都需要靠牛奶来实现最优表达。有些国家民众的身高主要得益于喝鲜牛奶，如果鲜牛奶被工业加工的牛奶替代，他们的骨骼便会受到最严重的冲击。在挪威、瑞典和丹麦等国家，人们患骨质疏松和退行性骨关节病的概率尤其高。[506]

几万年以来，我们的基因已经适应了真正的乳制品。最近的地质和气候研究显示，在距今约 1 万~10 万年前，撒哈拉沙漠是一片郁郁葱葱的草原。在那片富足的草地上，人口急剧膨胀，随之而来的是野生资源的枯竭。为了应对这个问题，人们开创了原始农业。生物学家和历史学家科林·塔奇创造了"原型农业"（proto-farming）这个术语，用它来描述人类从与大自然和谐相处的狩猎采集生活方式，逐渐过渡到我们现在熟悉的为了满足人类的利益而改变生态的生活方式。

汤姆·哈特曼在他的著作《古代阳光的余晖》中解释道：

> 大约 4 万年前发生了一件重要的事情：人类找到了一种改变自

然模式的方法，可以让人类比其他物种得到更多的阳光和食物。人类的食物供应取决于当地森林能供养的鹿或兔子的数量……但有些地方土壤贫瘠以致无法耕种，也没有森林，只有灌木和野草。人类发现反刍动物（比如山羊、绵羊和牛等食草动物）可以吃这些人类不能食用的植物，而且能够将灌木和野生植物在那片贫瘠的土地上吸收的阳光转化成人类可以食用的肉。[507]

或者，转化成人类的饮品，比如牛奶。

几千年来，世界上的大部分人口主要依靠牛奶获取营养。然而，医学界似乎对牛奶这种几乎无处不在的饮品一无所知，对乳糖不耐受症这种普遍的问题更是束手无策。由于欧洲人乳糖不耐受率较低，因此大多数西方医生认为，只有欧洲人有摄入乳制品的历史。之所以会做出这种判断，在某种程度上是因为大多数西方医生对发酵过程知之甚少。

乳糖不耐受症

乳糖是牛奶中的一种主要的糖。在依赖母乳的婴儿时期，几乎每个人都能消化乳糖，但是随着年龄增长，很多人肠道内壁上的乳糖酶数量逐渐减少，就导致了乳糖不耐受症。发酵过程能够分解乳糖，因此如果你只吃酸奶和奶酪等发酵乳制品，你就不需要乳糖酶。生活在气候更温暖的地区的人们，往往比欧洲人更容易出现乳糖不耐受问题，这是因为在较为温暖的气候条件下发酵过程更快。一旦发酵，可能会引发不良反应的乳糖就消失了。生活在温暖气候条件下的孩子断奶后，对乳糖酶的需求非常少，因此表观遗传"管理员"会关闭这个基因。在气候较冷的欧洲，鲜牛奶可保鲜数小时甚至数天，这种牛奶的摄入通常足以激活一个人一生中所需的乳糖酶。如果你真患有乳糖不耐受症，而不是蛋白过敏，你应该能食用普通（原味）酸奶、奶酪和奶油（乳脂中几乎不含乳糖，蛋白质含量也较低）。

为什么现在的大部分牛奶都要进行巴氏杀菌？

大多数人都听说经过巴氏杀菌的牛奶才安全，但我们并不了解全部的真相。几千年来，那些给动物们提供人性化护理的人存活下来，并因饮用鲜生奶而生机勃勃。现在的牛奶生产基地大多建在城市里，饲养着后腿上沾满了粪便的病牛，这样的牛产下的牛奶必须经过巴氏杀菌才能饮用（巴氏杀菌法是一个高温杀菌的过程，会显著减少食品中的微生物，包括有益菌和病原体）。更糟糕的是，挤奶工人经常感染白喉，引发这种致命疾病的白喉杆菌会通过温暖且富含蛋白质的牛奶传播。如果奶牛和挤奶工人都很健康，喝鲜牛奶绝对不会引发任何流行病。[508] 但是，由于现在奶牛的生存环境拥挤不堪，因此它们很容易生病，而病牛的牛奶不宜食用。如果只能喝这种牛奶，就应该先煮再喝，以降低感染潜在的致命疾病的风险，包括波状热、溶血性尿毒症、脓毒症等。但这不是你唯一的选择。

如果抛开伦理道德和社会责任，也不考虑人类健康，那么你可以认为对牛奶进行巴氏杀菌是件好事。就每个生产单元的产量而言，巴氏杀菌法在将小型家庭农场转变为全国性品牌的高效牛奶生产商的过程中起着至关重要的作用：借助廉价的饲料（用青贮饲料和谷物代替新鲜青草和干草），每平方英尺场地可以圈养更多奶牛，每头奶牛可以产下更多的牛奶。这就解释了为什么大型农产品企业要进行巴氏杀菌。但是，我们为何对巴氏杀菌深信不疑呢？

我们对鲜奶的恐惧可追溯到一个名叫查尔斯·诺斯的人曾发起的一场运动，他在 1907 年获得了第一台批处理巴氏杀菌机的专利。[509] 他是一名老练的演说家和精明的商人，为了引起公众对巴氏杀菌机的兴趣，他走访了全美各地的小镇，声称自己来自另一个类似的小镇，那里的人们因饮用未经巴氏杀菌的牛奶而死亡。[510] 当然，他的故事完全是捏造的，医生们坚决反对巴氏杀菌法，事实也站在医生一边。[511] 不幸的是，诺斯有更厉害的撒手锏，那就是人们的恐惧。他靠这种恐惧发了一笔小财，原本无人问津的巴氏杀菌产业发展势头迅猛。美国宾夕法尼亚大学的医学教授们曾经抗议说"永远都不应该依赖（巴氏杀菌）"，[512] 如今他们却开设了课程，向医学专业的学生讲授巴氏杀菌对健康的诸多益处。

非洲岩画

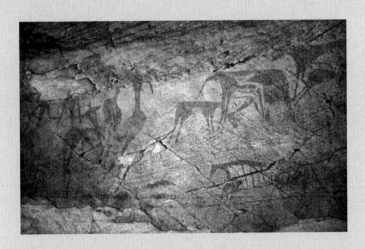

未经巴氏杀菌的牛奶并不是什么新鲜事物。上面这幅岩画描绘了一个女人挤牛奶的场景，这在电影《英国病人》中的"游泳者洞穴"这幅壁画中出现过。该岩画出现在埃及，据说绘制于1万多年前，当时撒哈拉沙漠还是一片郁郁葱葱的草原。画中的女人跪在地上，左手拿着一个葫芦挤奶，右手推开小牛。

当我遇到在农场长大的病人时，如果他们看起来身体硬朗，而且吹嘘自己很少生病，我就会问他们小时候是否喝过鲜牛奶，他们十有八九都会说喝过。几乎每个我询问过的挤奶工都会为自己的家人保留鲜牛奶，而且愉快地证实鲜牛奶对健康的益处。与肉类、水果及其他食物不同的是，牛奶存在的唯一目的便是滋养其他生物。它不仅富含营养物质，而且生来具有复杂的微结构，这种关键特征使得它既能有效增强消化功能，又能防止营养物质相互反应。现代食品加工过程从根本上改变了这种微结构，因而显著降低了它的营养价值。喝不喝鲜牛奶会有多大的区别呢？答案是：我能根据他们的健康状况和骨骼结构准确地判断出哪些病人小时候喝过鲜牛奶，哪些没有。

自 1948 年美国各州开始强制推行巴氏杀菌法以来，鲜牛奶的支持者们就开始了一场对抗政府干预的激烈斗争。在巴氏杀菌法的听证会上，巴氏杀菌法的支持者们否认巴氏杀菌牛奶、均质牛奶和鲜牛奶之间存在任何营养上的差异。但是，正如乳制品科学家指出的那样，热量会使蛋白质变性，均质化过程则会破坏牛奶中的脂滴。这非常重要，而且即便用肉眼也能看出区别。与加工过的牛奶不同，鲜牛奶上面都会浮着一层奶油。但要详细了解二者的不同，就需要使用显微镜了。

鲜牛奶与加工牛奶之间的区别

如果在显微镜载玻片上滴一滴鲜牛奶，我们就会在显微镜镜头下看到成千上万个不同大小的脂滴在盖玻片下流动，也许还有活的乳酸菌。这些都来自奶牛的乳房，如果得到悉心照料，奶牛乳房上就会和人类皮肤上一样有许多益生菌。我们希望牛奶中含有这些益生菌。这些益生菌能保护牛奶和牛奶饮用者免受病原体的侵害，其原理跟我们在讲发酵过程时提到的细菌通信技术是一样的。

高分辨率的电子显微镜能将牛奶放大1 000万倍，可以看到非常复杂的酪蛋白胶粒，它们就像用一大堆意大利面和肉丸子做成的大圆球。"意大利面"是由蛋白质（酪蛋白）组成的，"肉丸"是由最容易消化的胶状磷酸钙组成的。胶状磷酸钙把酪蛋白用微小磁荷聚成一团，这种聚合会阻止糖与牛奶中的必需氨基酸发生反应，以免破坏必需氨基酸。

　　牛奶中的每一个微小的脂滴都被包裹在磷脂膜中，这种磷脂膜与人体中的细胞膜非常相似。在脂滴离开细胞时，产生脂滴的乳腺细胞会慷慨地赠送一些自己的薄膜，这种薄膜可以防止乳导管中脂滴凝聚并堵塞奶牛的乳腺通道。牛奶脂滴的脂质双层膜上镶嵌着各种特殊的蛋白质，就像身体里的活细胞一样。有些蛋白质能保护牛奶脂滴免受细菌感染；另一些蛋白质则被标记为短链糖，这可能是对肠道细胞发出的信号，使其内容物无须接受免疫检查，从而简化消化过程。还有一些蛋白质扮演的可能是肠道细胞生长因子的角色，促进和指导肠道细胞生长并改善肠道功能。只要脂质双层膜包裹住牛奶脂滴，脂肪就很容易被消化；胆囊不需要挤出胆汁来吸收脂肪，酪蛋白胶束中的脂肪酸也会与钙顺利分离。但是，只要钙和脂肪相互接触，牛奶就无法将许多营养物质输送至人体。

　　我们再用光学显微镜观察一下巴氏消毒处理过的均质牛奶，看看它们与鲜牛奶之间的区别。其中一个最显著的不同就在于脂滴尺寸的均化和活菌的缺失。但真正的损害被均化过程掩盖了，只有在电子显微镜下才能被发现。现在我们看到的脂滴没有复杂的脂质双层膜，取而代之的是矿物质和酪蛋白胶束的缠结。为什么会这样？巴氏杀菌法的高温条件迫使糖与必需氨基酸发生反应，导致蛋白质变性，并将易碎的胶状磷酸钙从前文中提到的"意大利面-肉丸-球模型"中去除，性质已经发生改变的"意大利面"会缠绕成一个硬结。均化过程使牛奶在巨大压力的挤压下通过小洞，脂滴的结构遭到破坏。一旦这两个处理步骤破坏了牛奶的天然结构，营养物质就会相互反应，对人体健康造成损害。

加工过程会导致牛奶对人体肠道产生强烈刺激，而且加工过程中发生的大量化学变化可能会引起腹泻或便秘。在加工过程中，柔软的胶状磷酸钙"肉丸"与脂肪酸结合，形成一种乳脂皂，这被称为皂化反应。皂化反应会对很多人的胃肠道产生刺激，降低钙和磷酸盐的生物活性，致使钙和磷酸盐更难被吸收。[513] 对经过巴氏杀菌的脱脂牛奶、人类乳汁和鲜牛奶的对比研究表明，巴氏杀菌会导致矿物质的生物活性降至原来的 1/6。[514, 515] 鲜牛奶的脂滴表面有信号分子，能够帮助人体识别牛奶，判定这是一种有益的物质，而不是一种入侵细菌。加工过程会摧毁这些有用的信号分子，被扭曲的怪异信号分子无法顺利到达肠道细胞，从而减慢了消化过程，导致便秘。[516] 高温会破坏氨基酸，尤其是脆弱的必需氨基酸，因此巴氏杀菌奶所含的蛋白质比鲜牛奶少。[517] 但是，受损的氨基酸不仅没有消失，反而被糖化或氧化，变成 N-羧甲基赖氨酸、丙二醛及 4-羟基壬烯醛，这些都是潜在的变应原和促炎性刺激物。[518]

巴氏杀菌法的支持者们总喜欢说，鲜牛奶和加工过的牛奶在蛋白质或矿物质含量上没有明显差异，这听起来好像是在说这两种产品对身体有相同的效果。当然，如果你认为食物不只是燃料，而是传递给身体的一种信息，但加工过程歪曲了大自然希望牛奶传递给人体的信息，你可能就会想到这两种产品对儿童成长有不同的影响。你的猜想是对的。在 20 世纪二三十年代，医生比较了鲜牛奶和巴氏杀菌奶对儿童成长的影响，他们将福利机构收容的 1 500 个孤儿分成了鲜牛奶喂养组和巴氏杀菌奶喂养组，相关研究结果发表在《柳叶刀》及其他著名期刊上。研究表明，鲜牛奶喂养组儿童中有 40% 的人骨骼生长情况得到改善，同时受益的还有他们的情绪和抵抗力等。[519, 520]

不仅如此，鲜牛奶中许多有助于消化的活性酶也被加工过程破坏了。其他酶，比如通常保护牛奶（但可能会对血管造成损害）的黄嘌呤氧化酶，可以潜入人工制造的脂滴并被吸收。在正常情况下，我们的消化系统会先将这种酶分解，再消化它；但如果它隐藏在脂肪中，它就可能被完整地吸收，它的部分活性也得以保留。一旦进入体内，黄嘌呤氧化酶就会产生自由基，并导致动脉粥样硬化或哮喘。鲜牛奶的另一个特别之处在于牛奶脂滴的膜表面的分子，叫作神经节苷脂。神经节苷脂能抑制肠道内的有害细菌，一旦被消化，它们就会刺激神经发育。[521] 而均化处理剥夺了这些益处。

这些科学数据意味着什么？它们意味着你在商店里买的加工牛奶并不是真正的牛奶。如果你买不到新鲜、未加工的牛奶，该怎么办？次优的选择便是用有机全脂牛奶制成的酸奶。发酵过程使受损的蛋白质恢复活力，使矿物质更具生物活性。早餐喝酸奶、吃新鲜的切片水果和坚果，比吃冷麦片和喝加工牛奶的营养价值高得多。如果你打算早餐喝牛奶，那就买有机全脂牛奶（而不是低脂牛奶），最好源自牧场饲养的奶牛，而不是谷物饲养奶牛。非有机牛奶看似便宜，但实际上你摄取到的营养非常少，因为那些被圈养在水泥建造的牛奶工厂里的奶牛常常营养不良，它们产的牛奶无法与有机牛奶相提并论。切记，无论如何都不要选择豆奶。

新鲜肉类

在美国，戴着白色手套的卫生部门官员鼓励我们把肉类煮熟后再食用。这不是因为煮熟的肉更美味或更有营养，而是因为我们买到的肉通常来自几天前甚至几周前在肮脏的环境中被宰杀的动物，表面可能已经繁殖出大量病原菌，无法生吃。为了安全起见，我们必须用加热的手段来杀菌。如果你有幸到亚洲、非洲或印度旅行，你可能会想去那些提供生鸡肉菜肴的餐馆。他们为什么要这么做？因为世界各地的饮食中都有新鲜肉类，在动物健康的情况下，一分熟的肉是完全可以吃的。粉嫩多汁表明其营养丰富，远超煮熟的肉。

在 20 世纪三四十年代，弗朗西丝·玛丽昂·波廷杰医生进行了为期10 年的实验，让我们对过度烹饪的潜在长期后果有了深刻的认识。波廷杰以两组猫为实验对象，一组喂食生肉和鲜奶，另一组则喂食熟肉和巴氏杀菌奶。吃生食的猫连续繁殖的 10 胎小猫都很健康，而且适应性极强。而吃熟肉和喝巴氏杀菌奶的猫则不然，第一胎猫到了后期就开始出现退行性疾病，变得"非常懒惰"。第二胎小猫的退行性疾病发生得更早，还失去了协调性。到第三胎时，猫在生命早期就出现了退行性疾病，有的天生失明、体弱，甚至早夭。这一组猫身上有大量寄生虫，第三胎的皮肤疾病和过敏症发病率达到 90% 以上（正常的猫中此类病症的发病率只有 5%），雄性变得温顺，而雌性变得好斗。第四胎猫几乎活不到成年就死去了。这项研究促使宠物食品生产商在宠物食品中添加了一些加热过程中流失的维生素，尽管如此，风干及罐装宠物食品与健康的猫食还是有很大区别。

波廷杰的研究强调了食用富含维生素的新鲜肉类的重要性。但是，如果买不到稍稍煮一下就能吃的优质肉类，就要设法购买最新鲜的绿叶菜，尽量生吃或者稍煮一下就吃。

四大支柱类食物如何使你更健康

无论你多大年龄，有什么家族病史和患病风险因素，也不论你曾多少次尝试减肥或锻炼肌肉，食用我在这一章介绍的食物都会改善你的健康状况。如果你打算要孩子，在孕前、孕中及孕后吃这四大类支柱食物，在你的孩子长大后继续给他/她吃这类食物，那么他/她的身体可能会达成你无法实现的基因表达。

带骨肉类富含糖胺聚糖生长因子和强健骨骼的矿物质，能让孩子关节坚韧，骨骼强健，长得更高并擅长运动。成年后，这些因素也会使其关节保持滑润，防止骨骼老化变脆。任何一种补充剂组合都无法像带骨肉类一样，为你的身体提供恰好平衡的生物活性矿物质和胶原蛋白衍生生长因子，从而有效地增强你的体质。

动物内脏富含维生素和健脑脂肪，能保证孩子们的心理稳定性和学习能力。持续摄入这些食物是保证大脑细胞及神经健康的最好方法，由于这些营养物质极易变质，任何方法都不能将其装入胶囊。

发酵食物富含益生菌，能保护肠道免受病原体入侵。健康的肠道更利于营养吸收，益生菌则能够防止身体其他部位患感染性和过敏性疾病，并减少身体对抗生素的需求。生活在我们肠道中的益生菌也会产生各种维生素，否则我们的饮食可能缺乏某些营养食品。吃发芽类食物能让你在早餐时尽情享用面包和粥，同时无须摄入会引发肥胖和糖尿病的"空热量食品"。

总之，新鲜的食物自然比经过干燥和过度烹饪的食物，或被装进胶囊和瓶子里的补充剂含有更多的抗氧化剂。

我在这里只是就四大支柱类食物给予我们的好处进行了概述。那些不遵从任何烹饪传统的人不常食用这四大类食物，他们本该这么做的。如果你的饮食以四大支柱类食物为基础，再加上定期锻炼和充足睡眠，你的健康状况很快就会发生很大的改观，这也会让你在今后的日子里看起来更年轻。

塑造健康的两个步骤

至此，我提供这些信息，就是想告诉大家实现身体健康、精力充沛的方法并不神秘。与其将你的健康交给命运，不如给身体提供祖先们赖以维生的养分，以此掌控自己的遗传命运。要做到这一点，只需要两步：第一，找到生长于最肥沃的土壤、以最健康的可持续生产方式种植的营养食材；第二，根据人类饮食法推荐的四大支柱类食物来准备食材，并且最有效地利用这些食材提供的营养。

这里所说的遗传命运，不仅关乎你自己的未来，还关乎你的孩子。正如前几章提到的那样，从受精卵发育成一个健全的身体需要最优越的营养环境。胎儿在子宫里的九个半月期间，每个变化都是一个小奇迹，需要健康且营养丰富的环境。没有哪个生理事件能像从配子到合子这种表观遗传数据转录一样神奇，也没有哪个生理事件比这种转录更依赖于良好的营养，或者更容易受到毒素影响了。

营养状况对细胞生长及各种细胞行为都会产生极大的影响，从分配细胞身份到细胞的生长和成熟，这种影响贯穿我们的一生。科学家对细胞的表观遗传学和细胞的多变性本质的研究告诉我们，就像一个在子宫里发育的胎儿那样，我们的身体一生都在不间断地工作，体内的每一个细胞都受到我们的饮食影响，而我们的饮食又反映了体外的环境。由于食物携带的信息和其所处环境一样复杂和微妙，因此"热量就是热量"这种还原论观点低估了食物中化学信息的复杂性。

你将会发现，更现实、更有用的看待食物的方式是将食物视为信息，也就是说，食物是大自然与我们的身体直接对话的化学语言。

六大健脑食物及其来源

我们生活在一个"超级食物"的时代。在电视节目、播客或网站上，健康专家非常乐意告诉你：具体哪种辛辣的根菜、鲜为人知的热带水果或从喜马拉雅山脉的森林深处采来的难看的坚果，是唯一能预防结肠癌、永久保护心脏、预防痴呆或健忘的食物。

事实上，适量食用任何一种产自健康环境的食物，都会对身体的某些功能起到一定的支持作用。但由于氧化应激是大脑健康面临的主要威胁，识别出那些最能预防组成大脑的脆弱的多不饱和脂肪酸发生氧化的营养物质就显得很重要。这就是为什么我的健脑食物清单上并没有列出具体的食物，而是只列出了那些能保护多不饱和脂肪酸的食物种类。这些食物要么能提供健康、未氧化的多不饱和脂肪酸，要么能防止多不饱和脂肪酸被氧化。

1. ω-3 脂肪酸：大脑有 15% 的净重由 DHA 组成，每天大约摄入 4 毫克 ω-3 脂肪酸就能满足大脑所需。动物来源：源自草饲奶牛的奶油和黄油（最好是未加工的），牡蛎，沙丁鱼、鲭鱼、鲑鱼等多脂鱼类（最好是生的、轻度烹饪的、熏制的，或加水或橄榄油制成的鱼罐头），以及鱼子。植物来源包括生亚麻籽、奇亚籽和核桃。注意，如果将 ω-3 脂肪酸置于高温下，就如同把核桃烤成松饼一样，有利于人体健康的 ω-3 脂肪酸可能会被扭曲成不健康的巨型反式脂肪酸分子。

2. ω-6 脂肪酸：大脑也有 15% 的净重由花生四烯酸组成，每天大约摄入 4 毫克 ω-6 脂肪酸就能满足大脑所需。来源：蛋黄（水煮或只煎一面），奶酪，黄油（是否源自草饲奶牛都可以），生的或发芽的葵花子，核桃，毛豆。注意，尽管 ω-6 脂肪酸没有 ω-3 脂肪酸那么容易发生反应，但它仍具有较高的活性，遇到高温时往往也会转化成巨型反式脂肪酸分子。

3. 抗氧化"彩虹"：可防止多不饱和脂肪酸在消化过程中被氧化。来源：五颜六色的新鲜蔬菜，比如菜心、芹菜、甜椒、胡萝卜、紫甘蓝、卷心菜、洋葱、大蒜、香菜、欧芹和其他新鲜的香草，可生吃、发酵或清蒸；还有韩式泡菜、腌菜、德国泡菜及咸菜等。

4. 维生素E：可在神经细胞膜和脂蛋白中的多不饱和脂肪酸进入大脑时保护它们。来源：生的或发芽的葵花子、小麦胚芽、菠菜、杏仁、开心果、鳄梨、黄豆、西蓝花、虾和鲱鱼。

5. 半胱氨酸：一种氨基酸，有助于抗氧化剂谷胱甘肽的合成，抗氧化剂谷胱甘肽可修复因氧化而受损的维生素E。来源：牛肉、羊肉、鸡肉、猪肉、蛤蜊、金枪鱼、贻贝、奶酪、鸡蛋、黄豆、卡姆小麦和豌豆。

6. 维生素C：修复谷胱甘肽。来源：甜椒、番石榴、羽衣甘蓝、猕猴桃、西蓝花、橙子、草莓、豌豆、番木瓜和番茄。

第 11 章

食物 ≠ 热量
将食物视为语言，更有助于塑造完美体形

□ 减肥不能只关注热量。

□ 食物不只是燃料，更是一种化学信息。

□ 不健康的食物会诱导人体形成脂肪细胞。

□ 运动发出信号，敦促脂肪转化为肌肉和其他非脂肪组织。

□ 人体若要响应这些信号，离不开人类饮食法推荐的食材。

我在医学院学习的时候，老师讲过一个简单的公式：人体摄入的热量减去燃烧的热量等于体重的增幅或减幅。成为一名住院医生后，我和那些想减肥的病人坐在一起，根据这个公式制订减肥计划。

但事情远没有这么简单。我不断听到病人跟我说："医生，我一整天都不吃东西，把热量都消耗光了，可是我的体重还在增加！我的身体

一定有什么地方出了问题，你能检查一下我的甲状腺激素水平吗？"我会照做，但检查结果总是正常的。我暗示他们实际摄入的热量可能比他们意识到的多，比如他们是不是在开车回家的路上一直吃东西。但很多时候，病人似乎都否定了这种情况。他们摄入很少的食物，还坚持去健身房锻炼或绕着街区散步，但体重依然只增不减。这只是因为他们的新陈代谢问题吗，还是能量平衡公式有缺陷？

事实证明，体重的增减并不完全取决于能量，更与信息有关。正如你在前几章读到的那样，食物远不只是"燃料"，它更是一种语言，能给细胞发出指令使其发挥各种功能。你的体重一直在增加，是因为你吃的食物和做的运动告诉你的身体要增加体重。一些巧妙的言辞会说服我们去做那些事后看来很愚蠢的事情，我们的身体也可能受到诱导去做我们不希望它做的事情。这完全取决于我们的饮食及其包含的信息。携带正确信息的食物会立即发挥作用，使我们变得健康，因为我们的身体会对我们做的事情持续做出响应；而携带错误信息的食物也会立即发挥作用。"人类饮食法"涵盖的食物会让你的身体保持最佳状态，只要你遵照这种饮食法，身体自然就会更健康。

食物中影响人体细胞活动的是它们含有的化学物质，而不是热量。要想了解这一点，我们先来看看两种不同的脂肪酸。在化学家看来，人体必需的 ω-3 脂肪酸和 ω-6 脂肪酸没什么区别，因为它们的分子式几乎一模一样；但对细胞来说，它们截然不同。

能量与信息：为什么热量不是最重要的？

1995 年，一位名叫乔·鲁宾逊的记者采访了一名正在研究细胞凋亡这一生物过程的博士生。细胞凋亡是指受损细胞发现自己非但没用，反而可能有害，便出于责任选择了自杀。这名博士生使用导管直接给小鼠体内的恶性肿瘤注入脂肪酸，他发现注入 ω-3 脂肪酸会减慢甚至逆转小鼠的病情发展，而注入 ω-6 脂肪酸则会使癌细胞的生长速度增加 3 倍。这两种脂肪酸所含的热量基本相同，为什么一种会促使细胞分裂，而另一种会抑制细胞分裂呢？

显然，细胞生长过程不仅受到热量的影响，还受到其他因素的制约。我在 2006 年采访乔·鲁宾逊，在她看来，这项研究的结论令人震撼，因为这项研究不仅涉及一般的细胞生长过程，还涉及癌症的根本原因：脂肪酸不平衡可能会诱发癌症。鲁宾逊问过科学家哪类食物含有 ω-3 脂肪酸和 ω-6 脂肪酸，得到的回答是"ω-3 脂肪酸主要来源于鸡蛋、冷水多脂鱼类和许多现在人们已经不再吃的植物，比如亚麻"。而促进细胞生长的 ω-6 脂肪酸则几乎无处不在，玉米、大豆、谷物饲养的动物以及植物油中都含有这种脂肪酸，几乎商店货架上的每一种食品中都含有植物油。

当我们坐在鲁宾逊的家中俯瞰华盛顿州的普吉湾时，她似乎松了一口气，脸上流露出勇气和坚定。"我知道我该做什么。"她说。她是在阿尔特米斯·西莫普勒斯的实验室里遇到前面提到的那位博士生的，后来她跟阿尔特米斯一起写作了畅销书《超完美 OMEGA 饮食》（*The Omega Diet*），介绍了各种必需脂肪酸，填补了传统营养学教育的巨大空白。她在书中解释说，在旧石器时代，人们摄入的 ω-3 脂肪酸大约是现在的 10 倍，而 ω-6 脂肪酸的摄入量则比现在少得多。这种饮食模式的转变造成了全美范围的饮食失衡，加剧了包括癌症、关节炎和肥胖症在内的多种炎性疾病。

此后，数十名研究人员开始研究 ω-3 脂肪酸有助于预防各种疾病的原因。在饮食中加入少量这种必需脂肪酸能使人体细胞更好地发挥作用，这确实是一个好消息。但是，我们在如此关注 ω-3 脂肪酸的具体益处的同时，忽略了一个更充满希望的事实。

假设你在动物园工作，到了喂食时间，你考虑是否要在普通鸟食中加点儿爆米花。偶尔你会大声地询问鸭子："喜欢吃爆米花吗？"鸭子齐声回答："非常喜欢！"第二天，《动物园周报》的头条标题是："鸭子更喜欢吃掺了爆米花的食物！"但更有趣的是，鸭子竟然能听懂人类的语言并用英语应答！当然，它们喜欢吃爆米花这件事本身也很有意思。但更有意思的是，它们不仅能与我们交流，而且可能一直都很了解我们，甚至可能在想方设法地满足我们的每一个要求。

同样地，我们对 ω-3 脂肪酸和 ω-6 脂肪酸的研究揭示了一个更重要的生物学事实，它的意义远胜于"我们可以摄入更多的 ω-3 脂肪酸"这个事实。

细胞对我们每次吃东西时发送的特定化学信息的性质非常敏感。通过改变食物中的营养成分（或毒素），我们可以控制细胞功能是否正常、是否积累脂肪以及是否会癌变。我们摄入的营养成分和化学物质会向细胞发出指令，告诉它们何时分裂、制造哪种蛋白质或变成哪种类型的细胞。[522]

ω-3 脂肪酸和 ω-6 脂肪酸的比例问题只是众多饮食失衡表现的一种，饮食失衡的状况会向人体细胞发送大量的混乱信号，告诉我们的身体去储存脂肪、减少肌肉和弱化骨骼，而这些都是我们不希望发生的事情。因此，保持健康的关键是摄入携带正确信息的食物。如果我们能够明白普通食物是如何引导细胞向病态的方向发展的，我们就能理解为什么那么多人都在为一些最基本的事情苦苦挣扎，比如保持理想体重。因此，减肥的深度营养公式很简单：消除阻碍细胞交流的炎症，摄入能使脂肪细胞转化为健康组织的食物。

当然，健康的要素不只是健康的饮食。睡眠和锻炼也会产生一些化学物质，帮助你的身体了解你对它的期待。因此，要想重塑身体，达到最佳健康状况，不仅需要摄入真正的食物，还要适当休息、减少压力及进行适当的运动。本章接下来将一一介绍充分激发人体潜力的几个步骤，它们将使你的身体发生惊人的变化。

第一步：认可脂肪的作用

如果身体没有脂肪，那么你绝对不可能成为《海滩救护队》中的海岸救生队员，我不只是指帕梅拉·安德森的卓越体能优势。一张 20 岁面孔的眼部、唇部和下巴周围的脂肪比一张 70 岁的面孔多得多，恰到好处的脂肪会使人看上去更年轻。事实上，没有脂肪就没有健康。体脂（医学上称作脂肪组织）不仅有绝缘、隔热及缓冲等作用，还会产生性发育、生殖、免疫防御、凝血、昼夜节律、情绪和注意力相关生理过程所需的各种化学物质。[523-525] 如果没有脂肪组织，生活会变得非常困难。矛盾的是，脂肪不足或过多都会导致类似的问题："缺少脂肪的老鼠容易出现胰岛素抵抗、葡萄糖不耐受、饮食过度、体重增加、脂肪肝和甘油三酯水平偏高等问题。"[526] 脂肪过多的老鼠也会出现类似的问题。

当然，许多人都在努力减肥。如果身材变化没有达到你期望的结果，很可能是因为你尚未完全了解脂肪的特性、功能以及如何控制脂肪。对身体产生和保持脂肪的原因了解得越多，你就越清楚如何将多余的脂肪转化为健康的物质。

脂肪细胞与其他细胞一样，在随时做好准备，按照我们发送的指令决定下一步该做什么，这些指令主要来自我们的身体活动和吃下的食物。与人们普遍的看法相反，脂肪细胞并不是一成不变的；但是靠挨饿或出汗来减肥并不是明智之举。如前所述，在饮食中添加 ω-3 脂肪酸会让肿瘤细胞自杀；同样地，通过传递某些化学信号，你可以命令脂肪细胞去做你想做的事情。

补充剂为何效果不佳？

这些化学信号是什么？这个问题数十年来一直困扰着价值几十亿美元的产业。

1995年，研究人员对一种体重严重超标的老鼠进行了研究，他们发现这种老鼠体内缺乏一种叫作瘦素的化学物质。生物技术公司立即看到了赚钱的商机，便投入大量资金开展与瘦素相关的研究，甚至还为相关基因申请了专利。不久之后，研究发现瘦素能抑制食欲和脂肪细胞分裂，研究人员认为他们发现了金矿。

其实，他们发现的不是金矿，而是根本不值钱的"愚人金"（黄铁矿）。肥胖并不是简单的瘦素缺乏问题，而是多重失衡导致的复杂问题。很快人们就发现，体重超标的人不仅缺乏瘦素，还对瘦素产生了耐受性。他们的身体无法识别瘦素发出的信号，即使补充再多的瘦素也无济于事。更糟糕的是，补充瘦素还会产生副作用，比如增加患乳腺癌的风险。[527]

因此，瘦素热很快就过去了，这反映出我们对通过技术手段解决生物学问题错付了信任。要想解决问题，不能靠技术，而应该靠生物学机制，借助健康的食物发挥作用。

在了解到肥胖人群会对瘦素产生耐受性后，研究人员错失了一个机会。如果他们能认识到瘦素耐受性可能意味着信号被阻断，那么他们应该提出这么一个关键性问题：是什么阻断了信号？我们在之前的章节中提到，一种叫作炎症的化学态干扰了正常的新陈代谢过程。

第二步：消除炎症

促炎性食物：不能吃的东西

在当今的营养学领域，炎症是一个非常流行的术语。许多专著、文章和应用程序都在讨论炎症指数并列出抗炎性/促炎性食物清单及抗炎食谱，很多补充剂也都被宣传具有抗炎作用。为什么炎症如此可怕？

炎症具有破坏性，它能阻断正常细胞生长所需的化学信号。炎症也会发出信号，告诉人体储存脂肪。我们可以说，健康食物会指导细胞朝着有益于身体健康的方向成长，而促炎性食物则会欺骗个体细胞，使其做出一些侵害人体的事情。加工食品往往会引发炎症，这使得我们不能只关注包装上标明的热量值，更应该去了解我们吃的食物为什么会使体重增加或降低。如果将关注的重心从热量转向不同食物所产生的信号，我们就能很容易地理解为什么加工食品会致人发胖，而人类饮食法有助于减肥。

扭曲脂肪酸会破坏酶，导致细胞死亡

在第 7 章、第 8 章和第 9 章中，我们讲过加热植物油会导致脂肪酸分子被氧化和扭曲，我们称这种变性后的脂肪酸为巨型反式脂肪酸，它们会产生促炎性自由基。我们都知道饱和脂肪有助于抵御自由基的破坏，从而对抗炎症。现在我们又了解了除热量之外，影响脂肪进而影响人体健康的两个因素。我们还将发现，像巨型反式脂肪酸这样的扭曲脂肪酸也会导致人的体重增加。

扭曲脂肪酸之所以具有促炎性，是因为它们的形状不正常，它们就像是为酶设置的陷阱。Δ-9 脱饱和酶会误将反式脂肪酸当作饱和脂肪酸加以吸收。Δ-9 脱饱和酶的作用是代谢特定的脂肪酸，如果它吸收了反式脂肪酸，它就失去了脂肪代谢功能。反式脂肪酸分子中有一个像倒钩一样的扭结，一旦进入酶就不会再出来。还有一种 Δ-6 脱饱和酶，它会误将反式脂肪酸当作 ω-3 脂肪酸或 ω-6 脂肪酸加以吸收，然后遇到同样的问题：一旦接触到反式脂肪酸，酶就摆脱不了它了。饮食中的反式脂肪酸会大量地破坏体内的 Δ-6 脱饱和酶和 Δ-9 脱饱和酶。[528] 这么多脂肪代谢酶遭到了破坏，细胞也就无法快速代谢正常、健康的脂肪酸了。[529]
这不仅阻碍了身体将脂肪转化为能量的能力，还会导致不正常的游离脂肪酸在身体器官（比如大脑、心脏和脂肪组织）内堆积。过量的游离脂肪酸使得已经受到影响的器官无法正常发挥功能。[530, 531]

促炎性脂肪阻碍体重下降

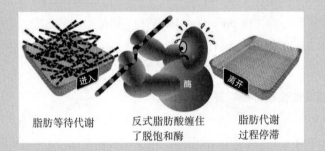

| 脂肪等待代谢 | 反式脂肪酸缠住了脱饱和酶 | 脂肪代谢过程停滞 |

进入　　　酶　　　离开

可怜的脱饱和酶捡起了一个反式脂肪酸分子，这下它无法脱身了。这些形状扭曲的脂肪酸导致脱饱和酶功能失常。无论怎么锻炼，缺少了这些脱饱和酶，人体都无法消耗脂肪或生成肌肉。

游离脂肪酸大量堆积导致的常见并发症之一就是脂肪肝，这一病症可以通过超声检测做出诊断。[532] 过去通常只有酗酒者、糖尿病患者和严重肥胖者才会患脂肪肝；而现在有些不饮酒者、非糖尿病患者及体重基本正常的人也被确诊为脂肪肝。[533] 脂肪肝会激活肝脏和其他部位的脂肪酸合成酶，导致细胞内游离脂肪酸的毒性水平升高。[534] 即使是在早期阶段，脂肪肝患者也会无法控制体重，因为他们体内的许多组织中的碳水化合物都被功能紊乱的酶转化为了脂肪。[535] 低热量饮食不能有效治疗脂肪肝。脂肪肝患者应该先恢复肝脏健康，人类饮食法可以做到这一点。

如果肝脏等部位的细胞中游离脂肪酸过多，就会产生毒性，妨碍正常的细胞活动。原因很简单，即使是再好的东西，一旦超量，也会像散落在地上的玩具一样碍手碍脚。比如，肌肉细胞中的游离脂肪酸会干扰其内部支撑结构（微管）的组合，从而影响了肌肉细胞的收缩。[536] 如果过多的游离脂肪酸污染了肌肉细胞，微管就会因不能正确建构而被迫解体。随着脂肪的不断积累和内部支撑结构的解体，细胞进入了一种被称为脂性凋亡的状态。[537] 脂性凋亡会导致健康细胞死亡，引发炎症、免疫功能紊乱，并造成脂肪堆积。[538]

人体摄入的扭曲脂肪酸越多，就有越多的炎症需要对抗。反式脂肪酸会降低饱和脂肪和必需脂肪酸的代谢能力，因此摄入反式脂肪酸会引发恶性循环。对女性健康进行的规模最大、时间最长的一项研究是"护士健康研究"，其结果显示，反式脂肪酸的摄入量每增加2%，胰岛素抵抗和糖尿病的患病率就会增加40%。[539] 一旦患上糖尿病，新陈代谢就会设法将尽可能多的热量转化为脂肪。由于非天然脂肪会严重扰乱新陈代谢，那些使我们远离健康天然脂肪的减肥方法注定会失败。

要想成功避免摄入氧化脂肪，就必须远离所有含植物油的食物。正如我在第 7 章介绍的那样，植物油中含有大量多不饱和脂肪酸，这些多不饱和脂肪酸极易被氧化成被称为巨型反式脂肪酸的扭曲脂肪酸。我们之前也解释过，饱和脂肪能够有效抵御氧化反应，进而帮助我们在体内炎症失控之前发现问题。摄入黄油、奶油和椰子油这类食物可以预防氧化反应造成的不良后果，还有助于减肥。

罗伯特·阿特金斯医生广受欢迎的低碳饮食法主要关注饱和脂肪，

因为他注意到饱和脂肪有助于减肥。但是，他并不了解饱和脂肪具有抗炎作用，也就无法建议人们避免摄入具有促炎性的植物油。由于人们普遍认为饱和脂肪有害而植物油有益，创办减肥机构的医生和营养学家们都建议人们避开饱和脂肪，并鼓励他们食用不健康的植物油，这种做法是完全错误的。如果不搞清楚前因后果，采取这些减肥计划的人可能只会获得暂时的成功，但从长远来看其减肥行动效果不大。

想要避免炎症，日均糖摄入量应控制在 100 克以下

高果糖玉米糖浆不可能让你拥有标准体重。我们都知道熊在冬天来临前需要增肥，为此它们会大量食用浆果。事实证明，水果、果汁、汽水等中的果糖会发出强大的脂肪合成信号，指导肝脏分泌的酶将糖转化为脂肪。[540] 大部分食物都会先被送到肝脏，果糖会有效地将体内的碳水化合物吸收到肝脏中，并将其转化为脂肪，从而阻止它们进入肌肉组织。一旦果糖进入肌肉组织，它就会在运动过程中被燃烧掉。

因此，含有果糖的食物会使体重增加。但是，其实没有哪种糖是有益于人体的。我们在第 9 章中曾讲到糖有黏性。以 AGE 的形式黏附在细胞表面的糖会阻碍激素信号，具有破坏性，所以糖在摄入量过高的时候具有促炎性。举例来说，糖摄入量过高可能会阻断生成肌肉的激素信号。下面我们会讲到脂肪转化为肌肉的过程，这涉及各种激素信号，而AGE会阻碍所有激素信号。

因为食物中的淀粉会被转化为葡萄糖，因此经常吃面条、面包等也会引发体内炎症。更糟糕的是，这些高淀粉食物中缺乏维生素和其他抗氧化剂。如果饮食中含大量此类食物，氧化反应一旦出现就很难控制，导致你的身体处于一种更严重的炎症状态。

鉴于以上状况，我常常建议减肥困难的病人将每天的碳水化合物

（包括食糖这类简单碳水化合物和淀粉等复杂碳水化合物）摄入量控制在 100 克以内。当然，热量也是一个很重要的因素。由于食糖的水溶性非常好，一茶匙糖浆所含热量是一茶匙砂糖所含热量的 4 倍。认识到这一点非常重要，这意味着不含脂肪的饼干往往比普通饼干更容易转化成脂肪，也解释了为什么那些厨房里都是无脂食物的人减肥反而非常困难。

第三步：了解脂肪的来龙去脉

脂肪来自干细胞

你可能听说过干细胞，干细胞是指从胚胎中分化出来的尚不成熟的细胞，具有发育成各种组织器官的潜能。研究人员能运用干细胞使老鼠背上长出耳朵，因此许多人认为干细胞未来可以用于治愈阿尔兹海默病、帕金森病，以及很多其他目前无法治愈的疾病。不过，如果你想塑身，现在你就可以利用干细胞的多功能性开始行动了。

关于脂肪，最令人沮丧的事情之一是不知道它从哪里来。其实，它真正的来源便是干细胞。[541] 如果在不运动的情况下摄入糖、淀粉和反式脂肪酸，身体就会产生大量新的脂肪细胞。当干细胞转化为脂肪细胞并逐渐变得饱满时，你就会变胖。

只靠节食之所以不能减肥，其中一个原因是：一味地减少能量摄入而不改变其他习惯，身体就会发出错误的信号。食物摄入量减少又不运动，身体会认为食物已经变得非常稀缺，导致你放弃寻找更多的食物。只要有一点儿将多余能量存储为脂肪的机会，恐慌的身体就会这么做。在这种情况下，干细胞随时准备转化为更益于储存能量的脂肪细胞。使干细胞受到惊吓从而转化成脂肪细胞是完全错误的做法，我们应该利用干细胞的多变性，把它们变成我们真正需要的细胞。

哪些细胞是我们需要的细胞呢？比如，构成肌肉、血管、神经和骨骼的细胞。在一个人的身体结构得到了优化的情况下，干细胞就会转化成这类我们真正需要的细胞。要消耗脂肪细胞，就需要重建新的神经，才能有助于血管更有效地输出脂肪。[542] 新的肌肉和强健的骨骼及肌腱也需要新的"基础设施"，来支撑更强的力量产生，而建设这些基础设施的技术被封存在我们体内的每一个干细胞中。比干细胞的多功能性更引人注目的是，成熟的脂肪细胞似乎能像干细胞一样迅速地改变身份。也就是说，你不需要通过挨饿来摆脱所有赘肉，脂肪就能够转化成健康组织，从而塑造一个全新的你。

脂肪能够转化成干细胞和其他类型的细胞

脂肪细胞需要不断得到"关注"才能保持其丰满度，这好像有点儿不可思议。许多人试图通过在唇部和脸颊注射脂肪来改善面部老化问题，但如果这种被移植的脂肪细胞拒绝在新环境中繁殖，就达不到目的。研究人员对这一现象进行了研究，他们发现，那些曾经饱满的细胞不但瘦成了片状，其中有些细胞甚至还变成了一种完全不同的纤维细胞，这种细胞在被注入脂肪细胞的组织中最常见。[543] 显然，这种纤维细胞不能产生必要的脂肪维持激素，因此会让移植细胞难以适应新环境。如果没有这些激素，那些使脂肪细胞发挥作用（诸如吸收糖分和脂肪而变得饱满）的受体和酶便会失去活性。由于受到激素的冷遇及其他细胞的压力，这些不受欢迎的"客人"只能遵循该群体的规则，将自己重新塑造成纤维细胞。

你可以使脂肪细胞变成几乎任何你想要的东西。脂肪组织属于一种叫作结缔组织的身体材料，这种组织还包括胶原蛋白、骨骼、肌肉、血液及相关细胞。一些细胞生物学家现在认为，只要有化学信号指示，一种结缔组织细胞就会永久地保留转换成另一种细胞类型的能力。所以肌肉细胞可以变成脂肪细胞，脂肪细胞可以转化成骨细胞，骨细胞又可以变回脂肪细胞，这个过程被称为转分化。我稍后会讲到，有证据表明，转分化的潜力甚至可能延伸至所有类型的组织。[544-547]

正确的信号能使脂肪细胞转化为肌肉细胞、骨细胞或神经细胞

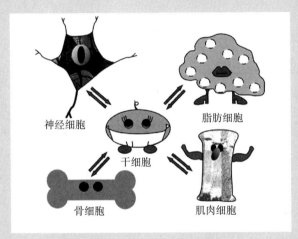

神经细胞　脂肪细胞　干细胞　骨细胞　肌肉细胞

一种叫作转分化的代谢过程可以使脂肪细胞离开脂肪组织，并转化为肌肉细胞、骨细胞甚至神经细胞。你可以通过合理的饮食和锻炼（包括大脑锻炼）来控制干细胞的生长。

虽然目前这种细胞转化只能在实验室环境中观察到，但这项研究表明，你大腿上的脂肪细胞可能曾经是你身体其他部位的肌肉细胞、骨细胞或皮肤细胞。你可能会想，为什么有些细胞决定改头换面搬到一个全新的地方去呢？如果它收到一份化学"备忘录"，告诉它当前所在的组织已经不再需要它提供服务，它应该去脂肪部门执行新任务，它就会按指令行事。

　　那么，如果有些脂肪细胞曾经是更有益的组织细胞，如何才能命令它们变回去呢？传递这类信号的最有效方式之一就是锻炼。根据美国加州大学旧金山分校的儿科内分泌学教授罗伯特·勒斯蒂格博士的说法，运动之所以能治疗肥胖，并不是因为运动能"燃烧"热量。"这很荒谬，"他说，"20分钟的慢跑只能消耗相当于一块巧克力曲奇的热量，一个'巨无霸'汉堡的热量需要3个小时的剧烈运动才能消耗掉，锻炼之所以重要并不是出于这个原因。"[548] 根本原因在于锻炼能产生信号，使身体生成肌肉、骨骼及其他非脂肪组织，而不是人体不需要的脂肪。

锻炼至少有三大功效

　　1. 锻炼会提高胰岛素敏感性，因此你只需要较少的胰岛素就能从血液中获得糖分，这会使胰岛素水平下降，从而减缓脂肪细胞将糖转化为更多脂肪的速度。

　　2. 锻炼能减少应激激素皮质醇。皮质醇使脂肪堆积在器官周围（而不是成为皮下脂肪），这会产生大量的促炎性化学物质，反过来又会让身体产生更多的脂肪。

　　3. 锻炼可以在肌肉和脂肪组织中生成新的血管，使身体更容易燃烧脂肪。[549]

　　脂肪细胞一旦储存能量，就会小心翼翼地保护着能量，不愿意放弃。但是，锻炼到一定程度将会刺激新肌肉生成，这个过程会消耗能量丰富的脂肪细胞。有时脂肪细胞甚至会接收到指令，让它们像肿瘤细胞一样自杀，这个过程被称为细胞凋亡。

　　细胞转化现象如此之多，这一发现令医学界感到不安。现在，医学界必须抛弃一种旧观念：细胞是某个特定细胞种类的终身成员。这种观念严重低估了细胞的多变性。基因会因我们的饮食、思考和行为而改变，细胞也同样会改变它们的构造。比如，一个脂肪细胞通过再分化过程还原为干细胞后，它便再次具备了全能性，可以转化成身体组织需要的任何类型的细胞。科学家用来诱导细胞转化的培养基并非某种非天然的化学物质，而是由维生素、氨基酸、糖，以及健康、年轻的身体在正常情况下生成的各种自然生长因子和激素组成。细胞能随时对这些指令做出响应，迅速圆满地完成指令传达的任务，这表明这些转化是健康生理功能的重要组成部分。[550]

脂肪细胞如何转化？

在实验室中，科学家几乎重复了脂肪细胞自我改善程序的每一个步骤。尽管没有人确切地知道它们是如何在人体中起作用的，但实验室中的测试结果表明可能是这样的：个体脂肪细胞失去了大部分甚至是全部的脂类储备，然后，萎缩的脂肪细胞得到信号，让其分化成前脂肪细胞（一种不含脂肪的早期脂肪细胞）[551]，或分化成一个完全不同、活动性更强、与干细胞几乎没什么区别的细胞。[552] 前脂肪细胞很容易进行细胞凋亡，而成熟脂肪细胞则会抵制这一过程。因此，想使脂肪细胞自动分解，应该先将其转化为前脂肪细胞。

你可以把不同能力和活动水平的细胞想象成国际象棋的不同棋子。成熟脂肪细胞就如同国王，它数量有限，不能离开脂肪组织，就像国王不能随便易位一样（否则游戏就会结束）；它也不能通过细胞凋亡过程自杀。前脂肪细胞就像小卒一样，移动同样受限制，但它可以使自己从游戏中脱身。干细胞则是所有类型细胞中的王后，因为它既可以随心所欲地自我分解，也可以游离于脂肪组织之外，随着全身血液的流动到达任何一个需要新成员的细胞群。如果肌肉组织发出请求，多能的干细胞就会附着在肌肉中的毛细血管壁上，等待进入该组织的指令。一旦得到正确的信号，它就会进入新组织的基质，并在新的位置上再分化以匹配其他细胞类型。无论细胞重新分配的确切顺序是什么，细胞分化的神奇能力都表明：我们的身体不是由细胞"专家"组成的，而是由"多面手"组成的，细胞们随时准备接受重新训练和重新分配。这个消息令人振奋，因为它告诉我们，只要我们知道自己在做什么，实现最佳健康状态就指日可待。

超重与怀孕

如果你超重，那么你的体内可能一直存在轻度炎症。这种炎性化学干扰具有很强的破坏性，它会阻碍非常重要的生物信号传递，这些信号与下一代密切相关。在第 5 章中，我们了解到胎盘向母体发出信号，要求母体组织为了胎儿的利益放弃营养。但是如果孕妇明显超重，母体就无法接收到这个信息。因此，与正常体重的孕妇相比，超重孕妇为胎儿提供营养的血管会变得很薄甚至萎缩，导致胎盘的生长受限。所以，如果你打算怀孕，首先要让自己保持健康的体重。这不仅有助于怀孕，还有利于孕期健康。

适度饮食、少食多餐及饥饿节食为什么失败？

在 200 多年前，适度饮食确实是一种健康的饮食方式，当时农作物生长在健康的土地上，还没有食品工业这个糟糕的化学怪物，也没有奶油夹心饼、炸薯圈、高果糖玉米糖浆或反式脂肪酸这类东西。那时世界各地的人们都用自制肉汤来调味，将蔬菜和肉类发酵保存，吃动物身上所有部位的肉；而今天，大多数人都用味精调味，把蔬菜和肉类放在冰箱里，只吃特定部位的肉。曾经，"一切须有节制"的理念是适用的，但在充斥着现代加工食品的世界里，适度饮食仅意味着适度的健康，这与我们的追求不符。

适度饮食的另一种方式是减少食物的摄入量，或者控制热量摄入。你可能认为控制热量的摄入会使脂肪细胞认为它们不再被需要，从而走向凋亡。如果采取限制热量摄入的饮食方式，脂肪细胞虽然会萎缩，但不会消失。在大多数情况下，只要有热量摄入，细胞内的脂肪就会回来。这是为什么呢？因为身体就像一个优秀的管理者，谨言慎行，如果没有充分的理由，它就不会采取激烈的行动，比如永久地"解雇"细胞。

身体不愿意脂肪细胞凋亡，这意味着如果缺乏适度的锻炼，即便你控制热量摄入，你的脂肪组织也不会收到"另一个部门需要更多的细胞"这类化学信号，脂肪细胞就会留下来。只要脂肪细胞仍然是脂肪细胞，它们就别无选择，只会抓住一切机会堆积更多的脂肪。更重要的是，当身体将脂肪细胞转化为肌肉细胞时，身体净重几乎不会减少，因此刚开始锻炼的人体重不会马上减轻。

表 11-1　导致脂肪堆积的因素

种类	作用
ω-6 脂肪酸	体内的酶会将 ω-6 脂肪酸转化为花生四烯酸，这种物质能使脂肪细胞分裂。压力、睡眠严重不足和肥胖也会导致这些酶过量。过量摄入 ω-6 脂肪酸也会产生过多的花生四烯酸
胰岛素	胰岛素会增加脂肪细胞的数量。臂下皮肤出现黑斑、向心性肥胖（腹部和下巴脂肪堆积）、经期不正常等都是胰岛素水平异常的表现
糖	糖会加速胰岛素的合成，胰岛素会激活肝脏和脂肪细胞中的酶，从而将糖转化为甘油三酯（脂）储存起来

种类	作用
噻唑烷二酮类（一种常见的糖尿病治疗药物）	可刺激脂肪细胞分裂并增加脂肪储备量。由于人们对于这类药物对细胞代谢的影响盲目乐观，它们最初被用作减肥药。现在我们认识到，这类药物能极大程度地促进脂肪储存，甚至使骨细胞开始储存脂肪。这类药物可能会导致体重增加、骨折和心力衰竭。如果你正在服用这种药物，那么你可以咨询医生是否有其他选择
糖皮质激素	可刺激脂肪细胞分裂。身体一直都在分泌糖皮质激素，但在压力和睡眠严重不足的情况下，糖皮质激素水平会升高
巨型反式脂肪酸（ω-3 脂肪酸和 ω-6 脂肪酸的分解产物）	会促进自由基形成，导致细胞膜损伤并诱发炎症，拦截健康细胞的构建信号，造成网膜（腹部）和颌下（颈部）脂肪堆积

表 11-2　消除脂肪的因素

种类	作用
锻炼	不仅能降低胰岛素和皮质类固醇水平，还能降低许多我们不太熟悉的促炎性化学物质的水平，以及降低易造成脂肪堆积的化学物质的水平
睡眠	降低皮质类固醇水平，提高免疫系统化学物质的水平，减少炎症和脂肪细胞数量
共轭亚油酸	减少脂肪细胞数量，抑制食欲
类视黄醇	包括从动物脂肪和内脏中获取的维生素A，以及从蔬菜中获得的维生素A前体（也叫类胡萝卜素）
瘦素	减少脂肪细胞的数量
胆固醇（一系列分子的总称）	可抑制食欲。有研究表明，植物固醇能有效抑制食欲。植物固醇是什么？就是植物制造的胆固醇。胆汁中也含有胆固醇。当饭后被分泌到小肠中时，胆固醇会向你的身体发出信号：你已经吃饱了。遗憾的是，没有人曾得到资助来研究胆固醇的潜在益处。但你可以自己做做这个简单的实验：第一天吃两个用两汤匙黄油煎的鸡蛋，看看午饭前是否有饥饿感；第二天在一杯脱脂牛奶中加入一杯烘烤即食麦片，看看午饭前是否有饥饿感。这两种早餐都含大约 500 千卡的热量

许多医生和饮食专家都认为限制热量摄入是有效的。以那些处于饥饿状态几个月甚至几年的囚犯为例，他们的能量消耗比他们的能量摄入多，因此，在这些医生和饮食专家看来，生理学的煤炉模型（本章开头提到的那个简单的能量平衡公式）是站得住脚的，他们认为这属于基本的热力学。在一定程度上他们是对的，因为物理学应该不会骗人。但是，现在的大部分食物都是不健康、低营养的食物，如果你只想通过减少不健康和低营养食物的摄入量来重塑体形，那么你应该意识到你的做法实际上是令人体处于长期极不健康的状况。

我们之前讨论过，在缺乏运动的情况下限制热量摄入，会给身体发出相关信号：一旦有食物摄入，就将干细胞转化为脂肪细胞。而且身体不会被动地等待，它会激发你的食欲，促使你增加食物摄入量，同时让你体内已有的脂肪细胞做好准备接受补给。在你饱餐一顿后，身体会迅速将能量储存起来，这就是典型的溜溜球效应——减少食物摄入量使体重减轻，但很快就会反弹。

在与饥饿感做斗争的过程中，身体会如你所愿开始消耗脂肪细胞，但也会为了获取维生素、矿物质、蛋白质和必需脂肪而消耗其他组织，比如大脑、结缔组织和肌肉。当然，因为肌肉本身就能消耗热量，所以一旦肌肉减少，减肥就会更困难。这告诉我们，饥饿并不能帮助你重塑体形。在夏威夷，冲浪者信奉一句话：永远不要与海洋抗争。如果你想要健壮、苗条、迷人的身材，就不要和你的身体作对，你应该在遵照"人类饮食法"的同时适度锻炼、减轻压力，并保证充足的睡眠。

炎症会导致脂肪浸润，甚至引发癌症

我们已经了解到各种身体组织之间可以相互转化，现在我们来看看这个过程是如何困扰我们的。它不仅会导致我们肥胖，还可能对我们的健康构成威胁。

在摄入促炎性饮食后，我们的生理机能导致脂肪细胞非常快速地生成，这似乎是一种"紧张"的习惯。如同我们很多人通过吃冰激凌来缓解压力一样，生理机能亦如此：促炎性饮食会对我们的细胞施加压力，通过转分化把所有类型的细胞转化为脂肪细胞。

在和衰老有关的痴呆患者体内，大脑皮质被含有过多脂肪的细胞取代。[553] 骨质疏松症患者的成骨细胞被脂肪细胞取代。[554] 脂肪肝是慢性消化不良和胃食管反流症状（比如胃灼热）的常见原因，正常的肝细胞被脂肪细胞取代了。从更大的范围看，当肌肉、骨骼、腺体和神经细胞中的维生素、氨基酸、矿物质等养分的含量不足时，这些细胞会把这种不足当作一种去分化信号，开始储存脂肪。如此多细胞放弃它们在健康组织中的位置，加入不断增长的脂肪细胞行列，你可以想象这些组织的功能会有多么孱弱了。因压力过大、睡眠不足产生的皮质醇增多，以及缺乏锻炼导致的促炎因子增多，都会加速整个退行性变化过程，饮食不均衡也会释放更多的炎症信号，使情况变得更糟。

脂肪的生成看起来似乎是身体的默认反应，但实际上它只是身体面临压力及营养不良时做出的默认反应。当身体得到它需要的健康食物、锻炼和休息时，其默认反应是把多余的脂肪细胞转化为更有益的物质。身体遵循哪种生理指令，完全取决于你。

然而，有时候由于严重缺乏营养和压力过大，营养物质难以被有效地输送到全身组织。如果糖和脂肪无法从它们所在的位置（通常指消化系统）进入适当的脂肪储存细胞，它们就会附着在动脉内壁上，渗入肌腱，污染你的身体。这时你不是变胖了，而是生病了。白细胞必须进入这些被污染的动脉、关节或其他受损组织，设法清理这些脏东西。但是，白细胞会引发炎症，破坏身体组织（包括动脉壁），造成关节受损、血液凝结。这就是为什么导致我们肥胖的饮食也会让我们感觉不适，引发高血压、糖尿病、心脏病、肾脏问题以及很多其他疾病。这也解释了为什么发生退行性变化的器官中有大量富含脂肪的白细胞。

癌症是由细胞通信异常问题导致的，细胞之所以发生变异是因为它接收到了异常的化学指令。这些变异细胞迅速分裂并侵入其他组织，这一过程被称为转移。许多癌细胞都会分泌激素来维持恒定的生长状态，摆脱身体指令的约束。如同癌细胞一样，脂肪细胞会产生促炎因子来刺激自身生长，[555]并且向身体发出更强的信号，使其产生更多脂肪。脂肪细胞也会像癌细胞一样侵入其他身体组织。即使是瘦人，不合理的饮食也会促使其脂肪细胞渗透到健康组织中。脂肪入侵会形成脂肪团，使骨骼弱化，还可能导致大脑与肌肉萎缩。和癌症一样，肥胖症与血栓形成、疲劳和过早死亡都脱不了干系。肥胖症就像一个自我维持的肿瘤，任何超重的人都会被困在这个恶性循环中。我看到那些与自己的体重抗争的人就像患了癌症一样心怀恐惧，愿意为恢复付出任何代价。

幸运的是，脂肪细胞可以接受重新训练。

我希望你们记住"重新训练"这个词。人们常常会惊讶地发现，一旦他们学会与自己的宠物有效地沟通，他们的宠物就变得非常顺从，很容易接受他们的指令。同样的道理也适用于我们的细胞。此处我要强调的是，我们的细胞会对我们通过饮食和锻炼发出的指令做出响应，并且会尽力遵从。如果体内没有炎症，锻炼就能够告诉身体如何处理摄入的食物。它会向你的细胞发送一个愿望清单：我想要更多的胸肌；想减少大腿上的赘肉；我最近感觉身体不太协调，需要更多本体感觉神经组织来让我的脚踝及下脊椎的活动更灵活。大多数人的愿望清单都会包括迷人的腰线、充沛的精力及更性感的身材，要实现这些愿望，我们就需要制订一个能够发送此类信号的运动计划。由于有氧运动和无氧运动发送的信号不同，我们的运动计划既要纳入有氧运动，也要安排无氧运动。

第四步：运动

有氧运动：要专心体会

那是 20 世纪 80 年代，纽约锡拉丘兹（雪城）漫长的阴沉冬季极其寒冷，在室外跑步有可能会被冻僵。于是，我穿着紫色弹力裤，裹着粉色暖腿套，开车穿过泥泞的道路来到当地的基督教青年会。我穿着过时的 T 恤和短裤，为防止跌落而紧抓着跑步机的手柄，不断变换姿势，汗流浃背，似乎比谁都卖力；而我旁边的其他穿着时尚又专业的女性骑在健身车上，一边运动，一边优雅地看着爱情小说或听着随身听。

由于当时我的饮食状况非常糟糕，我的这种极端运动方法对我而言可能弊大于利。如果缺乏充足的营养，剧烈运动就会破坏身体组织。就发出增长肌肉的信号而言，我的运动强度可能过大了，而那些骑健身车的女性运动强度可能又不够。锻炼、休息与饮食三管齐下才能打造出理想的身体。但要使锻炼发挥最佳效果，你必须知道如何进行充分的锻炼。

千万不要认为穿戴了专业装备的你在健身房使用一台新型健身器械，就说明你在做有氧运动。即使只是在椭圆机上像散步一样走动，也比坐在沙发上吃水果卷好；但不要误会我的意思，散步并不是有氧运动。如果运动不能让你的肺更卖力地工作并使你出汗，就说明你并非在做有氧运动，而只是在呼吸。

做有氧运动需要集中注意力，瑜伽教练称之为正念。有些举重运动员认为自由重量器械的好处远超一般器械，在他们看来，做杠铃卧推时如果集中注意力，就会更快出成果。在运动时注意力越集中，就越有助于锻炼我们的肌肉。注意力水平会影响神经和肌肉细胞的反应，所以无论是快速奔跑还是走楼梯，如果你专注于每一个动作，比如摆臂、扭动脊椎及转髋，你会看到更多的效果。跑步时，集中精力让空气充满你的肺部；上班爬楼梯时，可以刻意关注每爬一段小腿与臀部肌肉的活动。你还可以专注于反身动作，即身体的每一个部位有节奏地朝着不同的方向运动。跳舞、游泳、打高尔夫球都会有反身动作，有助于你锻炼全身。正念适用于各种运动，是提高锻炼效果的先决条件。

和其他运动形式一样，散步不仅会使腿部得到锻炼，如果你能意识到身体各部位都在进行平衡性的反身运动，就会取得更好的锻炼效果。以臀部和脊柱作为发力支点，向相反的方向转动能够让你充分利用肌肉固有的生理"弹簧"，心脏病学家最初认为心力衰竭患者就是靠这种生理弹簧存活的，这被称为斯塔林效应（异长自身调节）。肌肉在收缩前被拉伸时，无须神经进行任何额外的输入，就会自动放大收缩力。在心力衰竭的情况下，肌肉需要斯塔林效应产生的额外能量来有效地泵血。做舞蹈动作、散步或挥动高尔夫球杆时，四肢的拉伸会让你的肌肉先伸展，然后毫不费力地反弹。像运动员一样关注肌肉的反应，可以帮助你磨炼技艺并实现你想达到的目标，这会让锻炼变得更有趣。

我会告诉我所有的抑郁症患者一个小秘密：研究表明，运动就像最好的抗抑郁药物一样有效。[556] 有氧运动能释放内啡肽，这是一种能激活大脑奖赏中枢的化学物质。这种让人感觉良好的天然化学物质不仅能调节和改善情绪，还能直接作用于肌肉，帮助它们消耗更多的能量并拥有更强大的力量。[557] 运动也有助于清除血液中一种可能引起身体不适的化学物质——肿瘤坏死因子（TNF）。肿瘤坏死因子是一种强大的促炎性信号，能提高对疼痛的敏感度；它还能抑制肌肉生长，诱发血栓形成。[558-559] 所以，有氧运动不仅能锻炼肌肉，还能改善情绪。

有氧运动还能健脑益智。如今步入老年的"婴儿潮一代"常常记不起来将车钥匙放在了哪儿，他们戏称自己患了早期阿尔茨海默病。但如果你亲身经历过这种进行性疾病，你就不会觉得好笑。为了找到对付这种可怕疾病的方法，科学家让 30 位爱活动的老年人（60~79 岁）开始进行锻炼。该实验为期 6 个月，实验对象每天锻炼一小时，每周锻炼三天，做有氧运动和伸展运动。令人惊讶的是，脑部磁共振成像结果显示"他们的脑容量明显增加"，四个脑区的"灰质和白质都是如此"，其中一些区域与新记忆的产生有关。[560] 我提到过，细胞的生命比我们想象的更难以预测，在我们的一生中，即使是神经细胞也有可能生长和分裂。[561]

如果你想让你的大脑更灵活，就去做有氧运动吧。

无氧运动：为什么强度非常重要

有氧运动和无氧运动的主要区别在于强度。有氧运动比较容易，你可以边想路边的风景或下次去哪儿度假边做有氧运动。无氧运动则需要保持专注或让注意力高度集中，就像冲刺时或推着一辆装满东西的手推车上坡时那般全神贯注。其回报也是丰厚的，它能够提升你的肌肉协调能力和各种其他能力。无氧运动会发出大量的塑身信号，让你更强壮、更敏捷、更活跃。

在运动过程中，如果身体输送血液的能力无法满足组织需氧量（这就是它被称为无氧运动的原因，就像"没有空气"一样），你便进入了运动的更高层次，即无氧运动。就像肌肉在燃烧一样，这种燃烧意味着你只能坚持几秒或几分钟的时间，之后你的肌肉力量就会开始衰竭。时间如此之有限，是因为糖代谢成能量需要经历两个阶段。

第一个阶段叫作糖酵解，不需要氧气，因此是一个厌氧过程。糖酵解产生了第二阶段的起始物质丙酮酸，并为细胞提供一种叫作 ATP（三磷酸腺苷）的能源物质。第二阶段使用氧气来燃烧第一阶段的产物，因此是一个有氧过程。糖代谢的有氧阶段会产生非常多的 ATP。

如果肌肉缺乏足够的氧气，不足以燃尽所有丙酮酸，酸就会开始堆积，你会有灼热感，这个信号告诉你肌肉即将无法支撑。这是一个非常有用的信号，比如在你被狮子追赶时，灼热感信号会警告你肌肉快撑不住了，你得赶紧爬到树上去！

无氧运动结束后，你的代谢"管理团队"会对刚刚发生的生理活动进行记录，记下哪些肌肉工作最吃力，需要加以调整以使其未来能有更好的表现。通过大量无氧运动的锤炼，肌肉耐力会增强。在大草原上，这将会使你成为更难以捕捉的猎物，以及一个更好的猎人，因为你能更快、更长时间地追逐猎物。无氧运动是"没有付出就没有收获"的一个典型例子。在现代世界，无氧运动可以使专业运动员成为超级明星。对于其他人来说，无氧运动是一种燃烧脂肪的好方法，它会加速人体肌肉的生成，使身体更加紧实。

你需要做多少高强度的无氧运动呢？比你想象的少得多：每周只需8分钟！

多年来，不论男性还是女性，那些因大量运动而拥有发达肌肉的人都鼓励我们去感受这种脂肪燃烧的感觉，但没有人认为通过零星的活动就能做到这一点。美国加利福尼亚州安大略运动代谢研究小组的医生们怀疑，日常训练导致的慢性疲劳实际上会阻碍运动能力的提高。他们调查了最少量的超高强度运动对肌肉活动能力的影响。实验为期两周，实验对象在每周一、周三和周五训练，训练周期从4个逐渐增加到7个，每个训练周期包括30秒的疯狂骑行和4分钟的休息时间，两周内的训练时间总共只有15分钟，但他们的运动能力得到了100%的提高。没错，两周内总共15分钟生死竞速般的骑行效果惊人，使他们的肌肉力量增加了一倍。令人难以置信的是，我们的身体已做好充分准备，对接收到的信号随时做出响应，因此最紧急的信号——为生命而努力——带来了令人惊叹的效果。[562]

身体会如何做出反应呢？生理机能是我们耐心又忠实的仆人，它响应的方式富有逻辑性，也可以说非常聪明。当接收到要求生成更多肌肉的信号时，身体就像一个充满智慧的城市规划师一样，它会通过增加肌肉中酶的活性来应对增加的工作量（相当于雇用更多的警察、消防员等），还会通过加速血液循环来满足养分和氧气需求，并通过制造更多的线粒体来产生大量的能量。我们称这一系列反应为"新陈代谢加速"。[563]

所有这些"基础设施建设"，也就是说更多这类复杂组织的生成，仅靠锻炼是不可能完成的。你需要更多的营养来制造新的酶和更多的细胞器，长出更大的细胞，产生更多的细胞，铺设更多的血管，以及维持所有这些新设施的运行。如果没有健康的饮食，单靠无氧运动不仅无法生成这些组织，而且会对身体造成损伤。健康的饮食加上适量的有氧运动和无氧运动，有助于营造健康的身体内部环境，清除脂肪生成信号，并代之以新信号：更快，更结实，更强壮。

这些益处对每个年龄段的人来说都一样。随着年龄增长，我们逐渐失去了有助于保持身体特定部位的脂肪含量，以及保持肌肉、骨骼和关节强壮的生长因子。但在运动中和运动后，生长因子和激素水平都会激增，所以每次锻炼都能为你的身体注入"青春精华素"。[564]

三个助力成功锻炼的习惯

1. **专注力**。锻炼时一定要专注于你的身体，最好的运动应该是全身各个部位都参与进来的运动。无论进行哪种运动，即便是"拇指摔跤"，你也要注意姿势、平衡及呼吸方式，这样才能速度更快、用力更猛更准，从而打败对方。永远要记住一点：运动是有趣的事情，不要让自己去做任何会造成身体疼痛的事情。倾听身体的建议，如果身体反对你正在做的运动，要么停止，要么换一种运动方式。请记住，锻炼不仅有助于生成肌肉，还能构建几乎所有的功能组织，强化神经末端和血管的功能，生成骨骼，强化韧带，等等。许多运动生理学家坚信，运动期间及之后的意念——专注于你正在做的事情和你希望达成的目标——是从锻炼中得到最大收获的关键。

2. 时间管理。有氧运动需要花费时间，你付出的时间越多，得到的回报就越多。一般情况下，平均每天 30~40 分钟比较合理。如果你想排毒，做有氧运动可以清洁你体内的炎症碎片。刚开始锻炼时，从每天 10 分钟开始，每周增加 10% 的运动量，而且一定要保证充足的睡眠。你要是觉得床不舒服，那就换一张，买舒服的枕头和床单，这些钱都值得花。恢复体力与各个组织的重建主要依靠睡眠，因此睡眠至关重要。

3. 推自己一把。无氧运动比有氧运动需要更多的专注力。如果医生说你的身体状况适合进行强化锻炼，你就应该在有灼热感之后，再坚持一两分钟。每周做 10 次，你会看到改善。但是，一定要确保你能将无氧运动中正常的灼热感与过度紧张导致的肌肉疼痛区分开。记住，即使是有氧运动也可能会产生厌氧菌株，它能够帮你更快地生成健康组织。

预防生理紊乱

如前所述，储存脂肪是一种身体在营养不平衡的情况下的默认行为。如果过多的脂肪侵入健康组织，就会导致健康组织变弱、功能受损。如果你想要健康的身体、骨骼和肌肉，以及减少不良脂肪堆积，你就必须尽可能地给细胞发送清晰的信息。如果你的代谢通道中存在各种干扰信号，信息就无法送达，你也无法得到自己想要的结果。

坏消息是，清晰信息和干扰信号之间的斗争并非一场公平的较量。在一个趋于无序的宇宙中，有各种各样怪诞的食物和扭曲的化学物质会扰乱我们的生理机能，但只有一类食物——纯天然食物能维持我们体内的秩序。这很有道理，不是吗？画《蒙娜丽莎》需要的是精力和才华，而不是蛮力。饮食不平衡会迅速引发炎症和产生干扰信号，这可能需要几周或几个月的时间来清理。所以，当有人告诉我他们只是偶尔吃垃圾食品时，我会试图让他们意识到，他们在自己体内发起了一场注定要输的比赛。如果你正在努力减肥，或者有任何慢性疾病，那你就不应该再给敌人运送物资弹药了。也就是说，你一定要远离垃圾食品。

好消息是，你喜欢吃的每一种垃圾食品，都可以用一种更健康、更美味的食物来替代。真的！如果你喜欢快餐店的炸薯条，可以在家里用传统的食材自己做，而且口感会更好。你可以选用花生油或动物脂肪（猪油、牛油、鸭油等）来炸薯条，或者用香料调味后用平底锅煎薯条。如果你喜欢吃袋装薯片，你可以用几片优质陈年生乳酪代替，味道差不多，但口感更浓郁，吃一片就会让你感觉非常满足。垃圾食品中的调味料只会让你更饿，而味道浓郁的天然食物却含有食欲抑制剂，比如胆固醇和饱和脂肪。

在本章中，我重点讨论了体重问题。但是，导致体内脂肪堆积的干扰信号（来自炎症和反式脂肪酸），也会造成骨骼、神经和器官机能的退化，甚至造成免疫系统功能紊乱。事实上，由于促炎性食物会破坏正常细胞的发育，因此能让我们变胖的食物也会引发各种老化疾病，比如心脏病、阿尔茨海默病、癌症等。这意味着，遵循人类饮食法不仅有助于有效地减轻体重，还能预防各种老化疾病。换句话说，它将帮助你保持年轻状态。

尽管本章介绍的所有细胞都可以在生命的任何阶段重生，但有一种组织的最初构建极其重要，那就是结缔组织。人会变老主要是因为结缔组织过早分解。如果结缔组织构建得足够好，关节就会有很强的承受力，无论是身体上还是营养上的压力都能应对。下一章我们将会讲到如何评估结缔组织的健康状况，以及在结缔组织不尽如人意的情况下如何防止身体过快地老化。

第 12 章

青春永驻
健康胶原蛋白与寿命

□ 强健、柔韧、健康的胶原蛋白是年轻的秘诀。

□ 骨汤是富含胶原蛋白的组织最需要的食物。

□ 炎症会破坏胶原蛋白，使我们看上去比实际年龄更老。

□ 食物过敏是感染了破坏胶原蛋白的炎症的信号。

□ 有 3 种重要的方法可让胶原蛋白保持健康。

几年前的一个早晨，我还在夏威夷当医生，一个女人冲进我们的办公室大喊"救救我的孩子！"，然后冲回停车场。值班护士跑上前去，发现这位惊慌失措的母亲的车上躺着一个婴儿，全身通红，长满荨麻疹，嘴唇发紫肿胀，呼吸困难。

这个婴儿名叫凯尔，主要靠配方奶粉喂养，由于吃了几勺低脂高糖的蓝莓酸奶而产生了全身过敏反应，非常痛苦。全身过敏反应是由全身血管发炎引起的过敏反应，有时甚至是致命的。在上一章我们了解到，炎症会影响细胞交流并导致体重增加。全身过敏反应是一种典型的炎症完全失控的例子。幸运的是，当值的儿科医生使用了一种有效的消炎药，挽救了凯尔的生命。

全身过敏反应是过敏反应的极端情况，是免疫系统被低级炎症信号干扰时犯的严重错误。过敏症是免疫系统故障的较为常见的表现。无论过敏症是由宠物、霉菌还是食物引起的，其根本原因都是相同的：免疫系统误将一种无害蛋白质当作入侵细菌，并对其发动了攻击。

严重的食物过敏症数量正在不断增加。[565] 根据美国疾病控制与预防中心的统计，1996—2006 年因食物过敏住院的儿童数量增长了 300%。[566] 这和其他令人担忧的医学趋势一样，对研究人员来说是一个谜，也让家长们感到不安。但现在我们已经知道，糖、植物油（植物油是婴儿配方奶粉的主要成分，凯尔主要喝配方奶粉）和营养不足的食物组成了典型的促炎性饮食。这样一来，我们就知道了凯尔的问题所在，以及如何让他重获健康。

凯尔的过敏反应实在是太严重了，我们不能把它当作一次正常或普通的童年经历随意抹去。很多家长看到的过敏症都没有那么严重，但我想提醒他们，在我看来任何过敏症都表明人体内潜伏着某种炎症性疾病，它们会破坏人体内的年轻组织和胶原蛋白，导致人体过早衰老。

促炎性脂肪和糖会破坏胶原蛋白

我们经常听说一些被吹捧为抗衰老奇迹的"超级营养食品"，但事实上它们只是糖和植物油的组合。由于糖和植物油的组合会对人的生理年龄（主要表现在胶原蛋白上）造成极大的损伤，因此称其为"加速老化的奇迹食品"可能更合适。要想保持青春活力或至少看起来年轻，胶原蛋白非常重要。如果你的父母步入老年的时候依然状态很好或者比较长寿，这就要归功于他们的胶原蛋白。

不幸的是，你不能指望自己会继承到同样质量的胶原蛋白。一个人身体中胶原蛋白的质量不是由遗传因素决定的。（我们都知道，一个人的基因总在变化。）胶原蛋白和体内其他组织的相同之处在于，它们都源自你摄入的食物；与其他组织的不同之处在于，胶原蛋白对代谢失衡异常敏感。人体在合成胶原蛋白时，从生理层面讲是在从事一项冒险活动，对时间和操作的精度要求极高，属于非凡的壮举。这种复杂性使胶原蛋白十分依赖好的营养，也比其他类型的组织更容易受到促炎性食物的损害。

给皮肤涂美容霜

优质护肤品通常都含有修护肌肤所需的胶原蛋白生长因子；即使是对此持怀疑态度的医生也承认，经常使用这些昂贵的产品会有显著的美容效果。皮肤护理专家、医学博士丹尼斯·格罗斯却提醒大家这不可能一蹴而就，"构建胶原纤维需要一个分子一个分子地来，需要时间"。既然皮肤病专家都建议大家要有耐心，而且要经常使用抗皱霜，那么为什么不尝试从体内给皮肤补充养分呢？

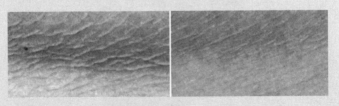

左图是一位 84 岁女性手臂上的细纹，右图是她使用含维生素 A 的抗皱美容霜三个月后的皮肤纹理。

给皮肤喝美容汤

如果含有2~3种胶原蛋白生长因子的美容霜就能改善皮肤，那么可想而知，吃一顿含有数十种生长因子的食物，对滋养和重建你的皮肤胶原蛋白有多高效。骨汤中的营养物质可以激活胶原蛋白合成基因，再辅之以维生素A、D、E、C和一些常见的矿物质，效果将会更加明显。无论是护肤霜还是骨汤，这些天然养分都会使你变得更年轻。但把骨汤喝下去，全身皮肤和其他组织都能吸收到养分，从而恢复活力。

当我们谈论那些年纪虽大但状态很好的人时，我们首先想到的是他们健康的皮肤。如果你在过去10年中看过美容杂志，你就会明白皮肤的健康取决于胶原蛋白的健康。当今最美的女演员之一米歇尔·法伊弗能否随着岁月流逝，美貌不减，并非取决于皮肤表层，更有赖于皮肤之下的健康。

皮肤的结构

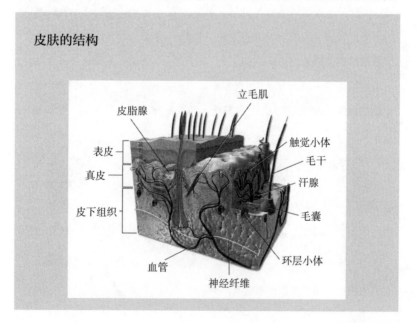

皮肤包括表皮、真皮及皮下脂肪。外层被称为表皮，是一层由死细胞构成的外壳，死细胞里主要填充着防水材料和色素。中间层被称为真皮，是皮肤的支撑系统，包括血管、神经、汗腺和皮脂腺，以及控制毛囊的立毛肌，所有这些都由胶原蛋白构成的强力弹性纤维（胶原纤维）固定。最内层被称为皮下脂肪，是人体储存脂肪的地方。

胶原蛋白：强身健体的分子

胶原蛋白是一类胞外蛋白，它赋予皮肤移动、拉伸和反弹的能力。在皮肤最外层的相邻细胞间，有一层坚韧且有弹性的胶原蛋白分子，被称为表皮。表皮之下有较大的胶原纤维束，叫作真皮。

胶原蛋白强度较小的典型表现

图中这个孩子有轻微的内八字步态，这与胶原蛋白生长异常和韧带松弛有关。在踢足球或滑雪时，这个孩子关节受伤（比如韧带撕裂）的概率会比正常孩子大。现在，越来越多的孩子在发生运动损伤后需要进行关节重建术。我的那些医生同事认为这是身体活动量增加造成的，我却认为根本原因在于胶原蛋白强度的弱化。为了保护关节，孩子们必须靠运动来刺激身体组织，并摄入胶原蛋白生长和修复所需的食物（详见第10章）。[567]

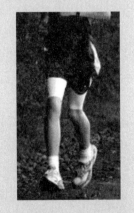

不仅皮肤中存在胶原蛋白，身体的各个部位都有胶原蛋白，它们能增强身体各个组织的强度。皮肤细胞之间的胶原蛋白能够连接表皮；所有腺体和器官中的胶原蛋白也能使相邻细胞结合在一起，不管是骨骼和心脏瓣膜这类富含胶原蛋白的组织，还是大脑、肝脏和肺这类柔软的、胶原蛋白含量较少的器官。关节周围的韧带和肌腱等更坚固的组织中含有大量胶原蛋白，将骨骼连接在一起。胶原蛋白是人体中最普遍的一种蛋白质，占人体干重（清除体内水分之后的体重，约占成年男性总体重的60%）的15%。如果没有胶原蛋白，不仅关节会散架，人体也可能会被分解为许多独立的个体细胞。虽然这种联系看起来显而易见，但医生们直到现在才开始意识到胶原蛋白的强度会影响运动能力及体力劳动者的工作表现。研究表明，胶原蛋白较弱的人更容易受伤。[568-570]

胶原蛋白的健康之所以取决于健康的饮食，原因在于个体胶原蛋白分子的复杂性。在伤口愈合的过程中，我们会发现胶原蛋白的生成非常困难。如果刀口太深需要缝针，你就会发现伤口愈合需要很长时间，有时甚至需要整整一年。伤口中生成的新胶原蛋白由比原来更短、更松散的氨基酸链组成。6周后，胶原纤维变得更有序、更长，但其强度只能恢复到原来的70%。[571] 随着胶原蛋白的有序性逐渐增强，表皮疤痕会逐步消失。直到大约一年后，皮肤韧性才能恢复到与受伤前差不多的状态。不过，如果表皮之下的胶原纤维不能完全长平，就会留下轻微的疤痕。

所有的胶原蛋白都由肽链组成，这些肽链三个一组缠绕在一起，形成三股螺旋结构。肽链越长，组织就越强韧，但最长、韧性最强的胶原蛋白是最难生成的。所有的胶原蛋白都携带着糖胺聚糖这类特殊分子，糖胺聚糖就像项链上的饰品一样，附着在三股螺旋骨架上。每种胶原蛋白的长度和携带的糖胺聚糖分子数量都不一样，因此其强度、柔韧性、保水性和润滑度也不同。一旦生成，胶原蛋白分子就会黏附在细胞表面，进入细胞外基质（在这里来自相邻细胞的分子会相互缠绕）后胶原蛋白分子才会舒展开。胶原蛋白的生物结构非常复杂，这毫无疑问是细胞外工程的杰作。如果你有幸被赋予高质量的胶原蛋白，那么不仅你的皮肤不易长皱纹，你的关节和循环系统也不容易出问题。

胶原蛋白的生成要经历成千上万个步骤，其中任何一步出了问题，比如在关键成长期饮食不良（富含营养的食物摄入量很少，却大量摄入富含糖和植物油的食物），最终生成的胶原蛋白就会在完整性上大打折扣，可能过早分解。如果我们的结缔组织中都是劣质胶原蛋白，几年后结缔组织就会自行分离，这正是导致皱纹[572]、关节炎[573]甚至循环系统问题[574]的根本原因。

不管现在你体内的胶原蛋白质量如何，饮食都会决定你今后的胶原蛋白质量。那些常吃促炎性食物的人更容易损伤关节，因为对关节来说糖就像研磨石一样。[575, 576]白天胶原蛋白受到的磨损会在夜间得到修复，但炎症会妨碍这一修复过程。饮食不良的人醒来时非但没有恢复，反而会感觉关节僵硬。[577]他们的疤痕和妊娠纹也会更加明显，因为炎症会破坏胶原纤维，在组织愈合时致使皮肤变得凹凸不平，甚至造成更严重的变形。[578]

强化胶原蛋白

修复胶原蛋白的最佳方法就是直接摄入胶原蛋白。食用富含胶原蛋白的动物内脏（比如牛肚、肌腱），或者做汤、炖菜和熬酱汁时使用骨汤，会给血液补充大量的糖胺聚糖。糖胺聚糖能够直接进入身体最需要胶原蛋白的部位[579]，并且吸引多达 1 000 倍自身重量的水分，这些水分会将你的关节组织包裹在微小的带电"云"中，从而将普通的水分子转化成超级润滑液。[580] 糖胺聚糖会自然地附着在人体的任何地方，滋润干燥的皮肤，保持肌腱和韧带的柔韧性，并且使你看起来年轻。[581, 582]

在童年时期喝自制骨汤具有惊人的强健关节效果，还能补充大量胶原蛋白，其影响会持续终身。骨汤的效果如此显著，但仍有许多人没有注意到骨汤和关节及胶原蛋白之间的联系，这让我感到很震惊。我的那些经常喝骨汤、吃传统食物的病人，无论年龄多大，都表现出了骨骼强健和结缔组织健康的优势。他们的手掌比较大，指关节比较粗，脚比较大，从脚趾到脚跟都很宽；他们的皮肤更光滑，毛孔更紧致，毛囊更小，皮肤富有弹性。由于这些人身体强健，因此他们可以尽情享受退休以后的时光；如果他们愿意，退休后还可以选择继续工作。

即使你小时候没有喝过传统骨汤，从现在开始常喝骨汤也有利于你在剩下的人生中骨骼强健。来自伊拉克一所著名大学的一位骨外科医生认识到，"普通人把骨汤作为膳食补充剂来帮助骨伤愈合，其实是一种由来已久的做法"，于是他开展了一项研究来调查这一做法是否对骨伤愈合有显著的效果。他以骨折的兔子为实验对象，并将它们分为对照组和实验组。他给对照组的兔子喂普通的兔粮，给实验组的兔子在喂普通兔粮的基础上添加了按传统方法熬制的骨汤；之后，他比较了两组兔子新生骨头的密度。到了第五周时，实验组兔子的骨密度几乎是对照组兔子的两倍。[583]

如果说我对大自然设计的人体有什么不满之处，那就是关节软骨，尤其是关节软骨面对损伤时的反应。人体内大多数细胞在应对损伤时都会自我繁殖，以替补受损的细胞；而软骨细胞却倾向于接受自我毁灭的命运，即细胞凋亡，这会导致培育和支撑胶原蛋白的软骨细胞数量减少。

皮下脂肪团缺乏足够的胶原蛋白的支撑

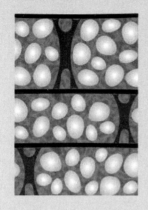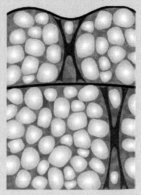

上图左边是正常脂肪，右边是皮下脂肪团。皮下脂肪由单个脂肪细胞（图中的浅色斑点）组成，周围有三种胶原纤维为其提供支撑，如图所示，第一种用黑色横线表示（最上面是皮肤）；第二种用"X"形状的灰色支柱表示；第三种用包围着脂肪细胞的浅灰色网状结构表示。第一种胶原纤维在正常脂肪中有三层，而在皮下脂肪团中只有两层，也不够强健。胶原纤维越不强健，越有可能导致蜂窝织炎。这就解释了为什么有些人的体重只超出标准值几磅，腿臀部却有大量的脂肪团；而有些人体重超出标准值很多，却有完美的身体曲线。基因、年龄、童年和青春期的饮食都非常重要，它们决定了你体内的结缔组织能提供多少支撑力量。（图片源自磁共振成像和超声分析。）

由于长时间的反复损伤，胶原蛋白层变薄，甚至会露出骨头。通常情况下，这意味着关节已经感染了炎症。幸运的是，你可以吃某种食物来抑制软骨细胞失控的自杀倾向。我敢打赌你已经猜到了，就是骨汤。研究表明，骨汤中的各种成分，包括透明质酸和水解胶原蛋白，都能有

效地阻止软骨细胞在受伤后走向细胞凋亡。[584-585]

虽然目前我还未发现有研究表明食用骨汤与皮下脂肪团的减少之间存在直接关联，但仍有一些推断表明，除了愈合骨伤和保护软骨，传统的自制骨汤还可以使胶原蛋白的表面变得平滑。很多人认为皮下脂肪团的产生只是因为肥胖，但你不想要的多余脂肪只是其中一个原因。脂肪沉积物中形成的块状、不规则的脂肪团，缺乏足够的结缔组织，因此无法支撑起平滑的形状。[586] 产生结缔组织的细胞叫作成纤维细胞，它们分布在各种脂肪组织中，包括皮下脂肪团。皮下脂肪团之所以呈块状，其中一个原因就是其中所含的支撑性胶原蛋白结构较少。我看一些名人的照片时发现他们的大腿上有可怕的脂肪团，我猜想这很可能是他们的营养师告诫他们要远离所有的动物产品（包括骨汤）的结果。如果任由皮下脂肪团发展下去，他们就会对自己的身材非常失望。要想摆脱皮下脂肪团，一定要在加强锻炼的同时，食用富含天然脂肪（包括动物脂肪）和胶原蛋白的健康骨汤。这样才能向身体传达如下信息：你想要的是光滑的皮肤和健美的体形，而不是赘肉。

现在我们已经了解了为什么胶原蛋白的健康不仅对你的皮肤很重要，对你身体的每个器官也很重要。接下来我们谈谈炎症是如何日复一日、年复一年地影响胶原蛋白的。

炎症的利与弊

顾名思义，炎症会产生一种灼热感，但前提是触及神经。皮肤中布满了神经，所以皮肤发炎会引起刺激性的感觉，比如灼热、刺痛和瘙痒；关节发炎会引起疼痛感；头部发炎会引起头痛；肠道发炎会引起恶心或痉挛；心脏发炎会引起剧烈的胸痛；肺部发炎会引起气喘和咳嗽。

就像疼痛会警告我们身体的某个地方出了问题一样，炎症也有有利的一面。炎症会向身体的修复系统发出信号，告知后者某个组织需要被特别照顾。蜂蜇伤是一个因皮下注射毒素而引发炎症的典型例子，周围的血管渗出血浆试图稀释或中和毒素时，被蜇伤处就会肿胀起来。还有扭伤，刚发生时受伤部位会肿起来一点儿，数小时后，当炎症向毛细血管发出信号使其开始渗出血清、干细胞、生长因子以及构建新组织所需的其他物质时，受伤部位才开始真正肿胀起来。炎症有利的一面还表现在，当细菌感染导致脓肿形成时，由细菌侵入组织引发的炎症释放出功能强大的酶来"嚼碎"胶原蛋白，帮助身体排出脓肿并驱逐入侵者。由此产生的疤痕是我们为避免致命的脓毒症而付出的小代价。

然而，如果饮食不平衡，炎症就有可能从性格温和的"布鲁斯·班纳博士"变成极具破坏性、无法控制的"绿巨人"。如果你只是饮食不平衡，没有任何症状，或者只是隐约感到疼痛和疲倦，那么一旦摄入促炎性食物，你就好像怀揣定时炸弹。当无缘无故地出现炎症反应或炎症反应十分剧烈时，肿胀的组织和具有破坏性的酶随时可能危及人的生命。前面提到的小凯尔就是一个典型案例。

红疹：饮食不平衡的红色警报

如果你掌掴某人的脸颊，它会变红。你有没有想过这是为什么呢？答案是：这种损伤会引发一种健康的炎症反应，促使皮肤血管扩张，从而有更多的氧、白细胞和营养物质帮助受伤的组织恢复正常功能。

但是，无缘无故出现红疹是怎么一回事呢？我在诊所里每天都能碰到皮肤长疹子的病人。我对此非常重视，因为这表明其身体和饮食可能已经严重失衡。如果饮食极度不平衡，就会出现像凯尔那样的全身过敏反应。即使是轻微的免疫系统失衡，也可能会让你受到各种问题的反复困扰，感觉时好时坏。

如果免疫系统被过度、持续的炎症反应干扰，人们就会因体内化学信号混乱而出现各种过敏症状。受到干扰的免疫系统会对正常的人体蛋白感到陌生，并对其发动攻击。受到影响的组织会渗出化学物质，促使血液流动，血清将渗入周围组织。皮肤上会出现一些红色、凸起的小疹，看起来就像蚊子叮咬的包，这被称为风团及红斑反应。各个部位的血管都可能受到影响，比如鼻窦、肺、肾脏、关节等。由于免疫应答发生的位置和严重程度不同，每个人的症状也不一样，有可能只是轻微地流鼻涕或流眼泪，也有可能危及生命。免疫系统紊乱会随着压力、感染程度、睡眠和饮食的不同而变化，因此过敏反应无法预测。要想改变像坐过山车一样的身体状况，一定要有信心，即使是最紊乱的免疫系统，也能通过合理的膳食加以改善并恢复正常。

我见过最多的疹子是湿疹。患有湿疹的人会全身发痒，到处起红疹。所有的过敏性疾病都可以治愈，但可能在往后的生活中反复发作，湿疹也不例外。湿疹患者与食物过敏患者一样，他们身体的其他部位也可能出现免疫系统失衡，引起过敏性鼻炎、鼻窦炎和哮喘。无论是食物过敏，还是慢性鼻炎或哮喘，其根本原因是一样的，即促炎性食物引起的免疫系统失衡。我已经讲过治疗方法了：遵循人类饮食法，将四大支柱类食物纳入你的日常饮食。

凯尔的儿科医生建议他做过敏原测试，结果显示这个 10 个月大的婴儿对牛奶、贝类、青豆和鸡蛋中的蛋白质过敏，而这些蛋白质中有的他从未吃过。随着凯尔成长，他的气管会不断扩张，能够忍受轻度肿胀，从而克服过敏引发的呼吸困难问题。但如果他的母亲继续按照标准的《食物金字塔指南》喂养他，凯尔就会遇到更多的炎症问题，其中最常见也最毁皮肤的就是痤疮。

炎症是如何引发痤疮的?

我讲过氧化反应会破坏脂肪,被破坏的脂肪又会引发炎症,这让减肥变得非常困难甚至不可能做到。皮肤中的氧化脂肪会引发许多青少年和成人都非常害怕的脓疱。[587, 588]

其实我们全身都是细菌,而且有数十亿之多。即使洗澡也没用,我们不可能完全摆脱它们。皮肤上的有益菌群会保护我们免受感染,它们主要依赖死皮细胞脱落的外壳生存,这些外壳富含蛋白质和脂肪,为各种微生物提供了可靠的食物来源。

如果细菌试图穿过皮肤最外层的死皮,就会惹恼巡逻的白细胞。在白细胞看来,入侵细菌细胞膜上的外源蛋白和氧化脂肪预示着麻烦即将出现,就像几个携带武器进入运动场的暴徒被警察发现了一样,白细胞会拉响警报。[589] 成群的白细胞就像一支训练有素的特警队,破门或突墙而入,击中自由基并释放胶原酶(这种酶会吞掉胶原蛋白)。[590]

如果这是由饮食导致的意外炎症触发的假警报,实际上并未发生感染,就太糟了。白细胞不会注意到这些细微差别,你只能自己处理留下的疤痕了。如果你曾得过脓肿,你就会知道医生通常做的第一件事就是把它挤干。身体尽其所能释放胶原酶也是出于这个目的。

痤疮是油脂氧化引发的问题。如果摄入容易氧化的非天然油脂,它们就会进入人体的各个部位,比如动脉、神经系统及面部皮肤。白细胞误将氧化油脂当作入侵细菌表面的脂肪酸,迅速赶往现场。它们来势凶猛,对一切能够触及的物质发起攻击,致使痤疮变大、变红。在战斗结束后,这个地方将会永久性地留下一个坑。这叫作囊肿性痤疮,它不是由感染引起的,而是由氧化油脂触发的假炎症警报导致的。[591, 592] 如果你或你的孩子正在与痤疮做斗争,第一步就应该是远离植物油。同时要远离糖,因为糖会抑制免疫系统,并为生活在痤疮脓疱中的细菌提供食物。[593, 594]

疤痕的形成过程

自由基有助于杀菌，但也会破坏胶原蛋白。如图所示，胶原酶能产生自由基来消灭入侵细菌。如果没有这些酶，入侵细菌就会占据我们的身体，甚至夺走我们的生命。可惜胶原酶不可能准确射中目标，以至于许多无辜的旁观者也会受到伤害，这是必须付出的代价。

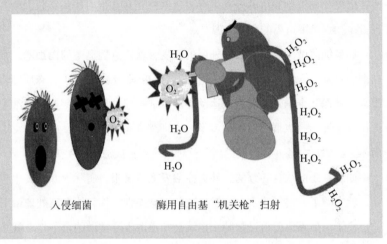

入侵细菌　　　　　酶用自由基"机关枪"扫射

我每次看到痤疮病人，都能断定他们常吃糖和植物油含量较高的促炎性食物。促炎性食物会发出强烈的破坏性信号，并覆盖不那么紧急的新陈代谢信号。我因此发现，有严重痤疮问题的人也容易出现激素失衡、生育困难等其他一系列问题。

如今，痤疮是最常见的皮肤病，影响着近90%的青少年。[595]但几乎没有证据表明痤疮在遥远的过去有如此高的发病率，因此许多皮肤科医生认为它是一种现代疾病。[596]这不仅是因为古人食用的油脂比我们的健康，还可能是因为他们的化妆品中含有秘密成分，能够保护他们的皮肤免受痤疮和其他皮肤感染问题的困扰。

古埃及人的美容秘籍

考古学家发现最早的化妆品可追溯到公元前 4000 年的古埃及，埃及人将油脂和一种特殊的植物汁液混合，再加入红色的赭石粉或骨灰制成化妆品。今天，世界各地的原住民仍然在不遗余力地寻找合适的原料来制作化妆品。比如，北非的游牧部落辛巴族，他们把山羊奶油、赭石粉和细细研磨的草药混合在一起，由此制成的糊状化妆品让他们的肌肤光滑且呈漂亮的红棕色。在夏威夷，人们将椰子油置于阳光下几周后用来护肤，这能够让他们在参加节日庆典时容光焕发。这种把细心混合后的油脂当作护肤品使用的做法有众多功效。

油脂有助于保持皮肤中的水分，使皮肤光滑、富有弹性。即使是在今天，高端护肤品中仍然含有可可脂、鳄梨油和橄榄油，甚至还有蛋黄。但无论现代的化妆品有多好，它们都缺乏原住民化妆品中的秘密成分——益生菌。埃及人用山羊奶油、可可脂、骨灰和油脂制成的化妆品，他们用的原材料和容器上有各种微生物，所以制成的化妆品富含有益菌群。使用含有益菌群的化妆品对皮肤有益，就如同食用酸奶这类富含益生菌的食物对肠道有益一样，因为有益菌群的数量总是多于入侵细菌的数量。在过去几乎没有清洁水的情况下，这一定有助于他们在皮肤受伤后免遭感染。[597]

下次和朋友一起吃饭时，如果她选择低脂沙拉酱，你可以问问她是否用同样的原料来护发或护肤。可能不会，因为优质美容产品都是用天然饱和脂肪制成的。植物油不太合适做化妆品，因为它极易氧化而变黏稠，而且会刺激我们的皮肤。化妆品制造商肯定愿意用这些廉价的油脂代替昂贵的天然脂肪，但如果他们真的这样做了，就绝不会侥幸逃脱惩罚，因为这样的化妆品会导致严重的过敏性皮疹和痤疮。当然，食品制造商不用担心受到惩罚，他们几乎在所有食品中都加了植物油，还告诉我们这对心脏有益。算他们走运，我们的动脉内没有神经末梢，因此我们不会看到植物油对动脉造成的炎症损害，甚至也感觉不到。但我们可以用祖先的自然主义直觉来看这件事，即不能用在皮肤上的东西也绝对不能吃进嘴里。

太阳可能会伤害皮肤，但可以避免

我们知道植物油和糖会造成免疫系统失衡和痤疮问题，这两种疾病都会对胶原蛋白造成损伤。但众所周知，对胶原蛋白影响最大的是太阳。

除非光线十分昏暗，否则我们都会涂抹防晒霜。这种对防晒霜的过度依赖行为是因为我们认为紫外线跟X射线一样，会穿透我们的身体。事实上，紫外线几乎没有穿透力，大多数紫外线（95%以上）都会被快速再生的表皮阻挡住，剩下的大部分也会被表皮下的胶原蛋白吸收。[598]未被表皮阻挡住的那5%的紫外线可能会导致皮肤发炎或被晒伤，也可能不会，这主要取决于你的饮食。（当然，如果暴晒过度，即便饮食健康，也可能会引发炎症，致使皮肤红肿。）炎症会引发胶原酶的释放，极大地加剧紫外线对皮肤造成的伤害，产生皱纹。[599]富含营养的饮食则会抑制胶原酶的释放，使你的肌肤看起来嫩滑、年轻。

那么，我们是不是应该尽量避免太阳照射呢？如果你的饮食中促炎性脂肪和糖的含量比较高，你就应该尽量避免阳光照射。但如果你的饮食足够健康，胶原蛋白就不会受到严重损伤，除非你的皮肤被晒伤。摄入的植物油越多，就会有越多的多不饱和脂肪酸沉积在皮肤中，皮肤就越容易被晒伤，皮肤深层所受的看不见的伤害也越严重。我建议那些饮食健康的病人享受适量的阳光照射。但由于你所在地区的纬度、海拔、气候、季节，以及你的肤色和皮肤抗晒能力不同，几分钟的太阳照射对人体的影响千差万别。

阳光为何会让人长皱纹

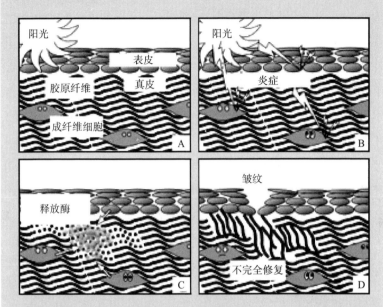

在食用促炎性食物的情况下晒太阳（图 A），会引起严重的炎症反应（图 B），诱导成纤维细胞释放胶原酶（图 C），造成不完全修复（图 D），破坏胶原纤维的平滑性，从而导致皱纹形成。皮肤中的胶原蛋白被破坏得越多，皱纹就越多。炎症和紫外线辐射都会损伤 DNA，可能引发皮肤癌。

警告：要想防止皮肤老化，必须阻挡 UVB（中波紫外线）和 UVA（长波紫外线），但目前还没有任何化学防晒霜能够阻挡 UVA。幸运的是，让我们肤色晦暗的黑色素能够阻挡 UVA。物理防晒霜（含氧化锌等成分的不透明面霜）也能够阻挡 UVA 和 UVB。对了，SPF（防晒系数）只能反映对 UVB 的阻挡能力。美国食品和药品监督管理局并没有制定针对 UVA 防晒霜的相关标准，所以声称能够阻挡 UVA 的防晒霜标签没有任何意义。

如同植物一般，我们的生长也需要阳光。植物用阳光进行光合作用，我们的皮肤需要用阳光合成维生素D（也叫阳光维生素）。如果缺乏维生素D，儿童的生长就会受到严重阻碍。过去人们主要通过晒太阳来获取维生素D。[600] 当紫外线照射到人体表皮时，它会攻击胆固醇分子，将普通的胆固醇转化为维生素D前体，之后，维生素D前体会在肝脏和肾脏中被激活。人体需要维生素D来代谢钙元素，如果孩子的维生素D摄入量不足，就会影响到他们的骨骼发育，妨碍他们成长。前文中提到，现代人几乎普遍缺乏维生素D。而以前的人经常吃肝脏，这是维生素D的最佳来源。本应富含维生素D的强化牛奶中也缺乏维生素D，只有维生素D_3补充剂的效果尚可（维生素D_2可能有毒性）。[601, 602] 无论居住在地球上的什么地方，我们都能够以某种方式获取维生素D，要么直接晒太阳，要么像生活在挪威和美国阿拉斯加的人那样通过食用鱼肝油的间接方式来获取。

饮食之间的较量

低脂饮食者（下图左）和高脂饮食者（下图右）。谁看起来更结实？由于松弛的皮肤和臃肿的颈部掩盖了支撑我们的骨骼、关节以及

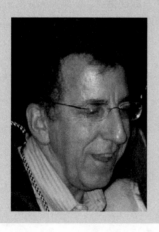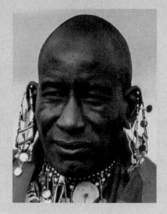

皮肤的结缔组织的弱点，我们可以根据一个人的皮肤紧实状态来判断他的体能状况。美国人的体能下降在很大程度上是由过量摄入反式脂肪酸和碳水化合物导致的。

看一下这两位花甲老人的衰老过程。右边的那位老人一生中的大部分时间都暴露于阳光之下，吃着传统的辛巴族食物，其中50%~80%都是动物油脂。如果在我们的成长过程中饮食一直很均衡，他那光滑、紧绷的皮肤就是我们到了他这个年纪时该有的样子。左边是迪安·欧宁胥博士，他是一名美国医生，从不吸烟，而且是低脂饮食的坚定拥护者。不幸的是，由于缺乏脂溶性维生素并在无意间吸收了促炎性脂肪，他的胶原蛋白呈现出松弛和受损的状态。

欧宁胥博士并没有超重，但由于他的促炎性饮食，我们能够看到他下巴上堆积的脂肪。炎症也会导致胰岛素水平升高，而胰岛素是调节糖和脂肪储存情况的强大信号。我们脖子和腹部的脂肪受体被称为阿尔法受体，是身体对多余能量的首先响应者。因此，即使坚持低脂饮食，一旦阿尔法受体被激活，身体也会贪图能量，将摄入的所有糖都转化为脂肪，储存在下巴、腹部和内脏器官周围。

夏天，在北纬35度的美国北卡罗来纳州外滩或加利福尼亚州圣路易斯奥比斯波的海滩上，一个白人如果在中午时分晒太阳20分钟，那么他获取的维生素D至少可以满足一个星期的需求。[603] 此后，在理想状态下他应该阻挡紫外线，因为过多的紫外线会破坏胶原蛋白和重要的营养物质，包括维生素D。幸运的是，皮肤有调节紫外线剂量的能力，一种叫作黑色素的皮肤色素能为我们完成这项工作。基因完美地设定了人类皮肤色素的基准量，因此我们可以根据原住民的肤色来大致预测他们所处的纬度。[604]

当我们去海滩的时候，皮肤如何对黑色素进行日常管理呢？答案是：通过对辐射剂量的增加做出响应来调节。当紫外线穿透皮肤最外层的死皮细胞时，它就进入了特殊的黑色素细胞。黑色素细胞位于表皮层，这有利于它们为下面的胶原蛋白层提供最好的保护。黑色素细胞中含有一种化学信号物质，就像一个微小的机械开关。当紫外线照射到这种物质时，就相当于打开了开关。这种物质的形状会随之发生变化（因为有一个电子被紫外线剥离了），使它能够与一种酶结合，从而激活黑色素细胞内那些合成黑色素的蛋白质，从而快速启动体内的"美黑系统"。你的皮肤会在几分钟到几小时的时间内开始变黑，具体时间长短因基因不同而变化。黑色素的生成速度越快，你的身体就能越有效地保护你免受紫外线的伤害。

黑色素细胞、衣服和不透明的防晒霜能有效阻挡UVA和UVB。UVB会损害人体表皮细胞的DNA，并增加患皮肤癌的风险。虽然防晒霜能阻挡UVB，但它无法阻挡低能量、穿透力更强的UVA。[605] UVA可以渗透到皮肤深层，损害使皮肤光滑健康的胶原蛋白。虽然UVA没有足够的能量直接破坏DNA，但和煎锅里的热量一样，它可以与多不饱和脂肪酸相互作用，激活大量的自由基，从而破坏DNA和胶原蛋白。[606] 因此，虽然防晒霜确实能减少晒伤及由UVB直接诱发的DNA损伤，但在某种程度上，它们也会让你产生一种虚幻的安全感，从而在不知不觉之中吸收更多的UVA。从未有证据表明防晒产品能预防皮肤癌，这也许就是其中一个原因。[607, 608] 在我看来，要想预防紫外线诱发的致癌DNA损伤和产生皱纹的胶原蛋白损伤，不能只靠涂抹防晒霜，这远远不够。我建议通过优化饮食来减少多不饱和脂肪酸的氧化，如果时间允许，就能逐渐诱导身体制造更多的黑色素以保护皮肤。

测试皮肤是否会过早出现皱纹

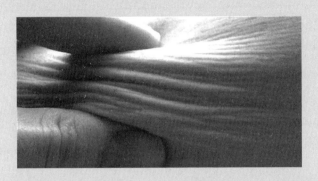

　　这是我40岁时前臂皮肤的状况。我受到我父亲提前老化的表观遗传损伤的影响，加上我童年时期很少吃脆骨或喝骨汤，以及我的饮食习惯不健康（糖及人造黄油摄入量较高），因此我的胶原蛋白结构并不完善。你可以做个测试：先把两个手指分开约5厘米的距离，然后轻轻捏起你的皮肤，直到手指间的距离缩为一半（约2.5厘米）。如果皮肤连续起皱就表明你的皮肤中弹性蛋白不足，不注意饮食的话，你就会衰老得很快。

　　许多爱尔兰人的黑色素细胞反应比较迟缓，不能快速泵出黑色素，因此他们常常会被晒伤。得过一天左右，泛红的皮肤才开始变为棕褐色。我们是怎样被太阳晒黑的？过多的日照会导致皮肤发炎，炎症会释放自由基，自由基又会触发黑色素细胞中的化学信号物质，让"美黑系统"运转起来。这种延迟特性可能是有意设计的生理机能，在纬度较高的地区，皮肤过快地变黑可能会导致人们无法获取到足够的维生素D。即便有良好的饮食习惯，长时间暴露于太阳光下吸收的大量UVA，也会对皮肤深层的胶原蛋白造成损伤，导致皮肤过早衰老；如果饮食不健康，情况就会更糟。

大脑喜欢光滑的皮肤

为什么我们的大脑会让我们觉得年轻的皮肤更有吸引力？因为我们的大脑和孩子一样易于受挫。它们无法忍受混乱，即使只是潜意识层面的混乱。当你看着某人时，你的眼睛会飞快地捕捉对方的一个又一个特征，这种快速移动被称为"扫视"，视线似乎痴迷于对比，因此在不同的特征之间快速穿梭。年轻的皮肤是光滑的，没有令人分心的皱纹，这使我们能够专注于这个人的表情，进行有把握和愉快的交流。

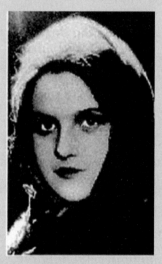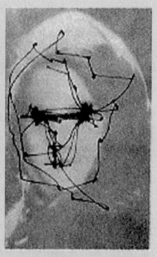

右图是对一个人在观察左边这幅画像时的视线追踪。这两张照片是由苏联心理物理学家阿尔弗雷德·亚尔布斯在 20 世纪 50 年代拍摄的。亚尔布斯证明，当我们观察一个人时，眼睛并不是随机地扫视各个部位，而是有意地在各个兴趣点之间移动。而且，兴趣点往往分布在完全不同的区域，尤其是眼睛和嘴巴周围。视

> 线从一个特征到另一个特征的快速移动，表明我们并非独立地看
> 待某个特征，而是会衡量它们之间的关系以及它们与整体之间的
> 关系。如果这些关系完全吻合马夸特面具（详见第 4 章），我
> 们就会对这张脸产生兴趣及继续看下去的欲望。

所以，夏天要晒太阳，但要量力而行，肤色浅的人尤其如此。理想情况下，你在去夏威夷度假之前应该先晒黑一点儿。黑色素可以让你的深层组织免受 UVA 和 UVB 的伤害。无论何时去何地度假，只要你想享受日光浴，就一定要远离充满诱惑的促炎性食物，即含植物油和糖的食物。只要你能做到这一点，你就不仅能有效地保护皮肤，还能吃到当地最好的传统美食。

挑战时间与引力

如果一位 75 岁的老人看上去比她的实际年龄年轻许多，我们很可能会猜测她不是很少晒太阳，就是注射了肉毒杆菌。可是，如果她告诉你她喜欢户外活动，经常远足，并且每周有三天都待在高尔夫球场上，你肯定会惊诧不已。为什么她的皮肤看起来那么光滑？其实秘密不在于避开阳光，而在于远离炎症。

我们就叫她玛丽吧，如果她一直善于避免炎症，那么她身体的其他部分也很有可能会一直保持这种良好的状态。她从不吃人造脂肪、糖及充满诱惑力的自助餐，还会远离植物油做的酱汁和高糖果汁，因为这些食物可能会对她的神经造成损伤。她思维敏捷、精神饱满，能记得 60 天前甚至是 60 年前发生的事。玛丽和她的丈夫最近在上交谊舞课程，课程结束回到家后，他们有时会继续跳华尔兹舞，直到睡觉。他们之所

以能做到这些，都要归功于他们健康的动脉和有力的血流。

玛丽喜欢自制骨汤、酸菜、新鲜面包，以及她母亲教她的能预防炎症的四大支柱类食物。朋友们来她家吃饭时，都会称赞她光滑的皮肤，尤其是在最近她的朋友们发现自己皮肤上的色斑越来越多之后。如果饮食不平衡，即便是一个小疙瘩、小疹子，甚至衣服或饰品与颈部皮肤的摩擦也会引发炎症，误将身体的"美黑"机制启动，产生暗斑。朋友们的皮肤似乎比玛丽的皮肤衰老得快，这是因为炎症加速了细胞分裂和衰老进程，使皮肤变得更薄、更脆弱、更易受伤。玛丽对"人类饮食法"的坚持，减缓了所有这些过程。

几乎每种经过科学家研究的营养成分都有助于保护胶原蛋白，其中有些营养成分是抗氧化剂，有些是生长因子，还有些二者皆是。有研究证明，维生素A、维生素C、谷胱甘肽、氨基葡萄糖和ω-3脂肪酸都能将紫外线对胶原蛋白的损伤降低80%之多。[609-611] 想象一下，如果像玛丽那样把所有这些营养成分结合在一起会有什么效果。有人对可的松进行过研究，并发现可的松也有抗皱效果。可的松是一种由肾上腺分泌的激素，主要成分为胆固醇。肾上腺和其他所有内脏一样，如果配合健康饮食、锻炼、睡眠并避免慢性应激，就会发挥最佳功能。如果饮食不良且肾上腺功能受到抑制，人体自然合成可的松的能力就会弱化，所有含有胶原蛋白的组织也会提前老化，其中最明显的莫过于我们的皮肤了。通过摄入富含真正维生素而非人工合成的替代品的健康食物，玛丽使她的胶原蛋白保持了极好的状态。

玛丽也做力量训练，但仅凭健美的肌肉无法阻止我们都害怕的松弛。因为重力会无情地把我们的组织往下拉，所以松弛只会越来越严重。玛丽有内置的"反重力装置"，即用身体脂肪编织而成的强健胶原蛋白。我们讲过，如果皮下脂肪中有足够的健康胶原蛋白（人体的大部分脂肪都储存在皮下），就不仅能防止皮下脂肪团产生，还能让你的身材看起来凹凸有致。此外，它能防止下巴、臀部、腋下出现垂肉，以及避免鼻翼两侧和唇部出现皱纹。玛丽的母亲和玛丽都没有这种困扰，原因就在于她们拥有健康的皮下脂肪。

弹性蛋白：结缔组织的终极支撑

胶原蛋白能对抗地心引力，依靠的是胶原蛋白家族中的一个非常特殊的成员：弹性蛋白。弹性蛋白可被视为由蛋白质连接而成的网，其功能就像弹簧一样。皱纹的生成主要源于弹性蛋白的流失。[612] 皮肤、动脉、肺和韧带中的弹性蛋白最多，因此它们具有弹性稠度，能在拉伸后反弹。像玛丽这样的女性体内有大量的弹性蛋白，那些上了年纪后状态依旧很好或者看起来比实际年龄年轻的人也是这样。如果要将一种分子誉为"不老泉"，它就是弹性蛋白。

玛丽体内柔软、有韧性的弹性蛋白分子很长寿，弹性蛋白的半衰期（某种物质减少一半需要的时间）为75年，这意味着它们可以陪伴我们一生。加州大学戴维斯分校的解剖学教授查尔斯·普洛珀告诉我们，"弹性蛋白的半衰期与物种的寿命相匹配"。[613] 这表明弹性蛋白在决定物种寿命方面起着关键性作用。

弹性蛋白也有缺点。由于弹性蛋白具有持久性，因此在青春期之后人体内就不再合成更多的弹性蛋白了。据我们所知，人体只有在快速生长期才能合成弹性蛋白。弹性蛋白的生成主要凭借一种独特的化学键——锁链素交联。这种化学键的生成很困难，只有当体内含有大量激素和生长因子时，即在胚胎期、幼儿快速生长期和青春期，它才会生成。虽然玛丽的母亲并不了解这些生理过程，但她知道玛丽的复杂又微妙的生长过程取决于她能提供的最佳营养环境。尤其是弹性蛋白，因为它的复杂性使得其制造过程特别容易受到干扰。普洛珀教授说："很显然，子宫内和产后初期的各种因素，比如缺氧、营养限制和胎儿生长受限（子宫内空间不足）等，都会影响弹性蛋白的生成和积累。"

玛丽的成长过程与我们在本章开头讲到的凯尔截然不同。由于玛丽的母亲和祖母的一切做法都是正确的，包括为生育后代做好强身健体的规划、母乳喂养及自己动手烹制健康的食物，因此玛丽不仅收获了健康和美貌，还收获了幸福。各种激素和营养物质不仅赋予了玛丽健康的弹性蛋白，也确保了她的骨骼生长平衡，她的宽下巴和高颧骨使她拥有整齐的牙齿和迷人的笑容。因为最优面部发育给眼睛的正常发育留下足够的空间，所以玛丽从来不需要戴眼镜来矫正视力。现在，玛丽的眼睛晶状体中的高质量胶原蛋白甚至延迟了她的老视，这一点令她的眼科医生很是惊讶。虽然经常晒太阳，但玛丽的抗炎性饮食令她免于白内障、黄斑变性或其他退行性疾病的困扰。

即使你的成长过程没能为你补充优质弹性蛋白，健康的饮食也可以帮助你延缓衰老过程。除了避免摄入有害的植物油，抑制炎症对弹性蛋白的破坏，你还可以采取另一种方式。2014 年，研究传统骨汤抗衰老效果的韩国研究人员发现，骨汤中有一种名为"骨胶原蛋白水解物"的成分，有助于保护弹性蛋白免受紫外线伤害。[614] 他们的工作是在组织培养皿中完成的。另一个团队研究了生活在紫外线照射环境中的小鼠，他们发现摄入这种骨胶原蛋白水解物不仅能够保护弹性蛋白，还能保护所有的胶原蛋白和成纤维细胞，这些细胞能够生成并维持支撑我们皮肤的胶原蛋白网。[615]

祖先的故事

玛丽是这本书中的英雄。她的母亲、她的祖母、她的曾祖母……直至她最遥远的祖先，他们希望自己遵循的饮食习惯能带来健康和美貌，而玛丽用她的亲身经历证明了这一梦想可以变成现实。由于感激祖先的恩赐，她履行了保护职责，并将这艘基因之船完好无损地传承给了她的子女。

这艘基因之船就是她们家族的表观遗传密码，现在玛丽的孙女也是受益者。如果她小心谨慎，愿意认真对待她的家族基因遗产并成为尽职尽责的守护者，她的祖先的梦想将会继续在玛丽健康美丽的曾孙女身上实现。

表观遗传完整性这一神器并不属于我们。我们接受它并从中受益，最重要的是把它传递下去，因此我们必须保护它。通过食用四大支柱类食物并传承祖先的传统烹饪技艺，我们可以使自己及孩子的身体健康、持续自然地生长。

实现完美健康的方法并不神秘。我们知道如何保持健康，也知道是什么让我们生病。如果我们食用真正健康的食物，让我们的身体与自然紧密相连，自然就会通过健康的食物与我们的DNA及驱动我们生理机制的"智能"进行直接对话。保持健康才会美丽，是食物决定了生理机能。食物的来源非常重要，你家庭的生理学命运在很大程度上掌握在你的手中，这些都是《深度营养》这本书的核心原则。如果你能遵循本书列出的这些原则，你很快就会变得比现在更健康，你的孩子的身体成长也会更协调；你还能操控"基因博彩"，造福尚未出生的孩子。从现在开始让每顿饭都吃得健康，几百年后你的基因遗产才会造就一个漂亮的孩子。那个孩子的美丽和健康就是你的美丽和健康，永不停息的新生便是你永葆青春的秘诀。

第 13 章

深度营养
践行人类饮食法

　　在本章中，我将向你们介绍过渡至健康的全新生活方式的方法，它已经过了临床检验。

　　自《深度营养》第一版问世以来，我不断收到直接来自病人的反馈，愿意采取这种全新生活方式的人数之多让我惊喜不已。从食用盒装玉米片或用微波炉解冻食物到烹制健康的饭菜，这是一个不小的挑战。但有了我的方法，那些愿意做出改变的人就有机会再次吃到他们喜欢的可口饭菜，烹饪方法既富有创意又快捷便利。

　　要适应本书推荐的生活方式不能一蹴而就，需要掌握一些技巧，除非你自己是厨师或曾修过家政学。当然，立即完全适应是不可能的。我本人也是在减少糖分摄入的同时，通过蛋类、坚果、奶油、奶酪等我常吃的食物增加了天然脂肪的摄入，才一步步适应了这种生活方式。由于使用了更多的黄油和自制调味酱，蔬菜吃起来更加可口，我也就吃得更多。要尽量避免使用冷冻食材，多选用新鲜食材。我们经常去农贸市场购买新鲜食材，有时也会在新鲜蔬菜运抵当日去杂货店购买。

对我来讲，最大的困难就是控制我的甜食摄入量。自两岁起，我就酷爱甜食，我还记得小时候我坐在高脚椅上，趁妈妈不注意，偷偷地往我的麦片碗中加许多糖的事情。经过与欲望的长期斗争之后，我决定减少糖的摄入量。我从没想过自己会彻底戒掉对甜食的依赖。于我而言，逐渐减少糖的摄入量比一下子完全不吃甜食更可行，也不那么让人难受。而且，我之后没有"旧瘾"复发，感觉越来越好。我注意到在我完全停止糖分摄入的第一天，我膝盖的疼痛和炎症有了明显的缓解。

为了改善饮食，很多人跟我经历了一样的过程。他们开始在面包上抹黄油，或者只是增加常吃的天然脂肪的摄入量，同时减少苏打水、果汁等甜食的摄入量。在少吃甜食的同时增加黄油、奶油等天然脂肪的摄入量是非常有效的方式。天然脂肪会让我们对糖失去兴趣，减少糖的摄入又会让我们更加喜欢健康的食物，这对提升我们的精力和专注力都大有裨益。如此明显的成效会像滚雪球般良性循环，让我们有精力去尝试更多的事情，以及强化我们逐渐积累起来的新的健康饮食习惯。

对那些不需要跟甜食做斗争的人来讲，减少人造促炎性脂肪的摄入和避免食用过多的碳水化合物，更有助于他们的身体健康。我在纳帕时遇到了一位病人，她是个不折不扣的美食家，但30多年来一直遭受皮肤病的困扰，而且已经严重影响到她的日常生活。在我的建议下，她早餐不再吃玉米片，改吃涂抹了肝泥的发酵面包；午餐也不再吃三明治，改喝一碗自制骨汤；她还把用来做沙拉酱的植物油换成了橄榄油和醋。后来，她发现顽固的慢性皮肤病症状有了明显改善，这使她有信心将新的饮食习惯坚持下去。随着她坚持的时间越来越长，她的症状也有了越来越明显的改善。

简洁版"人类饮食法"

最佳饮食方案应该可以帮助你尽可能多地摄取食物中的营养。现在大部分的流行饮食方案，比如"原始人饮食法""阿特金斯健康饮食法""鱼素饮食法"等，只要稍加调整，都能涵盖四大支柱类营养物质。无论你处于哪个年龄段，"人类饮食法"都有助于优化你的身体组织及各个器官的机能，我在本书中阐述了"人类饮食法"的作用及其有效的原因。

美国人对于美国政府在 20 世纪中叶对食物种类的划分已经非常熟悉了，即果蔬类、肉类、奶制品、谷物类、全豆类和豆荚类。这些都可以被纳入"人类饮食法"，不过一些传统饮食文化则几乎不涉及这几类食物，即便有，可能也仅包含奶制品，比如夏威夷饮食；另外一些饮食文化中几乎没有果蔬类或谷物类食品，比如居住在加拿大和美国阿拉斯加州的原住民的饮食。这就是我们应该考虑饮食策略而不是简单列出食物清单的原因之一，四大支柱类食物中的每一类都代表着我们需要掌握的策略。大部分人还不习惯从策略的角度看待食物，下面我会给大家举一些具体的例子。

人类饮食法

支柱 1：带骨肉类

我喜欢的带骨肉类菜肴：

☐ 带肉汁和填料的烤火鸡

☐ 鸡汤水饺

☐ 辣椒肉末

☐ 烤排骨

□ 墨西哥牛肚汤

□ 墨西哥番茄汤

□ 泰国椰汁鸡汤

□ 越南牛肉汤河粉

□ 烤羊腿

□ 西南青椒炖菜

□ 纽约烤牛排配浓缩牛骨烧汁

□ 浓缩牛骨烧汁配蘑菇汉堡包（不要面包外层）[①]

□ 鸡汤野生稻米饭

□ 鸡汤炖青菜

□ 鸡汁烤南瓜汤

□ 鸡汁西蓝花浓汤

□ 法式洋葱汤

□ 勃艮第炖牛肉

支柱 2：动物内脏类

我喜欢的动物内脏类菜肴：

□ 桑迪奇妙肝[②]

□ 巴基斯坦香煎鸡肝

□ 鸭肝酱

□ 鸡肝酱

---

① 最早的汉堡包起源于德国汉堡市，指用平底锅煎的薄肉片，并没有外层的圆面包。直到 1904 年在美国密苏里州圣路易斯举办的世界博览会上才出现了碎牛肉饼，当时售卖碎牛肉饼的商贩因为用完了盘子，便说服旁边卖面包的商贩卖给他一些面包切片，从那以后汉堡便有了外层的面包。

② 这道菜的具体做法见章后面部分的"精选食谱"。

☐ 肝泥香肠

☐ 烤牛心管

☐ 辣味牛心

☐ 牛内脏串

☐ 菲律宾鲑鱼头汤

☐ 烤骨髓

☐ 涂抹黄油的发芽谷物吐司配野生飞鱼子

☐ 墨西哥牛肚汤

☐ 越南牛肚河粉

☐ 血肠

☐ 菲律宾猪杂汤

☐ 蚕豆爆炒牛杂

☐ 炖牛舌

☐ 黄油煎羊腰

☐ 水波蛋①

支柱3：发酵类及发芽类食物

我喜欢的发酵类及发芽类食物：

（注：标有"活菌"的食物是指含益生菌的食物，没有标注的
则不含活菌。）

☐ 酸奶（活菌）

☐ 白干酪（活菌）

☐ 酸奶油（活菌）

---

① 如果你无法享用上面的内脏类食物，那么选择鸡蛋也能获得很多同样的好处。保
持蛋黄流动是吃鸡蛋最有营养的方式。

□ 意大利辣香肠

□ 切达干酪

□ 康普茶（活菌）

□ 德国泡菜（活菌）

□ 腌黄瓜（活菌）

□ 韩国泡菜（活菌）

□ 印尼豆豉

□ 味噌

□ 鱼露

□ 酱油（自然发酵）

□ 啤酒（未过滤①）

□ 酵母酸面包

□ 发芽谷物面包

□ 豆芽辣椒肉末

□ 发芽杏仁

□ 老式燕麦粥

□ 发芽南瓜子

支柱 4：生鲜食品

我喜欢的生鲜食品：

□ 大蒜

□ 沙拉用绿叶菜

□ 甜椒

---

① 底部的黏稠物质会被澳大利亚人制成很咸但很有营养的维吉米特黑酱。

- ☐ 任何无须烹制就能吃的蔬菜
- ☐ 香菜（或其他新鲜香草）
- ☐ 生鱼沙拉
- ☐ 真正的牛奶和奶油
- ☐ 冰激凌
- ☐ 寿司
- ☐ 鲜牛奶奶酪
- ☐ 鞑靼牛排
- ☐ 牛肉干
- ☐ 意大利熏火腿
- ☐ 泡菜
- ☐ 干海藻（尽量不要选择含植物油的品牌）
- ☐ 坚果
- ☐ 奶油腌鲱鱼或料酒腌鲱鱼（尽量选择含糖量低的品牌）
- ☐ 瓜子
- ☐ 酸橙汁腌鱼
- ☐ 沙拉开胃菜

要想取得长期的成效并不难，你只需做到以下三点：减少碳水化合物的摄入，用天然脂肪代替人造脂肪，补充身体缺乏的养分。我们不能再摄入毒素了，人造脂肪是我们迫切需要避免的有毒化合物；我们也要减少碳水化合物的摄入量，多吃营养密集的四大支柱类食物。

本章将为你介绍如何轻松适应这种新的健康生活方式。我的目的是让读者明白，如何将传统的健康饮食准则纳入现代饮食。你可以从这里起步。

日常饮食习惯

☐ 每天至少喝64盎司（约1.9升）水。

☐ 用柠檬苏打水、花草茶或康普茶代替苏打水。

☐ 为了实现最好的效果，不吃零食。

☐ 补充剂随餐服用。

☐ 保证充足的睡眠和适量的运动。

☐ 合理规划三餐。

水

摄入充足的水分有助于身体适应新的养分。你可以在三餐之间喝水，这有助于抑制你对零食的欲望；也可以随餐喝水，这有助于肾脏和消化系统适应新食物；还可以既在三餐之间喝水，又随餐喝水。我遇到的几乎每个肾结石患者都没有摄入充足的水分，当然每天最好不要超过16杯[①]。

饮品

很多人喜欢喝苏打水，几乎有一半美国人每天都要喝苏打水。[616] 加糖果汁虽号称健康，但其实无益于健康。每12盎司苏打水或加糖果汁中的含糖量都为16~20茶匙。如果你很难快速改掉喝苏打水的习惯，我建议你可以尝试以下方法：在冰苏打水中加入柠檬片，喝花草茶，或喝6~10盎司含糖量尽可能低的康普茶。有时无糖汽水也可以用作改掉喝苏

[①] "杯"是一个在欧美国家很常见的非正式计量单位。没有统一的国际标准。美国的一杯习惯上是半个品脱，也就是237毫升，但是用到食品标识上的法律定义是240毫升。——编者注

打水习惯的一种过渡性替代品，在这种情况以外我都不建议大家饮用无糖汽水。

零食

尝试得越多，我越确信根本不存在所谓的健康零食。而且，经常吃零食很容易导致不良的食物选择习惯。很多即食零食中都含有人造香精，它会破坏你本身的食欲调节系统，并削减你对简单的高品质食物的热情，而后者才是健康饮食的支柱。即便是像能量棒和混合干果这样的所谓健康零食，也都含有大量的人造脂肪或者过量的糖分，甚至二者兼有。准备和制作零食的过程也会占用我们很多本可以用来准备三餐的时间，最糟糕的是，吃零食会破坏人与食物之间的关系。我周围的那些常吃零食的人时时刻刻都想着食物，只有改掉这种习惯，他们才能从这种强迫症中解脱出来，腾出时间全身心投入其他活动，比如家庭郊游或运动等。

如果你在两顿饭之间会有饥饿感，在后文中我会告诉你如何应对这个问题。

补充剂

补充剂应随餐服用或在饭后一两个小时内服用，才能达到最佳效果。你该服用哪种补充剂，取决于你的饮食状况。

睡眠和运动

健康的食物只是身体健康的先决条件之一。人体是否能通过汲取食物中的养分来优化身体组织，这取决于运动发出的信号，比如举重会使人体对那些有助于生成肌肉、强健骨骼及关节的食材产生需求。但要达到这个目的，还需要充足的睡眠作为保障。如果缺乏必要的运动和充足的睡眠，无论多么健康的饮食都无法使你摄入的食物发挥最佳效用，不仅无助于肌肉组织的生成，反而会使脂肪组织增加。

规划三餐

在你习惯于按照本书的推荐购买食材和烹制食物之前，你有必要每周花 10 分钟左右，认真计划一下本周你要购买的食材和烹制的食物。除了列出购物清单之外，你每周还需要打印一张空白的菜单表，便于你将一周七天的三餐填到表中。研究表明，与不愿意事先做规划的人相比，愿意事先花时间做规划的人更容易养成并保持新习惯。[617]

宏量营养素比率

我平时并不热衷于计算宏量营养素摄入量，但我发现许多病人的碳水化合物摄入量比他们自己以为的要多，而蛋白质的摄入量却未达到日均最低要求。有些病人虽然坚持低碳饮食，蛋白质摄入量却常常超标。接下来我会一一介绍宏量营养素的参考摄入量，请注意，如果你是一位优秀运动员，你的营养素需求量可能会不同。

碳水化合物

如果你的日常生活不是以运动为主，而是只做适量运动，比如慢跑、打网球、骑车或游泳等，那么你每天的碳水化合物摄入量不能超过 100 克。虽然如此，我还是建议你每天的碳水化合物摄入量最好控制在 30~70 克，因为如果你不能通过像无氧运动这种高强度的运动消耗你摄入的碳水化合物，它便会以脂肪的形式储存在你体内，或作为燃料在你体内燃烧。如果糖分燃烧的目的并不是为高强度的无氧运动提供能量，体内的细胞机制就会逐渐发生改变，转而专注于燃烧糖分，进而破坏身体消耗脂肪的机能。长此以往，体内的激素和酶系统就会进行自我调整，以便适应和促进这种糖分燃烧模式，导致胰岛素抵抗。胰岛素抵抗不仅是糖尿病的先兆，而且会加速脂肪堆积，即便你经常运动也是一样。

我发现大多数人最容易在早餐时摄入过多的碳水化合物，其实晚餐才是摄入碳水化合物的黄金时间。

如果你是一名专业运动员，每天进行诸如快跑、举重等高强度锻炼，能够消耗 600 千卡甚至更多热量，那么碳水化合物和脂肪的摄入量必须达到最佳比例，才能保证身体摄入足够的热量。该比例取决于诸多个人因素，比如无氧运动量、肌肉纤维类型及新陈代谢状况。相较碳水化合物和脂肪，蛋白质不太容易通过燃烧转化成能量，所以我不建议通过额外摄入蛋白质来为高强度的运动提供能量（增肌时刚好相反）。

蛋白质

蛋白质是宏量营养素中的"金发姑娘"，即蛋白质的摄入必须遵循适度原则。碳水化合物的摄入量没有最低限制，脂肪的摄入量没有最高限制，只要不是经常超标就可以。而蛋白质与这两者不同，不能摄入过少，亦不能过多。蛋白质摄入不足会降低抗氧化酶的活性并影响神经系统、免疫系统和骨骼系统（这些组织每天都需要大量的蛋白质），进而引发很多问题，比如情绪异常、过敏反应及骨质疏松症等。女性日均蛋白质最低摄入量为 50 克，男性为 70 克。如果你每天至少有两餐未摄入肉类、蛋类和奶制品，那么我建议你记录一周的蛋白质摄入量，确保你能摄入足够的蛋白质。

另一方面，如果蔬菜摄入量不够，也有可能导致肉类摄入量过多。女性日均蛋白质最高摄入量为 120 克，男性为 150 克，健身人士和专业运动员可以多一点儿。如果我们摄入太多蛋白质，就需要我们的肾脏将多余的蛋白质转化为糖或脂肪，这会增加患痛风等骨关节疾病的风险。

脂肪

我建议每天的脂肪摄入量达到总热量的 60%~85%。（此推荐量不适用于运动员，比如有很多快肌纤维的运动员，他们的脂肪摄入量应根据他们的训练量和体型差异而有所不同。）听起来我们好像需要摄入大量脂肪，但要注意此处的百分比并不是依据体积或重量来定的。脂肪都是高热量食物，因此它不会占用餐盘太多的空间。如果在 4~6 杯蔬菜（后文食物搭配表中建议的晚餐沙拉蔬菜分量）中放入两茶匙沙拉酱，就相当于脂肪提供 180 千卡的热量，而蔬菜提供 40~90 千卡的热量，因所用蔬菜种类不同而有所区别，你的脂肪热量占比会达到 65%~80%；如果在两杯西蓝花中加入两茶匙黄油，就相当于脂肪提供 200 千卡的热量，而西蓝花提供 70 千卡的热量，脂肪热量占比约为 75%。大部分坚果、种子、硬质干酪（比如切达干酪）以及橄榄油等油脂调味品的脂肪含量都达到 75%，蛋类、鸡翅及八成瘦的牛肉中的脂肪热量占比为 60%，黄油、蘸酱及酱汁中的脂肪含量更高。因此，你只要遵循健康饮食法则，就无须为达到推荐脂肪摄入量而刻意努力。

脂肪摄入量的计算方法：只要选择健康食品，并遵循碳水化合物和蛋白质的摄入原则，便无须为达到脂肪摄入量的要求而费神，因为几乎所有人的脂肪热量占比都为60%~85%，或者相差不多。如果你是拒绝油脂的素食主义者，那么我建议你多吃鳄梨、坚果及其他脂肪含量较高的蔬菜，以确保摄入足够的天然脂肪。

你可以通过下面的简易饼图，迅速对比"人类饮食法"和美国普通饮食中宏量营养素的占比。

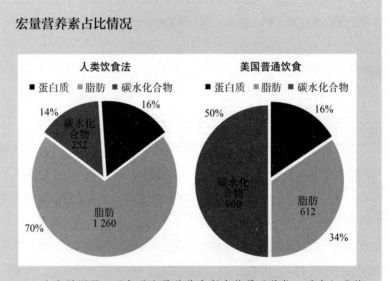

宏量营养素占比情况

这张饼图展示了每种宏量营养素所含热量（单位：千卡）及其在总摄入热量中的占比。左图表示根据"人类饮食法"，一个人每日所需的1 800千卡热量分别来自75克蛋白质、60克碳水化合物和140克脂肪。右图表示根据美国普通饮食惯例，1 800千卡热量分别来自75克蛋白质、225克碳水化合物和57克脂肪。两张饼图都以美国女性日均摄入热量约1 800千卡为例，男性日均摄入热量比女性多500千卡，但各类营养素的占比与女性相差无几。

了解自身的热量需求

虽然我建议大家根据自己的食欲来确定食物摄入量，但我发现由于嗜食甜食和身体脂肪燃烧能力降低，许多人的食欲过于旺盛。这些问题都会慢慢得到解决，你的食欲调控能力也会慢慢恢复。同时，要警惕像冰激凌、椰子和坚果这样的高热量食物，它们很容易让你在不经意间就食用过量。如果你发现自己的体重增加了，那么最好对照三餐食物搭配表，检查一下自己的摄入量是否超标。每餐的分量都有不同，总体上每天摄入的热量可能从 1 200 千卡到 2 200 千卡不等。你可以用免费的在线计算软件来估算你的热量需求。如果你的体型和运动量使你每天的热量需求超过 2 200 千卡，你就应该按比例调整你的各类食物的量。

在线热量计算软件虽然有用，但由于每个人对热量的需求会因基因、年龄、运动、睡眠、压力、新陈代谢及激素等各方面的状况不同而有所变化，因此它只能作为一种笼统的指导，即便是再完善的计算软件也会存在 30% 左右的误差。正因为每个人对热量的需求存在巨大的差异，我们更应该放弃惯性饮食，根据自身的需求调整饮食结构。你已经知道了，过多摄入糖分和植物油会影响人的正常食欲，随着饮食中的这类食材减少甚至绝迹，你的食欲将会逐步恢复正常。这样一来，你就可以根据自己的食欲来更健康地选择食物。

三餐规划及食材选购

无论你是只想做出一点儿改变（比如戒掉甜食），还是想做出全面调整，本章后面的三餐食物搭配表都会给你一些简便又有益的建议。接下来我们看看如何做：

　　1. 根据搭配表选择你自己的"主食"和"副食"；

　　2. 清理厨房；

　　3. 根据购物清单规划第一周的饮食；

　　4. 选购食材；

　　5. 执行计划。

接下来我将逐一介绍这几个步骤，并探讨如何在三餐中具体落实。

早餐

根据食物搭配表选择"主食"和"副食"

　　你可以把食物搭配表作为一份指南，帮助你在品类繁多的三餐中做出多样化的选择。我发现与晚餐相比，大部分人在早餐和午餐的搭配及准备方面需要得到更多的帮助，因为白天的时间都非常紧张，到了晚上才有充足的时间准备晚餐。所以搭配表中建议的早餐和午餐都无须花费太多时间，而晚餐需要的时间则多一点儿。虽然搭配表中的建议主要针对初学者，但也可以给想增加菜肴种类的人提供指导。

　　主食是指必需的营养成分，比如蛋类和酸奶等；副食指与主食搭配食用的食物，比如蔬菜、香草、坚果等，搭配副食可以使你每天享用到品种丰富的食物。最重要的一点是，要避免厌倦感。人一旦产生厌倦感，就很容易回到原来的饮食习惯。

表13-1 早餐食物搭配表

早餐
热量：300~500 千卡
蛋白质 0~15 克/碳水化合物 0~10 克/脂肪 25~40 克

主食	制作方法（每份用量）	副食
发酵乳制品	□ 酸奶或农家干酪：6 盎司 □ 坚果和种子：共 1~2 盎司 □ 甜食/碳水化合物（可选）：最多 1 汤匙	□ 坚果和种子：腰果、碧根果、胡桃、开心果、南瓜子、葵花子、鼠尾草籽、亚麻籽 □ 甜食或碳水化合物：果冻、干姜丁、蔓越莓干、不含植物油的即食麦片 □ 装饰配料用量减半后加入 1/8 杯淡奶油
肉类	□ 肉：2~3 盎司 □ 蔬菜：2~4 盎司 □ 早餐淀粉类食物（见本表末栏）	□ 肉类：培根、香肠、加拿大腌肉、烟熏鲑鱼 □ 蔬菜：炒洋葱、蘑菇、甜椒、生番茄、韩国泡菜
蛋类	□ 蛋：鸡蛋 2~3 个或鸭蛋/鹅蛋 1~2 个 □ 烹饪油：1/2~1 汤匙 □ 奶酪和/或肉类脂肪：1~2 盎司 □ 蔬菜：2~4 盎司 □ 早餐淀粉类食物（见本表末栏）	□ 蛋类烹饪方法：煮、蒸、炒、煎 □ 奶酪：切达干酪、山羊奶酪、帕尔马干酪、门斯特干酪 □ 肉类：同上 □ 蔬菜：同上 □ 为控制热量，可用烤面包片代替奶酪或肉类
咖啡/茶奶昔（"唤醒我"饮品）	□ 咖啡或茶（煮或沏）：1~2 杯 □ 全脂牛奶：1~2 杯 □ 奶油：2~4 汤匙	□ 各种口味的咖啡和茶 □ 可尝试冷萃咖啡（磨 1/8 杯咖啡粉，前一天晚上用 8 盎司水冲泡，第二天早上过滤）

主食	制作方法（每份用量）	副食
低碳奶冻/布丁	□ 奶冻或布丁：1.5~2 杯	□ 各种质感和味道的食材：花生酱、南瓜、香草 □ 可上网搜索"低碳奶冻"或"薄荷奶冻"的制作方法
果蔬奶昔 （2~3 杯）	□ 冰块：6~12 块 □ 牛奶或酸奶：4~8 盎司 □ 新鲜蔬菜：3~4 杯 □ 脂肪：奶油（2 汤匙）或椰子油（1 汤匙）或鳄梨（1/2 个）或坚果（10 粒） □ 水果：1/2~1 片	□ 奶制品：牛奶、山羊奶、豆奶、杏仁乳（必须无糖） □ 冰镇饮品：冰果汁或牛奶 □ 香料提取物（比如香草、杏仁、橘子）或香草/香料（比如龙蒿叶、多香果、肉豆蔻、肉桂） □ 蔬菜：菠菜、羽衣甘蓝、芹菜、番茄汁
薄煎饼	□ 薄煎饼：1~2 个 □ 馅料：炒蔬菜（共 1/2~1 杯）或新鲜浆果（共 1/8 杯），软质奶酪或淡奶油（共 1~2 盎司） □ 切碎的坚果（撒在上面一半）	□ 面粉：小麦粉、斯佩耳特小麦粉 □ 蔬菜：菠菜、萝卜、甜菜叶、洋葱 □ 水果：蓝莓、草莓、果酱（1 汤匙） □ 奶制品/奶酪：山羊奶酪、吉夫干酪、法式鲜奶油、酸奶
剩饭	□ 剩饭：3~6 盎司	□ 不限
早餐淀粉类食物 （可任选其一）	□ 烤面包：1 片 □ 发酵或发芽麦片粥：1/2 杯 □ 小松饼：2~3 盎司大小 □ 水果（浆果或甜瓜）：1/2 杯	为控制热量，早餐中如有淀粉类食物，就要减少肉类、奶酪或烹饪油的摄入量，比如鸡蛋可以蒸或者煮

之所以将主食进行详细的分类，是因为我希望你能用这些常见食材做出一周七天不重样的早餐。有些食材的存放时间可以超过一周，还有一些可以冷冻保存，因此你可以提前足量购买而不用担心它们会变质。我建议你每周至少选择两类主食，交替食用并搭配不同的副食，使你的早餐更加美味可口。假如你下周计划早餐交替吃蛋类和麦片粥，就要提前准备好足够的蛋和谷物，以及所需的其他配料。

你可以从搭配表中选择自己喜欢的主食，假如你时间很紧，前三种完全不需要烹制。

下面我将逐一详细介绍上表中提及的各种早餐。

主食：发酵乳制品。

你可以选用农家干酪、希腊酸奶或普通酸奶（建议 4~6 盎司，可根据自身需要增加用量）。

搭配：可在发酵乳制品表面撒上你喜欢的坚果和种子，我称之为"什锦巴菲"（发酵冻奶糕），并在早餐搭配表中做了详细介绍。搭配的副食种类可根据你自己的喜好随意调整，但如果你要控制体重，坚果与种子等的总量不能超过 2 盎司。如果你对体重无要求，就可以加入更多的坚果，或者加入 2 茶匙你喜欢的果酱或果冻。

凯特博士建议：我喜欢的搭配是在农家干酪上撒上一把开心果，再加上几滴香草精、一点儿肉桂粉和陈皮。我要么在午餐时吃，要么将其作为餐后甜点。

主食：咖啡/茶奶昔（6~8 盎司的咖啡或茶）。

搭配：可加入一些牛奶和奶油。奶油可提供脂肪以保持身体的燃脂模式，牛奶可提供少量蛋白质和碳水化合物，以产生饱腹感和满足身体所需营养。

凯特博士建议：我喜欢喝冷萃咖啡，所以我通常会在前一晚用 10 盎司水冲泡 1/8 杯咖啡粉，第二天早上用纸滤器过滤后刚好是一杯咖啡的量。多年来我的早餐都是如此，在我没时间吃午饭的日子里，一杯咖啡奶昔足以让我坚持到晚餐时间。但是，除非你能买到质量足够好的牛奶和奶油，否则我不建议你每天重复吃这样的早餐。我用的是百分百的牧场饲养奶牛产的鲜牛奶。

主食：果蔬奶昔。

果蔬奶昔中最好加冰，不要加水。每份奶昔中加一种水果即可（水果只是用来增加奶昔的甜度，不是主要成分），你可以多加蔬菜。

搭配：要想早餐吃饱，可加上搭配表中提到的其他高脂食品。搭配表只是一种笼统的指导，除表中列举的食物之外，还有很多健康的脂肪类食物可供选择，比如澳洲坚果油等。

主食：肉类。

最便捷的方式就是选 2~3 盎司的烟熏鲑鱼或其他适合早餐吃的肉类，比如香肠（火鸡香肠、猪肉香肠等）、培根、加拿大腌肉等。早餐最好选择蛋白质含量低、脂肪含量高的肉类，它们能延长餐后的饱腹感，至少在午餐前你不会感到饥饿。

搭配：烟熏鲑鱼可搭配番茄片、酸豆以及一两块农家干酪。如果不用控制体重，那么你可以选择发芽谷物面包或酸面包，铺一层你最喜欢的奶油奶酪，最好是有机的或源自草饲牛奶的奶酪；再放上鲑鱼片，这就相当于高蛋白版本的熏鲑鱼（单吃熏鲑鱼也可以，但它太咸了，不能多吃，很多人会因此吃掉过多的面包）。

凯特博士建议：大部分早餐肉类最好搭配一份麦片粥食用，但如果你有在早餐和午餐之间吃零食的习惯，那么我不建议你搭配麦片粥食用，因为麦片粥的碳水化合物含量较高，很容易让你产生饥饿感。

主食：蛋类。

几乎所有的烹饪书中都讲到了蛋类的各种烹饪方法。按你喜欢的方式制作即可，你可以煮、蒸、炒或煎。但要注意，蛋黄的烹制时间越短越有营养。

搭配：蛋类配青椒和炒洋葱，韩国泡菜配单面煎的"太阳蛋"，都是早餐的经典搭配。如果你不需要控制体重，还可以加一片发芽谷物面包或酸面包。

主食：低碳奶冻/布丁。

如果你想为下周的早餐或聚会提前准备食物，那么奶冻和布丁是不错的选择。你可以参照低糖或无糖薄荷奶冻的食谱，我喜欢我在网站上介绍过的南瓜奶冻，里面加了意大利乳清干酪、鸡蛋还有亚麻籽粉。

搭配：你可以将南瓜奶冻菜谱中的亚麻籽粉换成花生酱，也可以加入其他香料。做薄荷奶冻时，可混合使用硬质乳酪和半硬质乳酪，比如格吕耶尔奶酪、孔泰奶酪或埃曼塔尔干酪混合帕尔马干酪（配上百里香）。

主食：薄煎饼。

如果你钟爱平底锅，可以尝试各种薄煎饼。在鸡蛋中加入少量面粉，在平底锅中加入黄油烧热，不一会儿你就能享用到美味的薄煎饼。每张薄煎饼的小麦粉最佳用量为1茶匙。其他面粉的黏性都不如小麦粉，可酌情加量。

搭配：我们之前尝试过用各种煸炒过的蔬菜水果做薄煎饼的馅料，上面的糖浆可换成低甜度的香草淡奶油。如果是薄荷饼，可用法式鲜奶油。

用量和热量

搭配表中建议的各种食材用量可作为参考，对应的热量为300~500千卡。我们来看几个例子：

如果早餐选择什锦巴菲，想把热量控制在300~500千卡，就可以用6盎司酸奶，再根据个人喜好搭配1~2盎司坚果和水果。注意，水果用量多的话就一定要减少坚果用量，才能把热量控制在理想范围内。坚果营养丰富，每1盎司坚果所含热量为150~200千卡。

如果早餐选择咖啡或茶，想把热量控制在300千卡左右，可以加入1/2~1杯纯牛奶及2~3汤匙奶油；如果你早餐摄入500千卡热量也无妨，那么你可以多加点儿奶油，比如4~5汤匙。

如果你的早餐选择了果蔬奶昔，那么在冰块中加入6盎司主料，比如酸奶、牛奶、羊奶、杏仁乳或豆奶；再选两种脂肪类食材，比如奶油和椰子油或鳄梨和坚果，也可以只选一种，用量加倍。由于每一种脂肪类食材的热量为100千卡（注：半个核桃的热量等同于一个其他坚果的热量），因此如果你的热量摄入量需求为400~500千卡，那么你可以选择3种不同的脂肪类食材。然后加入非淀粉类蔬菜。有些蔬菜的热量非常低，比如4杯菠菜的热量只有27千卡，因此通常不用太在意这类蔬菜的用量。如果你选择果蔬奶昔是为了减肥，你在选择水果时就一定要谨慎，因为有些水果可能会让你在午餐前产生饥饿感。

午餐

与早餐一样，先来看一下可供你选择的主食。如果你没有时间做饭，可选择表 13-2 中的前 5 种主食，因为它们完全不需要烹制。

购买食材时，同样要仔细阅读我的选购指南，以确保买到最健康的食材。比如，买熟食时，建议选择不含硝酸盐的；买骨汤时，一定要仔细查看标签，不要选择速食骨汤，它不如真正的骨汤营养丰富。

表 13-2　午餐食物搭配表

午餐 热量：300~600 千卡 蛋白质 15~30 克/碳水化合物 0~30 克/脂肪 20~40 克		
主食	**制作方法（每份用量）**	**副食**
野餐午饭	□ 坚果和种子：1~2 盎司 □ 奶酪：1~2 盎司 □ 蔬菜：1/4~1 杯 □ 蔬菜酱：1~2 盎司 （蔬菜和蔬菜酱可二选一，也可都选）	□ 坚果和种子：同早餐，或用坚果酱拌芹菜，或 1/2 个苹果 □ 奶酪：切达干酪、曼彻格奶酪、瑞士奶酪、波罗伏洛干酪 □ 蔬菜：新鲜胡萝卜、豌豆、腌黄瓜、德国酸菜、韩国泡菜
发酵乳制品	□ 同早餐	□ 同早餐，水果和碳水化合物可加量
海鲜	□ 鲜鱼：3~6 盎司 □ 果酱/蘸酱（见本表末栏）	□ 鱼类：腌鲱鱼、夏威夷生鱼片、日式生鱼片、无米寿司、草虾（可选预煮过的）
熟肉	□ 预先烹制的肉/腊肉：3~4 盎司，夹在奶酪片中 □ 熟奶酪片：1~2 片 □ 果酱/蘸酱：1 汤匙	□ 肉类：熏火鸡，烤鸡，火腿片，烤牛肉 □ 奶酪：配火腿片用切达干酪或瑞士奶酪，配熏火鸡或烤牛肉用波罗伏洛干酪或哈瓦蒂干酪 □ 做法：加入芥末或果酱/蘸酱，卷上莴笋或羽衣甘蓝，放入微波炉中加热至奶酪融化后食用

主食	制作方法（每份用量）	副食
汤	□ 骨汤：1~2 杯 □ 预先烹制的肉/腊肉：3~4 盎司 □ 蛋类：在热骨汤中打入，2~3 个 （后两类食材可任选其一）	□ 蔬菜：羽衣甘蓝片、预先煮过的其他蔬菜（比如冷冻青豆）或脱水蔬菜 □ 可替代油煎面包块的食物：南瓜子或碎猪皮 □ 奶酪：可用你喜欢的奶酪替换其中一半的肉或蛋
罐装海鲜	□ 金枪鱼、鲑鱼、沙丁鱼、鲭鱼、牡蛎、鲱鱼：2~4 盎司 □ 农家干酪：2~3 盎司 □ 蛋黄酱：2 汤匙 □ 蔬菜/蔬菜酱：1/2~1 杯（可选）	□ 熏鲑鱼可搭配德国泡菜 □ 金枪鱼沙拉可加入胡萝卜丁、芹菜、香菜和酸豆 □ 鲑鱼沙拉或鲭鱼沙拉：同上 □ 熏牡蛎可配芥末酱
果蔬奶昔	□ 可参照早餐果蔬奶昔说明 □ 可根据个人喜好加入蛋白粉，但是注意比例，每 20 克蛋白粉至少要搭配 7 克碳水化合物	□ 可参照早餐果蔬奶昔 □ 可按个人喜好加入蛋白粉，建议每周不要超过两次
肉类沙拉	□ 熟肉：3~4 盎司放到蔬菜中 □ 蔬菜：3~4 杯 □ 沙拉酱：2 汤匙	□ 可用半个鳄梨或半个橘子切片代替沙拉酱 □ 可减少沙拉酱用量，加入奶酪、培根或坚果
剩饭	□ 剩饭：3~6 盎司	□ 不限
果酱/蘸酱	□ 将等量的奶油奶酪和酱油混合，再加上辣根和（或）芝麻 □ 将等量的蛋黄酱、番茄酱和调味品混合	□ 芥末酱、蛋黄酱或等量的芥末酱和蛋黄酱混合物 □ 等量的酸奶油和原味酸奶混合，再加入香草 □ 等量的奶油奶酪和牛奶混合，再加入香草

下面我将一一详细介绍各种午餐。

主食：野餐午饭。

无论是上班或上学时自带午餐，还是在家吃午饭，都可以从冰箱或橱柜里找点儿小吃，比如一两盎司你喜欢的即食坚果、奶酪或羽衣甘蓝脆片，这一定会给你的午餐带来不少乐趣。

搭配：我个人比较喜欢的搭配是 1 盎司切达干酪、1/2 盎司发芽杏仁、1/2 盎司发芽南瓜子和 1 盎司羽衣甘蓝脆片。不过，我也喜欢瑞士奶酪、波罗伏洛干酪、腰果、澳洲坚果，以及发芽葵花子。只要家里有两三种硬质奶酪、各种坚果和种子以及羽衣甘蓝脆片，这种午餐就是不错的选择。

凯特博士建议：如果你家的冰箱够大，可准备一些你喜欢的上述小吃，早上出门的时候倒入容器中带走。至于饮品，可以带点儿康普茶。

主食：发酵乳制品。

搭配：如果午餐选择发酵乳制品，碳水化合物摄入量最多为 30 克，你可以多吃点儿水果或健康（不含植物油）的即食麦片。

凯特博士建议：并不是说午餐不能吃早餐推荐的食物，或者早餐不能吃午餐推荐的食物，这些食物都可以随意搭配。以前除贵族之外，其他人没有绝对的早餐和午餐之分。但有一点要注意，如果你容易出现饥饿感或困倦感，早餐的碳水化合物摄入量一定要控制在 10 克以内。

主食：海鲜。

寿司（无米或少米）、日式生鱼片、夏威夷生鱼片、腌鲱鱼、预煮草虾。

搭配：在虾中加入盐和柠檬，搭配鸡尾酒酱、果酱或蘸酱。

凯特博士建议：夏威夷生鱼片是在金枪鱼或其他生鱼片中加入盐等调味料做成的生鱼片沙拉。在好市多（美国连锁超市）可以买到特别好的夏威夷生鱼片，尤其是在周末。酒浸鲱鱼或酸奶油鲱鱼是北欧寿司的主打产品，它非常健康，特别是糖分含量低于蛋白质含量。我吃酒浸鲱鱼的时候喜欢在上面加点儿甜洋葱片，再滴几滴橄榄油。

主食：罐装海鲜。

鲑鱼、鲭鱼、沙丁鱼、鲱鱼、金枪鱼、蛤蜊、蟹肉以及牡蛎，都可用水、油或酱汁做成罐头。

搭配：熏沙丁鱼与德国泡菜搭配味道相当不错（尤其是在高强度锻炼后），而且各种鱼可以搭配农家干酪吃。熏牡蛎特别适合搭配芥末酱，如果你不介意手指沾上黏稠的酱汁，那么你还可以搭配一小片瑞士奶酪。打开一罐金枪鱼罐头，加入 2~3 汤匙蛋黄酱；如果你想吃得更丰富，还可以加入半根胡萝卜（切片）和芹菜（切片），或者加一些酸豆。

凯特博士建议：虽然海鲜罐头并不是吃海鲜的最好方式，但它确实能够提供优质蛋白质。用橄榄油或不含植物油的芥末酱制作鱼罐头，有利于 ω-3 脂肪酸的保存。这类食物特别适合旅游时携带，也比蛋白粉更适合锻炼后食用。鱼罐头还有一个优点，就是可以食用鱼骨。鱼骨是强健骨骼所需矿物质的丰富来源，如果你可以接受带骨带皮的鱼肉，这种罐头是更健康的选择。鱼皮富含糖胺聚糖（与骨汤提供的胶原蛋白一样），而且皮下脂肪是 ω-3 脂肪酸的丰富来源。

主食：熟肉。

不含硝酸盐的熟肉是最好的选择，每餐吃 1/3~1/2 包熟肉，放 1~2 片奶酪。每包熟肉都可保存一周。

搭配：熏火腿、熏火鸡、烤火鸡及烤牛肉都可搭配切达干酪片、波罗伏洛干酪或瑞士奶酪。你可以将其放入烤箱或微波炉中加热至融化，再抹上一层果酱/蘸酱或卷入腌黄瓜，便是口感绝佳的美味。如果你无须严格控制碳水化合物的摄入量，那么你可以将奶酪涂在 6 英寸的玉米粉圆饼（含碳水化合物 15 克）上，放 3~4 片熏鸡或熏火腿，抹上芥末酱，加点儿德国泡菜，就做成了玉米热狗。

主食：汤。

非常有营养又容易做的食物。自己熬制的骨汤味道更加鲜美，但你也可以购买盒装的鸡汤及牛肉汤。取 1~2 杯放入微波炉加热，也可以加入鸡蛋等食材放在炉台上加热。

搭配：可加入 1~2 个鸡蛋、1/2~1 杯豌豆和 1~2 盎司马苏里拉奶酪。如果觉得麻烦，直接将汤放入微波炉加热 1~2 分钟即可食用。还可以配 2~4 盎司熟肉片、草饲牛肉热狗或其他食材，你会品尝到意想不到的美味。

凯特博士建议：我喜欢的快捷做法就是在汤中加入 1 盎司发芽南瓜子和 1 盎司瑞士奶酪片，虽然这听起来有点儿怪，但味道很不错。

主食：果蔬奶昔。

你可以用做早餐奶昔的方法做午餐奶昔。如果你的饮食中蛋白质含量较少，做午餐奶昔时你可以使用蛋白粉（我不建议早餐食用蛋白粉）。

比起蛋白粉，我还是建议大家通过真正的食物来补充蛋白质，因为蛋白粉的加工及体内消化过程可能会对身体造成不良影响。但如果你非常依赖蛋白粉，那么请尽量选择不含人造香料及甜味剂的蛋白粉。

搭配：如果你可以买到非常安全的鸡蛋并按照严密的流程操作，无须担心沙门菌感染，那么你可以用1.5~2杯牛奶、一点儿香草精、一小根香蕉和一个蛋黄（蛋白中含有抗营养物质，因此我不太喜欢吃生蛋白），做出一杯美味奶昔。做这类饮品时，可以尝试使用榛子提取物或巧克力精、陈皮、肉桂等调味品。

主食：剩饭。

非常方便，可直接食用。剩饭可当作早饭吃，也最适合在早上吃。

主食：肉类沙拉。

首先是肉，你可以用熟食，也可以从食品店购买即食熟肉，还可以用自己做好的肉（可参照晚餐搭配表）。食品店的熟食柜台有很多即食肉，比如熏鳟鱼、熏鲑鱼、熏白鱼等。

再来看沙拉。可以用1~2杯绿叶菜，也可以加点儿像胡萝卜片、芹菜和洋葱一类的蔬菜。至于沙拉酱，可按个人喜好加入油和醋代替，或者只用半个鳄梨；如果碳水化合物摄入量没有超标，还可以加半个橘子。别忘了放盐或酱油，这有助于提升沙拉的味道。

搭配：沙拉绿叶菜、沙拉酱和装饰配料可随意选用。

晚餐

与早餐和午餐搭配表相比，晚餐搭配表中推荐的菜品需要更多的烹制时间和操作。因此，你要考虑的第一个因素是，你是否有足够的器具来将这些烹饪技巧付诸实践，比如炒锅、慢炖锅、烤箱、烧烤工具等。

在准备晚餐时，我们要考虑的第二个因素是肉。不仅是肉的种类，还有肉的切法，因为切法会根据你选择的烹饪方法而有所不同。以肋眼牛排为例，烧烤或用烤箱烹制会比慢炖或爆炒味道更香。再比如，鱼不适合爆炒，但虾适合。如果你学会各种烹饪方法，你将拥有更多样化的选择；但如果你只会特定的烹饪方法，购买食材时就要选择那些便于你在预定时间内准备好的东西。

希望读者们都能明白，准备阶段其实是最难的阶段，对那些正在应对肥胖问题的人而言更是这样。有研究表明，肥胖症在某种程度上源于患者的执行能力（完成预定目标的操作能力）欠佳，[618, 619] 这使他们更容易受到广告商和食品制造商的影响。

表 13-3　晚餐食物搭配表

晚餐 热量：600~1 100 千卡 蛋白质 30~50 克/碳水化合物 30~70 克/脂肪 40~50 克		
主食	**制作方法（每份用量）**	**副食**
煸炒类	□ 蛋白质：4~8 盎司 □ 蔬菜：2~4 杯 □ 坚果：1~2 盎司 □ 油：2 汤匙 □ 酱汁：提味	□ 肉类切薄片（鸡肉、牛肉、火鸡）或草虾 □ 蔬菜切薄片：洋葱、芹菜、西蓝花、胡萝卜、白菜、荷兰豆、甜椒 □ 油：花生油、芝麻油、橄榄油 □ 酱汁：酱油、鱼油、蚝油、海鲜酱
焙烤类	□ 蛋白质：4~8 盎司 □ 蔬菜：2~4 杯 □ 油：上色	□ 肉类（家禽肉、牛排、烤肉、鱼） □ 厚切片或淀粉类蔬菜（四季豆、南瓜片、洋葱、甜椒、蘑菇） □ 香料/香草：提前磨好

主食	制作方法（每份用量）	副食
慢炖类	☐ 炖肉或焖肉：4~8 盎司 ☐ 炖菜：2~4 杯 ☐ 鸡汤/牛肉汤或番茄罐头：1~2 杯	☐ 请卖肉的人协助选择适合炖煮的肉 ☐ 适合慢炖的蔬菜（通常较硬）：胡萝卜、欧洲萝卜、羽衣甘蓝、芦笋、菜豆、洋葱 ☐ 适合炖菜用的香草：月桂叶、迷迭香、百里香、鼠尾草
碎肉	☐ 碎肉：4~8 盎司 ☐ 提味用的混合香料 ☐ 沙拉或蒸菜	☐ 肉类：牛肉、美洲野牛肉、火鸡肉、松软的香肠 ☐ 可做成馅饼、肉丸、肉馅糕，或加番茄酱和蔬菜，用平底锅煮烂，做成意式肉酱、俄式酸奶油肉或碎牛肉饼
蛋类	☐ 鸡蛋：2~4 盎司（也可选择其他肉类） ☐ 奶酪：1 盎司（可选） ☐ 晚餐淀粉（可选） ☐ 沙拉、萨尔萨辣酱或蒸菜	☐ 若选用其他肉类，比如香肠、火腿、碎牛肉，则只需用 2 个鸡蛋 ☐ 将所有食材做成菜肉馅煎蛋饼、无硬皮的乳蛋饼或煎蛋卷 ☐ 在玉米饼上放上煎蛋、香肠、萨尔萨辣酱和奶酪
砂锅菜	☐ 蛋白质：4~8 盎司 ☐ 蔬菜：2~4 份 ☐ 混合香料（可选） ☐ 骨汤：1~2 杯 ☐ 奶酪：用作装饰	☐ 先加入碎肉或香肠炒至变色，以及蔬菜，这样可以提升口感 ☐ 在砂锅中加入骨汤 ☐ 可上网搜索"低碳砂锅菜"，会给你提供更多灵感
肉类沙拉	☐ 蛋白质：4~8 盎司 ☐ 大份晚餐沙拉	☐ 熟禽肉、鲑鱼、鳟鱼、牛肉 ☐ 如有需要可先切片，再拌入沙拉 ☐ 调料可从下面任选三种：沙拉酱（2 汤匙），鳄梨（1/2 个），软质奶酪末（1.5 盎司），什锦坚果（1 盎司），碎培根（1/2 盎司），橄榄、酸豆等调味蔬菜（1 盎司）
蔬菜沙拉	☐ 4×4 原则 ☐ 沙拉酱：2 汤匙	☐ 4 杯蔬菜（2~3 杯生菜，1~2 杯其他蔬菜混合） ☐ 4 种不同颜色的蔬菜：绿叶菜、胡萝卜、红辣椒、芹菜

主食	制作方法（每份用量）	副食
酱汁	☐ 油和醋的比例为 3∶1 ☐ 油、醋和酱油的比例 　　为 4∶1∶1	☐ 橄榄油+意大利香醋+蒜末（可选） ☐ 花生酱+芝麻酱+醋+酱油+姜末 （可选）
蒸菜	☐ 蔬菜：2~4 杯 ☐ 黄油/酱汁：1~2 汤匙	☐ 蒜香黄油：将黄油加热至融化，加 　入蒜末，爆香 ☐ 芝士酱 ☐ 其他酱汁：蒜泥蛋黄酱、荷兰酱等
晚餐淀粉类	☐ 任选 1~2 种	☐ 6 英寸玉米饼（不含植物油） ☐ 1 片酸面包或发芽谷物面包 ☐ 1/2 杯豆类蔬菜（推荐豆芽） ☐ 1/4 杯野生稻米或古代谷物①

下面我将一一详细介绍各种晚餐。

主食：煸炒类（肉类、鱼类和蔬菜）。

把肉、鱼或菜切块，半英寸大小，先将肉块煸炒至金黄色，取出备用，再在锅中加点儿油炒蔬菜，然后倒入之前炒好的肉块，最后加入酱汁调味。适合这种做法的蔬菜有：洋葱、胡萝卜、芹菜、青椒、甜椒、荸荠、竹笋及春豌豆。

搭配：经典搭配推荐西蓝花炒牛肉、姜汁椰香草虾、红甜椒花生鸡块，也可以尝试将黄豆、鱼块或蚝油与泰式红绿辣椒酱搭配。

　　凯特博士建议：先将肉块放入锅中煸炒至金黄色，取出备用，再炒蔬菜（先放比较硬的蔬菜），然后将炒好的肉块放入锅中跟菜一

---

① 古代谷物（ancient grains）：尚无非常明确的定义，一般指在过去几百年中基本保持不变的谷物，也指全谷物。通常包括卡姆小麦、大麦、燕麦、藜麦、黑麦等。——编者注

起煸炒，味道会更鲜美。做鸡肉时可选择带皮肉，煸炒几分钟至鸡皮变为金黄色即可。

主食：肉类沙拉和蔬菜沙拉。

4~6盎司易切片的嫩肉（如果肉质偏硬，可提前切片备用）放到一大盘沙拉蔬菜上。

搭配：可选科布沙拉、凯撒沙拉或主厨沙拉；也可考虑主题菜，比如地中海主题沙拉（鸡肉或羔羊肉配希腊橄榄油、羊乳酪、番茄干及松仁），或亚洲主题沙拉（鸡肉或猪肉配竹笋、棕榈芯、鹰嘴豆，用酱汁拌匀）。

提示：建议做沙拉时每次至少用4种蔬菜。用坚果或猪皮代替油煎面包块，味道会更鲜美。你也可以尝试用各种佐料，比如番茄干、酸豆、橄榄、希腊金椒配菜心等。我们经常用芹菜、胡萝卜、葵花子及橄榄。还有一种常见的搭配是棕榈芯、鹰嘴豆、红甜椒和薄青葱片配奶油莴苣，再拌入亚洲沙拉酱。拌沙拉时尽量用大碗，既方便你夹菜，也可尝试各种不同味道的搭配，又能避免菜掉落到盘子外面。

沙拉酱：要想让你的沙拉种类更丰富，最简捷的方式就是使用各种不同的油或酱汁。我建议准备两三种醋和各种油，比如意大利香醋、苹果醋或无花果醋等风味醋，以及橄榄油、花生油和芝麻油。因此，无须特意制作沙拉酱，可将上述油和醋按3∶1的比例混合搅拌均匀后使用。如果想做亚洲沙拉酱，可用花生油、芝麻油，醋的用量减半，再加入和醋等量的酱油即可。如果你想提升口感，还可加入姜末；要是你用的是橄榄油和醋的话，可加入蒜末。最后不要忘记加少许盐，可以提味。

主食：焙烤类（肉类、鱼类和蔬菜）。

这类菜肴既有蔬菜，又可以提供蛋白质。如果只是1~2人的分量，可将所有食材放入烤箱，用肥肉或肉皮提升口感，也有助于保持水分。

比如，与无骨无皮的鸡胸肉相比，鸡腿和鸡翅更适合焙烤。

蔬菜需提前 20 分钟左右放入，这取决于蔬菜块的厚度和肉的种类。可提前在蔬菜上撒上香料或刷一层油，也可根据温度在烤到一半时再撒香料或刷油，以免香料被烤煳。

搭配：准备各种香料，即便使用同样的蛋白质食物制作，你也可享用到多种不同味道的菜肴。今天吃烤排骨，明天吃卡津烤排骨，或者今天吃墨西哥烤鸡腿，明天吃印度烤鸡腿。

主食：慢炖类（肉类、鱼类和蔬菜）。

如果你选用慢炖锅，只需设定好就不用管它。如果你选用荷兰炖锅，它最大的好处是在关火之前不用换锅就能上色。无论你用哪种锅，肉质硬一点儿的牛肉、羔羊肉和土鸡肉比较适合慢炖，适合炖一天的蔬菜则通常是碳水化合物含量较高的菜，比如胡萝卜和其他根菜。因此，如果你想控制碳水化合物的摄入量，可在最后一小时至半小时放入一些比较嫩的蔬菜。

搭配：我比较喜欢的一个低碳又适合慢炖的食谱来自达娜·卡彭德特的推荐。

凯特博士建议：豆芽既是低碳食品，又适合慢炖，是慢炖菜肴中非常不错的选择。你可以参考低碳饮食书籍，书中推荐的食物淀粉及糖分含量不会超标。你也可以根据自身健康状况，加入含适量碳水化合物的食物，比如豆芽、野生稻米或根菜。

主食：蒸菜（蒸蛋、蒸鱼和蒸蔬菜）。

如果操作方法正确，蒸制就是最健康的烹饪方法之一。抱子甘蓝、芦笋、羽衣甘蓝、西蓝花、菜豆及花菜都是适合做蒸菜的食材。

搭配：做蒸菜或蒸鱼最关键的就是酱汁，最快捷易做的酱汁就是蒜香黄油再加点儿盐。白酱和荷兰酱可以跟各种鱼及蔬菜搭配，芝士酱也可搭配多种蔬菜。

凯特博士建议：蒸制是最便捷也最能保存蔬菜营养的做法，唯一需要注意的就是时间，只要叉子能扎透就说明已蒸好。真正让蒸菜变得美味的东西是蒜香黄油，每两人份的蒸菜通常为4~6杯，可用4汤匙黄油和2瓣蒜。要注意的是，脂肪的热量密度较高，不易产生饱腹感。

主食：碎肉。

虽说美洲野牛肉和草饲牛肉是经济实惠的高品质红肉，但各种碎肉（鸡肉、火鸡肉、猪肉）也能为你提供方便快捷、美味可口的晚餐。

搭配：可用事先准备好的混合香料做各种炖肉、肉饼、肉丸、肉卷等。我最喜欢的一种做法是把用黄油煎过的蘑菇和等量的碎牛肉拌到一起，也可以用猪肉肠配碎牛肉。

凯特博士建议：我喜欢的做法之一是用草饲碎牛肉自制意面酱，不加意粉，只加牛肉汤提味。卢克做酱汁喜欢用碎牛肉（草饲）、猪肉肠、洋葱、青椒、番茄丁罐头、蘑菇以及西葫芦（应季的话），并加入大蒜和意大利香草调味。

主食：蛋类。

蛋可跟任何肉类、蔬菜或奶酪搭配，你能用这三种食材做出充满无限可能性的美味佳肴。

搭配：除了最基本的煎蛋卷和炒鸡蛋，还可以做乳蛋饼、菜肉馅煎蛋饼和蛋奶酥；也可搭配各种蔬菜，做成"一锅烩"。

凯特博士建议：用一大份七彩沙拉拌三个半熟煎蛋（每份），放在一个6英寸的薄玉米饼上，再将2盎司切达干酪融化后浇汁，即可做成一道简餐。

主食：砂锅菜。

你可以参照手头的各种砂锅菜食谱来做，注意将淀粉类食材（比如意大利面、马铃薯等）的用量减少一半或更多，甚至完全去掉；同时增加蛋白质含量较高的食材或蔬菜的用量。比如，如果你喜欢芝士通心粉，可以将通心粉用量减半，加入金枪鱼和切碎的蔬菜，比如红辣椒、芹菜和洋葱等，做成泰特拉齐尼意粉。

搭配：最经典的砂锅菜要数泰特拉齐尼意粉和千层面。将所有食材一层一层码好，不仅美观，也会更加入味。若想更有营养，可减少面条用量，多加蔬菜或其他配料。

凯特博士建议：要想让砂锅菜更美味，若时间允许，你可以先把肉或蔬菜炒熟。做好砂锅菜的关键是，一定要把蔬菜切成薄片，以确保它能跟肉同时熟。你可以用任何食材搭配番茄酱、骨汤或意大利乳清干酪这类软质奶酪；要想提升口感，你还可以加白酱、各种奶油酱汁或蒜泥蛋黄酱。

清理厨房

如果你还没有清理过厨房，现在是时候了，扔掉所有主要成分中包括植物油的食材，扔掉那些可能影响身体健康的垃圾食品，这样做会让你心情舒畅。唯一例外的是蛋黄酱，至少在你学会自制蛋黄酱之前可以先留着。

一旦厨房腾出空间，你就可以开始购物了。

甜点怎么办？

面对甜食，有些人会产生滑坡效应。如果你必须控制甜食的摄入量，建议你至少在 6 个月内做到彻底远离甜食。一旦你吃甜食的欲望得到克制，你就能更好地控制甜食摄入量，吃一小块黑巧克力或喝一点儿甜酒就足以让你愉快地度过一晚。如果你依然感觉饿，不要吃东西，可尝试喝一大杯水或找些可以做弯腰动作的事情做，比如收拾碗碟、扫地、脱鞋等。向前弯腰这个动作会刺激胃牵张敏感神经元的放电活动，向大脑发出"我吃饱了"的信号。

一周饮食计划：主要食材的储存和新鲜食材的采购

你可以参照我在前文中列出的主要食材清单，并根据自己的喜好进行选购。一旦你形成新的饮食习惯并知道哪些食材是你最常食用的，每次采购之前，你就会像检查肥皂、纸巾等家居用品一样检查这类食材是否还有储备。

对那些保质期较长的食材，你可以根据个人喜好多买一些备用，但每周所需的新鲜食材应该定量购买。我建议在采购食材之前先列出本周的食谱，至少在刚开始的时候要做到这一点。虽然你之后可以做到游刃有余地根据当地商店或肉铺所售食材来调整你的饮食计划，但刚开始的时候肯定做不到。我强烈建议你每周采购一到两次，而且不一定每次都去同一家商店。采购次数太少不能保证食材的新鲜度，而采购次数太多又意味着你的计划不够高效，会浪费时间。

现在我们来计算一下你每周需要储备多少食材。虽然这看似简单，但如果你之前没有制订过类似的计划，最好找人给你提些建议。

制订一周的早餐计划

选择一两种食材作为你一周早餐的主食。比如，你选择的是发酵乳制品和蛋类，工作日早餐选择发酵乳制品，周末选择蛋类。由于这两种食材都容易变质，你必须根据需求定量购买，购买多少还取决于用餐人数，可根据食用分量大致计算出需求量。假设每一份早餐需要 6 盎司发酵乳制品和 2~3 个鸡蛋，那么四口之家需要的发酵乳制品量为 $6 \times 5 \times 4 = 120$ 盎司，需要的鸡蛋数量为 $3 \times 2 \times 4 = 24$ 个。如果只有你一个人，买 6 个鸡蛋和 30 盎司乳制品就足够了。

接下来确定你想要尝试的副食。

我们先回顾一下前文中提到的酸奶巴菲。坚果和种子可以买散装的（袋装坚果或种子的量是固定的，散装则可以按需要的量购买），但这仅限于预算紧张或散装坚果、种子比较新鲜的情况。大多数人会购买五六种备用，每种 6~16 盎司。常用的有开心果、巴西栗、杏仁、核桃、腰果、芝麻及南瓜子。如果你想在巴菲上面加一点儿新鲜水果，一定不要买太多，因为每份只需加少量水果。果干的存放时间稍长，但通常含糖量较高。

接下来看蛋类。我们假设全家人早餐时都吃了由切达干酪、炒蘑菇和青椒做的煎蛋卷。切达干酪比较常见也比较经济的规格是 1~2 磅，如果只是早餐食用可能有点儿多，但是它可以存放一个月，而且你可以根据个人喜好在其他时候食用。每份 8 盎司装的蘑菇可能也有点儿多，但如果你喜欢吃生蘑菇，你可以将剩余的蘑菇加入沙拉。一到两个青椒就够了，如果你买多了，那么可以做沙拉用。别忘了准备烹调油，我们做鸡蛋时常用的是黄油和培根油。

现在可以列出你的购物清单了：

☐ 酸奶或原味全脂牛奶：120 盎司

☐ 鸡蛋：24 个

☐ 切达干酪：2 磅

☐ 杏仁：8 盎司

☐ 核桃：8 盎司

☐ 开心果：1 磅

☐ 发芽南瓜子：12 盎司

☐ 巴西栗：6 盎司

☐ 黄油：1 磅

☐ 干枸杞：2 盎司

制订一周的午餐计划

像做早餐计划一样，先确定用餐人数，然后根据分量计算出各种食材的需求量，我们依然以四口之家为例。

假设一周中有 3 天你想吃熟肉片，按 12 份来计算，每份需要 3~4盎司，总共需要 36~48 盎司，买 6 份 8 盎司装的就够了（只能保存 1 周，所以你必须在一周内吃完）。再来看奶酪，大部分奶酪片都是 1 盎司装，每包有 8 片，买 3 包就是 24 片，够每人每餐吃 2 片。如果你觉得无碳水化合物的午餐不够丰盛，那么你可以给孩子加点儿水果、胡萝卜条、腌黄瓜或咸饼干，但一定要选择不含植物油的饼干。

假设另外 4 天的午餐你想做快手汤，总共 16 份，每份需要用 2~4 盎司肉，那么一周总共需要 1~2 磅肉（可以使用之前剩下的熟肉）。预制或冷冻的热狗、鸡柳等也是不错的选择，有 1 磅装的。此外，也可以买香肠。

除了肉，做汤还需要约 1 盎司的瑞士奶酪或切达干酪、少许羽衣甘蓝脆片。如果你愿意尝试，还可以不用油煎面包块，换成 1 盎司左右的发芽南瓜子。因此你需要购买瑞士奶酪和切达干酪各 1/2 磅、4~5 包羽衣甘蓝脆片和 1 磅南瓜子。

如果你有微波炉，可以用微波炉把汤加热，没有微波炉或你想直接喝热汤的话，可以在家提前将汤和肉加热，放在保温桶里。记得带一只碗盛汤，也方便你撒上各种装饰配料，比如瓜子、羽衣甘蓝脆片和小块的奶酪片等，最后才加入这些食材，有助于保持羽衣甘蓝脆片等食材的松脆，也可以防止奶酪变硬。

汤可以自己在家熬制，也可以购买有机食品生产商制造的优质骨汤，通常每盒是 32 盎司。每份汤需要用 8 盎司，所以每周需要买 4 盒。自制骨汤可以在冰箱中存放几个月，未开封的盒装骨汤也可以存放好几个月，你可以在家多备一点儿，如果你在未来的某一周还想做汤，那么下周列购物清单时只需考虑你想在汤里添加的食材。

准备午餐购物清单时，你可以选择以下食材：

☐ 盒装鸡汤：32 盎司/盒，至少 4 盒

☐ 热狗：建议选购百分百草饲牛肉热狗，1 磅

☐ 鸡柳：建议选购有机食品

☐ 瑞士奶酪：1 磅

☐ 羽衣甘蓝脆片：2.2 盎司/包，5 包

□ 烤牛肉片：8盎司/包，2包

□ 熏鸡片：8盎司/包，2包

□ 波罗伏洛干酪片：8盎司/包，3包

□ 苏打饼干（或不含植物油的手工饼干）：1包

□ 胡萝卜：5磅

□ 腌黄瓜：32盎司/瓶，1瓶（发酵型）

表13-4　一周膳食计划模板

	早餐	午餐	晚餐	甜点
星期一	酸奶巴菲加杏仁片、可可粒、椰子片和干枸杞	汤（参照菜谱）中加入熏火鸡胸肉、羽衣甘蓝脆片和发芽南瓜子	将带皮鸡胸肉及洋葱、胡萝卜、芹菜、青椒、花生放到锅中，加花生油、芝麻油、酱油、蚝油和鱼油煸炒	1盎司黑巧克力配浓缩咖啡，再加1盎司发芽盐焗杏仁
星期二	加牛奶和奶油的咖啡	农家干酪巴菲配开心果、澳洲坚果和干姜丁	在6英寸的玉米饼上涂上融化的切达干酪，放上煎蛋，再放上萨尔萨辣酱；搭配一份蔬菜沙拉，可放入绿叶菜、青橄榄、葵花子、胡萝卜和芹菜	2盎司霞多丽葡萄酒，4~6盎司原味康普茶
星期三	平底锅煎早餐香肠配炒蘑菇	熏火鸡胸肉配波罗伏洛干酪和发酵酸黄瓜	草饲牛肉汉堡中加烤洋葱末（烤箱烹制）和芥末，牛肉在烹制之前抹上番茄酱，上面放波罗伏洛干酪和番茄片；搭配一份黄油煸炒豌豆	1盎司黑巧克力配杏仁和海盐，1盎司盐焗澳洲坚果

	早餐	午餐	晚餐	甜点
星期四	2个煮鸡蛋切片，撒上盐和胡椒粉，搭配泡菜	鸡汤里加发芽南瓜子、熏火鸡胸肉、意式奶酪菠菜水饺（可从商店购买）	用草饲牛肉末自制意面酱（不放意大利面），加牛肉汤；用菜心、紫洋葱丝、红甜椒丝、希腊橄榄、胡萝卜、芹菜和菲达奶酪做沙拉，加入意大利沙拉酱	2盎司霞多丽葡萄酒，4盎司康普茶和3颗巴西栗
星期五	2个蒸鸡蛋配干番茄丁和菲达奶酪	鸭肝泥（可从商店购买）、不含植物油的提子饼干，搭配芥末酱和1片瑞士奶酪	鸡肉蔬菜汤；用奶油莴苣、卷心菜片、鳄梨、开心果、橄榄油、油醋汁和新鲜的帕尔马干酪末做成的沙拉	农家干酪配樱桃果冻、香草精和开心果
星期六	加牛奶和奶油的花草茶	沙丁鱼和德国泡菜（发酵型）	用发芽的豆瓣、蔬菜、牛舌及培根做的汤，用胡萝卜丁、提子、柠檬汁、陈皮、盐做的沙拉	南瓜、低碳谷物
星期日	干燕麦片（1/4杯）加1勺酸奶，用水泡一整晚，早上加热时加入牛奶或酸奶搅拌，再加入坚果、亚麻籽粉、香料和黄油	草饲牛肉热狗，搭配用纸巾吸干水分的紫洋葱丝，以及希腊橄榄油鹰嘴豆泥（可在家自制，也可在商店选购）	芥末酸豆莳萝酱鲑鱼，清蒸四季豆配希腊橄榄、酸豆、柠檬汁和盐	香草蛋奶羹（低糖），撒上柠檬皮和香料

制订一周的晚餐计划

肉类（包括鱼肉等海鲜、禽肉、猪肉、牛肉及羊肉等在内的所有动物食品）通常是最贵的食材，尤其是高品质肉类。幸运的是，晚餐计划模板列出了多种不同的蛋白质食物供你选择，你只要知道本周所需的食材数量，就可以到商店随心所欲地选购了。

数量非常重要。每人每餐需要 4~8 盎司的肉，如果用餐人数为 4 人，一周的晚餐共需要 7~14 磅肉。

该计算方法也适用于蔬菜。我和卢克每周有 4 天要做大份沙拉，其他 3 天我们会做蒸菜。在主食里含有较多蔬菜时，我们会配点儿小菜或小份沙拉，甚至什么都不配。

假设有 2 天你打算做萨尔萨辣酱蛋肠玉米饼（每份需要 3 个鸡蛋，4 个人 2 天共需 24 个鸡蛋）配沙拉，1 天做烤火鸡腿配烤蔬菜，2 天做煸炒鸡肉配大量蔬菜，还有 2 天做炖肉酱配蒸菜。那么，你的晚餐购物清单中的食材列举如下：

- □ 腰果（用于煸炒）：6 盎司
- □ 酱油（用于煸炒）：1 大瓶
- □ 花生油（用于煸炒）：1 大瓶
- □ 烤芝麻油（用于煸炒）：1 瓶
- □ 薄玉米饼：1 磅/份，2 份
- □ 蚝油（用于煸炒）：1 瓶
- □ 用于烘烤的香料和香草：按口味购买
- □ 沙拉绿叶菜：1 磅/罐，2 罐
- □ 胡萝卜（用于沙拉或烘烤）：已在午餐购物清单中列出

□ 芹菜（用于煸炒、肉酱及沙拉）：1 捆

□ 洋葱（用于煸炒、肉酱、萨尔萨辣酱及沙拉）：1 大袋（可长时间存放）

□ 青葱（用于萨尔萨辣酱）：1 捆

□ 香菜（用于萨尔萨辣酱）：1 捆

□ 大蒜（用于萨尔萨辣酱、肉酱及煸炒）：1 袋（多瓣，可长时间存放）

□ 切达干酪（用于搭配香肠）：已在早餐购物清单中列出

□ 番茄罐头（用于萨尔萨辣酱和肉酱）：12 盎司/罐，8 罐（可长时间存放）

□ 菜豆（用于烘烤）：2 磅

□ 西蓝花（用于蒸菜）：2 磅

□ 青椒（用于煸炒）：4 个

□ 红甜椒（用于煸炒和沙拉）：2 个

□ 冷冻豌豆（用于蒸菜）：2 磅

□ 笋瓜（用于烘烤）：1 磅

□ 黄油（用于烤火鸡和蒸菜）：已在早餐购物清单中列出

□ 橄榄油（用于沙拉酱和肉酱）：1 大瓶

□ 意大利香醋（用于沙拉酱）：1 大瓶

□ 蘑菇（用于肉酱和沙拉）：2 磅

□ 鸡蛋：24 个（追加购买）

□ 猪肉肠：1 磅

□ 碎牛肉：4 磅

□ 火鸡腿（1 个够 2 人食用）：2 个

□ 整鸡：2 只

采购

对此，你不仅需要练习，还需要花时间去熟悉周边的商店、肉店、农贸市场及其他可能出售地道农产品的地方，最重要的是便利，以免把你的生活搞得过于忙乱。想买优质动物制品，你可能需要多跑跑腿，确定哪些商店出售天然乳制品，但我相信你能搞定。

为了买到健康食材，你可能要去你之前从未去过的商店。这可能会给你造成压力，但你也可以把它当作新的冒险旅程。起初你可能会采购一大堆主食，也需要阅读许多标签说明，因此你需要花时间慢慢适应。

有时候你可能需要网上购物，如果你住在比较偏远的地方，则更是如此。你可以从网上批量订购发芽坚果和种子、优质油、醋、海鲜产品、羽衣甘蓝脆片、香料、香草、发酵剂，甚至是发酵蔬菜。

如果你每周只采购一次，这意味着有些肉可能需要冷冻一周，那么你应该先吃容易变质的肉。

优质食品采购法则

1. 选择天然食品：不要选购那些近200年中才出现的食材。

2. 选择不同分量的食材：如果所有食材（鸡肉、蛋、番茄等）的大小、形状都一样，情况可能不妙。

3. 选择可口的食物：不要二次购买那些不加味精、水解蛋白和糖就寡淡无味的食材。

4. 选择应季食材：尽量不要选购冷冻食材或罐头。

5. 购买当地产品：包装上应该注明产地。

实施计划

如果我的说明没问题，接下来就简单了。祝你们胃口大开！

补充剂

你可能会感到困惑：如果每日遵循平衡、传统的饮食方案，为什么还要吃补充剂？原因如下：第一，我们大部分人都缺乏锻炼，我们的食物摄入量远不如我们经常劳作的祖先，这致使我们可能无法充分吸收食物里的维生素和矿物质。第二，许多地区土壤中的矿物质已被耗尽，而植物需要汲取土壤中的矿物质才能合成维生素，也就是说，由于土壤缺乏营养，如今的食物不仅缺乏矿物质，而且缺乏其他所有本应有的养分。

但我也不建议大家服用除维生素和矿物质之外的其他补充剂（比如卵磷脂、肌酸等），除非你有特殊原因并仔细分析了自己的饮食状况。

下列建议适用于所有人群：

□ 维生素D，2 000~4 000 IU（国际单位）。一般情况下每天补充
  4 000 IU，如果你晒太阳较多，每天补充2 000 IU即可。
□ 氧化镁，250毫克。
□ 葡萄糖酸锌，15毫克。顺便说一下，缺锌可能会影响食欲，
  如果你家有人挑食，可以尝试补锌。
□ 复合维生素，符合维生素的推荐每日摄入量。

其他人对于镁和锌的摄入形式可能会有不同建议，但我的推荐从体

积比来讲是生物利用度①最高的。有证据表明，就镁而言，生物利用度从最高到最低的差异程度可能达到 10%，但生物利用度最高的摄入形式的体积可能是最低摄入形式体积的 5 倍多。补充剂体积过大会导致吞咽困难，有些甚至超过一粒胶囊的容量，以至于一天之内需要多次服用，十分麻烦。

对于不吃红肉或动物肝脏的人，我建议服用：

□ 肝粉药丸。

对于不吃奶制品、带骨鱼以及几乎不喝骨汤的人，我建议服用：

□ 柠檬酸钙，250 毫克的片剂，每日两次，随餐服用。我不推荐珊瑚钙，因为它不是可持续钙源。

对于那些无法获取草饲乳制品（奶酪、黄油、奶油等）的人，我建议服用：

□ 维生素K_2，每日 1.5 毫克。如果你买不到这么小剂量的片剂，你可以隔几天服用一次，保证平均每天达到这个剂量即可。这是脂溶性维生素，比起水溶性维生素，身体更容易储存脂溶性维生素。

□ ω-3 脂肪酸。我推荐服用现磨亚麻籽粉。你可以用开水冲泡 1~2 匙亚麻籽粉当茶喝，也可以把它加到酸奶中，或用其他

---

① 生物利用度是指生物活性物质（药物、营养品或毒物）吸收的速率和吸收的程度。——编者注

方式服用。每天服用 1/2~1 匙亚麻籽粉，一周的 ω-3 脂肪酸的摄入量可达到 4 000~8 000 毫克，足以满足身体所需。除非你能买到新鲜、高品质的鱼油胶囊或鱼肝油，否则我不建议服用这类补充剂。

对于素食主义者，我建议服用：

☐ 铁，每次 325 毫克，隔日服用。

对于严格素食主义者、不吃乳制品的人及素食主义者，我建议补充：

☐ 碘，可食用红藻，每周 1 盎司。

一周购物计划

只买你知道有人会吃的食材，不要购买没人爱吃的东西。

易腐蔬菜（7 天内吃完）
选 4~6 种，按易腐程度从高到低排列。

☐ 沙拉：8~16 盎司（16 盎司可做成 4~6 份沙拉）
☐ 长叶莴苣、红叶莴苣或奶油莴苣：2~3 棵，每棵可做 2 份超大份沙拉
☐ 新鲜香草：罗勒、香葱、香菜、青葱、欧芹、龙蒿，可从中

选择 1~2 种

☐ 装饰配菜：甜菜叶、萝卜叶，1 捆可做 2 份

☐ 菠菜：8~16 盎司（蒸制食用的话，16 盎司菠菜可做 2 份；做沙拉则够 4~6 份）

☐ 鳄梨

☐ 番茄

☐ 甜椒：1~2 个，绿/黄/红

☐ 芦笋：1 捆可做 2~3 份

☐ 四季豆：1 磅可做 2~3 份

☐ 瑞士甜菜或羽衣甘蓝：1 捆，可做 2 份

☐ 西蓝花：1 个，可做 2~3 份

☐ 蘑菇：1~2 品脱，用于煎炒和（或）做肉酱

☐ 小萝卜：1 捆，可做 4 份沙拉

☐ 西葫芦、意大利面条及夏南瓜

易变质肉类

每人每周共需 3~4 磅（从下列清单中选择 2~3 种，带骨肉类可按双倍分量购买）。

☐ 鸡肉：鸡胸肉、不裹面包屑的鸡翅、鸡大腿、鸡小腿、整鸡、鸡肝、碎鸡肉

☐ 猪肉：里脊、排骨、肋骨、香肠、培根、碎猪肉

☐ 牛肉：牛排、碎牛肉、牛肩肉、牛肋、牛尾、牛肝

☐ 火鸡：鸡胸肉、大腿、小腿、碎肉、香肠、带内脏的整鸡

☐ 羔羊肉：排骨、肋骨、肝泥、羊腰子

☐ 美洲野牛肉：碎肉

☐ 鱼肉：鲑鱼、鳕鱼、罗非鱼、黄鳍金枪鱼、鱚鳅鱼、鲱鱼

☐ 贝类：草虾、牡蛎、扇贝、龙虾、螃蟹

☐ 鸡蛋：每人 6 个

鲜肉的储存及解冻时间

鲜肉分出一半来冷冻储存。如果你是星期六采购的，那么在第二周的星期二将这一半取出解冻。

腌鱼

☐ 腌鲱鱼、熏鳟鱼和熏鲑鱼

乳制品

按易变质程度从高到低排列。

☐ 牛奶：每人 1~2 品脱，用于做咖啡/茶奶昔

☐ 脱脂乳：少量即可，用于做沙拉酱

☐ 乳脂：奶油、奶油奶酪、酸奶油

☐ 农家干酪：乳脂浓度为 2%~4%，每人 1~2 桶

☐ 酸奶：2 品脱原味全脂奶、希腊酸奶或其他普通酸奶

☐ 硬质奶酪：根据喜好选购 2~3 磅，可选切达干酪、科尔比干酪、农夫奶酪、格吕耶尔奶酪、曼彻格奶酪、蒙特里杰克干酪、意大利干酪、门斯特干酪、波罗伏洛干酪、瑞士奶酪等。帕尔马干酪和罗马诺干酪可存放几个月。

蔬菜和腌菜

可存放 4~6 周	可存放数月
☐ 甜菜	☐ 朝鲜蓟心
☐ 卷心菜/紫甘蓝	☐ 酸豆
☐ 胡萝卜	☐ 冷冻四季豆
☐ 芹菜	☐ 冷冻利马豆
☐ 大蒜	☐ 冷冻菠菜
☐ 生姜	☐ 泡菜
☐ 豆薯	☐ 辣根
☐ 韩国泡菜（发酵型）	☐ 羽衣甘蓝脆片
☐ 洋葱	☐ 橄榄（青橄榄、黑橄榄或希腊橄榄）
☐ 酸黄瓜（发酵型）	☐ 豆类什锦沙拉（罐装）
☐ 青葱	☐ 希腊金椒
☐ 德国泡菜（发酵型）	☐ 烤红辣椒
☐ 姜黄根	☐ 萨尔萨辣酱（红辣酱/青辣酱）
☐ 芜菁	☐ 番茄干

保质期较长的食材

可多储存一些备用。注意：不要购买你不会吃的东西，可以多买一些你喜欢吃的东西。

油脂

☐ 黄油或酥油（可冷冻）	☐ 花生油
☐ 椰子油和奶油	☐ 烤芝麻油
☐ 橄榄油	☐ 鳄梨油

蛋白质

- ☐ 鲑鱼罐头（最好是带骨鲑鱼）
- ☐ 有机鸡汤和牛肉汤
- ☐ 牡蛎（橄榄油浸）
- ☐ 豆腐（推荐腐乳）
- ☐ 凤尾鱼
- ☐ 冷熏鲱鱼
- ☐ 金枪鱼罐头（水浸或橄榄油浸罐头）
- ☐ 沙丁鱼罐头（橄榄油浸沙丁鱼，最好带骨，别买含植物油的沙丁鱼罐头）
- ☐ 鸡肉罐头
- ☐ 金枪鱼罐头
- ☐ 鲭鱼罐头
- ☐ 牛肉干

坚果／种子／豆类

- ☐ 坚果（根据喜好至少选购 3 种，每种购买 6~16 盎司）：杏仁、巴西栗、腰果、澳洲坚果、碧根果、核桃，为保持口感可放到冰箱中。发芽坚果或生坚果比烤坚果更好。尽量不要选购用植物油加工过的坚果，可选购用花生油或椰子油烤的坚果。
- ☐ 种子（每种 2~16 盎司）：葵花子、南瓜子、芝麻、奇亚籽。发芽种子或生种子比烤过的种子更好。尽量不要选购用植物油加工过的种子。
- ☐ 豆类罐头或干豆：斑豆、黑豆、芸豆、鹰嘴豆等，可根据个人喜好选购。相较罐头，我更推荐干豆，因为干豆可发芽。

醋/酱汁/佐料

☐ 意大利香醋或各种风味醋（比如樱桃果醋、红酒醋或浸泡醋）

☐ 白醋（比如苹果醋和米醋）

☐ 酱油（自然发酵）

☐ 塔巴斯科辣椒酱和（或）辣椒酱

☐ 伍斯特辣酱油

☐ 番茄酱（选择含糖量低的）

☐ 芥末酱（可选黄芥末酱、黑芥末酱）

☐ 蛋黄酱（选择不含有毒植物油的品牌）

干香草和香料

☐ 多香果、罗勒、肉桂、辣椒片、香菜、孜然、陈皮、肉豆蔻、五香粉、牛至、辣椒粉、欧芹、胡椒、迷迭香、盐（推荐喜马拉雅岩盐）、百里香

☐ 混合香料：烧烤酱、牧场沙拉酱、卡津风味酱、辣椒粉、咖喱酱、墨西哥辣酱

淀粉类食物

☐ 发芽谷物面包或厚黑麦面包（需要冷藏或冷冻）

☐ 玉米饼（6英寸规格，需要冷藏或冷冻）

☐ 马铃薯或红薯

☐ 饼干（苏打饼干或亚麻籽饼干，不买含氢化油或植物油的饼干）

外来食品

- ☐ 海藻类：红藻、裙带菜
- ☐ 酱类：味噌、虾酱、泰式辣酱（红辣酱/绿辣酱）
- ☐ 酱汁：鱼露、海鲜汁、蚝油

储存类食品

- ☐ 番茄罐头（番茄丁及番茄酱）
- ☐ 果酱和腌菜（选择每汤匙含糖量低于9克的品牌）
- ☐ 天然萃取物（比如香草精、巧克力精、杏仁精）
- ☐ 蜂蜜（纯天然的最好）
- ☐ 龙舌兰花蜜
- ☐ 白砂糖和红糖
- ☐ 面粉（白小麦粉比全麦粉保质期长，冷藏可延长保质期）

饮料/零食/甜品

- ☐ 咖啡和茶，用于泡茶的花草（薄荷、洋甘菊、柠檬薄荷）
- ☐ 葡萄酒和烈性酒（红葡萄酒、白葡萄酒、龙舌兰、伏特加、波旁威士忌、白兰地、威士忌）
- ☐ 康普茶
- ☐ 巧克力（选择可可含量超过70%且不含植物油的，优先选择可可脂制成的巧克力）
- ☐ 干果、糖霜果仁、香草椰子片（不加糖）
- ☐ 可可粒

旅行或外出时如何吃得更好？

外出就餐小贴士

无论是五星级餐厅还是快餐店，它们为了节约成本，都会使用植物油代替天然脂肪。你可能一不留神就会摄入大量有毒油脂，这会让你胃灼热，甚至第二天还有明显的不适感。如果你已经有一段时间未摄入植物油，这种不适感将会更加明显。这一方面是因为你的身体对有毒油脂已经失去了抵抗力；另一方面是因为你的状态太好了，有毒油脂的副作用就会表现得尤其明显。

餐厅有毒油脂的两个典型代表是油炸食品和沙拉酱。杜绝油炸食品（尤其是酥炸食品），并要求他们用橄榄油和醋代替沙拉酱，可至少减少一半的有毒油脂摄入。

相较快餐厅，堂食餐厅更便于你与侍者交流，并选择用黄油、奶油及橄榄油烹制的菜品。你可以请侍者帮你确认哪些菜品在烹制过程中使用的是健康油脂，如果侍者不确定，就麻烦他/她去咨询厨师。这种行为有时会让侍者觉得厌烦，但请你耐心对待他们，要知道无论他们是否愿意配合，事实上你都在敦促侍者和厨师学习。总有一天他们会明白为何植物油对人体有害，并采取措施改善他们自身的健康状况。

旅行就餐小贴士

只要有可能，我都会在托运行李中装上冷冻牛奶和奶油，我还会挑选那些周边有健康食品商店或食品杂货店的酒店入住。

下面是我常吃的旅行餐和一些饮食策略：

□ 一桶 8 盎司装的绿叶菜沙拉配 1/2 个橘子、1/2 个鳄梨，6~8 盎司的熏鱼

□ 酸面包配番茄、布里奶酪或曼彻格奶酪

□ 如果酒店有厨师自制骨汤（大部分高端酒店都有这种服务），我会点一份。

□ 去参加宴会时，如果食物质量不太好，我通常会选择鸡蛋、鱼或比较清淡的菜品，还会选择上面放了肉、水果或其他鲜蔬但没有拌沙拉酱的绿叶菜沙拉。我不会选甜品、油炸食品，也不会多吃面包；我也绝对不碰没有搭配天然黄油的面包。吃三明治时，我不吃外层的面包，只吃里面的馅料。当然，如果你运动量较大而且面包品质佳，那么你可以吃一片，或者吃掉整个三明治。

□ 若出行紧急，鱼罐头是我最常携带的食物，比如橄榄油浸金枪鱼罐头、沙丁鱼罐头配一包芥末酱（从机场零售商店购买）、熏牡蛎罐头等。我也常带羽衣甘蓝脆片、坚果、奶酪、巧克力、去皮胡萝卜或腌黄瓜出行。

□ 几乎所有大中型城市的机场都提供以下食品：寿司、煮鸡蛋及考伯沙拉（注意别用他们提供的沙拉酱）。你可以选择任何无油及低碳食品。

孩童与运动

最近，体育运动和其他活动似乎成为孩子们吃垃圾食品补充体能的借口。如果孩子累了，很难继续坚持下去，你就得给他们吃点儿零食。但事实上你的选择很多，完全可以避开垃圾食品。下面是我们为湖人队

制订的PRO营养计划中推荐的零食：

- ☐ 一份猪肉熟食配奶酪片、意大利辣香肠、其他腌肉及小点心
- ☐ 羽衣甘蓝脆片
- ☐ 坚果（可选干烤或用花生油、椰子油烤的坚果）
- ☐ 发芽坚果和种子
- ☐ 橄榄
- ☐ 腌黄瓜

婴儿配方奶粉

婴儿的皮肤常出现皮疹，这说明他们在喝商业配方奶粉，其中最主要的成分是植物油和糖。植物油会变成脂肪堆积在婴儿胖嘟嘟的脸上。糖会影响其免疫系统，引起自身免疫性皮疹。而且，配方奶粉的生产设备都含铝，导致很多配方奶粉的铝含量远超欧洲食品安全标准（按体重每千克每周不超过1毫克）。[620]这一标准是基于调查研究制定的，研究表明，铝摄入量超过这一标准将会导致人体神经受损。牛奶配方奶粉比豆奶配方奶粉的含铝量低，前者每周摄入量为每千克0.9毫克，后者则为每千克1.1毫克，而母乳中的铝含量每周每千克体重不会超过0.07毫克。[621]

学步期：从喝奶到吃饭的过渡

如果你的孩子准备断奶并开始吃饭，谷类是我最不愿意推荐的食品。不幸的是，谷类却是我接受过的培训及许多著名儿科专家常向妈妈

们推荐的食品。[622] 其他国家在这方面走在了美国前面，加拿大从 2012 年便修改了婴儿膳食建议，在婴儿的第一阶段食物中加入了蛋黄和肉泥。[623] 我姐姐在孩子断奶后，给她吃布里奶酪、黄油、鸡肝泥、半熟的水煮蛋黄及牛舌浓汤（牛舌比较便宜）。在女儿能吃固体食物后，我姐姐又给她加了一些蔬菜，其中有德国泡菜和红藻。孩子到 4 岁时还没有吃过任何即食麦片。

就婴儿可吃的食物而言，若想了解更多详细信息，你可以查看各种育儿网站。你一定要多关注这些网站推荐的婴儿食品的质地和稠度，而不是成分。比如刚开始时不要选择米粥或面条汤，可尝试更有营养的炖牛肉和炖豆子，也不要选择酸奶溶豆和麦圈这类食品，可尝试香肠丸子和奶酪块。

孩童期：改变习惯

由于越来越多的人开始遵循严格的饮食习惯，食物过敏现象也越来越常见，很少有家庭能够一家人安安静静地坐在一起吃相同的食物，这让父母们几近抓狂。然而，对于这一问题，并没有什么立竿见影的解决方法。我听到的最好的建议来自一位充满智慧的奶奶，她有 13 个孙子，但她从不给他们准备饼干或其他甜的垃圾食品。让她的子女们非常震惊的是，这些孩子回到自己家后，只向父母要腌黄瓜、盐拌番茄片还有芹菜梗蘸花生酱当零食吃。

以下是她提供的一些建议：

☐ 以身作则。

☐ 让孩子们接触新食物时，先拿出少量让他们尝尝味道。

□ 如果孩子们吃不完，不要勉强他们。

□ 要有耐心。孩子们可能要尝试几十次才能喜欢上一种新食物。

□ 不要将食物作为对孩子的奖励，尤其是糖果或饮料。

疑难问题解答

如果在两餐之间我感到饥饿，该怎么办？

如果你发现饥饿感每天定时袭来，对你来讲这应该是一个好消息。只要你没有低血糖的症状（头疼、发抖、易怒、注意力不集中等），这就是一种习惯性饥饿。如同狗见了陌生人会吠叫一样，习惯性饥饿是你的生物钟形成的一种规律。宠物可以重新训练，生物钟也可以调整。但无论是重新训练宠物还是调整生物钟，最重要的就是坚持。如果你偶尔用零食犒劳自己，你就是在慢慢强化坏习惯，要想改掉将会更难。

如果你的饥饿感伴有低血糖症状，这可能意味着你的新陈代谢出了问题。

解决这一问题的最有效方法是，早餐时减少碳水化合物和蛋白质的摄入量，因为高碳早餐会引发新陈代谢问题。如果早餐摄入过多的碳水化合物或蛋白质，而脂肪摄入量不够，人体就会释放胰岛素来储存额外的营养，这会导致血糖水平降低，引起能量危机，导致身体处于恐慌状态，进而分泌肾上腺素以补足受损的新陈代谢机制，确保身体可以随时获得能量补充。那些早餐常吃低脂或高蛋白食物以致身体不太适应脂肪燃烧的人，在早餐和午餐之间更容易遭遇能量危机。针对这一问题，可在增加早餐脂肪摄入量的同时，减少碳水化合物和蛋白质的摄入量。

我采用"人类饮食法"后身体不适应，该怎么办？

在减少碳水化合物摄入量的同时，身体也需要做出一些调适。引起不适感的最常见原因是钠（来源于盐）、钙、钾、镁等矿物质不足，人们常会缺水或缺盐，或者既缺水又缺盐。为了解决矿物质缺乏这一问题，你可以考虑服用补充剂，现在就去评估相关需求吧。

我已经厌烦了这种一成不变的饮食模式，该怎么办？

很显然，产生厌倦感的最主要原因是菜肴花样不够多，根源则在于采购的食材种类不够丰富。因此，最简单的解决方法就是列一张更长的食材采购清单。

产生厌倦感的第二个原因是你不够饿。当你真正饥饿的时候，冰箱里那些营养丰富的食物就会显得非常诱人。即使眼前的所有食物都提不起你的胃口，我建议你也不要吃快餐，少吃一顿饭没关系。

我的体重没有减轻，该怎么办？

我要强调的是，要想始终坚持本书推荐的饮食方案，不能让自己饿肚子。如果你随时都有饥饿感，可参照前文。

如果你没有饥饿感，也无法减去多余体重，我的建议是：少吃！最简单的方法就是偶尔少吃一顿饭。

我很怀念高碳早餐，真的一顿也不能吃吗？

当然不是。如果你无须应对过度饥饿问题或能量危机，也无须控制体重，那么你将每天的碳水化合物摄入量控制在 100 克以内即可（运动员除外），最好是 30~70 克。早餐你可以吃碳水化合物类食物，但我不建议以碳水化合物为主，因为它相对缺乏营养。你可以吃一片酸面包或发芽谷物面包，搭配鸡蛋或燕麦（或其他全谷类食物）。以燕麦为例，可在前一天晚上将其浸泡在乳清中或使其发芽，然后加入坚果、种子等食材，再加入水果，不要放糖或蜂蜜。传统早餐中的稀饭、麦片粥和松饼并不是靠增加甜度来提升口感的，因为在过去糖是一种稀有物品，一年中的大部分时间也没有水果，人们通常以让谷物发芽或发酵的方式来提升食物的口感。发芽或发酵都有助于减少抗营养因子，不仅能提升口感，还能增加营养，加上美味的香草则口感更佳。

如果你早餐想吃碳水化合物类食物但又不想选择谷类，可考虑尝试笋瓜，也可以用坚果粉做点心。但由于坚果粉容易变质，我不太推荐，除非你自己研磨。

如果你不能适应低碳饮食，碳水化合物就会转化成脂肪堆积起来。你一定要了解自己喜好的食物中哪些是最需警惕的高碳食物。

我觉得动物内脏很恶心，该如何克服？

我不得不承认自己有时也受不了动物内脏的那股气味，卢克和我常用的简易方法是用酱油或辛辣调味品来烹制它们。用酱油配牛肝非常好吃，你也可以用这个方法来烹制鸡肝。肝泥或肝泥香肠配芥末或抹了发酵辣根酱的无植物油饼干非常好吃，你喜欢的话还可以配橄榄和奶酪吃。你也可以在鸡肝上撒上你喜欢的混合印度香料，再用花生油煸炒后食用。

烤骨髓汁多味美，抹在面包片上或搭配浓缩牛骨烧汁会更加美味，搭配甜食一样好吃。骨髓口感软嫩，煎或烤都非常好吃，只是很难买到。

你也可以找擅长烹制动物内脏的人来帮你，只要肯花钱就很容易办到。

还有一种方法，你甚至不需要看到动物内脏就可以摄取到养分，那就是多吃鸡蛋，因为鸡蛋黄跟鸡肝的营养成分几乎是一样的。

我想在饮食中加骨汤，但又不想总喝汤，该怎么办？

我喜欢的一道菜肴叫酱汁牛排，你可以在牛骨烧汁中加入黄油面粉糊，使酱汁成为更浓郁、丝滑的肉汁，再加几片简单烹制的肉。酱汁配焦糖洋葱和（或）炒蘑菇都是不错的选择，做米饭或意大利烩饭时，你也可以用骨汤代替水。

湖人队的主厨桑德拉·帕迪拉把骨汤倒入粗燕麦粉，再拌上土豆泥，用来炖羽衣甘蓝及其他蔬菜。除了用骨汤做经典墨西哥汤及传统鸡汤以外，她还用骨汤做各种蔬菜汤，比如笋瓜汤、芦笋汤和西蓝花汤等。科比·布莱恩特退役前就非常喜欢桑德拉做的美味汤品，他甚至请人把这些汤送到他家里！

我想变得更健康，但感觉很难做到，该如何开始？

最好从早餐开始。只有适应了新的早餐模式，你才能慢慢适应更健康的午餐模式。同样地，等你适应了健康的早餐和午餐模式，你便可以适应新的晚餐模式，从而实现向深度营养饮食方案的过渡。当然也有其他循序渐进的方法，但我推荐的方法已经过我的患者的检验，实践证明它快捷又有效。

精选食谱

希腊酸奶黄瓜酱

在炎热的夏天，没有什么比喝一杯新鲜的西班牙冷汤更令人舒爽的了。在最近的一次旅行期间，我们去了纽约奈阿克镇的一家很棒的餐厅吃午饭。在那里，我喝到了迄今为止喝过的最棒的西班牙冷汤。主厨康斯坦丁·卡兰德罗尼斯敦厚善良，他告诉了我烹饪方法，还给了我一份十分简单的希腊酸奶黄瓜酱菜谱。

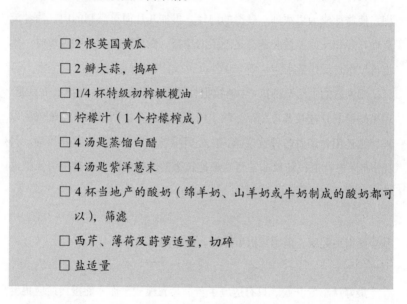

□ 2 根英国黄瓜

□ 2 瓣大蒜，捣碎

□ 1/4 杯特级初榨橄榄油

□ 柠檬汁（1 个柠檬榨成）

□ 4 汤匙蒸馏白醋

□ 4 汤匙紫洋葱末

□ 4 杯当地产的酸奶（绵羊奶、山羊奶或牛奶制成的酸奶都可以），筛滤

□ 西芹、薄荷及莳萝适量，切碎

□ 盐适量

将黄瓜拍碎，用纸巾吸走多余水分。除酸奶和香草外，把其他所有食材都放到碗里，搅拌后放置 2~3 分钟，加入酸奶、香草和适量盐。如果把酸奶沥水 1 小时，做出来的酱会更加浓郁，可用细孔筛或奶酪布过滤。

西班牙冷汤

☐ 4 根波斯黄瓜，磨碎，用奶酪布过滤，再用干净的厨房
纸巾吸走多余水分

☐ 12 个红色牛排番茄[①]

☐ 4 个成熟的大"祖传番茄"

☐ 4 瓣蒜

☐ 1 杯辣椒醋

☐ 2 个墨西哥辣椒（带籽）

☐ 1 个紫洋葱（切片）

☐ 1 罐有机番茄

☐ 1 杯罗勒叶

☐ 1 杯切碎的薄荷叶

☐ 1 杯切碎的欧芹叶

☐ 1 杯切碎的香菜

☐ 2 汤匙切碎的鲜辣根

☐ 柠檬汁（1 个柠檬榨成）

☐ 青柠汁（1 个青柠榨成）

☐ 盐适量

☐ 特级初榨橄榄油，备用

☐ 装饰配菜，自选

---

① 牛排番茄是一种个大饱满的红色番茄，因经常用作牛排配菜而得名，有时也会
用来装填馅料；下文提到的"祖传番茄"是种子一代代流传下来的品种，色彩丰
富，有多种颜色，一般自然授粉，种植过程不使用化肥农药。——编者注

把所有食材放到碗里充分入味，24小时后搅拌成泥状，再加上有机橄榄油和装饰配菜即可食用。

洋葱炒肝片

这个食谱虽然简单，但要做好这道菜，秘诀在于肝片不能炒得过老，洋葱也要慢慢翻炒。商店出售的牛肝一般都会贴上"已清洗"的标签，但如果上面有层银色的皮，一定要先去除皮。

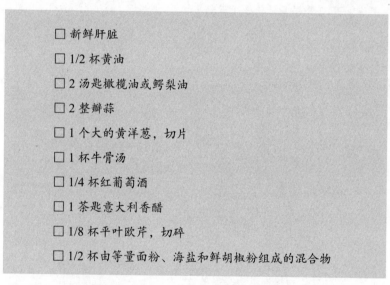

□ 新鲜肝脏

□ 1/2 杯黄油

□ 2 汤匙橄榄油或鳄梨油

□ 2 整瓣蒜

□ 1 个大的黄洋葱，切片

□ 1 杯牛骨汤

□ 1/4 杯红葡萄酒

□ 1 茶匙意大利香醋

□ 1/8 杯平叶欧芹，切碎

□ 1/2 杯由等量面粉、海盐和鲜胡椒粉组成的混合物

将4杯水烧沸，把肝切成1/4英寸厚的片，放入金属滤锅。把沸水浇在肝片上，确保肝片表面完全过水。这是为了去除肝中的污血与苦味，还能防止用粉状混合物拌肝片时发生结块。再用纸巾吸走肝片上的水分。

拿一个中等大小的煎锅，倒入黄油和1汤匙橄榄油，再放入蒜瓣，然后加入洋葱不断翻炒。待洋葱颜色变为金褐色并散发出甜味时，加入牛骨汤、红葡萄酒和意大利香醋，煨至收汁。汁不要收得太干，因为只要关火酱汁就会变浓稠。关火前约 1 分钟放入平叶欧芹末。

另取一个煎锅加热，放入 1 汤匙橄榄油。将粉状混合物倒入一个大碗，放入肝片使其薄薄地挂上一层粉，再用中火煎至褐色，翻过来后继续煎约 1 分钟。

煎好的肝片配着洋葱酱汁一起食用。

桑迪奇妙肝

我之所以分享这个从别人那儿学来的既快捷又简单的内脏烹饪方法，就是想告诉大家做出这类精美菜肴并不需要有多么高超的烹饪技术。桑迪是一名护士，与我在考艾岛的一家医院共事多年。这道菲律宾风味的卤水牛肝是她自创的菜肴，她的孩子非常爱吃，我们也很喜欢吃。

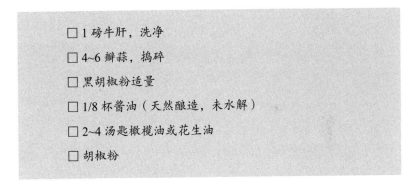

□ 1 磅牛肝，洗净

□ 4~6 瓣蒜，捣碎

□ 黑胡椒粉适量

□ 1/8 杯酱油（天然酿造，未水解）

□ 2~4 汤匙橄榄油或花生油

□ 胡椒粉

将牛肝切成 1 英寸大小的方块。取一个大平底锅，倒入油并使其均匀沾满锅底，调至中火，放入大蒜，加热至发出"吱吱"声。翻炒大蒜几秒钟后放入肝块，煎炒肝块两三分钟至每一面都呈现均匀的褐色，这时血开始慢慢渗出，肝块散发出香气。

迅速撒上 1/4~1/2 汤匙黑胡椒粉，然后将酱油倒入锅中，切忌将酱油倒在肝块上，不然会冲掉黑胡椒粉。盖上锅盖，关火焖 5~10 分钟至血变成浅褐色。这道菜肴可配果汁、拌了帕尔马干酪的米饭或面条一起吃。神奇的是，这道菜放到第二天味道依然鲜美！

自制鸡汤

在烹饪方面，我最常被问及的问题就是如何熬制骨汤。在这里我跟大家分享一下我的朋友拉里·埃尔斯的鸡汤菜谱，他是夏威夷考艾岛君悦酒店的行政总厨。我们在他的菜谱里添加了白葡萄酒，因为葡萄酒中的酸有助于提取鸡骨中的矿物质，让鸡汤的营养更加丰富。

我们可以用这种自制鸡汤做土豆泥、肉汁或酱汁，也可加入蔬菜和肉片做成汤。

用这份菜谱建议的食材分量能熬制3加仑①优质鸡汤，可冷藏保存3天，也可冷冻保存3个月。

☐ 5磅新鲜鸡骨或冷冻鸡骨（也可买2.5磅鸡爪和2.5磅鸡骨，鸡爪要洗净去指甲，可补充胶原蛋白）

☐ 2根中等大小的胡萝卜，洗净，切片或切块

☐ 3根芹菜茎，洗净，切片或切段

☐ 1根韭葱，洗净，切段

☐ 1个大洋葱，去皮，切块

☐ 4~6盎司白葡萄酒

☐ 2片月桂叶

☐ 少许粗粒盐

☐ 6~8粒黑胡椒

☐ 1小捆新鲜意大利芹，洗净备用

---

① 美制1加仑≈3.79升。——编者注

将鸡骨和鸡爪放入冷水中煮沸，取出后冲洗干净并沥干。将鸡骨和鸡爪再次放到锅中，加入凉水和其他食材，不盖锅盖慢炖4小时左右，在此期间会有灰色浮沫产生，用勺撇除即可。

骨汤熬好后先冷却10分钟，然后小心地倒入金属或玻璃容器，不要盖得太严，在室温下放置30分钟左右。待完全冷却之后可直接食用，也可倒入塑料容器中冷冻。不要装得太满，因为汤冷冻后体积会膨胀。

替代方案：可用一只新鲜的大母鸡来代替鸡骨和鸡爪，做法一样。冷却后将鸡肉撕下来，可冷藏存放3天或冷冻存放3个月。

棕牛高汤

这个做起来比较麻烦，但值得一试。做棕牛高汤，工具和食材都要选大的，要用大锅和大量的水煮巨大的骨头，听起来可能有点儿吓人，但做好之后你会得到1加仑高汤，至少可以保存1个月。

□ 1汤匙橄榄油
□ 4盎司番茄酱
□ 牛大骨（带关节）和牛肌腱，至少能装满半个汤锅
□ 1杯红葡萄酒
□ 3杯调味蔬菜（洋葱、胡萝卜和芹菜），切成大块
□ 1汤匙海盐
□ 香料（欧芹、百里香、月桂叶、开裂的胡椒粒，大蒜可选）

烤箱预热至约200摄氏度，在牛骨和牛肌腱上薄薄地涂一层橄榄油和番茄酱，放入烤箱内烤至深褐色。要相信自己的直觉，色泽油亮、香

气四溢时便可取出。如果烤得过久，做出来的汤就会有苦味。

将骨头取出放入一个大汤锅，加上冷水，再放 1/2 杯红葡萄酒，开火慢炖，注意千万不能沸煮！

将调味蔬菜放入烤盘，以 200 摄氏度的温度烤至金褐色，取出备用。待骨汤炖好之后，将烤好的蔬菜放到汤中。将剩余的红葡萄酒（或适量水）倒入烤盘，用烤盘中残留的汤汁做成调味汁。

骨汤需慢炖 5~8 小时，在此期间要不断撇去浮沫，还要不时地翻动骨头以便煮透，炖好后加入烤好的蔬菜。

之后再炖 4 个小时，在最后半小时加入香料。你可以直接将香料放入汤中，也可把香料用香料包装好再放入汤中。

关火后捞出大骨头，用滤网或粗棉布过滤汤汁至另一个大锅中，加入适量盐。盐一定不能放得太多，因为只要汤汁浓缩就会变咸。

做好后可立即食用，也可以先带容器放在冷水中搅拌降温（水和汤要朝不同方向搅拌）后再放入冰箱冷藏。

待汤冷却后，去除凝固的浮油。因为你选的是带关节的牛骨，熬出的骨汤会比较黏稠，甚至呈胶状，但再次加热时又会变成液体。

德国泡菜

要做泡菜，你得先准备一个结实的、达到食品安全级别的大坛子。我们家有两个 2 加仑容量的俄亥俄州瓷坛子，对我们来说大了一点儿，因为我们只有两个人，1 加仑大的就足够了。2 加仑大的坛子比较沉，清洗起来也不方便，所以我建议你选一个 1 加仑容量的坛子。等到你发现做泡菜有多么容易之后，在你家里的某个比较阴凉的角落里一定常放着一坛泡菜。

> ☐ 3~5 个卷心菜或紫甘蓝，或各一半，切丝
>
> ☐ 1/4 杯海盐
>
> ☐ 发酵剂（腌菜或泡菜汁）

记住，卷心菜或紫甘蓝丝切得越细越好。如果你想将丝切得又细又长，一定要一直沿着一个方向切。

将切好的菜丝放入一个大碗，加入盐和发酵剂拌匀。盐的用量不太固定，因为不同类型的盐的咸度不同。发酵类食品大师桑德尔·卡茨建议每磅卷心菜或紫甘蓝加 1.5~2 汤匙盐，可根据个人口味做调整。我的看法是，可以比你认为合适的量再多一点儿，因为等发酵好后酸度会抵消一部分咸度。

把拌好的菜丝一把一把地放入坛子，用手把菜丝压实后再放一把，再压实。在菜丝上面放一个比坛子直径小一点儿的盘子，再在盘子上面放一个盛了水并封口的罐子。最后在坛子口上盖一块透气的毛巾，并套上一个大的厚橡皮圈以防坛子被碰碎。

把坛子放在家里的阴凉处，每周观察一次，如果有霉菌可用勺子撇除或用纸巾吸走。当味道够酸时，将泡菜取出装入瓶子中，并放入冰箱冷藏。

10 分钟意大利沙拉酱

如果你的心脏和肾脏没问题，就无须担心盐的摄入量问题。我特意提及这一点，是因为很多人担心摄入过多的钠会影响身体健康，因而在自制沙拉酱时会少放盐。这反而使得家里其他人只能购买成品沙拉酱，但市场上出售的沙拉酱通常含有大量植物油、糖和人造香料。

做沙拉酱时，我常用可以拧紧盖子的螺纹口玻璃罐，在我把做好的沙拉酱装进玻璃罐后，使劲晃动 20 多秒就可以摇匀沙拉酱。

☐ 2/3 杯特级初榨橄榄油

☐ 1/3 杯意大利香醋

☐ 5 滴烤芝麻油

☐ 1 茶匙芥末酱

☐ 1/8 茶匙天然蜂蜜（可选）

☐ 1/8 茶匙的干意大利香料

☐ 1/2 茶匙现磨胡椒粉

☐ 1 茶匙海盐、喜马拉雅岩盐或其他优质盐

将所有材料放入玻璃罐，盖紧瓶盖，摇 20 多秒，可按口味再加点儿盐和意大利香醋，然后放进冰箱储存。每次使用时，提前 10 分钟从冰箱取出使沙拉酱融化，食用前先摇匀。

脱脂乳沙拉酱

人们之所以不喜欢多吃沙拉酱，是因为他们觉得市售沙拉酱并无独到之处。在此我跟大家分享一种以脱脂乳为基底材料制成的沙拉酱，不仅口感浓郁香醇，还能补充益生菌和钙。

☐ 2/3 杯脱脂乳

☐ 1/3 杯橄榄油蛋黄酱（可自制，也可购买）

☐ 1 茶匙柠檬汁或青柠汁

□ 1茶匙混合香料：干洋葱粉、大蒜、欧芹、百里香、罗勒

□ 1/4茶匙现磨白胡椒粉或黑胡椒粉

□ 2茶匙海盐

□ 鲜香葱末（可选）

将所有材料放入玻璃罐后，把盖子盖紧，摇晃约20秒，然后根据个人口味加入调料。

第 14 章

你想问的问题就在这里！

在序言中我曾提到，《深度营养》新版的问世应归功于读者、病人、与我一同参加会议者，以及通过社交平台和我互动的人提出的成千上万个有智慧的问题。我会尽我所能在这本书中展现他们的智慧，但非常遗憾的是，仍有一些书里没有涉及的问题。

我最喜欢那类出人意料的问题，对这类问题我可能会给出一个像样的答案，但我的答案也会暴露我在某一主题或某一领域存在的知识缺陷，让我明白自己还需要进一步学习和研究。我在后文中列出的问题和给出的答案都非常实用，提供的具体建议和说明有助于你在现实生活中践行。如果你打算尝试"深度营养"生活方式，你就要做好相关思想准备：遵循这种生活方式可能会让你与其他人格格不入，那些践行"凡事尽节制"理念（事实上是另一种忽视营养的做法）的朋友或家人可能会有点儿疏远你，至少在刚开始时如此。如果你翻开了这本书，就说明你开始意识到了营养的重要性。越来越多的人认识到食物对健康生活方式的重要性，他们提出了很多建设性的问题，使有关营养主题的交流变得既有趣，又兼具知识性和实用性。让我们来看看这些问题吧，欢迎提问！

哪类骨头适合熬汤？

动物的种类并不重要，关键是要选择有机肉类，尤其是自由放养动物或草饲动物。脆骨有益于骨关节。一些牛肉高汤菜谱中列出的髓骨其实并不含骨胶原，反而含有大量脂肪，煮汤时会漂浮在上面。我们常会去除汤上面的浮油，因此我不建议使用髓骨熬汤。

骨汤有什么好处？

骨汤用处多多，法国名厨奥古斯特·埃斯科菲耶曾说"没有骨汤就没法做菜"。在烹制菜肴的过程中，凡是需要加水的时候你都可以换成骨汤。你可以用骨汤炖菜，比如羽衣甘蓝、四季豆、胡萝卜、欧洲萝卜、甘薯、白萝卜、洋葱和甜菜；你也可以用骨汤做各种蔬菜泥或蔬菜汤，比如芦笋、南瓜、韭葱、卷心菜、洋葱、西蓝花、羽衣甘蓝等。骨汤是我们熟悉的鸡汤、辣椒肉末汤、意式蔬菜浓汤、奶油西蓝花浓汤等各种汤品的美味基底材料。牛骨汤熬浓一点儿可做成牛骨烧汁，在黄油炒鲜蘑或炒洋葱中加入牛骨烧汁，搭配烤牛排效果绝佳。你还可以大胆尝试用骨汤做我们从其他饮食文化中引进的陌生汤品，比如我个人比较喜欢的泰国椰汁鸡汤和墨西哥牛肚汤。

应该多长时间喝一次骨汤，每次应该喝多少？

如果你愿意，可以每天随餐食用或用骨汤代替其中一餐。汤越浓，摄入量就应该越少，才能充分吸收骨汤的营养。市售的高汤都比较淡，即使冷藏也不会呈胶状，所以每天可以喝几杯。浓汤不仅口感浓郁，而且营养丰富，所以每天喝几勺即可。

只喝汤可以吗？

当然没问题，这是很常见的做法。比如，韩国人会在汤中加入韭葱、白萝卜、洋葱和大蒜，再根据不同的骨头加入适合的调味料，像喝茶一样喝骨汤。鸡汤中可加入姜和人参，牛骨汤中可加入海藻和蘑菇，倒进壶中或杯子中用微波炉加热，然后像品茶一样喝汤。

可以用微波炉加热骨汤吗？

当然没问题，因为汤是液体。微波炉最大的问题在于如果加热不均匀，会造成有些部分被过度烹饪，但汤是液体，所以完全没问题。

冷冻会影响骨汤的营养价值吗？

冷冻的确会使某些营养成分减少，比如维生素C。但我们喝汤的主要目的不是补充维生素C，而是糖胺聚糖、透明质酸和水解胶原蛋白，冷冻和解冻并不会影响这些营养成分。

我会因喝牛骨汤而得疯牛病吗？

从理论上讲有这种可能性，但吃牛肉得疯牛病比喝牛骨汤得疯牛病的可能性更大，因为引起疯牛病的主要病原体是朊病毒，它主要存在于神经组织而非牛骨中。如果你选用的牛骨来自百分百的牧场草饲牛，你就更不用担心了，因为牧场草饲牛不会以牛肉为饲料，而牛吃牛正是朊病毒的传播途径。

听说骨汤中含有大量的铅，这是真的吗？

《医学假说》期刊于 2013 年刊登过一篇文章，题为《骨汤饮食中铅污染的风险》[624]。文章指出，暂且不说浓汤，就连按照常规食谱做出的骨汤，其铅含量也是自来水的 10 倍多（每千克自来水的标准含铅量是 0.89 微克，而每千克骨汤的含铅量却高达 9.5 微克）。不错，骨汤的含铅量确实大大超过了自来水，但很多食物都含铅，我认为把骨汤含铅量与其他食物而非自来水含铅量做比较才更有意义。虽然大部分食物都没有标明含铅量，但我找到了以下数据（单位都是微克/千克）：羽衣甘蓝，200.3；鳕鱼，7；蛋白运动饮料，15；饲料鸡蛋，30~80；婴儿配方米粉，20~180①；沙丁鱼罐头，60~270；贻贝，150。[625-631] 因此，骨汤的含铅量是比较低的。

可以用高压锅做骨汤吗？

如果做牛骨汤，高压锅会不够大。做鸡汤可以用高压锅，而且可以

---

① 婴儿配方米粉的含铅量检测阈值是 20 微克/千克。

节省 1~2 个小时（用炖锅熬制可能需要 2~4 个小时）。但是，用高压锅会影响汤品的味道。根据经验，用高压锅做鸡汤虽然味道很香，但色泽不够明亮，味道不够香醇、浓郁，也不易呈胶状。用高压锅虽然方便，但影响了汤品的口感和营养。因此我们通常会用一个 7 加仑的汤锅来炖汤，用高压锅做其他菜品——尤其是豆类食物。

骨汤为什么比明胶更好？

做明胶用骨头却不用软骨，因此明胶虽然含有骨汤的部分营养成分，比如水解胶原蛋白，但不含透明质酸和糖胺聚糖等其他营养成分。

素食主义者吃什么可摄取骨汤中的营养？

吃鱼的素食主义者可以喝鱼汤。如果不吃鱼，就没有什么确切的替代品了。但是，海藻和菌类可产生一种糖胺聚糖分子，糖胺聚糖是骨汤中的化合物之一。（参见下一个问题的答案。）

是否有能替代骨汤营养的素菜？

骨汤中的化合物最早源于几十亿年前的、最原始的多细胞生命形式——叠层岩，它是一种圆顶状生物构造，直径约 1 英尺，至今仍存在于澳大利亚的一些沿海浅水区。叠层岩是由一种叫作蓝细菌的单细胞微生物组成的，蓝细菌以结缔组织的形式维系在一起。这种结缔组织中存在人体胶原蛋白所含的一种特殊化合物，即糖胺聚糖。糖胺聚糖分子的浓度因海藻种类的不同而变化，约为 0.5%~1%。[632] 在所有海藻中，海带的糖胺聚糖含量最高。

细胞培养初步研究对是否可用从植物中提取的糖胺聚糖来改善关节健康状况做了调查，结果表明植物中的糖胺聚糖具有抗炎作用。[633]

但是，我们在从海藻中获取胶原蛋白的同时也要注意，来源于植物的糖胺聚糖含有植物特有的物质及糖分，其功效可能会和我们从骨汤中获取的糖胺聚糖有所不同。因此虽然海藻的营养成分有望代替骨汤的营养成分，但前者对健康的影响还有待研究。

我最近刚做了血管造影，结果表明有一条主冠状动脉的堵塞程度达到50%，这本书中的饮食方案是否有助于消除血管内的斑块?

你也许会感到惊讶，对于是否可以通过饮食来消除血管内的斑块，心脏病专家的观点也有分歧。针对强力降脂药药效的专项研究表明，除非药物能将LDL水平降到70毫克/分升以下，否则将起不到任何消除斑块的作用。遗憾的是，目前也没有低糖、富含天然脂肪的传统饮食是否有助于消除血管内斑块的相关研究。甘油三酯、LDL、HDL水平与血管内斑块的形成有很大关系，如果甘油三酯和LDL水平偏高而HDL水平偏低，就会导致血管内形成斑块。因此，我们只能尝试通过饮食改变这三个指标，从而减轻或消除血管内斑块。在过去的15年①中，我的很多病人都通过采用"人类饮食法"改善了这种症状。一方面，在我多年的职业生涯中，我还没有看到任何一个严格控制糖分摄入并完全远离植物油的人患心脏病，这在每年300个18岁以上的人中就有1个心脏病患者的美国，简直就是奇迹。另一方面，我遇到的血糖水平异常或常吃植物油的病人，他们在发病当天通常都吃过用植物油煎炸的食物。

---

① 修订版《深度营养》英文版出版于2017年，此处时间应为当时计算所得。——编者注

听说A2奶牛产的牛奶比A1奶牛产的好，这是怎么回事？

对没有牛奶过敏症的人而言，这两类奶牛产的牛奶没有本质区别，因为它们几乎是一样的。

A2或A1指的是一种叫作酪蛋白的基因编码牛奶蛋白，约占牛奶中总蛋白质含量的30%。这两种牛奶中酪蛋白的唯一区别在于，在近200个氨基酸组成的序列中有一个氨基酸不同，A2牛奶中这个位置是脯氨酸，而A1牛奶中是组氨酸，除此之外其他氨基酸完全相同。[634]有人认为A1牛奶中的组氨酸会促使炎症产生，但山羊和奶牛的酪蛋白差异远不止一种氨基酸，绵羊和人体酪蛋白之间的差异亦如此，因此其中一种氨基酸不同应该并无大碍。这些蛋白质和我们饮食中的大部分蛋白质一样，都是先被消化成肽，再转换成单个氨基酸。在被消化酶分解之后，人体无法辨别肠道内流动的众多氨基酸中"多余"的组氨酸。

有牛奶过敏症的人对一种牛奶过敏而对另一种牛奶不过敏的可能性很小，但也有研究指出，如果你对A1牛奶过敏，可尝试喝A2牛奶。[635]

A2是牛奶蛋白的天然原型，几千年前欧洲牛群发生基因突变，出现了A1变体。自此以后，有些品种的奶牛主要产含A1酪蛋白的牛奶，比如荷斯坦牛（黑白花牛）；有些品种则主要产含A2酪蛋白的牛奶，比如根西牛、泽西牛、瑞士褐牛、诺曼底牛，以及非洲和印度的一些本土品种的奶牛。

鲜牛奶安全吗？

在940万喝鲜牛奶的美国人中，每年平均有28人因此生病。[636-637]而据粗略估计，喝巴氏杀菌奶的人有1.5亿，每年因此生病的只有2.3人。[638]单从这个流行病学统计数据看，你可能会认为经巴氏杀菌的牛奶比鲜牛奶安全得多，但是我们有理由质疑因喝鲜牛奶而生病的人的统计数据与事实不符。

我为什么这么说？来看看医生是如何记录病史的：有时候碰到一个生病的孩子，如果了解到这个孩子来之前喝过鲜牛奶，我们很可能会认为让孩子生病的罪魁祸首就是鲜牛奶，医生亦如此。即使父母提出有其他可能致病的食物，医生通常也会置之不理，一味坚持自己的判断。[639] 有一位女士告诉我，她三岁的孩子曾经在喝过鲜牛奶后住院，虽然喝过这种鲜牛奶的其他人都没事，医生却诊断孩子的致病因是鲜牛奶。孩子痊愈后，大家才发现入院之前他和另外一个孩子啃咬了从垃圾桶里拣来的鸡骨头，这才是症结所在。这类错误似乎无处不在。

要想降低食源性疾病的风险，在我看来，比不喝鲜牛奶更有效的方法就是自己做饭。在此我想花点儿时间谈谈吃陌生人放到你盘子里的食物可能带来的危害，不论生熟。美国疾病控制与预防中心指出，1998—2004 年有超过一半（52%）的食源性疾病源自外出就餐——餐厅及酒店用餐，或从熟食店购买食物。此外，还有 4% 源于学校就餐；22% 由其他原因导致，比如在医院等机构就餐、外卖、酒会及各类自助餐等。总之，在每年约 7 700 万例食源性疾病病例中，约有 78% 源自外出就餐。[640] 由于大部分人大部分时间都在家中用餐，因此可以肯定地说，在外就餐的患病概率会增至在家吃饭的 5~10 倍。

要降低食源性疾病的风险，还有一条就是尽量避免摄入美国疾病控制与预防中心列出的十大罪魁祸首食品：[641]

1. 绿叶菜：13 568 例报告病例

2. 鸡蛋：163 例报告病例

3. 金枪鱼：2 341 例报告病例

4. 牡蛎：3 409 例报告病例

5. 马铃薯：3 659 例报告病例

6. 奶酪：2 761 例报告病例

7. 冰激凌：2 594 例报告病例

8. 番茄：3 292 例报告病例

9. 芽菜：2 022 例报告病例

10. 浆果：3 397 例报告病例

尽管有风险，但我并不打算从我的饮食计划中删掉这些食物，因为我喜欢各种真正的食物。

总之，就我个人而言，我每天都喝鲜牛奶，从未有过不适，但如果你心存担忧，就不要喝了。

我平时基本不喝牛奶，但我打算尝试喝鲜牛奶，该如何开始？

如果你不经常喝牛奶，肠道内的微生物可能不会为你提供保护，使你免受细菌的侵害，反而可能会引起病原体感染。因此我建议你刚开始可以每天喝 2~4 盎司原味酸奶（可加点儿低糖果酱调味），让你肠道内的微生物先适应牛奶中的营养，2~4 周后再尝试喝鲜牛奶。适应之后，你可以每天喝 2~4 盎司鲜牛奶，然后根据需要加量，但切记，一周之内最多只能加一倍，而且千万不要喝奶源不可靠的鲜牛奶。

要获取奶制品的营养，必须喝鲜牛奶吗？

要想获取奶制品的营养，不一定非要喝鲜牛奶。

将牛奶发酵制成奶酪，营养更丰富。发酵过程会将含糖量减少至接近零的水平，因为微生物会将糖消耗掉，同时产生包括氨基酸、必需脂肪酸、维生素 K_2 及 B_{12} 在内的多种营养物质。即便不是生奶酪，只要是草饲奶制品，也就是非常健康的食物了。因为长时间的发酵不仅会使营养更加丰富，还会在一定程度上修复巴氏杀菌造成的营养损失。其他非常健康的奶制品有克菲尔、农家干酪和酸奶（非调味酸奶）。

如何买到草饲奶制品？

常见的草饲牛奶、酸奶、农家干酪和其他奶制品品牌有很多，无论你选择哪个品牌，都要仔细阅读标签，确定它是否源自草饲奶牛或牧场饲养的奶牛。

鲜牛奶中含有益菌吗？

鲜牛奶中含有益菌，但不多。

奶农们采用各种办法避免细菌接近牛奶，比如用碘酒给奶牛乳房消毒、冲洗管道、清洁奶罐并将所有器具保存在恰当的低温中，几乎消灭了所有病原体。与此同时，他们也消灭了有益菌，所以鲜牛奶中的有益菌不多。

发酵乳制品可以提供丰富的有益菌，比如酸奶、克菲尔、农家干酪、酸奶油及脱脂乳等。

有证据表明，市售酸奶中含有不容易在胃酸中存活的细菌，而自然发酵乳制品则可能含有能在胃酸中存活时间较长的有益菌。无论是不是自然发酵乳制品，你摄入的有益菌越多，存活下来的就越多。

听说牛奶是酸性食品，会导致骨骼中的钙流失，这是真的吗？

根本没有这回事。

有人说由于像牛奶这样的酸性食品会导致人体酸化，因此酸化的身体会从骨骼中吸收钙来中和人体酸碱度。他们认为牛奶虽然富含钙，可讽刺的是牛奶从人体中吸收的钙远超它提供的钙。这是绝对不可能的！有人认为我们吃的食物可以极大地影响体内环境的pH值，这种观点与我们了解的化学、新陈代谢及肾脏生理学方面的知识是冲突的。

肾脏的主要功能之一就是确保人体的pH值处于7.4~7.44的区间内。除了一些极端情况（比如脓毒性感染、中毒或肾衰竭）之外，其他时候肾脏都能确保人体的pH值处于适宜范围。在非饥饿状态下，它不需要从机体组织中掠夺任何物质。

此外，牛奶并非强酸性食物，它的pH值为6.5~6.7，只比蒸馏水低一点儿（蒸馏水的pH值是7，pH值低于7是酸性，高于7则是碱性）。作为参照，橘子汁的pH值为3.3~4.1，香蕉的pH值为4.5~5.2，醋的pH值为2~3。

只要肾脏健康，即便吃一罐泡菜也不会改变人体的pH值。

听说奶制品会导致胰岛素抵抗，这是真的吗？

这种谣言源于2005年《欧洲临床营养学杂志》刊登的一篇文章。[642]该文章以8岁男童为实验对象进行了为期一周的跟踪，分别以9.6盎司瘦肉和2升（约合7杯）脱脂牛奶为主要蛋白质来源，一周后检测他们的胰岛素和血糖水平。该研究发现，以牛奶为主要蛋白质来源的孩子的空腹血清胰岛素水平，是以瘦肉为主要蛋白质来源的孩子的两倍。

根据这一结果，文章得出结论：那些以牛奶为主要蛋白质来源的孩子体内产生了胰岛素抵抗。我认为这个结论不够准确，因为那些孩子的血糖水平跟实验前相比几乎没有变化，胰岛素水平升高而血糖水平并未升高，这与胰岛素抵抗不是一回事。胰岛素抵抗确实有很多危害，但是儿童胰岛素水平暂时升高但血糖并未升高，这不会造成什么危害。当他们的牛奶摄入量恢复至正常水平时（7 杯太多了），胰岛素水平自然会降低。更何况，喝牛奶的儿童体内胰岛素水平暂时升高，可能也有益处。

发表上述文章的研究团队后来用同样的数据写了另外一篇论文，结论是喝牛奶比吃肉更有益于骨骼健康。[643] 他们还发表了一篇论文，指出喝牛奶较少的 2 岁儿童胰岛素水平较低，与骨骼生长有关的血液指标也更低，因此他们认为多喝牛奶有助于强健骨骼，可能会让孩子长得更高。[644]

乳糖是什么？为什么有这么多人患乳糖不耐受症？

乳糖是牛奶中的主要糖分。它由葡萄糖和半乳糖组合而成，乳糖经过乳糖酶的分解后，葡萄糖和半乳糖才能进入人体。出生时人体肠道内壁有大量乳糖酶，但如果停止摄入牛奶，肠道内可能就不会再有乳糖酶，因此并不是所有成年人都保留了这种分解乳糖的能力。缺乏乳糖酶的人群摄入乳糖后，没被消化的乳糖会直接进入他们的结肠，而结肠通常不会接触任何糖。结肠中的糖会吸收大量的水分，引起腹胀、病菌滋生或其他各种不适。因此乳糖不耐受症并非牛奶过敏反应，而是一种机能萎缩的表现。如果你不经常激活体内的乳糖酶，那么你可能会逐渐丧失这种机能。

还有一个导致肠道乳糖分解功能丧失的因素就是肠道感染，这会导致肠道内壁的脆弱细胞进入基底膜。当细胞恢复生长时，它们可能无法立即恢复之前生成酶的能力。但假以时日，等肠道生成酶的能力完全恢复后，你只要逐渐在饮食中加入奶制品，乳糖分解功能便可慢慢得以重建。

乳糖不耐受症患者的饮食中可否加入奶制品？

完全可以，只需避开乳糖即可。黄油和酥油（无水黄油）几乎不含乳糖，所以乳糖不耐受症患者可以放心享用。奶油中的乳糖含量也比较低，因此轻度乳糖不耐受症患者可以食用奶油或奶油制品。但要注意市售冰激凌通常是用含乳糖的乳固体做的，所以吃之前一定要仔细确认成分。

在发酵过程中，将牛奶变成奶酪的细菌会消耗掉大部分甚至所有的乳糖，将其转化成蛋白质或其他营养成分，这正是我喜欢奶酪的原因。由于发酵过程中的细菌作用，大部分乳糖不耐受症患者都可以吃发酵时间较长的硬质奶酪，比如帕尔马干酪、切达干酪和瑞士奶酪；轻度乳糖不耐受症患者可以吃软质奶酪，比如格吕耶尔奶酪和农家干酪。马苏里拉奶酪没有经过发酵，所以乳糖不耐受症患者通常不能吃意大利比萨。

我朋友的孩子患了湿疹，喝鲜牛奶就好转了，这是为什么？

湿疹是一种皮肤炎症，通常会出现在脸上、臂窝和膝盖窝，长时间的热水浴或空气过于干燥都会加重症状。跟其他自身免疫病（比如乳糜泻）一样，其根本病因在于肠道炎症。肠道发炎会导致人体免疫系统错将食物中的蛋白质当作入侵的病原体，并对其发起攻击。当被攻击的蛋白质刚好与皮肤中的蛋白质相似时，白细胞就会攻击皮肤，从而引发各种自身免疫性皮肤病，比如湿疹、银屑病等。

所有由食物引发的自身免疫问题，潜在机制都是相似的。预防各种自身免疫病的最佳长期策略就是尽量避免食用深加工食品，尤其是避开那些富含蛋白质的奶制品、蛋类及豆类等食品，因为加工过程会导致蛋白质变性，诱使免疫系统发动攻击。如果食品中含有促炎性植物油和糖分，免疫系统对人体发起攻击的可能性就会更大。

缓解湿疹最有效的策略是从饮食中去除可疑食品以及过多的糖分和植物油，改善后的饮食能使肠炎消退，过度活跃的免疫系统也会恢复正常。

如果你确定是牛奶引发了湿疹，那是因为你从商店购买的牛奶中可能含有变性的蛋白质，而鲜牛奶中完全不含这些东西。巴氏杀菌和均质化过程必然会使某些牛奶蛋白发生变性，对人体来说它与未加工的鲜牛奶肯定不一样。事实上，这两种牛奶的差异有时会很大，以至于人体会误将变性的蛋白质当作敌人，对它们及人体内其他相似的蛋白质发起大规模攻击，并以抗体的形式记录下它们的特征。如果有类似的蛋白质再次出现，人体便会自动对其发起攻击。

因此，虽然从饮食中去除这类容易诱发炎症的蛋白质是一种明智之举，但你一定要认识到，患有湿疹或任何其他自身免疫病意味着你的整个饮食方案都需要调整。

谷蛋白是什么？

很少有人问这个问题，而这本该是一个很多人都会问的问题，因为大部分人尽管在抗拒谷蛋白，但对其并不了解。缺乏对谷蛋白的了解，很容易让你在购买食物时只因为某种食物不含谷蛋白，就误以为这种食物是健康的选择。

谷蛋白是小麦含有的一种蛋白质，使面粉具有黏性并将淀粉黏合在一起，这也是酵母产生的气体能扩散到气穴中并使面包鼓起的原因。谷蛋白不是碳水化合物，但由于小麦及其他富含谷蛋白的谷类也含有大量淀粉，拒绝谷蛋白的同时也就拒绝了富含淀粉的高碳食物。

谷蛋白对人体有害吗?

我并不赞成谷蛋白不适合所有人的观点。事实上，精制小麦粉作为中国、日本等亚洲国家的主食，即使没有几千年也有几百年的历史了。在我看来，大多数看似由谷蛋白引发的身体健康问题，其真正原因在于垃圾食品中含有的谷蛋白以外的杂质，而不是谷蛋白。

谷蛋白是小麦自身需要的一种蛋白质，它可以使种子发芽。由于它是一种蛋白质，人体会对其产生抗体而引起不适，就如同对牛奶过敏的人只要摄入牛奶蛋白便会产生不适感一样。

正如几个世纪前发现的那样，当小麦被磨成面粉并加水揉成面团时，小麦蛋白（麦谷蛋白和麦醇溶蛋白）就会以一种独特的方式排列，让面团具有弹性。由于具有吸收空气的独特能力，面团可以用来做各种食品。正是因为添加了谷蛋白，很多加工食品才能做到既有诱人的外形又有松软的口感，让人无法抗拒。

谷蛋白被添加到这么多富含植物油而营养成分和抗氧化剂含量却较低的垃圾食品中，所以人体常会在接触到氧化应激及诸多炎症的同时接触到谷蛋白。当免疫系统发现一定程度的炎症后，它必然会断定有感染发生，因为在人类历史上唯一能够引发大规模炎症的因素都是危及生命的情形，比如感染、中毒或极易引发感染的穿透伤。所以，免疫系统认为需要消灭有害蛋白质或含蛋白质的病菌。这就是我们说炎症能催生保护性的抗菌蛋白质（抗体）的原因。

肠道发炎会对整个免疫系统产生极大的影响，人体肠道中的免疫细胞一天中遇到的抗原比血液中的免疫细胞一生遇到的抗原还要多。身体的健康取决于肠道免疫系统能否忽视大多数抗原，[645] 如果不能就会引发各种问题。

现在我们来看看那些食用过多淀粉类食品（比如饼干、比萨、华夫饼）的人。他们摄入过多淀粉类食品，导致肠道过度膨胀，并因为摄入过多促炎性油脂，最终引发胃疼。这时的免疫系统变得极度敏感，它会疯狂制造抗体并不加选择地与蛋白质结合在一起。这些抗体本来应该与病原菌表面的蛋白质或人体意外摄入的有毒化合物结合在一起，但在肠道发炎的情况下，人体免疫系统通常的做法是"先制造抗体，再考虑出了什么问题"。因此遇到多少蛋白质，它就会制造出多少抗体。假设在这种情况下，人体遇到的最主要的蛋白质是谷蛋白，那么会有大量谷蛋白抗体被制造出来。

谷蛋白、连蛋白及其损害健康人体健康的传说

在过去的 10 年中，科学家已经整理出许多将谷蛋白和乳糜泻联系在一起的关键细节。或许将这二者之间的联系讲得最清楚的人是哈佛大学附属教学医院的一位名叫阿莱西奥·法萨诺的科学家。

20 世纪 80 年代，法萨诺为了使人们免受霍乱的危害而做了大量的疫苗研究。但是，他经过多年努力研制出的一种疫苗会导致严重腹泻。法萨诺博士没有放弃，他决定进一步深入研究，调查清楚失败的原因。很快，他就发现人体会产生一种叫连蛋白的蛋白质，它们会松开肠道细胞之间的紧密连接，液体可由此进入肠道。霍乱弧菌能产生一种有类似效果的毒素，导致人们剧烈腹泻。如果不进行及时的静脉补液，患者在几天内就会死亡。法萨诺认为连蛋白的发现应该还有其他启发意义，因为如果连蛋白的存在只是为了损害人体，人体应该不会允许消化细胞内存在大量的连蛋白受体。他假定连蛋白松开细胞间的紧密连接，肯定另有目的。

之后，他和他的团队发现连蛋白在抵御肠道寄生虫感染方面发挥着重要作用。在肠道免疫系统中巡逻的白细胞大部分时候都在叫

作"派尔集合淋巴结"的特殊监控中心活动，其功能如同机场的安检程序，随机抽选"旅客"进行全面检查之后再放行。如果没有连蛋白，白细胞就无法通过肠壁细胞间的缝隙进入派尔集合淋巴结，肠道安全就会受到威胁，尤其是在有寄生虫的情况下。所以，连蛋白就是白细胞进入工作场所的钥匙。

法萨诺博士希望将其研究发现应用于临床。20世纪90年代末，他的团队开始关注人体对连蛋白的过度反应导致的疾病，这是因为派尔集合淋巴结内聚集过多的白细胞，以至于扰乱了免疫系统。他关注的主要是乳糜泻，想弄清楚为什么接触谷蛋白会导致某些人患乳糜泻。经过多年的努力，他最终发表了研究成果。[646] 事实证明，有一小部分人出于遗传原因而出现了免疫功能失调问题，这使得他们的身体遇到谷蛋白时会将它当作一种寄生虫而不是良性蛋白，并对无辜的谷蛋白发起不必要的严厉打击。[647]

连蛋白是将谷蛋白和乳糜泻联系起来的重要一环，但它只是一个环节，而不是决定因素。法萨诺从未说过谷蛋白是造成乳糜泻的根本原因，它只是其中一个因素。乳糜泻的致病因不是谷蛋白或连蛋白，而是免疫功能失调。乳糜泻患者的免疫系统错误地触发了大量连蛋白的连续释放，导致肠道通透性增加（比如肠漏）。

看过法萨诺的这篇文章的人之所以会得出谷蛋白对非乳糜泻患者有害的结论，可能是因为法萨诺的研究表明，谷蛋白也会导致非乳糜泻患者体内释放一定量的连蛋白。然而，不同人群对连蛋白的释放存在非常重要的剂量反应差异。乳糜泻患者的反应会比较强烈，非乳糜泻患者的反应则相对温和。"非乳糜泻患者的活体标本检查结果显示，在瞬间释放有限连蛋白的同时，肠道通透性会增加到乳糜泻疾病组织从未达到的水平。"[648]

肠道通透性的适度调整是完全正常的，可能也是正常的肠道功能或免疫功能的需要。我们之前谈到可以把肠道内的白细胞比作在机场安检通道工作的员工，谷蛋白诱发少量连蛋白的释放可能是为了确保在蛋白质通过肠道时，至少有一部分"安检人员"能够拿到"钥匙"以到达工作岗位执行任务。

很可能只有在连蛋白过量释放导致免疫系统紊乱时才会发生肠漏，进而出现乳糜泻症状。

法萨诺的研究之所以会让民众误认为谷蛋白会过度刺激免疫系统，还有一个原因在于他做研究时选择的蛋白质种类。作为一名科学家，法萨诺有必要确认，连蛋白的释放是不是肠道中出现蛋白质的一种正常反应。为此他比较了谷蛋白诱发的连蛋白释放和酪蛋白引发的连蛋白释放，结果发现非乳糜泻患者摄入谷蛋白会引发少量连蛋白的释放，而酪蛋白则完全不会诱发连蛋白的释放。[649, 650]

但问题在于，酪蛋白并不是可以从普通食物中获取的蛋白质，或许法萨诺博士选取酪蛋白作为研究对象正是因为它的独特性——酪蛋白来源于牛奶，这是唯一一种为了让人体快速摄取酪蛋白而制造的食品。因此，人体对待酪蛋白就如同安检人员对待提前获准通行的旅客一样，点头示意放行。因此，酪蛋白是少数不会引起连蛋白释放的食品之一。到目前为止，我还没有发现除谷蛋白和酪蛋白之外，还有哪种食物被拿来检测是否会引起连蛋白的释放。

不幸的是，这些细微的差异引起了许多人的误解，从受人尊敬的科学家到当地的瑜伽教练，人们都认为谷蛋白本身是有害的，以至于每个人都像躲避瘟疫一样躲避它，唯恐诱发自身免疫病。我相信确实有一小部分人患有真正的乳糜泻或谷蛋白不耐受症，但我也相信那些反对谷蛋白的斗士把谷蛋白和自身免疫病之间的关系搞颠倒了，这才导致愤怒的民众把矛头指向面包店。在免疫系统受到损伤后，谷蛋白不耐受症或其他不耐受症才有可能发生。如果你的免疫系统没有问题，你就不会患乳糜泻。

如果人体没有意识到这个错误，也没有清除谷蛋白抗体（从而形成免疫耐受性），抗体就会一直存在。当人体再次摄入含有谷蛋白的食物时，免疫系统就会采取攻击行动，即便只有一点儿谷蛋白也会如此。免疫系统的攻击行为既不得要领又不切实际，所以只会引发各种不适。

但我在前文中说过，这不只是针对谷蛋白，类似的反应还可能会导致各种食物过敏反应，比如花生、木本坚果、蛋类、贝类、牛奶蛋白、豆类等。食物过敏病例在美国急剧增加，尤其是儿童，但没有哪一种蛋白质生来就对人体有害。[651]

自从停止摄入谷蛋白，我感觉好多了，这是不是表明我有谷蛋白不耐受症？

首先恭喜你，接下来我们来探讨一下让你感觉好转的原因。

我曾多次询问我的病人他们是如何避免摄入谷蛋白的，他们告诉我不再吃汉堡、外卖比萨、各种快餐及油炸食品，不再喝碳酸饮料，也不再吃甜食。其实，改变饮食习惯比单纯地远离谷蛋白更重要。我们常会过度摄入碳水化合物、植物油或过量饮酒，这使我们肝脏的抗氧化功能不堪重负。从表面上看，你似乎只是成功地远离了谷蛋白，实际上你已经对自己的饮食习惯做出了全面调整，而且是有益的调整。

因此，即便没有谷蛋白不耐受症，远离谷蛋白也没什么坏处，但不要因此而过度限制自己的饮食。我有一个朋友，他为了避开天然发酵酱油含有的几微克谷蛋白，连寿司也不吃了，酱油可是几千年来东方饮食文化中非常重要的组成部分啊。

判断你是否患有谷蛋白不耐受症的最好方式不是血液检测，而是咨询专门研究与食物相关过敏症的医学博士，或从医学院毕业后又接受过三年过敏和免疫学方面的住院医师培训的医生。找到一位值得信赖并能密切合作的医生，花再多时间也是值得的。但一定要有耐心，因为要确定或排除某些食物引起过敏的可能性，通常要多次就诊。

如果肝脏是解毒器官，这是否意味着动物肝脏含有对人体有害的毒素，因此不宜食用？

没有哪个器官是专门用来储存毒素的，肝脏在清除体内各种无用分子的过程中起着重要作用，但这些无用分子一旦被清除就彻底消失了。肾脏在清除体内各种无用分子的过程中同样发挥着至关重要的作用。不幸的是，在动物的一生中，它们的所有器官都会积累毒素，甚至包括肌肉，因此关注食物来源就显得尤其重要。

更严酷的现实是，即便你选择的养鸡场主像对待皇室成员一样对待他的鸡，给它们提供上好的饲料和尽可能多的日照，但如果他的农场建在曾经的工业用地或曾经受到工厂影响的地方，土壤中也可能含有大量的工业毒素，并影响到他养的鸡。这是我们以工业为中心的经济造成的可悲后果。

除了让那些可怜的食品生产商提供土壤检测结果，你还能做什么呢？很多文章都表明，离市区越近的地方，土壤受到的污染就越严重。[652、653] 如果你生活在市区，但又不想对此过度担心，你就要确保你选择的农场能够尽其所能进行有机饲养，只有这样，他们提供的最终食品中含有的毒素才会比大型食品企业生产的食品中少。

我们应该多长时间吃一次动物内脏？

每周 1~3 次，取决于分量大小。

我不想让我的家人吃动物内脏，有没有什么替代食品？

没有哪种食物富含营养的程度可以媲美草饲动物的肝脏、心脏、肾脏和骨髓。如果你近期不打算在饮食中加入动物内脏，可以根据前文中介绍的营养强化原则，优化你正在食用的食品的营养价值。

我对食物不耐受症进行了血液检测，检测结果可靠吗？

只靠血液检测来诊断食物不耐受症是不可靠的，不幸的是，这类测试以消费者为市场导向，无论是否接受过免疫系统生理学方面的专业培训，或者是否了解测试本身的局限性和不准确性，任何人都可以预约这项检测。

基于这一现实，我的几个专业运动员患者曾被告知患有乳制品不耐受症，尽管多年来他们的钙摄入量远低于正常水平，而且从未出现任何相关症状。在我刚开始跟他们接触时，其中有一个人被诊断为骨质疏松症，还有一个人近期刚刚发生低冲击性骨折，长时间的治疗使其病情复杂化，以至于那个赛季的大部分时间他都无法上场比赛。这两名运动员都可以在饮食中加入奶制品，而且不会出现任何过敏症状，但多年的营养缺失已经对他们造成了极大的影响。

判断食物不耐受症的最佳方法不是血液检测，而是严格的排除饮食法。每天只吃羔羊肉、胡萝卜、梨和米饭，因为这些食物很少会引起过敏反应，一段时间后再慢慢加入其他食物，每次只加一种，而且最好在营养师或排除饮食法方面的专家的协助下进行。

听说花生油并不是原始饮食的组成部分，你为什么推荐花生油？

从技术角度来讲，没有哪一种油属于原始饮食，因为榨油需要设备，而这些设备并不适合不断移动的狩猎采集生活方式。本书所讲的原始饮食并不是最严格意义上的原始饮食，而是将烹饪方面的进步带给我们的黄油、骨汤、发酵食品及各种健康食用油也囊括了进来。但即便你愿意将花生油列入你个人的原始饮食清单，在听到花生油中含有大量的多不饱和脂肪酸或黄曲霉毒素等说法后，你也可能依然心存忧虑。下面我来一一解答这些问题。

我们先来了解一下花生油的历史。花生油有着悠久的历史，早在几千年前人类就开始在南美洲种植花生了；16世纪探险家到达南美洲之后，花生在世界各地传播开来。后来新大陆的美洲花生取代了非洲和亚洲的本土花生（指落花生，因为它长在地上而不在树上），大概是因为新大陆的花生植株长得更快，果实味道也更好。当时人们是否用花生榨油我们不得而知，但是用花生榨油并不难，因为花生本身含油量很高，只需要使用从其他传统油料植物中榨取食用油的简单设备就可以完成了。

花生中的天然油脂是花生油能成为健康油脂的原因之一，因为无须造成过多的分子损伤便可轻松榨取大量油脂，至少在初次压榨时不会造成太多的分子损害。这就是我建议大家购买未经精炼的冷榨花生油的原因：冷榨花生油的分子没有遭到太多破坏，比较完整。

保持食用油最初的分子构型，始终是我们的目标。我们无法用肉眼看到分子是否遭到破坏，但可以用味觉感知，因为多不饱和脂肪酸遭到破坏的食用油（经过精炼、漂白和脱臭处理的食用油）通常没什么味道。

这让我想到了人们反对食用花生油的第一种观点，即多不饱和脂肪酸含量过高。

花生油只要味道好就没什么问题，而且所有的油都如此。但是，花生油中的多不饱和脂肪酸含量很有可能超标。花生油中ω–6脂肪酸的含量比橄榄油高5%~10%，而ω–6脂肪酸是一种极易氧化的不饱和脂肪酸；不过，花生油中的天然抗氧化饱和脂肪酸的含量也比橄榄油高3%~10%。花生油中的脂肪酸含量高，意味着只有最高品质（初次压榨且未经精炼）的花生油才适合食用。没有花生味且快到保质期的是劣质花生油，最好不要选购。

人们反对食用花生油的第二种观点是，担心花生油中含有黄曲霉毒素。

黄曲霉毒素是由曲霉属的一种霉菌（黄曲霉）产生的。我们经常听说黄曲霉会污染花生酱，尽管美国还没有相关报道，但这种霉菌几乎可以在任何地方生长，比如玉米、大米、棉花及化妆品上，因此黄曲霉毒素污染并不是花生特有的问题。远离黄曲霉毒素最好的办法就是远离那些含糖、味精等的加工食品，这些食品浓烈的味道常常会掩盖霉菌生长产生的异味。

既然花生会让许多人严重过敏，那么我们食用花生油不会有问题吗？

事实上，有些人对某种食物有严重的过敏反应，这并不能说明这种食物对其他人也是有害的。我不会因为有人不能摄入奶制品、坚果、大豆、蛋、海鲜，就建议所有人都不要吃这些食物。

如果孩子患有孤独症，其症状是否可通过改善饮食得到缓解？

我在第9章提到，孤独症儿童不仅与正常孩子有差异，他们彼此间也有差异，所以改善饮食对其产生的影响自然也是有差异的。遗憾的是，人们对改善饮食可能给孤独症患者带来的益处几乎没有研究，去掉植物油及减少碳水化合物摄入之类的饮食方案的益处相关研究更是少之又少，但这种情况有望得到改变。同时，我们有理由相信健康的饮食会对人的情绪、社交及学习都产生积极的影响。

减少促氧化及促炎性化合物（在植物油及加工食品中较常见）的摄入，不仅有利于孤独症儿童，也有利于其他人；这有助于提高思维敏锐度、减少过敏症状，促进消化系统的健康。此外，有研究表明，孤独症儿童的大脑受到持续的免疫攻击。[654-656] 我认为如果通过饮食抑制炎症，这种免疫攻击应该就可以得到控制。我们应该对此抱有希望，因为大脑具有可塑性，在人的一生中，大脑在不停地建立新的神经连接。我们曾在第9章讨论过抑制炎症对大脑的益处，因此，抑制炎症对孤独症儿童也应该有益。

但是，孤独症儿童对饮食十分挑剔，饮食上的任何变化都可能会遭到他们的抗拒。由于这是一个普遍问题，现在有很多专门为孤独症儿童服务的营养师，你可以请他们给你一些指导和帮助。

我有非乳糜泻的谷蛋白过敏症。如果我对饮食做出调整并且健康状况得到改善，可否再次适量摄入经过处理的谷蛋白？

和其他免疫性疾病一样，我相信你的谷蛋白过敏症一定能够得到缓解，然后你就可以安心享用经过处理的含谷蛋白食物，比如发芽谷物面包或酸面包。但如果没有熟悉你身体情况的专业医生提供指导，我不建议你自行添加含有谷蛋白的食物。

听说酸面包发酵过程中产生的细菌能分解谷蛋白，这是真的吗？

细菌确实能够分解一部分谷蛋白，但我不确定它能否分解所有可能引发过敏反应的成分。如果你想吃酸面包，可以先少吃几口试试看。

我们已经清理了家中厨房的植物油，而且正在努力让孩子远离甜食，但似乎很困难，你有什么好的建议吗？

除了耐心和时间之外，让孩子们远离甜食的最好方法，就是让他们喜欢上别的食物。培养健康饮食习惯的最好方法，就是在他们真正饥饿的时候给他们吃健康的新食物。因此，引入新食物要讲究策略。比如孩子们在外面玩了一个下午之后，这就是在他们的饮食中加入新食物的好时机。你可以让他们先尝一口，因为逼迫他们吃完某种食物，往往会导致他们在很长时间内都不愿意再吃这种食物。如果进展顺利，他们就会慢慢主动要求吃这些新食物。

看了你写的关于糖分危害的章节，我更加坚信我应该减少糖分的摄入量。我可以每天下午喝一杯苏打水来提神吗？

不是不可以，但我建议你像很多人一样泡杯茶喝。因为2014年在美国进行的研究和2016年在韩国进行的研究分别表明，每天喝一杯苏打水会使血管中的钙沉积增加70%，[657] 患心脏病的概率增加30%。[658]

我减少了碳水化合物的摄入，却开始便秘，该怎么办？

如果喝水较少或没有摄入足量的富含纤维的蔬菜（尤其是发酵蔬菜）及坚果，便秘就会发生。所以你可以试试多喝水、多吃富含纤维的蔬菜及坚果试试，也可以试试食用亚麻籽，我的很多患者都用过这个方法。你可以购买磨好的亚麻籽粉，也可以用咖啡机自己磨。每次取 2 汤匙用热水冲服，也可以用凉水，但热水可防止结块。

控制糖分是不是意味着完全不能吃甜点？

当然不是，你可以尽量选择那些含糖量较低的甜点，而且要注意分量。美国甜点的含糖量大约是欧洲的 10 倍。不过，甜点并非你每天所需。

豆腐是一种传统食品，我能吃吗？

传统豆腐都是发酵制成的，但现在商店卖的大部分豆腐都没有经过发酵。如果能买到发酵豆腐就尽量买发酵豆腐，实在买不到，常规豆腐也可以。

我是一个哺乳期女性，我发现只要我减掉了太多碳水化合物摄入量，或者两餐之间间隔过长，我的奶量就会减少，你有什么建议可以帮我增加奶量吗？

通常情况下，母乳的含糖量约为每 100 毫升 7 克（因人而异），如果你每天需要给宝宝喂 1 升母乳，你的身体就需要摄入 70 克糖。如果你的饮食中蛋白质含量足够高，肝脏就会将蛋白质转化成你需要的糖分，在我看来，这简直就是对蛋白质的浪费。你也可以吃自己喜欢的高碳食物来摄入糖分，比如全谷物类、根菜类、豆类或水果。尽量混合着吃，品类的多样性非常重要。

另外，压力或睡眠不足也会导致身体对糖分需求量的增加，每一个初为人母的女性都会遇到睡眠不足的问题，所以你要根据身体的需求和常识，选择合适的食物来增加碳水化合物的摄入量。

采用阿特金斯饮食法 4 个月后，我的体重减了近 50 磅，刚开始我的感觉非常棒，但后来我开始感到疲倦、皮肤变干燥，最糟糕的是严重脱发。医生说我的一切检查结果都正常。我真的不想再回到原来的饮食习惯——狂吃面包和甜食了，但听其他人说这样做是有帮助的，你能给我一些建议吗？

阿特金斯饮食法并非一种均衡饮食的方法，四大支柱类食物中的有些营养成分在阿特金斯饮食法中是缺失的，所以你应该先确定自己缺失了哪些营养成分，再进行补充。同时，要考虑到你的运动量，每周有一两天不要严格控制碳水化合物的摄入量，吃点儿水果、发芽谷物或豆类，这或许有益于你的新陈代谢。总之，适合自己的饮食法才是最好的。

对孕期坚持低碳饮食的做法，我一直心存疑虑，你如何看待这个问题？

我理解你的担心。由于现在有 18% 的孕期女性患有妊娠糖尿病，可以肯定的是这些恐惧并非源于医学依据，而是因为我们习惯了饮食中碳水化合物含量过高，以至于我们对"正常含量"的理解出现了偏差。现在，控制碳水化合物的摄入已成为妊娠糖尿病的主要临床治疗方案。

在锻炼的同时，我按你的饮食方案执行了 10 天，现在体重减轻了 5 磅。我很开心，但有时会感到疲倦，大脑昏昏沉沉的，这种饮食法适合我吗？

如果你是糖尿病或糖尿病前期患者，正在接受降血糖治疗，那么你切断碳水化合物的摄入，将无法监测血糖水平，从而损害健康。

如果你没有服用降血糖药物，这种情况可能只是因为你的身体正在适应一种消耗脂肪的新陈代谢新模式，精力不足的问题在短期内就会有所改善。有时由于锻炼方式不同，你可能需要更多的碳水化合物；还有一种常见的情况是盐、钙、镁或锌的摄入量不足。疲倦感如果持续4天以上，就是一个非常危险的信号，你需要在附近找一个低碳饮食方面的专业医生详细交流你的情况，之后再决定是否继续低碳饮食。

计算碳水化合物摄入量时，从蔬菜中摄取的碳水化合物需要计算在内吗？

任何来源的碳水化合物都要计算在内，但不易消化的纤维不需要计算在内。由于标签上并未写明哪一部分纤维是易消化的，所以我建议将纤维所含的碳水化合物减半计算。

烈性酒、红酒及啤酒都会被分解成糖分，怎么计算其碳水化合物含量呢？

人们通常误以为酒精会分解成糖分，实际上酒精在体内会代谢成乙酸，乙酸又会合成甘油三酯。不同酒精饮品的碳水化合物含量不同，有甜味的混合饮料通常都含有大量的糖分。啤酒的碳水化合物含量较高，干红和各种烈性酒（比如伏特加和龙舌兰）的碳水化合物含量较低。

我可以喝多少酒？

更好的问题应该是："饮酒量不能超过多少？"研究表明，每天喝4杯以上的酒就会导致健康问题。与不喝酒的女性相比，喝酒的女性患乳腺癌的概率更高。因此，如果你有家族病史，最好不要喝酒。我在纳帕谷的时候认识到了葡萄酒对维系健康社交生活的重要性，但我依然建议我的患者每天最多喝 2 杯。我最喜欢的一种甜品是 1~2 盎司的白葡萄酒与康普茶混搭在一起。

对于消化不良和腹胀之类的肠胃不适，你有何建议？

消除肠胃不适的关键在于找到原因，不过还有一种方法，那就是在餐前吃点儿酸的东西，比如泡菜或半匙醋，实在不行就去看医生。

我的头发虽然本来就不太好，但以前比现在好多了。随着年龄增长，我已经脱发近 40%，有什么好的解决方法吗？

我曾听人说，每周至少 5 天，每天喝一杯左右的自制骨汤，对头发、皮肤和指甲都有好处。减少多余的碳水化合物摄入并远离促炎性食用油，身体才能有效地吸收骨汤中的胶原蛋白。你也可以吃动物肝脏，它富含生物素和各种有助于毛发生长的维生素。对于那些不会烹制动物肝脏的人，肝粉片也是不错的选择。

当然一定要先去找医生做检查，因为导致脱发的因素有很多，比如自身免疫病、甲状腺问题等，要先排除这些可能性。

我已经大幅减少了面包和谷物的摄入量，但我发现很多其他食物中的碳水化合物含量也比较高，比如米饭、番茄和水果等。如何才能做到既不把饮食局限于脂肪类、蔬菜和肉类，又能控制碳水化合物的摄入量？

如果你大幅减少了无营养价值、高热量的碳水化合物的摄入，你的饮食选择范围就会变得更广，而不是更窄。刚开始你觉得食物选择受限，是因为商店售卖的 80% 的食物已被排除在外，再加上要远离植物油，这种选择受限的感觉会更明显。

适应一种新的饮食习惯可能需要 6 个月。在此期间你需要学习新的烹饪技巧（做蒸菜、沙拉酱，并尝试用新食材等），或许还要寻找新的食品店、餐馆，甚至约不同的朋友一起外出用餐。

我发现，很多高碳水化合物饮食结构的患者吃的方便食品（垃圾食品）比他们意识到的要多。这并不是因为他们懒，而是因为没人告诉他们至少应该学会最基本的烹饪技巧。

说起来容易做起来难，关键问题在于如何才能真正做到长期坚持健康的饮食习惯。有一种心理策略可能有助于你适应新的饮食习惯，即不要总考虑被排除的食物，也不要总关注错过的食物，而是把新的饮食习惯当作扩大日常食物选择范围的方式。

有一种加快这个适应过程的好方法，那就是加入某个社交组织，结识正在尝试低碳饮食的人，同时了解你周围最好的农贸市场、园艺俱乐部、食品店、肉铺及餐馆。

脱水食品算生鲜食品吗？有机肉干是不是比较健康的生肉储存方式呢？

当然不算，脱水过程会改变分子结构，从而减弱其生物活性，但有机肉干确实是一种不错的便携式食品。

对于营养学领域的几个热门话题，比如酸碱平衡、应该多吃碱性（分解代谢型）食物而少吃酸性（合成代谢型）食物等，你有什么看法？

酸碱平衡理论是在生理学家对肾功能还没有做出充分了解之前提出的，它与我们目前对人体生理学的了解相互矛盾。

酱油健康吗？有推荐品牌吗？

天然发酵的酱油是健康食品，可以选包装上标有"天然发酵"或"传统制造"且没有"水解"字样的酱油。

素食主义者吃什么可以获取足够的优质脂肪？

可以在饮食中加入奶制品和蛋类，但务必确定它们来源于牧场饲养的动物。

我不是一个素食主义者，也完全赞同"四大支柱类食物"的理念，但我家有素食主义者，该如何对饮食做出调整呢？

素食主义者可以吃发酵类及发芽类食物，这对不吃肉的人来说非常重要，因为他们往往会摄入比身体所需更多的碳水化合物，而发酵或发芽过程会消耗多余的碳水化合物，并产生新的营养成分。

核桃油或澳洲坚果油对我们有好处吗？

如果能从成品油中尝出核桃味或澳洲坚果味，那肯定是对人体有好处的。香味是否浓郁、是否可识别是判断油质好坏最重要的指标之一。核桃油适合做沙拉酱，但不适合用于烹调，因为它富含 ω–3 脂肪酸；澳洲坚果油富含饱和脂肪酸，既可用于沙拉酱，也可用来烹调。

冷压比冷榨好吗？

其实它们是一样的，只是叫法不同。

高油酸芥花籽油好吗？以前我读过相关文献，芥花籽油似乎稳定性比较高，跟橄榄油差不多，真是这样吗？

高油酸含量是芥花籽油生产商经常强调的一个卖点，但由于芥花籽油富含 ω-3 脂肪酸，除非厂家省去所有的正常精炼过程，否则 ω-3 脂肪酸就会遭到破坏甚至变成有害脂肪，即便是冷榨油也会存在这个问题。与未过滤、未精炼、价格较贵的手工压榨油相比，压榨只是成品油的众多生产工序之一。

加热会破坏草饲黄油中的 ω-3 脂肪酸和共轭亚油酸吗？有什么办法能使这两种营养成分更稳定？

加热肯定会破坏黄油中的 ω-3 脂肪酸和共轭亚油酸，因此生黄油比较好。一定要记住，在高温下（加热至发出"吱吱"声时），任何黄油特有的营养成分都会遭到破坏。

既然人们应该燃烧脂肪，为什么还要摄入碳水化合物呢？

我们的快缩型肌纤维只有通过碳水化合物的储存形式之一——糖原，才能为其剧烈运动提供燃料。

此外，如果人体的脂肪消耗能力得到优化，我们每天只需 2 汤匙（约 30 克）葡萄糖就能确保体内不含线粒体的细胞（比如红细胞）的正常运转。这个需求量通过糖异生过程（肝脏将氨基酸转化为糖原的过程）就能得到满足。糖异生过程可使多种非糖物质转变成糖原，即便饮食中的含糖量极低甚至不含糖。

对于该通过孕期维生素还是滋补食品来补充足够的孕期营养，我想听听你的看法。我现在已经在食用草饲动物肝脏、骨汤及各种营养丰富的蔬菜了，再补充维生素，会不会中毒？

纯天然的维生素是不会致人中毒的，但现在大部分补充剂都是人工合成维生素。这些工业产品中含有各种人体需要的分子，以及与天然维生素非常接近的、可与受体结合的分子，但它们并不是真正的天然维生素，其功能与天然维生素也有区别。由于人工合成维生素会夺走受体，因此它们的介入反而会妨碍天然维生素对人体的积极作用。所以，我建议补充维生素时不超过推荐用量，至少不能长期超量服用。

深度营养饮食策略是否有助于我的孩子免受牙齿矫正之苦？

有可能吧，但这取决于很多因素，包括出生时间、遗传因素及你的孩子目前的年龄等。可以肯定的是，越早摄入优质营养，好处越多。

我给你讲一个关于牙齿矫正的小故事。我6岁时牙齿很不整齐，但我9岁时，牙齿变得整整齐齐。在此期间，因为鸡肝比较便宜，我母亲经常做鸡肝给我吃。那时我们不懂营养学，所以在我父亲的收入增长之后，我们就再没吃过鸡肝。后来我又长了智齿，由于口腔空间不足就把智齿拔掉了。当然，这只是我的个人经历，还不足以证明深度营养策略能确保你的孩子免受牙齿矫正之苦，但这确实说明优质营养会给每个孩子提供更好的发展机会，这也是深度营养策略一直秉持的理念。

注射疫苗会导致孤独症吗？

长期以来，研究人员一直否认疫苗注射是导致孤独症的根本原因。

有一种不太常见的病症，会使患者失去各种已获得的能力，它叫退化性孤独症。与其他孤独症不同的是，这类孤独症通常是在患者 18~30 个月大的时候确诊的。由于未接种疫苗的儿童也有可能患这种孤独症，因此注射疫苗、感染或新食品的添加对免疫系统造成的影响虽然都有可能诱发这种疾病，但并不是主要致病因。

你说营养丰富的食品是保持健康和生出健康宝宝的关键，野生动物最优，养殖空间较大的小型家庭农场饲养的动物次之。但在大部分人都负担不起的情况下，80 亿人怎么可能吃到这类食品呢？

借用电影《不可饶恕》中威廉·芒尼的话，这不是可不可能的问题。你提了一个非常不错的问题，但这不是一个科学问题，而是一个政治问题。我们应该问那些致力于保持人口和自然环境之间可持续发展关系的决策者，只有在这样的自然环境中，我们才能获取富有营养的天然食品。

可以用磨碎的亚麻籽做菜吗？我曾用亚麻籽粉和椰子粉做松饼，但不确定在烘焙过程中亚麻籽油是否会遭到破坏。

现磨的亚麻籽粉中依然含有抗氧化剂，它会防止油在烘焙过程中遭受氧化反应的损伤。关键在于保持松饼的湿度。

有没有人因为终生营养不良等问题而无法优化脂肪消化过程？对于这种情况你有何建议？这类人群需要摄入更多的碳水化合物吗？

他们不需要额外摄入碳水化合物，但需要重新激活能分解脂肪的消化酶。身体可以做到，但你要有耐心，慢慢来。

我根据你的建议减少了碳水化合物的摄入量，增加了健康脂肪的摄入量。20年来我一直有痉挛、腹胀及胀气等乳糖不耐受症状，但现在我可以吃奶制品了，这如何解释？

过多的糖分会促生病原菌，妨碍有益菌的生长。减少摄入淀粉类食物及甜食，有助于恢复消化系统和免疫系统的功能，使人体能够耐受和消化更多种类的食物，这就是你现在可以享用奶制品的原因。

我想买发芽谷物面包，但注意到里面添加了谷蛋白，我可以买吗，还是应该自己做？

谷蛋白是小麦中使生面团具有黏性的蛋白质，真正的发芽谷物面包如果不加谷蛋白会很容易碎裂。如果你对谷蛋白过敏，发芽谷物面包就不是最佳选择；不过敏的话当然可以吃。

其实，酸面包也是不错的选择。

韦斯顿·普赖斯没做过任何实验研究，他的研究完全基于观察，这类研究有什么价值？

普赖斯做人口研究时采用的观察法其实是非常有价值的研究工具，著名的弗雷明汉心脏研究主要采用的就是观察法。而且，普赖斯做过大量的实验研究，他的著作《营养和体能退化》对两类研究方法都有详细的论述。

我如何向那些不相信科学的朋友解释植物油对人体健康有害？

给他们列举公认的不健康食物：墨西哥玉米片、洋葱味玉米圈、炸薯条、外卖比萨、薯片、微波加热三明治、巧克力夹心饼干、巧克力奶油夹心小蛋糕、甜甜圈、奶酪饼干、巧克力棒、膨化食品、奶油蛋糕、喷雾奶酪、肉桂卷……这些食品中共有的成分是什么？植物油，而且是大量的植物油。

植物油对身体有害，是不是因为其中含有 ω-6 脂肪酸？

不是，植物油对人体有害的主要原因在于，加工过程破坏了包括 ω-3 脂肪酸和 ω-6 脂肪酸在内的多不饱和脂肪酸。

所有的种子油都不好，所有的坚果油都好，这样说对吗？

原材料很重要，但加工过程同样重要。既有劣质的橄榄油，也有优质的葡萄籽油。或许可以这么说，劣质还是优质取决于价格，卖得比较贵或许表明商家的加工过程相对合理一些。

你说过芥花籽油在加热过程中，反式脂肪酸含量会增加，这是什么意思？

加热之前芥花籽油中的反式脂肪酸含量通常为 1.8%~5%，加热之后反式脂肪酸含量会因加热时间、温度、酸度而有不同程度的增加，我曾看到有报告说深层油炸可能导致其中的反式脂肪酸含量增加到 25%。

我的孩子对奶制品过敏，又不吃羽衣甘蓝、西蓝花等钙含量较高的蔬菜，也不吃带骨鱼肉，如何保证他们摄入足够的钙呢？

这种情况比较适合服用钙补充剂。关于哪种形式的钙最具生物活性存在很大争议，事实上它们之间的差异不大，你可以选择任何一种易吞咽的钙补充剂。但我不推荐珊瑚钙，因为破坏珊瑚礁提取钙的做法与深度营养的核心理念不符，人类的基因健康取决于自然与人类和谐发展的能力。你还可以给你的孩子喝骨汤，加入一些常见蔬菜，比如洋葱、芹菜、胡萝卜等，每杯骨汤的钙含量可达 100 毫克，相当于牛奶中钙含量的 1/3。

在冰箱里能够凝结成胶状的骨汤，其蛋白质含量是多少？

胶状骨汤的蛋白质含量取决于具体的烹制过程。大致来讲，各种胶状骨汤的蛋白质含量差不多，大概是每 2~4 盎司含 1 克蛋白质，但骨汤的好处不只体现在它提供的氨基酸数量上。

我们的祖先曾因狩猎困难而数周不吃东西，所以我打算长时间禁食，可行吗？

总体来讲，跟以前相比，我们现在的饮食营养没有那么丰富，而且容易诱发各种炎症，这使得我们的身体不如我们的祖先那么健康，生理机能也比较弱。鉴于此，禁食最多可持续 3~4 天，否则会损害身体健康。

可以选择二次压榨、烟点较高的低质橄榄油吗？

饱和脂肪的烟点通常比其他天然油脂高，深度加工油跟饱和脂肪一样，烟点也比较高。这才是真正的问题，厨师可以反复加热，烟点高的油虽然没有冒烟，却已经遭到严重破坏。好厨师通常会将饱和油脂及富含饱和脂肪酸的油脂用于高温烹调，如果选用的食材富含多不饱和脂肪酸或单不饱和脂肪酸，他们将会密切关注，不断翻炒，以免较脆弱的脂肪（比如橄榄油）冒烟。所以，还是遵照他们的方式，将饱和脂肪用于高温烹调，将其他富含抗氧化剂的油用于中温烹调，但一定要防止这类油冒烟。

烘烤是烹制肉类的好方法吗？

烘烤过程中会产生很多复杂分子，能够提升味道，但也会产生很多有害化合物。你可以加一些抗氧化食材，比如鲜蔬、香料及香草等，有助于身体应对有害物质。

我不喜欢吃冷泡菜，加热会破坏其中的益生菌吗？

如果加热至冒气，就几乎不会有益生菌幸存。因此，我建议慢慢加热至接近人体温度即可。

如果不喜欢橄榄油的味道，做沙拉酱时还可以用什么油来替代？

根据个人喜好选择一种跟沙拉的整体风味搭配的油就可以，亚洲沙拉可选花生油和芝麻油，地中海沙拉可选核桃油，柑橘味沙拉可选鳄梨油。别忘了再加点儿提升口感的醋，比如意大利香醋，真正的好醋可能会让你喜欢上橄榄油的味道。

咖啡因对人体有害吗？

有人确实会因为摄入咖啡因而感到身体不适，如果你也是这样，就应该远离咖啡因。但如果你没有不适感，我认为应该没问题。从我有记忆开始，我父亲每天都要喝几杯咖啡，他的身体现在依然很棒。

我听说亚洲人天生适合吃淀粉类食物，这是真的吗？

我发现碳水化合物对所有人的新陈代谢的影响是一样的，不管是泰国人、中国人、韩国人、日本人、菲律宾人还是其他亚洲国家的人，常吃淀粉类食物的人都更容易得糖尿病。同样地，碳水化合物摄入量过多的高加索人、西班牙人及非裔美国人也容易得糖尿病。不管是哪个种族的人，减少碳水化合物的摄入量都有利于降低血糖水平。

你如何看待微波食物？

微波炉可用来加热液体食物、融化奶酪或加热之前做好的食物，但加热时千万不能使用聚苯乙烯泡沫塑料餐盒或其他不适合微波炉使用的塑料餐盒。

有没有数据证明微波加热的食物是不健康的？

关于微波加热的食物和传统烹饪食物之间区别的研究少之又少。大部分研究都指出，任何烹饪方式都会破坏食物中的营养成分，烹饪温度越高、时间越长，营养就流失得越多，我认同这一观点。

除了因加热造成的营养损失之外，微波还会产生电离辐射。当然，厂家告诉我们其微波波长只针对水分子，但在我看来，辐射不可能全部被水吸收，从理论上讲未被水吸收的电离辐射会破坏许多食物分子。富含蛋白质的食物在经过微波炉加热后往往会更有弹性，这表明产生了有害的分子聚合反应。

当然，我的意思不是让你扔掉微波炉，但在参照食谱烹制微波炉食品时一定要谨慎，尤其是再次加热高蛋白食物（比如肉类）时更要谨慎。

三年前我做过冠状动脉搭桥手术，去年我开始采取"人类饮食法"。医生建议我继续服用他汀类药物，是否有必要呢？

他汀类药物对你是否有用，一方面取决于停用之后你的胆固醇水平，另一方面取决于你每天的饮食。对大部分已经坚持《深度营养》推荐的"人类饮食法"一年的人来说，继续坚持下去的益处一定远超任何他汀类药物。

由于医生对膳食脂肪在引发心脏病方面的作用的认识有误，我们过度信任他汀类药物。现在美国有数百万正在服用他汀类药物的人开始对种类纷繁的脂肪有了了解，如果你也是其中一员，那么你现在很有可能陷入了进退两难的境地。实际情况是，只要你做过心脏搭桥手术，医生一般都会认为你动脉粥样硬化情况严重，因此不会考虑让你停药。

如果我想检测LDL的颗粒大小，我应该怎么跟医生说？

小颗粒LDL过多可能意味着脂类循环出了问题，这很可能是由脂蛋白的蛋白质外壳功能失调（被氧化或被糖化）所致。一旦LDL功能失调，无论LDL胆固醇数值是多少，这些颗粒都会沉淀到动脉管壁上，形成斑块。但是，一般的胆固醇检测不会提供LDL胆固醇颗粒大小的相关信息，要想了解相关信息，可以要求进行进一步的血脂谱（lipid panel）检测。对检测结果的解释可以参考第7章。

你如何看待蔬菜汁？我知道蔬菜汁不属于传统食物，但在蔬菜摄入量不足的情况下喝蔬菜汁是否有助于补充更多营养？

榨蔬菜汁会浪费很多蔬菜，而且蔬菜汁的含糖量很高，把蔬菜加到奶昔中会更有营养。

我推荐每份最多只含一片水果的奶昔，否则可能会超量摄入糖分。有些人不太适合喝混合蔬菜汁，因为榨汁机的叶片可能会使细胞均质化，导致胃和上消化道接触大量人体不适应的营养成分，从而引起腹胀和胃灼热。

我买了酸黄瓜和泡菜，剩下的泡菜汁可以用来做什么？

我会在运动后喝剩余的泡菜汁，也会将其加到沙拉中，还会用它来做自制泡菜时的初始培养基。

我知道应该远离糖果，那其他甜味剂呢，比如阿斯巴甜、三氯蔗糖、甜菊糖等？

不管源于糖果、甜菊糖还是其他人工甜味剂，肠道内的甜味受体对所有的甜味都会做出同样的反应。这种反应会刺激胰岛素分泌及脂肪产生。

即便有的人工甜味剂相对安全，比如甜菊糖，我也仍然建议你不要食用这类东西。它们会让你的味觉变得麻木，感觉不到食物的天然甜味。

如果早上没有饥饿感，我还需要吃早饭吗？

不需要。如果不觉得饿，就不用吃。但不要以不饿为借口不吃早饭，稍后又去吃垃圾食品。

有研究表明不吃早饭的人更容易发胖，这一结论有其不合理之处，因为此类研究忽略了一个事实，即那些声称自己不吃早饭的人通常都会在午饭前吃些垃圾食品。我的很多不吃早饭且有代谢问题的患者告诉我，他们常吃糖果及含反式脂肪酸的咖啡糖、松饼、丹麦甜酥皮糕饼、能量棒等。

盐摄入量达到多少算超标？

那种认为大部分人都要严格控制盐摄入量的观点不过是种误解。如果你的肾脏和心脏都没问题，即便你常吃一些钠含量较高的垃圾食品，摄入的钠也几乎不会影响到你的身体。真正会对身体产生负面影响的是植物油和糖分。低盐饮食的观念其实非常危险，这会让人们误把盐当作最大的敌人，而事实上，真正给身体带来问题的是其他毒素。此外，以我的个人经验来看，很多人会因盐摄入量不足而非过多而产生健康问题。

我的朋友正在采取生酮饮食法，生酮饮食法是什么？

生酮饮食让身体处于生酮状态，使身体燃烧脂肪的能力最大化，是一种极端的燃脂饮食法。阿特金斯博士发现这种饮食法能抑制食欲，甚至不需要配合服用抑制食欲的处方药。

不幸的是，因个人情况及运动方式不同，生酮饮食法可能会将体内的碳水化合物消耗光，并迫使身体将蛋白质转化成糖来满足身体对碳水化合物的需求。

但是，生酮饮食法能最大限度地消耗脂肪，而消耗脂肪又是短时间内恢复代谢功能的有效方式，所以很多研究者将生酮饮食法用于癫痫、脑瘤和乳腺癌的治疗及运动成绩的提高，并已取得良好成效。

"人类饮食法"属于生酮饮食法吗？

我在本书中介绍的饮食法并不要求严格控制碳水化合物的摄入量，而生酮饮食法的典型特征就是严格控制碳水化合物的摄入量。但是，"人类饮食法"的基本理念与生酮饮食法完全一致。所以如果你现在采用的是生酮饮食法，你会很容易适应"人类饮食法"。

我计划给孩子断奶，如何让他开始采取"人类饮食法"？

有研究表明，母亲孕期的饮食会影响新生儿的味觉偏好。根据我的患者的经历，当婴儿可以吃辅食时，他会接受你给他的任何食物，尤其是你也在吃的食物，包括布里奶酪、蛋黄、鸡肝、海带等。但切记要适量，而且如有必要可以打成泥状。

有必要补充ω-3脂肪酸吗？

在提取过程中，ω-3脂肪酸很容易遭到破坏，它在储存过程中也很容易降解，因此我推荐通过食物来补充ω-3脂肪酸。如果你不吃草饲奶制品或鱼，吃生的或发芽的坚果、种子也可以补充足够的ω-3脂肪酸。肝脏可以把短链ω-3多不饱和脂肪酸拉长为大脑需要的长链DHA，但前提是不能摄入植物油，因为植物油会破坏一种能拉长短链多不饱和脂肪酸的关键的酶。

我没有时间对自己的饮食结构进行大的调整，你有没有简单的方法帮我在这种情况下改善饮食？

可以试试下面这 5 种方法：

1. 一周中的 4 天每天都吃一大盘用不含植物油的沙拉酱做的七彩沙拉，至少包含 4 种蔬菜。如果你还没准备好全面尝试"人类饮食法"，吃用各种蔬菜做的新鲜沙拉就显得尤其重要。由于不含植物油的沙拉酱非常难找，你可能需要自己动手调制，不过一分钟就可以搞定。准备好优质油、几种包括香醋在内的优质醋，混合好后马上倒入沙拉即可。前文中我介绍过几种沙拉酱的简易制作方法。

2. 在日常饮食中加入草饲奶制品。比如奶酪、奶油、奶油奶酪、黄油、全脂农家干酪和酸奶，鲜牛奶最佳。

3. 多喝骨汤。骨汤不仅有利于健康，还能用来做快捷又健康的午餐。可以去当地的大型连锁超市，那里经常会有打折的优质食材。如果你喜欢亚洲食物，可以选择购买冬阴功汤或菲律宾鱼头汤。

4. 每周至少吃一次动物内脏。你可以在任何一家正规食品商店购买肝泥或肝泥香肠，涂在不含植物油的饼干或发芽谷物面包上吃；也可以在网上订购美味的肝泥香肠。你还可以每周吃 3 次海鲜，建议至少吃 1 次生海鲜，比如生牡蛎、生鱼片、酸橘汁腌鱼、腌鲱鱼等。如果你不喜欢吃海鲜或者对海鲜过敏，可以每周吃 3 次牧场放养的鸡的鸡蛋，但要注意保证蛋黄处于流质状态。对一周饮食中不含动物内脏的人，我都会提这样的建议。

5. 每天都要吃富含益生菌的食物。为了消化系统和免疫系统的健康，我们一定要常吃富含益生菌的食物。在美国最常见的益生菌食物是酸奶，你可以选购原味酸奶，再根据个人喜好调味。自然发酵的酸菜和泡菜也有助于促进消化吸收，如果你在餐前吃，只吃几口就足够了。

在《兜售疾病》(*Selling Sickness*)这本书中，作家雷·莫伊尼汉和艾伦·卡斯尔斯解释说："对本来健康的人说他们生病了，可以带来巨大的商机。"这本书是 2005 年出版的，该书的序言基于对默克公司前首席执行官亨利·加兹登的一次采访写成，这次采访的报道 30 多年前曾在《财富》杂志上刊登过。"加兹登更希望默克公司能像口香糖制造商箭牌公司一样，他曾说为健康人制造药物是他长久以来的梦想，因为他希望默克公司能够生产'可以卖给所有人'的药。"医疗行业并不是为了改善我们的健康状况而存在，对此很多来自权威机构的专家都论证过，比如哈佛大学和《新英格兰医学杂志》等。因此我不会指控医疗行业，也不会因为医疗行业不能保护我们的健康而抨击它。责任不仅在于医疗行业，也在于当地诊所。它们影响了许多医生，你的医生有可能也受到了影响。

我刚开始做医生时，我的老板告诉我，要想业绩好，就需要积累更多的慢性病患者。他解释说，让病人吃降压药和其他需要定期复诊的药物，是提升诊所业绩的关键。我知道在他看来，让人们保持健康、不吃药是不利于企业发展的。这种企业心态在当今的医疗模式中非常普遍，即靠尽可能多地增加接诊病人的数量来提升业绩，而几乎不管病人的健康状况是否得到改善。更糟糕的是，现在医疗行业最重要的目标是想尽一切办法推销药物。当我在美国西海岸一家大型医疗集团采访其家庭医学方面的负责人时，他说他的团队主要负责要求制药公司给医生发放现金补助，而且他能够给我提供诱人的薪水。

"为什么要发放现金补助？"我问他。

"我们有一个跟踪医生开处方模式的质量改进项目，说是'质量'，但实际上都跟钱有关。"

这就是真相，这个项目的运行模式是这样的：任何LDL水平超过100毫克/分升的病人都要服用降脂药；任何血压高于140/90毫米汞柱的病人都要服用降压药；任何骨密度较低的病人都要服用骨质重塑抑制剂；以此类推，每种病症都有其对应的处方药。开药最多的医生将会得到丰厚的奖金，而开药最少的医生则会被开除。他声音中带着一丝犹豫，但仍对我说："到目前为止，每次我们提出要求希望得到现金补助时，医药公司都会满足我们。"如果我们的医疗行业朝着这个方向发展下去，这些医疗集团的高管就会本能地将其魔爪伸向我们的孩子，千方百计地把我们的下一代推向慢性病的无底深渊。

默克公司的前首席执行官亨利·加兹登长达30年的梦想，就是让健康的人群购买那些他们根本不需要的药品；但他的梦想还不够"远大"，我现在看到的情况更严峻，影响也更深远。不只是做出诊断并开出不必要的处方，我看到的是一场大规模的运动，其中充斥着大量错误的营养学知识。这些错误信息改变了我们对人类与食物之间关系的认识，也改变了我们对生理机能的认识。医疗行业不仅是在"兜售疾病"，而且开始"让你生病"。无论是有意还是无意，目前流行的健康饮食定义使大型工业集团能向我们出售廉价的、易储存的食品，从而让更多的钱流入他们的口袋，把更多的人送进医院。否定祖先的食物及烹饪传统，会导致我们的基因每况愈下。就好像企业为了自己的需求已经改变了水果和蔬菜的基因密码一样，实际上医疗行业也在对人类做同样的事情。

他们忽略了一点：水果和蔬菜没有反抗能力，但我们有。

感谢达多和史蒂夫，他们深信真理自有其价值，而且是最好的践行者；感谢克里斯的才华和辛勤付出；感谢科比、史蒂夫、保和德怀特率先践行深度营养健康理念；感谢湖人队的教练加里·维蒂和体能训练师蒂姆·迪弗朗西斯科，他们将真正的营养学引入了职业体育领域；感谢加州大学洛杉矶分校和加州大学旧金山分校的数十位医生接受我们的采访并提供富有见地的观点；感谢斯蒂芬·马夸特开创性的研究给我们的启发；感谢乔·鲁宾逊发现了ω-3 脂肪酸；感谢普赖斯–波廷杰营养基金会提供了机会，让韦斯顿·普赖斯和弗朗西丝·波廷杰取得的大量研究成果得以公之于众；感谢我的弟弟丹·沙纳汉绘制了书中漫画；感谢马克·西森和布拉德·卡恩斯培养出一个充满活力且周到细致的团队；感谢所有依然对科学方法抱有信仰的科学家和研究人员。

序

1. 1994 年的数据显示，美国年人均植物油消费量为每天 25.1 千克，提供 618 千卡的热量。美国农业部网站上的数据显示，2014 年的美国人均植物油消费量是 1995 年的 1.7 倍。假设 1994 和 1995 年的人均消费量大致相同，然后计算 2014 年的人均消费量，就能发现当时美国人日均从植物油中获取 1 000 千卡热量。美国人每天摄入的热量有多有少，但 2015 年的估计结果是平均每天 3 600 千卡（体型偏瘦的人日均摄入 1 700~3 000 千卡，视活动量而定）。根据个人经验估计，大多数有健康意识的消费者更多地选择在家做饭，这让他们接触的各种植物油变少了。Sources: 1995 data from Table 6 in the article: Polyunsaturated fatty acids in the food chain in the United States, Am J Clin Nutr, January, 2000, vol. 71, no. 1, pp. 179S-188. 2014 data from tables at www.ers.usda.gov/data-products/oil-crops-yearbook.aspx.

2. Protein lipoxidation: detection strategies and challenges, Giancarlo Aldini, Redox Biol, August 5, 2015, pp. 253–266.

3. Oral glycotoxins are a modifiable cause of dementia and the metabolic syndrome in mice and humans, Weijing Cai et al, PNAS, April 1, 2014, vol. 111, no. 13.

4. Changes in breast cancer incidence and mortality in middle-aged and elderly women in twenty-eight countries with Caucasian majority populations, C. Héry et al, Ann Oncol, 2008, 19 (5), pp. 1009–1018.

5. Source: Surveillance, epidemiology, and end results (SEER) program (www.seer.cancer.gov), SEER 9 area, Age 0-19, accessed online on April 2, 2016, via www.curesearch.org/Incidence-Rates-Over-Time

6. www.cdc.gov/heartdisease/facts.htm

7. Per Alzheimer's.net 2015 statistic on April 2, 2014, at http://www.Alzheimer's.net/resources/Alzheimer's-statistics/

第 1 章

8. Dr. Michael Dexter, Wellcome Trust.

9. Transposable elements: targets for early nutritional effects on epigenetic gene regulation, Waterland RA, Molecular and Cellular Biology, August 2003, vol. 23, no. 15, pp. 5293–5300.

10. *Nutrition and Physical Degeneration,* Price W, Price-Pottenger Foundation, 1945, p. 75.

11. Lifetime risk for diabetes mellitus in the United States, Venkat Narayan KM, JAMA, 2003, 290:1884-1890.

12. Guts and grease: the diet of native americans, Fallon S, Wise Traditions.

13. A mechanistic link between chick diet and December in seabirds? Proceedings of the Royal Society of Biological Sciences, vol. 273, no. 1585, February 22, 2006, pp. 445–550.

14. Maternal vitamin D status during pregnancy and childhood bone mass at age nine years: a longitudinal study, Javaid MK, Obstetrical and Gynecological Survey, 61(5):305-307, May 2006.

15. Epigenetic epidemiology of the developmental origins hypothesis, Waterland RA, Annual Review of Nutrition, vol. 27, August 2007, pp. 363-388.

16. See Chapter 11.

17. *The Paleo Diet: Lose Weight and Get Healthy By Eating the Food You Were Designed to Eat,* Loren Cordain, Wiley, 2002, p. 39.

18. *In Defense of Food: An Eater's Manifesto,* Michael Pollan, Penguin, 2008.

第 2 章

19. We have between 10 and 100 trillion cells in our body, and each cell has two to three meters of DNA, totaling between 20 and 300 trillion meters. It's only 3,844,000,000 meters to the moon.

20. Pluripotency of mesenchymal stem cells derived from adult marrow, Jiang Y, Nature, July 2002, 4;418(6893):41-9, epub Jun 20, 2002.

21. Epigenetics, the science of change, Environ Health Perspect, March 2006, 114(3): A160–A167.

22. Environmental Health Perspectives, vol. 114, no. 3, March 2006.

23. Toxic optic neuropathy, Indian J Ophthalmol, Mar-Apr 2011, 59(2): 137–141.

24. Epigenetic differences arise during the lifetime of monozygotic twins, Fraga MF, PNAS, July 26, 2005, vol. 102, no. 30, pp. 10604–9.

25. Epigenetics: a new bridge between nutrition and health, Adv Nutr, November 2010, vol. 1: 8-16, 2010.

26. Osteoporosis: Diagnostic and Therapeutic Principles, Clifford J. Rosen, Humana Press, 1996, p. 51.

27. Genetics of osteoporosis, Peacock M, Endocrine Reviews 23 (3): 303-326.

28. The ghost in your genes, NOVA partial transcript accessed online at http://www.bbc.co.uk/sn/tvradio/programmes/horizon/ghostgenes.shtml

29. Accuracy of DNA methylation pattern preservation by the Dnmt1 methyltransferase, Rachna Goyal, Richard Reinhardt and Albert Jeltsch, Nucl Acids Res, 2006, 34 (4): 1182-1188 doi 10.1093/nar/gkl002.

30. Age-associated sperm DNA methylation alterations: possible implications in offspring disease susceptibility, Jenkins TG, Aston KI, Pflueger C, Cairns BR, Carrell DT, 2014, PLoS Genet, 10(7).

31. Effects of an increased paternal age on sperm quality, reproductive outcome and associated epigenetic risk to offspring, Rakesh Sharma et al, Reproductive Biology and Endocrinology, 2015, 13:35.

32. Age-associated sperm DNA methylation alterations: possible implications in offspring disease susceptibility, Jenkins TG, Aston KI, Pflueger C, Cairns BR, Carrell DT, 2014, PLoS Genet, 10(7).

33. Epigenetic programming by maternal nutrition: shaping future generations, Epigenomics, August 2010, 2(4):539-49.

34. Transposable elements: targets for early nutritional effects on epigenetic gene regulation, Waterland RA, Molecular and Cellular Biology, August 2003, pp. 5293-5300, vol. 23, no. 15.

35. Decreased birthweights in infants after maternal in utero exposure to the Dutch famine of 1944-1945, LH Lumey, Paediatr Perinat Ep, 6:240-53, 1992.

36. Pregnant smokers increases grandkids' asthma risk, Vince G, NewScientist.com news service, 22:00, April 11, 2005.

37. Rethinking the origin of chronic diseases, Mohammadali Shoja et al, BioScience, 62,5 (2012): 470–478.

38. Epigenetics: genome, meet your environment, Pray L, vol. 18, issue 13, 14, July 5, 2004.

39. Article accessed at www.bioinfo.mbb.yale.edu/mbb452a/projects/Dov-S-Greenbaum.html#_edn42

40. Ibid.

41. Influence of S-adenosylmethionine pool size on spontaneous mutation, dam methylation, and cell growth of escherichia coli, Posnick, LM, Journal of Bacteriology, November 1999, pp. 6756–6762, vol. 181, no. 21.

42. A unified genetic theory for sporadic and inherited autism, Proc Natl Acad Sci USA, July 31, 2007, 104(31): 12831–12836.

43. Whole-genome sequencing in autism identifies hot spots for de novo germline mutation, Jacob Michaelson et al, Cell, 151,7 (2012): 1431-1442.

44. Feature co-localization landscape of the human genome, Sci Rep, 2016, 6: 20650.

45. The effects of chromatin organization on variation in mutation rates in the genome, Nat Rev Genet, April 16, 2015, (4): 213–223.

46. Zipf's law states that, if one were to create a histogram containing the total amount of words in a language and their occurrence, the arrangement in rank order would be linear on a double logarithmic scale with a slope of -z. This is the case for all natural languages.

47. Hints of a language in junk DNA, Flam F, Science, 266:1320, 1994.

48. Power spectra of DNA sequences in phage and tumor suppressor genes (TSG), Eisei Takushi, Genome Informatics, 13: 412–413 (2002).

49. Mantegna RN et al, Physics Review Letters 73, 3169 (1994).

50. The relation of maternal vitamin A deficiency to microopthalmia in pigs, Hale F, Texas S J Med 33:228, 1937.

51. The modulation of DNA content: proximate causes and ultimate consequences, Gregory TR, Genome Research, vol. 9, issue 4, pp. 317-324, April 1999.

第 3 章

52. Ancient precision stone cutting, Lee L, Ancient American: Archaeology of the Americas Before Columbus, February 1997.

53. *Nutrition and Physical Degeneration,* Weston A Price, Price-Pottenger Foundation, 1970, p. 279.

54. Ibid, p. 5.

55. Ibid.

56. Ibid, p. 1.

57. Ibid, p. 31.

58. This argument will be flushed out and supported with statistics in the next chapter.

59. Management of genetic syndromes, Suzanne B. Cassidy, Judith E. Allanson, Wiley, March 22, 2010.

60. *Nutrition and Physical Degeneration,* Price Pottenger Foundation, 1970, p. 12.

61. Effects of malocclusions and orthodontics on periodontal health: evidence from a systematic review, Journal of Dental Education, August 1, 2008, vol. 72, no. 8912-918.

62. *Nutrition and Physical Degeneration,* Weston A Price, Price Pottenger Foundation, 1945, p. 275.

63. Ibid., pp. 274-78.

64. Ibid.

65. Influence of vitamin B6 intake on the content of the vitamin in human milk, West KD, Am J Clin Nutr, September 29, 1976, (9):961-9.

66. *Nutrition and Physical Degeneration,* Weston A Price, Price Pottenger Foundation, 1945, p. 110.

67. Wise Traditions, vol. 8, no. 4, p. 24.

68. *Nutrition and Physical Degeneration,* Weston A Price, Price Pottenger Foundation, 1945, p. 402.

69. *The Ways of My Grandmothers,* Beverly Hungry Wolf, Quill, 1982, p. 186.

70. *Nutrition and Physical Degeneration,* Weston A Price, Price Pottenger Foundation, 1945, pp. 402–03.

71. Vitamins for fetal development: conception to birth, Masterjohn C, Wise Traditions, vol.8, no. 4, winter 2007.

72. *Nutrition and Physical Degeneration,* Weston A Price, Price Pottenger Foundation, 1945, p. 401.

73. Ibid., p. 402

74. Hiraoka, M, Nutritional status of vitamin A, E, C, B1, B2, B6, nicotinic acid, B12, folate, and beta-carotene in young women, J Nutr Vitaminol, February 2001, 47(1):20-27.

75. Serum vitamin A concentrations in asthmatic children in Japan, Mizuno Y, Pediatrics International, vol. 48, issue 3, pp. 261–4.

76. Vitamin D inadequacy has been reported in up to 36 percent of otherwise healthy young adults, and up to 57 percent of general medicine inpatients in the United States, from High prevalence of vitamin D inadequacy and implications for health, Mayo Clin Proc, March 2006, 81(3):297-9.

77. Nutrient intakes of infants and toddlers, Devaney B, Journal of the American Dietetic Association, 104 (1), suppl 1, S14–S21 (2004).

78. Less than adequate vitamin E status observed in a group of preschool boys and girls living in the United States, J Nutr Biochem, February 2006, 17(2):132-8.

79. Vitamin K status of lactating mothers and their infants, Greer FR, Acta Paediatr Suppl, August 1999, 88(430):95-103.

80. Nutritional status of vitamin A, E, C, B1, B2, B6, nicotinic acid, B12, folate, and beta-carotene in young women, Hiraoka, M. J Nutr Sci Vitaminol, February 2001, 47(1):20-27.

81. Consumption of calcium among African American adolescent girls, Goolsby SL, Ethn Dis, spring 2006, 16(2):476-82.

第 4 章

82. The body beautiful: the classical ideal in ancient greek art, New York Times Art and Design section, May 17, 2015, Alastair Macaulay.

83. The history of fitness, Lance C. Dalleck and Len Kravitz at www.unm.edu/~lkravitz/Articlepercent20folder/history

84. The Spirit of Vitalism: Health, Beauty and Strength in Danish Art, 1890–1940, Gertrud Hvidberg-Hansen (editor), Gertrud Oelsner (editor), James Manley (translator), Museum Tusculanum Press, February 28, 2011.

85. National Ambulatory Medical Care Survey: 2012 State and National Summary Tables, table 16, accessed online on March 22, 2016 at: www.cdc.gov/nchs/data/ahcd/namcs_summary/2012_namcs_web_tables.pdf

86. Effects of pelvic skeletal asymmetry on trunk movement: three-dimensional analysis in healthy individuals versus patients with mechanical low back pain, spine, vol. 31(3), February 1, 2006.

87. Smiths recognizable patterns of human malformation, Jones KL, 6th ed, September 2005.

88. Evaluation of the palate dimensions of patients with perennial allergic rhinitis, DePreietas FCN, Int J Pediatric Dent, vol. 11, issue 5, p. 365, September 2001.

89. Dentofacial morphology of mouthbreathing children, Preto R, Braz Cent J, vol. 13, no. 2, 2002.

90. Cephalometric comparisons of craniofacial and upper airway structures in young children with obstructive sleep apnea syndrome, Kawashima S, Ear Nose and Throat Journal, July 2000.

91. Sleep apnea-related cognitive deficits and intelligence: an implication of cognitive reserve theory, Achantis M, J Sleep Res, Mar 2005, 12(1):69-75.

92. Central nervous malformations in presence of clefts reflect developmental interplay, Mueller AA, Int J Oral Maxillofac Surg, April 2007, 36(4):289-95, epub January 2007.

93. Body weight, waist-to-hip ratio, breasts and hips: role in judgments of female attractiveness and desirability for relationships, Singh D, Ethology and Sociobiology, 16, 1995, pp. 483–507.

94. Waist-to-hip ratio and body dissatisfaction among college women and men: the moderating role of depressed symptoms and gender, Joiner T, Int J Eating Disor, 16, 1994, pp. 199–203.

95. Appearance of symmetry, beauty and health in human faces, Zaidel DW, Brain and Cognition, 57, 2005, pp. 261–263.

96. Waist-to-hip ratio and body dissatisfaction among college women and men: the moderating role of depressed symptoms and gender, Joiner T, Int J Eating Disor, 16, 1994, pp. 199–203.

97. Physical attractiveness, dangerousness, and the Canadian criminal code 1, Esses V, Journal of Applied Social Psychology, 18 (12), pp. 1017–1031.

98. Cross-cultural implications of physical attractiveness stereotypes in personnel selection, Shahani-Denning C, Presentation at 27th Annual Conference on Personnel Assessment, available online at www.ipmaac.org/conf/03/shahani-denning.pdf

99. For more details on how the mask is constructed, visit Dr. Marquardt's website at www.Beautyanalysis.com

100. This four-part BBC series examines the science behind facial beauty, expression, and fame in an entertaining fashion. Learn more from IDMB: www.imdb.com/title/tt0280262/

101. Zeising, Adolf, 1854, Neue Lehre von den Proportionen des menschlichen Körpers aus einem bisher unerkannt gebliebenen, die ganze Natur und Kunst durchdringenden morphologischen Grundgesetze entwickelt und mit einer vollständigen historischen Uebersicht der bisherigen Systeme begleitet, Leipzig: Weigel.

102. Mathematical lives of plants: why plants grow in geometrically curious patterns, Julie J. Rehmeyer, July 21, 2007, www.mywire.com/pubs/ScienceNews/2007/07/21/4250760

103. Excerpted from the July 11, 1998 Sunday Telegraph, Simon Singh's review of Ian Stewart's book Nature's Numbers.

104. Chaotic climate dynamics, Selvan AM, Luniver Press, 2.

105. A superstring theory for fractal spacetime, chaos and quantumlike mechanics in atmospheric flows, AM Selvan and Suvarna Fadnavis, published with modification in Chaos, Solitons, and Fractals, 10(8), pp. 1321-1334, 1999.

106. Language in context: emergent features of word, sentence, and narrative comprehension, Xu J, Neuroimage, Aprl 15, 2005, 25(3):1002-15.

107. The effect of emergent features on judgments of quantity in configural and separable displays., Peebles D, J Exp Psychol Appl, Jun 14, 2008, (2):85-100.

108. Survival of the Prettiest: The Science of Beauty, Nancy Etcoff, Anchor, reprint edition July 11, 2000, p. 34.

109. Facial symmetry and judgments of apparent health support for a "good genes" explanation of the attractiveness–symmetry relationship, Jones BC, Evolution and Human Behavior, vol. 22, issue 6, November 2001, pp. 417–429.

110. An objective system for measuring facial attractiveness, Bashour M, Plast. Reconstr. Surg, 118: 757, 2006, Chapter 3, figure 8, "Checkerboard patterns trigger organized EEG waves," from: Lack of long-term cortical reorganization after macaque retinal lesions, Nature, vol. 435, May 2005, see figure 2 and text regarding cortical response to images lacking pattern. Attentive staring enables "optimization of sensory integration within the corticothalamic neural pathways," from Thalamic bursting in rats during different awake behavioral states, Proc Natl Acad Sci USA, 2001, 98:15330–15335. That our brains respond to pattern, from Spatial frequency modulates visual cortical response to temporal frequency variation of visual stimuli: an fMRI study, Physiol Meas, 28, pp. 547-554. That symmetrical objects trigger bloodflow to the pleasure centers, from: Sex, beauty, and the orbitofrontal cortex, International Journal of Psychophysiology, vol. 63, issue 2, February 2007, pp. 181-185. That infants prefer and learn symmetrical images faster than asymmetrical ones, from The effect of stimulus attractiveness on visual tracking in two- to six-month-old infants, Infant Behavior and Development, vol. 26, no. 2, April 2003, pp. 135–150(16).

111. Prevalence information from www.fitdeskjockey.com/female-body-types

112. Waist and hip circumferences and all-cause mortality: usefulness of the waist-to-hip ratio? Bigaard J, Na-

ture Obesity, vol. 28(6), June 2004, pp. 741–747.

113. Waist circumference and body composition in relation to all-cause mortality in middle-aged men and women, Bigaard J, Int J Obes (London), July 2005, 29(7):778-84.

114. The shape of things to wear: scientists identify how women's figures have changed in fifty years, Helen McCormack, Independent UK, November 21, 2005.

115. *Survival of the Prettiest: The Science of Beauty,* Nancy Etcoff, Anchor, reprint edition July 2000, p. 12.

116. Anthropometric and biochemical characteristics of polycystic ovarian syndrome in South Indian women using aes-2006 criteria, Sujatha Thathapudi et al, Int J Endocrinol Metab, 5, 12(1), epub January 2014, 5.

117. Abdominal obesity and hip fracture: results from the Nurses' Health Study and the Health Professionals Follow-up Study, Haakon Meyer et al, Osteoporosis Intl, 27, 6 (2016):2127-36.

118. Comparison of anthropometric measures as predictors of cancer incidence: a pooled collaborative analysis of eleven Australian cohorts, Jessica Harding et al, Int J Cancer, 137, 7(2013), pp. 1699–708.

119. Apolipoprotein epsilon 4 allele modifies waist-to-hip ratio effects on cognition and brain structure, Daid Zade et al, J Stroke, Cerebrovasc Dis. 22, 2 (2013): 119-125.

120. Adiposity assessed by anthropometric measures has a similar or greater predictive ability than dual-energy X-ray absorptiometry measures for abdominal aortic calcification in community-dwelling older adults, Xianwen Shang et al, Int J Cardiovasc Imaging (2016), doi 10.1007/s10554-016-0920-2.

121. Waist circumference and body composition in relation to all-cause mortality in middle-aged men and women, Bigaard J, Int J Obes (London)., July 2005, 29(7):778-84.

第 5 章

122. The impact of parity on course of labor in a contemporary population, Vahratian A, Hoffman MK, Troendle JF et al, Birth, March 2006, 33(1):12-7.

123. Nutritional supplements in pregnancy: commercial push or evidence based? Glennville M Curr, Opin Obstet Gynecol, Decemberember 2006, 18(6):642-7.

124. *The Contribution of Nutrition to Human and Animal Health,* Widdowson (editor), Cambridge University Press, p. 263.

125. Reduced brain DHA content after a single reproductive cycle in female rats fed a diet deficient in N-3 polyunsaturated fatty acids, Levant B, Biol Psychiatry, November 1, 2006, 60(9):987-90.

126. Maternal parity and diet (n-3) polyunsaturated fatty acid concentration influence accretion of brain phospholipid docosahexaenoic acid in developing rats, Levant B, J Nutr, January 2007, 137(1):125-9.

127. Change in brain size during and after pregnancy: study in healthy women and women with preeclampsia, American Journal of Neuroradiology, vol. 37, issue 3, pp. 19-26.

128. As we will learn in the coming chapters, vegetable oils and excess dietary sugar are major contributors to a state of metabolic imbalance called oxidative stress. Oxidative stress, in turn, impairs cell signaling function by disrupting the transmission of short-lived signaling molecules like nitric oxide and depleting the cell of antioxidants necessary for normal function, as well as direct free-radical mediated damage.

129. Effects of oxidative stress on embryonic development, Birth Defects, Res C Embryo Today, September 2007, 81(3):155-62.

130. Diabetes mellitus and birth defects, Correa A, Am J Obstet Gynecol, September 2008, 199(3):237.

131. Epigenetic regulation of metabolism in children born small for gestational age (review), Holness MJ, Curr Opin Clin Nutr Metab Care, July 2006, 9(4):4 82-8

132. Early-life family structure and microbially induced cancer risk, Blaser MJ, PLoS Med, January 2007, 4(1):e7.

133. The effect of birth order and parental age on the risk of type 1 and 2 diabetes among young adults, Lammi N, Diabetologia, Decemberember 2007, 50(12):2433-8, epub October 2007.

134. Associations of birth defects with adult intellectual performance, disability and mortality: population-based cohort study, Eide MG, Pediatr Res, June 2006, 59(6):848-53, epub April 2006.

135. Nutritional factors affecting the development of a functional ruminant—a historical perspective, Warner RG, pp. 1–12 in Proc Cornell Nutr Conf Feed Manuf, Syracuse, NY, Cornell University, Ithaca, NY, 1991.

136. The many faces and factors of orofacial clefts, Schutte B, Human Molecular Genetics, 1999, vol. 8, no. 10, pp. 1853–1859.

137. The effect of birth spacing on child and maternal health, Beverly Winikoff, Studies in Family Planning, vol 14, no 10, October 1983, pp. 231–245.

138. Does birth spacing affect maternal or child nutritional status? Matern Child Nutr, July 2007, 3(3):151-73, a systematic literature review.

139. Association between birth interval and cardiovascular outcomes at thirty years of age: a prospective cohort study from Brazil, Devakumar D et al, PLoS One, 2016; 11(2).

140. Developmental dysplasia of the hip, Am Fam Physician, October 15, 2006, 74(8):1310-1316, Stephen K.

Storer.

141. A meta-analysis of common risk factors associated with the diagnosis of developmental dysplasia of the hip in newborns, Eur J Radiol, March 2012, 81(3):e344-51.

142. Idiopathic scoliosis: genetic and environmental aspects, Frances V. De George, J. Med Genet, 1967, pp. 4, 251.

143. Risk factors for deformational plagiocephaly at birth and at seven weeks of age: a prospective cohort study, Van Vlimmeren, LA Pediatrics, February 2007, 119(2):e408-18.

144. Asymmetry of the head and face in infants and in children, David Greene, Am J Dis Child, 1931.

145. A common form of facial asymmetry in the newborn infant; its etiology and orthodontic significance, Elena Boder, *American Journal of Orthodontics*, vol. 39, issue 12, December 1953, pp. 895–910.

146. On the current incidence of deformational plagiocephaly: an estimation based on prospective registration at a single center, Kevin M Kelly, Semin Pediatr Neurol, 11 :301-304, 2004, Elsevier.

147. Craniofacial deformity in patients with uncorrected congenital muscular torticollis: an assessment from three-dimensional computed tomography imaging, Yu C-C, Wong F-W, Lo L-J, et al, Plast Reconstr Surg, 2004, 113:24–33.

148. Intrauterine growth retardation (IUGR): epidemiology and etiology, Romo A, Pediatr Endocrinol Rev, February 2009, suppl 3:332-6.

149. Intrauterine growth retardation—small events, big consequences, Taimur Saleem, Ital J Pediatr, 2011, 37: 41.

150. Maternal and fetal indicators of oxidative stress during intrauterine growth retardation (IUGR), Ullas Kamath, Indian J Clin Biochem, March 2006, 21(1): 111–115.

151. Human conditions of insulin-like growth factor-I (IGF-I) deficiency, Juan E Puche, J Transl Med, 2012.

152. Unpublished communication with Ph.D. at UCLA Jonsson Comprehensive Cancer Center, October. 11, 2006.

153. Lillian Gelberg, UCLA Jonsson Comprehensive Cancer Center, unpublished communication, October 11, 2006.

154. Vitamin A and beta-carotene supply of women with gemini or short birth intervals: a pilot study, Schulz C, Eur J Nutr, November 10, 2006.

155. From Vitamin profile of 563 gravidas during trimesters of pregnancy, Baker H, J Am Coll Nutr, February 2002, 21(1):33-7.

156. High prevalence of vitamin D insufficiency in black and white pregnant women residing in the Northern United States and their neonates, Bodnar LM, J Nutr, February 2007, 137(2):447-52.

157. Maternal supplementation with very-long-chain in 3 fatty acids during pregnancy and lactation augments children's IQ at four years of age, Helland IB, Pediatrics, January 2003, 111(1):e39-44.

158. The fetal origins of memory: the role of dietary choline in optimal brain development, Zeises SH, J Pediatr, November 2006, 149(5 suppl):S131-6, review.

159. Choline: are our university students eating enough? Gossell-Williams M, West Indian Med J, June 2006, 55(3):197-9.

160. Fetal alcohol syndrome: historical perspectives, Neuroscience and Biobehavioral Reviews, vol. 31, issue 2, 2007, pp. 168–171; and Fetal alcohol syndrome: the origins of a moral panic alcohol and alcoholism, vol. 35, issue 3, May 1, 2000.

161. Prevention of neural tube defects: results of the Medical Research Council Vitamin Study, MRC Vitamin Study Research Group, Lancet, July 20, 1991, 338(8760):131-7.

162. Views: ergot and the salem witchcraft affair: an outbreak of a type of food poisoning known as convulsive ergotism may have led to the 1692 accusations of witchcraft, Mary K. Matossian, American Scientist, vol. 70, no. 4, July-August 1982, pp. 355–357.

163. Nutritional supplements in pregnancy: commercial push or evidence based? Glenville M, Current Opinion in Obstetrics and Gynecology, 2006, 18:642-647.

164. Beyond deficiency: new views on the function and health effects of vitamins, Annals of the New York Academy of Sciences, vol. 669, 1992, pp. 8–10.

165. Natural Causes: Death, Lies, and Politics in America's Vitamin and Herbal Supplement Industry, Dan Hurly, Broadway, 2006.

166. Changes in USDA food composition data for forty-three garden crops, 1950 to 1999, Donald R Davis, P. Journal of the American College of Nutrition, vol. 23, no. 6, 2004, pp. 669–682.

167. Comparison of tables in McCance and Widdowson, The chemical composition of foods versions from 1940 and 2002, published by His Majesty's Stationery Office, London.

168. Nutritional supplements in pregnancy: commercial push or evidence based? Glenville M, Current Opinion in Obstetrics and Gynecology, 2006, 18:642-647.

169. Traditional methods of birth control in Zaire, Waife RS, Pathfinder Papers No. 4, Chestnut Hill, MA, 1978.

170. "Le bebe en brousse": European women, African birth spacing and colonial intervention in the Belgian Congo, Hunt NR, International Journal of African Historical Studies, 21, 3 (1988), pp. 401-32.

171. Intimate colonialism: the imperial production of reproduction in Uganda, 1907-1925, Carol Summers, Signs, vol. 16, no. 4, Women, Family, State, and Economy in Africa, Summer 1991, pp. 787-807.

172. *Nutrition and Physical Degeneration,* Weston A Price, Price Pottenger Foundation, 1945, p. 398.

173. Mahatma Gandhi, quoted in Richard Frazer, Live as though you might die tomorrow and farm as though you might live forever, Christian faith and the welfare of the city, Johnston R. McKay (editor), Edinburgh: CTPI, 2008, p. 48.

174. Letter to all state governors on a uniform soil conservation law, February 26, 1937, Franklin D Roosevelt, pp. 1933-945.

175. Nutritional supplements in pregnancy: commercial push or evidence based? Glenville M, Current Opinion in Obstetrics and Gynecology, 2006, 18:642-647.

176. Changes in USDA food composition data for forty-three garden crops, 1950 to 1999, Donald R Davis, P. Journal of the American College of Nutrition, vol. 23, no. 6, 2004, pp. 669-682.

177. Comparison of tables in McCance and Widdowson, The chemical composition of foods versions from 1940 and 2002, published by His Majesty's Stationery Office, London.

178. Nutritional supplements in pregnancy: commercial push or evidence based? Glenville M, Current Opinion in Obstetrics and Gynecology, 2006, 18:642-647.

179. Lifetime risk for diabetes mellitus in the United States, Venkat Narayan, KM, JAMA, 2003, 290:1884-1890.

180. America's children in brief: key national indicators of well-being, 2008, Federal Interagency Forum on Child and Family Statistics.

181. Dairy products and physical stature: a systematic review and meta-analysis of controlled trials, Hans de Beer, Economics and Human Biology, 10,3 (2012), pp. 229–309.

182. Do variations in normal nutrition play a role in the development of myopia? Marion Edwards et al, Optometry and Vision Science, 73, 10 (1996), pp. 638-643.

183. There are several but one example is K Chen et al, Antioxidant vitamin status during pregnancy in relation to cognitive development in the first two years of life, Early Hum Dev, 85,7, 2009, pp. 421-27.

184. Maternal fatty acids in pregnancy, FADS polymorphisms, and child intelligence quotient at eight years of age, Colin Steer et al, Am J Clin Nutr, 98, 6, 2013, pp. 1575-582.

185. Dietary patterns in early childhood and child cognitive and psychomotor development: the Rhea mother-child cohort study in Crete, Vasiliki Levantakou et al, British Journal of Nutrition, 1, 8, 2016, pp. 1-7.

186. Recognition of a sequence: more growth before birth, longer telomeres at birth, more lean mass after birth, F de Zegher et al, Pediatric Obesity, doi 10.1111/ijpo.12137.

187. Muscularity and fatness of infants and young children born small- or large-for-gestational-age, Mary Hediger et al, Pediatrics, 102,5, 1998, E60.

188. The Potential Impact of Nutritional Factors on Immunological Responsiveness, in Nutrition and Immunity, M Eric Gershwin.

189. Early development of the gut microbiota and immune health, M. Pilar Franciino, Pathogens, 3,3, 2014, pp. 769-90.

190. Is dirt good for kids? Are parents keeping things too clean for their kids' good? Zamosky, Lisa, Medscape, www.webmd.com/parenting/d2n-stopping-germs-12/kids-and-dirt-germs

191. Early puberty: causes and effects, Maron, Dina Fine, Scientific American, Health, May 2, 2015, http://www.scientificamerican.com/article/early-puberty-causes-and-effects/

192. The regulation of reproductive neuroendocrine function by insulin and insulin-like growth factor-1 (IGF-1), Andrew Wolfe et al, Front Neuroendocrinol, 35,4(2014), pp. 558–72.

193. Anna Stainer-Knittel: portrait of a femme vitale, Kain E, Women's Art Journal, vol. 20, no. 2, pp. 13-71.

194. *Mirror, Mirror . . . The Importance of Looks in Everyday Life,* Hatfield E, SUNY Press, 1986.

195. Stature of early Europeans, Hormones, Hermanussen M, Athens, July-September 2003, 2(3):175-8.

196. New light on the "dark ages": the remarkably tall stature of Northern European men during the Medieval era, Steckel RH, Social Science History, 2004, 28(2), pp. 211–229.

197. *The Cambridge World History of Food,* Cambridge University Press, 2000.

198. *Fighting the Food Giants,* Paul A Stitt, Natural Press, 1981, pp. 61–66.

第 6 章

199. Accessed online on July 27, 2008, at www.lostgirlsworld.blogspot.com/2006/12/becoming-maasai.html

200. Accessed online on September 4, 2008 at www.bluegecko.org/kenya/tribes/maasai/beliefs.htm

201. The emergence of Orwellian newspeak and the death of free speech, John W Whitehead, Commentary from the Rutherford Institute, June 29, 2015, accessed online on April 1, 2016, at www.rutherford.org/publications_resources/john_whiteheads_commentary/the_emergence_of_orwellian_newspeak_and_the_death_of_free_speech

202. *Nutrition and Physical Degeneration,* Weston A Price, Price WA, Price-Pottenger Foundation, 1945, p. 226.

203. Ibid., p. 10.

204. Ibid., p. 228.

205. Ibid., p. 248.

206. Archaeological Amerindian and Eskimo cranioskeletal size variation along coastal Western North America: relation to climate, the reconstructed diet high in marine animal foods, and demographic stress, Ivanhoe F, International Journal of Osteoarchaeology, vol. 8, issue 3, pp. 135–179.

207. Craniofacial variation and population continuity during the South African Holocene, Stynder DD, American Journal of Physical Anthropology, published online.

208. Craniofacial morphology in the Argentine center-West: consequences of the transition to food production, Marina L Sardi, American Journal of Physical Anthropology, vol. 130, issue 3, pp. 333–343.

209. *The Cambridge World History of Food,* Cambridge University Press, 2000, p. 1704.

210. Stone age economics, Sahlins M Aldine, Transaction, 1972, pp. 1–40.

211. Ibid.

212. The question of robusticity and the relationship between cranial size and shape in Homo sapiens, Lahr MM, Journal of Human Evolution, 1996, 31, pp. 157–191.

213. Dental caries in prehistoric South Africans, Dryer TF, Nature, 136:302, 1935, "The indication from this area . . . bears out the experience of European anthropologists that caries is a comparatively modern disease and that no skull showing this condition can be regarded as ancient."

214. Dental anthropology, Scott GR, Annual Review of Anthropology, vol. 17:99-126, October 1988, "Pronounced forms of malocclusion are a relatively recent development."

215. Bioarchaeology of Southeast Asia, Oxenham M, Cambridge University Press, 2006. "Hunter-gatherers typically have low frequencies of caries, calculus, malocclusion, and alveolar resorption, a high frequency of severe attrition [wear] and large jaw size. Agricultural populations typically have the opposite profile, low rates of severe attrition (except in cases where food contains abrasives), and high rates of caries, calculus, resorption, dental crowding, and malocclusion."

216. *Fannie Farmer 1896 Boston Cookbook,* Fannie Merritt Farmer, Boston Cooking School, Ottenheimer, commemorative edition, 1996, pp. 1–2.

217. *Nutrition and Physical Degeneration,* Price WA, Price-Pottenger Foundation, 1945, p. 279.

218. Ibid.

219. January 20, 2001, inaugural luncheon menu served at the U.S. State Capitol, accessed online on October 31, 2007, at: www.gwu.edu/percent7Eaction/inaulu.html

220. The content of bioactive compounds in rat experimental diets based on organic, low-input, and conventional plant materials, Leifert C, 3rd QLIF Congress, Honeheim, Germany, March 20-23, 2007, archived at www.orgprints.org/view/projects/int_conf_qlif2007.html

221. Nutritional comparison of fresh, frozen, and canned fruits and vegetables, vitamin A and carotenoids, vitamin E, minerals and fiber, Joy C Rickman, J Sci Food Agric.

222. The vitamin A, B, and C content of artificially versus naturally ripened tomatoes, House MC, Journal of Biological Chemistry, vol. LXXXI, no. 3, received for publication December 13, 1928.

223. Ibid.

224. Nutritional comparison of fresh, frozen and canned fruits and vegetables, Part 1, Vitamins C and B and phenolic compounds, Joy C Rickman, J Sci Food Agric, 87:930–944 (2007).

第 7 章

225. Types of dietary fat and risk of coronary heart disease: a critical review, HU F, Journal of the American College of Nutrition, vol. 2, 1, 5-19, 2001.

226. *In Defense of Food: An Eater's Manifesto,* Michael Pollan, Penguin, 2009, p. 43.

227. *Eat Fat, Get Thin: Why the Fat We Eat Is the Key to Sustained Weight Loss and Vibrant Health,* Mark Hyman, Little, Brown, 2016.

228. *The Big Fat Surprise: Why Butter, Meat and Cheese Belong in a Healthy Diet,* Nina Teicholz, Simon and

Schuster, reprint, 2015.

229. In food choices and coronary heart disease: a population based cohort study of rural Swedish men with twelve years of follow-up, Int J Environ Res Public Health 2009, 6, 2626-2638. The authors assert, "The diet-heart hypothesis from the 1950s stating that saturated fats lead to heart disease via blood lipid derangement is under re-evaluation." Barry Groves cites over 1,000 articles in his book, Trick and Treat: How Healthy Eating Is Making Us Ill, Hammersmith, 2008. Gary Taubes's 640-page book Good Calories, Bad Calories, Knopf, 2007, is similarly well-referenced.

230. In doing research for my own family's health I found out from my mom that she and her brother were both formula fed, as was the style of the well-educated women on the East Coast at the time. I asked my grandmother what convinced her to follow this trend, suspecting it was convenience or some idea that doing so would help her retain her figure. To my surprise she retold the story of a sales pitch given to her by a Nestle "milk nurse" after my uncle was born. My grandmother was advised that if she were to breastfeed she would need to use a number of supplements to best assure her baby's heath. But if she chose to use formula, which was "fortified," she would avoid the need to give the baby several supplements because the formulation devised was "more perfect than breastmilk."

231. The Search archive of the 1953 episode featuring Keys is available from University of Minnesota's www.epi.umn.edu/cvdepi/video/the-search-1953/

232. Health revolutionary: the life and work of Ancel Keys, accessed online at www.209.85.141.104/search?q=cache:PVHCLllMKzQJ:www.asph.org/movies/keys.pdf+percent22i'll+show+those+guysper-cent22+keys&hl=en&ct=clnk&cd=1&gl=us&client=firefox-a

233. Hydrogenated fats in the diet and lipids in the serum of man, Anderson JT, J Nutr, 75 (4):338, p. 1961.

234. Ibid.

235. Health revolutionary: the life and work of Ancel Keys, accessed online at www.209.85.141.104/search?q=cache:PVHCLllMKzQJ:www.asph.org/movies/keys.pdf+percent22i'll+show+those+guysper-cent22+keys&hl=en&ct=clnk&cd=1&gl=us&client=firefox-a

236. Tracing citations in consensus articles and other policy setting research statements leads us back to Keys and his junk science. Case in point, the 2004 National Cholesterol Education Program (NCEP) coordinating committee issued an update to the third Adult Treatment Panel (ATP III) Consensus panel statement.

237. Time magazine, March 26, 1984.

238. Time magazine, Jun 12, 2014.

239. Oxidation of linoleic acid in low-density lipoprotein: an important event in atherogenesis, Spiteller G, Angew Chem Int Ed Engl, February 2000, 39(3):585-589.

240. Know Your Fats: The Complete Primer for Understanding the Nutrition of Fats, Oils, and Cholesterol, Mary G Enig, Bethesda Press, 2000, p. 94.

241. The Cholesterol Myths, Uffe Ravnskov, New Trends Publishing, 2000, p. 30.

242. Myths and truths about beef, Fallon S, Wise Traditions in Food, Farming and the Healing Arts, Spring 2000.

243. Trans fatty acids in the food supply: a comprehensive report covering sixty years of research, second edition, Enig Mary G, Enig Associates, Silver Spring, MD, 1995, pp. 4-8.

244. Heart disease and stroke statistics, 2003 update, American Heart Association.

245. The rise and fall of ischemic heart disease, Stallones RA, Sci Am, Nov 1980, 243(5):53-9.

246. Sex matters: secular and geographical trends in sex differences in coronary heart disease mortality, Lawlor DA, BMJ, September 8, 2001, 323:541-545.

247. The lowdown on oleo, Kapica C, Chicago Wellness Magazine, September-October 2007.

248. See Chapter 11.

249. The ABCs of vitamin E and ß-carotene absorption, Traber MG, American Journal of Clinical Nutrition, vol. 80, no. 1, July 3–4, 2004.

250. Absorption, metabolism, and transport of carotenoids, Parker RS, FASEB J, April 1996, 10(5):542-51.

251. Human plasma transport of vitamin D after its endogenous synthesis, Haddad JG, Matsuoka LY, Hollis BW, Hu YZ, Wortsman J.

252. Physicochemical and physiological mechanisms for the effects of food on drug absorption: the role of lipids and pH, Journal of Pharmaceutical Sciences, vol. 86, issue 3, pp. 269–282.

253. Plasma lipoproteins as carriers of phylloquinone (vitamin K1) in humans, Am J Clin Nutr, June 1998, 67(6):1226-31.

254. Vitamin E: absorption, plasma transport and cell uptake, Hacquebard M, Carpentier YA, Curr Opin Clin Nutr Metab Care, March 2005, 8(2):133-8.

255. PUFAs reduce the formation of post-prandial triglycerides that carry lipid soluble nutrients from your last meal.

256. ". . . It is now generally recognized that the replacement of saturated fats by vegetable oils containing high levels of polyunsaturated fatty acids (PUFAs) may also render individuals susceptible to cardiovascular lesions." In Vivo absorption, metabolism, and urinary excretion of alpha, beta-unsaturated aldehydes in experimental animals: relevance to the development of cardiovascular diseases by the dietary ingestion of thermally stressed polyunsaturate-rich culinary oils, Grootveld MJ, Clin Invest, vol. 101, no. 6, March 1998, pp. 1210–218.

257. Enig's report was published in the prestigious Food Chemical News and Nutrition Week, as well as other publications widely read by congressional members,The oiling of America, posted on January 1, 2000, by Sally Fallon and Mary G. Enig. See more at: www.westonaprice.org/know-your-fats/the-oiling-of-america/#sthash. xgjweoMn.dpuf

258. Dietary oxidized fatty acids: an atherogenic risk? Meera Penumetchaa M, Journal of Lipid Research, vol. 41, 1473-1480, September 2000.

259. Determination of total trans fats and oils by infrared spectroscopy for regulatory compliance, Mossoba M, Anal Bioanal Chem, 2007, 389:87–92.

260. Lipoxygenase-catalyzed oxygenation of storage lipids is implicated in lipid mobilization during germination, Feussner I, Proceedings of the National Academy of Sciences, vol. 92, 11849-11853.

261. Formation of modified fatty acids and oxyphytosterols during refining of low erucic acid rapeseed oil, aka canola oil, Lambelet PJ, Agric Food Chem, July 2003, 16;51(15):4284-90.

262. The effect of short-term canola oil ingestion on oxidative stress in the vasculature of stroke-prone spontaneously hypertensive rats, Lipids Health Dis, October 2011, 17;10:180.

263. Differential effects of dietary canola and soybean oil intake on oxidative stress in stroke-prone spontaneously hypertensive rats, Lipids Health Dis, June 2011, 13;10:98.

264. Formation of modified fatty acids and oxyphytosterols during refining of low erucic acid rapeseed oil, aka canola oil, Lambelet PJ, Agric Food Chem, July 2003, 16;51(15):4284-90.

265. Mastugo et al, Current medicinal chemistry, 1996, vol. 2, no. 4, Bentham Science Publishers, page 764, subheading The chemistry of free radicals and biological substrates, Table 1, Reaction rate constants of hydroxyl radical with organic compounds.

266. Familial hypercholesterolemia: risk stratifications in practice, ReachMD, program hosted by Alan J Brown podcast, accessible online at www.reachmd.com/programs/lipid-luminations/its-relative-screening-and-treating-familial-hypercholesterolemia/6421, Alan Brown's comment at 9 minutes.

267. Testosterone induces erythrocytosis via increased erythropoietin and suppressed hepcidin: evidence for a new erythropoietin/hemoglobin set point, Bachman EJ, Gerontol Biol Sci Med Sci, June 2014, 69(6):725-35, doi 10.1093/gerona/glt154, epub October 2013.

268. Lipid peroxidation in vivo evaluation and application of methods for measurement by Eva Södergren, comprehensive summaries of Uppsala Dissertations from the Faculty of Medicine, 949.

269. Antioxidant and inhibitory effects of aqueous extracts of Salvia officinalis leaves on pro-oxidant-induced lipid peroxidation in brain and liver in vitro, Oboh G, J Med Food, February 2009, 12(1):77-84.

270. Antioxidant and inhibitory effect of red ginger (Zingiber officinale var. Rubra) and white ginger (Zingiber officinale Roscoe) on Fe(2+) induced lipid peroxidation in rat brain in vitro, Oboh G, Exp Toxicol Pathol, January 2012, 64(1-2):31-6.

271. Autoxidation of human low density lipoprotein: loss of polyunsaturated fatty acids and vitamin E and generation of aldehydes, J Lipid Res, May 1987, 28(5):495-509, www.ncbi.nlm.nih.gov/pubmed/3598395

272. Impaired endothelial function following a meal rich in used cooking fat, Williams M, J Am Coll Cardiol, 1999, 33:1050-1055.

273. A local restaurant owner explained that one of the benefits of the new "reduced trans" cooking oils is that you can stretch their useful life from one week to two. By then, he said, the stuff turns so black and rancid, you've got no choice but to change it out. Bon appetit!

274. Two consecutive high-fat meals affect endothelial-dependent vasodilation, oxidative stress and cellular microparticles in healthy men, Tushuizen ME, J Thromb Haemost, May 2006, 4(5):1003-10.

275. Intake of calories and selected nutrients for the United States population, 1999-2000, published online and accessed on April 4, 2016, at: www.cdc.gov/nchs/data/nhanes/databriefs/calories.pdf.

276. A new role for apolipoprotein E: modulating transport of polyunsaturated phospholipid molecular species in synaptic plasma membranes, J Neurochem, January 2002, 80(2):255-61.

277. Oxidation of linoleic acid in low-density lipoprotein: an important event in atherogenesis, Angew, Chem Int Ed, 2000, 39, no. 3.

27. J Lipid Res, May 1987, 28(5):495-509, Autoxidation of human low density lipoprotein: loss of polyunsaturated fatty acids and vitamin E and generation of aldehydes, at: www.ncbi.nlm.nih.gov/pubmed/3598395

279. Oxidation of linoleic acid in low-density lipoprotein : an important event in atherogenesis, Angew, Chem Int Ed, 2000, 39, no. 3.

Robert Zimmermann.

281. Glycation of very low density lipoprotein from rat plasma impairs its catabolism, Mamo JC, Diabetologia, June 1990, 33(6):339-45.

282. Modification of low density lipoprotein by advanced glycation end products contributes to the dyslipidemia of diabetes and renal insufficiency, Bucala R, Proc Natl Acad Sci USA, September 27, 1994, 91(20):9441-5.

283. Glycation of very low density lipoprotein from rat plasma impairs its catabolism, Mamo JC, Diabetologia, June 1990, 33(6):339-45. The study concludes: "Glycation [sugar sticking to stuff] of VLDL appears to interfere with the lipolysis [the unloading] of its triglyceride. This may explain the delayed clearance of glycated VLDL triglyceride in vivo."

284. Thermally oxidized dietary fats increase the susceptibility of rat LDL to lipid peroxidation but not their uptake by macrophages, Eder K, J Nutr, September 2003, 133(9):2830-7.

285. Non enzymatic glycation of apolipoprotein A-I: effects on its self-association and lipid binding properties, Calvo C, Biochem Biophys Res Commun, June 3, 1988, 153(3):1060-7.

286. Stone NJ, et al, 2013 ACC/AHA blood cholesterol guideline, p. 1, 2013, ACC/AHA guideline on the treatment of blood cholesterol to reduce atherosclerotic cardiovascular risk in adults, a report of the American College of Cardiology/American Heart Association Task Force on Practice Guidelines.

287. Cholesterol and cancer: answers and new questions, Eric J Jacobs, Cancer Epidemiol Biomarkers Prev, November 2009, 18; 2805.

288. U. Ravnskov, High cholesterol may protect against infections and atherosclerosis, Q J Med, 2003, 96: 927-934.

289. Cholesterol quandaries relationship to depression and the suicidal experience, Randy A Sansone, Psychiatry (Edgmont), March 2008; 5(3): 22–34.

290. Editorial serum cholesterol concentration, depression, and anxiety, Mehmed Yüċel Ağİarguİn, Acta Psychiatr Scand, 2002: 105: 81±83.

291. Low cholesterol as a risk factor for primary intracerebral hemorrhage: a case-control study, Ashraf V. Valappil, Ann Indian Acad Neurol, January-March 2012; 15(1): 19–22.

292. Chronic kidney disease and its complications, Robert Thomas, Prim Care, Jun 2008, 35(2): 329–vii.

293. High density lipoprotein as a protective factor against coronary heart disease, Tavia Gordon et al, The Framingham Study, American Journal of Medicine, May 1977, vol. 62, pp. 707-714.

294. Accessible at: www.cvriskcalculator.com/

295. Oxidation of linoleic acid in low-density lipoprotein: an important event in atherogenesis, Spiteller D, Spiteller G. Angew, Chem Int Ed Engl, February 2000, 39(3):585-589.

296. Myeloperoxidase and plaque vulnerability, Hazen SL, Arteriosclerosis, Thrombosis, and Vascular Biology, 2004, 24:1143.

297. Oxidation-reduction controls fetal hypoplastic lung growth, Fisher JC, J Surg Res, August 2002, 106(2):287-91.

298. Intake of high levels of vitamin A and polyunsaturated fatty acids during different developmental periods modifies the expression of morphogenesis genes in European sea bass (Dicentrarchus labrax), Villeneuve LA, Br J Nutr, April 2006, 95(4):677-87.

299. Neural tube defects and maternal biomarkers of folate, homocysteine, and glutathione metabolism, Zhao W, Birth Defects Res A Clin Mol Teratol, April 2006, 76(4):230-6.

300. Congenital heart defects and maternal biomarkers of oxidative stress, Hobbs CA, Am J Clin Nutr, September 2005, 82(3):598-604.

301. A reduction state potentiates the glucocorticoid response through receptor protein stabilization, Kitugawa H, Genes Cells, November 2007, 12(11):1281-7.

302. Trends in serum lipids and lipoproteins of adults, 1960-2002, Carrol MD, vol. 294, no. 14, October 12, 2005.

303. Application of new cholesterol guidelines to a population-based sample, Pencina MJ1, N Engl J Med, April 10, 2014, 370(15):1422-31, doi: 10.1056/NEJMoa1315665, epub March 2014.

304. *On the Take: How Medicine's Complicity with Big Business Can Endanger Your Health,* Jerome P. Kassirer, Oxford University Press, 2005.

305. *Overdosed America: The Broken Promise of American Medicine,* John Abramson, Harper Collins, 2004.

306. Adverse birth outcomes among mothers with low serum cholesterol, Edison RJ, Pediatrics, vol. 120, no. 4, October 2007, pp. 723–733.

第 8 章

307. The stomach as a bioreactor: dietary lipid peroxidation in the gastric fluid and the effects of plant-derived antioxidants, Free Radical Biology and Medicine, vol. 31, issue 11, December 1, 2001, pp. 1388–1395.

308. Protective effect of oleic acid against acute gastric mucosal lesions induced by ischemia-reperfusion in rat, Saudi Journal of Gastroenterology, 2007, vol. 13, issue 1, p. 17.

309. Lipid peroxidation by "free" iron ions and myoglobin as affected by dietary antioxidants in simulated gastric fluids, J Agric Food Chem, May 4, 2005, 53(9):3383-90, www.ncbi.nlm.nih.gov/pubmed/15853376

310. Linoleic acid, a dietary n-6 polyunsaturated fatty acid, and the aetiology of ulcerative colitis: a nested case-control study within a European prospective cohort study, Gut, December 2009, 58(12):1606-11, doi 10.1136/gut.2008.169078, epub July 2009.

311. "Owing to the fact that DHA has a higher number of double bonds compared with AA, DHA is more susceptible to free radical-mediated oxidation," from page 34 of Omega-3 Fatty Acids in Brain and Neurological Health, edited by Ronald Ross Watson, Fabien De Meester, Academic Press, 2014, Elsevier.

312. Oxidation of marine omega-3 supplements and human health, Benjamin B Albert, 1, David Cameron-Smith, 1, Paul L Hofman, 1, 2, and Wayne S Cutfield, 1,2, BioMed Research International, vol. 2013, 2013, article ID 464921, 8 pages, www.dx.doi.org/10.1155/2013/464921

313. Formation of malondialdehyde (MDA), 4-hydroxy-2-hexenal (HHE) and 4-hydroxy-2-nonenal (HNE) in fish and fish oil during dynamic gastrointestinal in vitro digestion, Food Funct, February 17, 2016, 7(2):1176-87.

314. Association of proton pump inhibitors with risk of dementia, JAMA Neurol, published online February 15, 2016.

315. Brain Maker: The Power of Gut Microbes to Heal and Protect Your Brain–For Life, David Perlmutter, Little, Brown, April 28, 2015, from Gut: The Inside Story of Our Body's Most Underrated Organ, Greystone Books.

316. Obese-type gut microbiota induce neurobehavioral changes in the absence of obesity, Bruce-Keller AJ, Biol Psychiatry, April 1, 2015, 77(7):607-15.

317. Ibid.

318. Ibid.

319. Effect of intestinal microbial ecology on the developing brain, Douglas-Escobar M, JAMA Pediatr, April 2013, 167(4):374-9.

320. Aust N Z J Psychiatry, December 2011, 45(12):1023-5, Probiotics in the treatment of depression: science or science fiction? Dinan TG.

321. Intestinal microbiota, probiotics and mental health, from Metchnikoff to modern advances, part III, Convergence toward clinical trials, Alison C Bested, Gut Pathog, 2013, 5: 4.

322. The role of gut microbiota in the gut-brain axis: current challenges and perspectives, Chen X, Protein Cell, June 2013, 4(6):403-14.

323. Obese-type gut microbiota induce neurobehavioral changes in the absence of obesity, Bruce-Keller AJ, Biol Psychiatry, April 1, 2015, 77(7):607-15.

324. Control Diet Ingredients, file:///Users/cateshanahan/Downloads/product_data_D12450B.pdf, High Fat Diet Ingredients: file:///Users/cateshanahan/Downloads/product_data_D12451.pdf.

325. Oxidation stability and fatty acid composition of selected storage and structural lipids: influence of different high fat diet compositions. The combination of sunflower oil and lard resulted in the highest amount of oxidation, compared to butter, lard, and partially hydrogenated oil, Nahrung, 1988, 32(4):365-74.

326. Mitochondrial formation of reactive oxygen species, Julyio F Turrens, Journal of Physiology, October 2003.

327. Chronic n-3 polyunsaturated fatty acid deficiency alters dopamine vesicle density in the rat frontal cortex, Luc Zimmer, Neuroscience Letters 284,1-2 (2000): 25-28.

328. Curr Neuropharmacol, March 2014, 12(2): 140–147, Oxidative stress and psychological disorders: "The brain with its extensive capacity to consume large amounts of oxygen and production of free radicals, is considered especially sensitive to oxidative stress." www.ncbi.nlm.nih.gov/pmc/articles/PMC3964745/

329. Curr Neuropharmacol, March 2009, 7(1): 65–74, Oxidative stress and neurodegenerative diseases: a review of upstream and downstream antioxidant therapeutic options.

330. Curr Neuropharmacol, March 2014, 12(2): 140–147, Oxidative stress and psychological disorders.

331. Toxicity of oxidized fats II: tissue levels of lipid peroxides in rats fed a thermally oxidized corn oil diet. Brain contains higher levels of lipid peroxides after a meal of repeatedly thermally oxidized oil.

332. Peroxyl radicals: inductors of neurodegenerative and other inflammatory diseases, their origin and how they transform cholesterol, phospholipids, plasmalogens, polyunsaturated fatty acids, sugars, and proteins into deleterious products, Spiteller G, Free Radic Biol Med, August 1, 2006, 41(3):362-87.

333. Triacylglycerol oxidation in pig lipoproteins after a diet rich in oxidized sunflower seed oil, Lipids, 40, 437–444, May 2005, "Studies suggest that oxidized dietary lipids increase the oxidation level of chylomicrons and VLDL. In addition to oxidized LDL, which has a central role in atherogenesis, oxidized chylomicrons and their remnants also seem to be potentially atherogenic. Oxidation of chylomicrons results in particles that may serve as a substrate for scavenger receptors. Chylomicrons and their remnants may associate with arterial tissue

with even greater efficiency than LDL."

334. Effect of dietary oils on lipid peroxidation and on antioxidant parameters of rat plasma and lipoprotein fractions, C Scaccini, l. M. Nardini, M. D'Aquino, V. Gentili, M. Di Felice, and G. Tomassit, Istituto Nazionale della Nutrizione, Rome, Italy, and Universith della Tuscia, Viterbo, Italy, Journal of Lipid Research, vol. 33, 1992, 627-633, "The use of monounsaturated fats in the diet, rather than polyunsaturated fats, generates lipoprotein particles markedly resistant to oxidative modification. On the other hand, the dietary contribution of antioxidant compounds affects the overall resistance of lipoproteins to lipid peroxidation."

335. Lipidomics and H218O labeling techniques reveal increased remodeling of DHA-containing membrane phospholipids associated with abnormal locomotor responses in α-tocopherol deficient zebrafish (danio rerio) embryos, Redox Biology, vol. 8, August 2016, pp. 165–174.

336. The adult brain makes new neurons, and effortful learning keeps them alive, Tracy J Shors, Current Directions in Psychological Science, October 2014, vol. 23, no. 5311-318.

337. Associations between the antioxidant network and emotional intelligence: a preliminary study, Pesce, Mirko et al, Vladimir N Uversky (editor), PLoS ONE 9.7 (2014): e101247, PMC, Web, April 10, 2016.

338. Influence of dietary thermally oxidized soybean oil on the oxidative status of rats of different ages, Ann Nutr Metab, 1990, 34(4):221-31.

339. Biological studies on the protective role of artichoke and green pepper against potential toxic effect of thermally oxidized oil in mice, Arab J, Biotech, vol. 12, no. 1, January 2009, 27-40, http://www.acgssr.org/BioTechnology/Vol.12N1January2009_files/abstract/003.pdf

340. 2015 Gallup Poll (the largest poll conducted to date): One in five Americans include gluten-free foods in diet, accessed online on April 6, 2016, at www.gallup.com/poll/184307/one-five-americans-include-gluten-free-foods-diet.aspx

341. 2012 survey by the NPD Group, accessed online on April 6, 2016, at https://www.npd.com/wps/portal/npd/us/news/press-releases/percentage-of-us-adults-trying-to-cut-down-or-avoid-gluten-in-their-diets-reaches-new-high-in-2013-reports-npd/

342. The prevalence of celiac disease in average-risk and at-risk Western European populations: a systematic review, Dubé, C et al, Gastroenterology 128, suppl. 1, S57–S67 (2005).

343. Non-celiac gluten sensitivity: the new frontier of gluten related disorders, Carlo Catassi, Nutrients, October 2013, 5(10): 3839–3853.

344. Food allergy among U.S. children: trends in prevalence and hospitalizations, NCHS Data Brief No. 10, October 2008.

345. Effects of dietary oxidized frying oil on immune responses of spleen cells in rats, Reaeawh, W, Nutrition, 17, no. 4.

346. www.fmri.ucsd.edu/Research/whatisfmri.html

347. Ibid.

348. Role of nitric oxide and acetylcholine in neocortical hyperemia elicited by basal forebrain stimulation: evidence for an involvement of endothelial nitric oxide, 1995, Neuroscience 69, 1195–1204.

349. Ibid.

350. Endothelial nitric oxide: protector of a healthy mind, Zvonimir S. Katusic and Susan A. Austin, Eur Heart J, April 7, 2014, 35(14): 888–894, www-ncbi-nlm-nih-gov.prx.hml.org/pmc/articles/PMC3977136/

351. Essential role of endothelial nitric oxide synthase for mobilization of stem and progenitor cells, Aicher A, Heeschen C, Mildner-Rihm C, Urbich C, Ihling C, Technau-Ihling K, Leiher AM, Dimmeler S, Nat Med, 2003, 9:1370–1376.

352. Neurovascular regulation in the normal brain and in Alzheimer's disease, Iadecola C, Nat Rev Neurosci, May 2004, 5(5):347-60.

353. Endothelial nitric oxide: protector of a healthy mind, Zvonimir S Katusic and Susan A Austin, Eur Heart J, April 7, 2014, 35(14): 888–894, www,ncbi-nlm-nih-gov.prx.hml.org/pmc/articles/PMC3977136/

354. Tonic and phasic nitric oxide signals in hippocampal long-term potentiation, Hopper RA, Garthwaite J, J Neurosci, 20;26:11513–11521.

355. Endothelial function and oxidative stress in cardiovascular diseases, Circ J 2009; 73: 411–418.

356. Associations between the antioxidant network and emotional intelligence: a preliminary study, PLoS One, 2014; 9(7): e101247, www.ncbi.nlm.nih.gov/pmc/articles/PMC4077755/.

357. Cognitive cost as dynamic allocation of energetic resources, Front Neurosci, 2015, 9: 289, www.ncbi.nlm.nih.gov/pmc/articles/PMC4547044/

358. Impaired endothelial function following a meal rich in used cooking fat, Michael JA Williams, Journal of the American College of Cardiology, vol. 33, issue 4, March 15, 1999, pp. 1050–1055.

359. Effects of repeated heating of cooking oils on antioxidant content and endothelial function (review), Austin Journal of Pharmacology and Therapeutics, April 07, 2015.

360. Migraine, headache, and the risk of stroke in women: a prospective study, Kurth T, Slomke MA, Kase CS, et al, Neurology, 2005, 64:1020-6.

361. Migraine and ischaemic heart disease and stroke: potential mechanisms and treatment implications, Tietjen GE, Cephalalgia, 2007, 27:981-7.

362. Migraine aura pathophysiology: the role of blood vessels and microembolisation, Turgay Dalkara, Lancet Neurol, March 2010, 9(3): 309-317.

363. Arginine-nitric oxide pathway and cerebrovascular regulation in cortical spreading depression, Am J Physiol, July 1995, 269(1 pt. 2):H23-9.

364. Migraine aura without headache pathogenesis and pathophysiology,MedMerits.com, article section 6 of 14, Shih-Pin Chen, http://www.medmerits.com/index.php/article/migraineaurawithoutheadache/P5.

365. Arginine-nitric oxide pathway and cerebrovascular regulation in cortical spreading depression, Am J Physiol, July 1995, 269(1 pt. 2):H23-9.

366. Migraine aura without headache pathogenesis and pathophysiology,MedMerits.com, article section 6 of 14, Shih-Pin Chen, http://www.medmerits.com/index.php/article/migraineaurawithoutheadache/P5.

367. Perfusion-weighted imaging defects during spontaneous migrainous aura, Ann Neurol, January 1998, 43(1):25-31.

368. Migraine aura without headache pathogenesis and pathophysiology,MedMerits.com, article section 6 of 14, Shih-Pin Chen, http://www.medmerits.com/index.php/article/migraineaurawithoutheadache/P5.

369. Structural brain changes in migraine, JAMA, November 14, 2012; 308(18): 1889-1897, www.ncbi-nlm-nih-gov.prx.hml.org/pmc/articles/PMC3633206/

370. Ibid.

371. Oxidative stress and the aging brain: from theory to prevention, Gemma C, Vila J, Bachstetter A, et al, Riddle DR (editor); Brain Aging: Models, Methods, and Mechanisms, Chapter 15, Boca Raton, FL, CRC Press/ Taylor and Francis, 2007, available from www.ncbi.nlm.nih.gov/books/NBK3869/

372. Peroxyl radicals: inductors of neurodegenerative and other inflammatory diseases, their origin and how they transform cholesterol, phospholipids, plasmalogens, polyunsaturated fatty acids, sugars, and proteins into deleterious products, Spiteller G, Free Radical Biology and Medicine, 41, 2006, pp. 362-387.

373. Linoleic acid peroxidation—the dominant lipid peroxidation process in low density lipoprotein—and its relationship to chronic diseases (review), Spiteller G, Chemistry and Physics of lipids, 95 (1998) pp. 105-162.

374. Concussions, and the NFL: how one doctor changed football forever, Laskas Jeanne Marie, Bennet Omalu, September 15, 2009, www.gq.com/story/nfl-players-brain-dementia-study-memory-concussions

375. Ibid.

376. Determination of lipid oxidation products in vegetable oils and marine omega-3 supplements, Food Nutr Res, 2011, 55: 10, www.ncbi-nlm-nih-gov.prx.hml.org/pmc/articles/PMC3118035/

377. Molecular aspects of medicine, vol. 24, issues 4-5, pp. 147-314, August-October 2003, 4 - Hydroxynonenal: a lipid degradation product provided with cell regulatory functions.

378. Involvement of microtubule integrity in memory impairment caused by colchicine, Pharmacology Biochemistry and Behavior, vol. 71, issues 1-2, January-February 2002, pp. 119-138.

379. 4-Hydroxy-2-nonenal, a reactive product of lipid peroxidation, and neurodegenerative diseases: a toxic combination illuminated by redox proteomics studies, Antioxid Redox Signal, December 1, 2012, 17(11): 1590-160.

380. Ibid.

381. Neuronal microtubules: when the MAP is the roadblock, Trends in Cell Biology, vol. 15, issue 4, April 2005, pp. 183-187.

382. 4-Hydroxy-2-nonenal, a reactive product of lipid peroxidation, and neurodegenerative diseases: a toxic combination illuminated by redox proteomics studies, Antioxid Redox Signal, December 1, 2012, 17(11): 1590-160.

383. MRI vs. clinical predictors of Alzheimer disease in mild cognitive impairment, Neurology, January 15, 2008, 70(3):191-9, vol. tric.

384. Neuron number and size in prefrontal cortex of children with autism, Courchesne E, Mouton PR, Calhoun ME, et al, JAMA, 2011, 306(18):2001-2010.

385. Local brain connectivity across development in autism spectrum disorder: a cross-sectional investigation, Autism Res, January 2016, 9(1):43-54, doi 10.1002/aur.1494, epub June 2015.

386. Dr. Anthony Bailey of the University of British Columbia presents Neurobiology of autism spectrum disorders, a care-ID web presentation, from Care ID YouTube Channel, accessed online on April 11, 2106, at www.youtube.com/watch?v=0IudE9OrIOE; minute 27:00 shows novel columns in the brainstem.

387. Using human pluripotent stem cells to model autism spectrum disorders, Carol Marchetto, YouTube video

presentation online from the Salk Institute YouTube Channel, accessed online on April 11, 2016 at www.youtube.com/watch?v=eB9JonYy1xo, minute 13:00.

388. Patches of disorganization in the neocortex of children with autism, Stoner R, Chow ML, Boyle MP, Sunkin SM, Mouton PR, Roy S, Wynshaw-Boris A, Colamarino SA, Lein ES, Courchesne E. NEJM, March 27, 2014.

389. Non-verbal girl with autism speaks through her computer, 20/20 ABC News Story reported by John Stossel, accessible via STAR Center (Sensory Therapies and Research Center) YouTube Channel, accessed on April 11, 216 at www.youtube.com/watch?v=xMBzJleeOno.

390. Ibid.

391. Schizophrenic reaction, childhood type, DSM I, 1952, entry 000-x28, accessed online on March 5, 2016, at www.unstrange.com/dsm1.html

392. Diagnostic criteria for infantile autism, DSM III, 1980, accessed online on March 5, 2016, at www.unstrange.com/dsm1.html

393. Accessed online on March 5, 2016, www.cdc.gov/ncbddd/autism/addm.html

394. Combined vaccines are like a sudden onslaught to the body's immune system': parental concerns about vaccine 'overload' and 'immune-vulnerability, Hilton S, Petticrew M, Hunt K, Vaccine. 2006;24(20):4321-7.

395. Maternal smoking and autism spectrum disorder: a meta-analysis, Rosen BN, Lee BK, Lee NL, Yang Y, Burstyn I.

396. In utero exposure to selective serotonin reuptake inhibitors and risk for autism spectrum disorder, Gidaya NB, Lee BK, Burstyn I, Yudell M, Mortensen EL, Newschaffer CJ J, Autism Dev Disord, October 2014, 44(10):2558-67.

397. Reduced prefrontal dopaminergic activity in valproic acid-treated mouse autism model, Hara Y, Takuma K, Takano E, Katashiba K, Taruta A, Higashino K, Hashimoto H, Ago Y, Matsuda T, Behav Brain Res, August 1, 2015, 289:39-47.

398. Current research on methamphetamine-induced neurotoxicity: animal models of monoamine disruption (review), Kita T, Wagner GC, Nakashima T, J Pharmacol Sci, July 2003, 92(3):178-95

399. Prenatal exposure to a common organophosphate insecticide delays motor development in a mouse model of idiopathic autism, De Felice A, Scattoni ML, Ricceri L, Calamandrei G, PLoS One, Mar 24, 2015, 10(3):e0121663.

400. Neurodevelopmental disorders and prenatal residential proximity to agricultural pesticides: the CHARGE study, Shelton JF, Geraghty EM, Tancredi DJ, Delwiche LD, Schmidt RJ, Ritz B, Hansen RL, Hertz-Picciotto I, Environ Health Perspect, October 2014, 122(10):1103-9.

401. Early exposure to bisphenol A alters neuron and glia number in the rat prefrontal cortex of adult males, but not females, Neuroscience, October 24, 2014, 279:122-31, doi 10.1016/J Neuroscience, 2014.08.038, epub 2014.

402. Childhood autism and associated comorbidities, Brain and Development, June 2007, vol. 29, issue 5, pp. 257-272.

403. Mercury exposure and child development outcomes, Davidson PW, Myers GJ, Weiss B, Pediatrics, 2004, 113(4 suppl):1023-9.

404. Sleep spindles, mobile phones, lucid dreaming and sleep in Parkinson's disease and autism spectrum disorders, Dijk DJ, J Sleep Res, December 2012, 21(6):601-2.

405. Risk of autism spectrum disorders in children born after assisted conception: a population-based follow-up study, Hvidtjørn D, Grove J, Schendel D, Schieve LA, Sværke C, Ernst E, Thorsen P, J Epidemiol Community Health, June 2011, 65(6):497-502.

406. Perinatal factors and the development of autism: a population study, Arch Gen Psychiatry, June 2004, 61(6):618-27.

407. Out of time: a possible link between mirror neurons, autism and electromagnetic radiation, Thornton IM, Med Hypotheses, 2006, 67(2):378-82.

408. Polybrominated diphenyl ether (PBDE) flame retardants as potential autism risk factors (review), Messer A, Physiol Behav, June 1,2010, 100(3):245-9, doi 10.1016/j.physbeh.2010.01.011, epub January 2010.

409. Antenatal ultrasound and risk of autism spectrum disorders. Grether JK, Li SX, Yoshida CK, Croen LA. J Autism Dev Discord. Feb 2010;40(2):238-45.

410. Autism and attention-deficit/hyperactivity disorder among individuals with a family history of alcohol use disorders, Sundquist J, Sundquist K, Ji J, Elife, August 2014.

411. Med Hypotheses, August 2013, 81(2):251-2, doi 10.1016/j.mehy.2013.04.037, epub May 2013, May 21.Iatrogenic autism.Hahr JY1.

412. Influence of candidate polymorphisms on the dipeptidyl peptidase IV and μ-opioid receptor genes expression in aspect of the β-casomorphin-7 modulation functions in autism, Cieślińska A, Sienkiewicz, Szłapka E, Wasilewska J, Fiedorowicz E, Chwała B, Moszyńska-Dumara M, Cieśliński T, Bukało M, Kostyra E, Peptides, March 2015, pp. 6—11.

413. Soy infant formula may be associated with autistic behaviors, Westmark CJ, Autism Open Access, November 2013, 18;3, pp: 20727.

414. The relationship of autism and gluten, Buie T, Clin Ther, May 2013, 35(5):578-83.

415. A review of dietary interventions in autism, Annals of Clinical Psychiatry, 2009; 21(4):237-247.

416. Methods to create thermally oxidized lipids and comparison of analytical procedures to characterize peroxidation, J Anim Sci, July 2014, 92(7):2950-9, doi 10.2527/jas.2012-5708, epub May 2014.

417. 1994 data shows annual U.S. per capita consumption of vegetable oil at 25.1 kilograms per day, equating to 618 calories daily. Data from tables at USDA website shows 2014 consumption is 170 percent of 1995 consumption. Assuming 1994 and 1995 are about the same in terms of per capita consumption, then doing the math for 2014 per capita consumption, we get just over 1,000 calories per day from vegetable oils for the average American. The average calories consumed per day by Americans obviously ranges widely, but 2015 estimates put the average intake at 3,600, where thin people eat 1,700-3,000, depending on activity level. Estimates for health conscious consumers based on personal experience that most health conscious consumers cook at home more often and that reduces their exposure to all vegetable oils. Sources: 1995 data from Table 6 in the article Polyunsaturated fatty acids in the food chain in the United States, Am J Clin Nutr, January 2000, vol. 71, no. 1, 179S-188, 2014 data from tables at www.ers.usda.gov/data-products/oil-crops-yearbook.aspx

418. Costs of autism spectrum disorders in the United Kingdom and the United States, Buescher AS, Cidav Z, Knapp M, Mandell DS, JAMA Pediatr, 2014, 168(8):721-728, doi10.1001/jamapediatrics.2014.210.

419. Chemistry and biology of DNA containing 1, N2-deoxyguanosine adducts of the α,β-unsaturated aldehydes acrolein, crotonaldehyde, and 4-hydroxynonenal, Chem Res Toxicol, May 18, 2009, 22(5): 759–778.

420. Mutational specificity of γ-radiation-induced g–thymine and thymine–guanine intrastrand cross-links in mammalian cells and translesion synthesis past the guanine–thymine lesion by human DNA polymerase, Biochemistry, August 5, 2008; 47(31): 8070–8079.

421. Rates of spontaneous mutation, Drake JW, Charlesworth B, Charlesworth D, Crow JF, Genetics, April 1998, 148 (4): 1667–86.

422. Mutagenic/recombinogenic effects of four lipid peroxidation products in Drosophila. Food Chem Toxicol, March 2013, 53:ch221-7, doi 10.1016/j.fct.2012.11.0,3, epub December 2012.

423. Dietary oxidized n-3 PUFA induce oxidative stress and inflammation: role of intestinal absorption of 4-HHE and reactivity in intestinal cells, J Lipid Res, October 2012, 53(10):2069-80, doi 10.1194/jlr.M026179, epub August 2012.

424. Role of glutathione in the radiation response of mammalian cells in vitro and in vivo, Bump EA, Brown JM, Pharmacol Ther, 1990, 47(1):117-36.

425. Glutathione modifies the oxidation products of 2'-deoxyguanosine by singlet molecular oxygen, Peres PS, Valerio A, Cadena SM, Winnischofer SM, Scalfo AC, Di Mascio P, Martinez GR, Arch Biochem Biophys, November 15, 2015, 586:33-44, doi 10.1016/j.abb.2015.09.020, epub September 2015.

426. Unequivocal demonstration that malondialdehyde is a mutagen, Carcinogenesis, 1983, 4(3):331-3.

427. Oxy radicals, lipid peroxidation and DNA damage, Toxicology, December 27, 2002, 181-182:219-22.

428. Ibid.

429. Malondialdehyde, a major endogenous lipid peroxidation product, sensitizes human cells to UV- and BP-DE-induced killing and mutagenesis through inhibition of nucleotide excision repair, Mutat Res, October 10, 2006, 601(1-2):125-36, epub July 2006.

430. Trans-4-hydroxy-2-nonenal inhibits nucleotide excision repair in human cells: a possible mechanism for lipid peroxidation-induced carcinogenesis, Proc Natl Acad Sci USA, June 2004, 8;101(23):8598-602.

431. Global increases in both common and rare copy number load associated with autism, Hum Mol Genet, July 15, 2013, 22(14): 2870–2880.

432. Global increases in both common and rare copy number load associated with autism, Hum Mol Genet, July 15, 2013, 22(14): 2870–2880. The article discusses primarily the category of mutation called copy number load, meaning long portions of DNA are present in either abnormally high amount or a copy of the gene is absent. This study found a 7.7-fold increase in duplications and a 2.3-fold increase in deletions.

433. Global increases in both common and rare copy number load associated with autism, Hum Mol Genet, July 15, 2013, 22(14): 2870–2880.413, MMWR CDC Surveill Summ, December 1990, 39(4):19-23, Temporal trends in the prevalence of congenital malformations at birth based on the birth defects monitoring program, Edmonds LD, United States, 1979-1987.

434. Global increases in both common and rare copy number load associated with autism, Hum Mol Genet, July 15, 2013, 22(14): 2870–2880.

435. Global increases in both common and rare copy number load associated with autism, Hum Mol Genet, July 15, 2013, 22(14): 2870–2880.

436. The association between congenital anomalies and autism spectrum disorders in a Finnish national birth cohort, Dev Med Child Neurol, January 2015, 57(1): 75–80.

437. Minor malformations and physical measurements in autism: data from Nova Scotia, Teratology, 55:319–325 (1997).

438. Prevalence of autism spectrum disorder among children aged eight years—autism and developmental disabilities monitoring network, eleven sites, United States, 2010, Surveillance Summaries, March 28, 2014/63(SS02);1-21.

439. MMWR CDC Surveill Summ. 1990 Dec;39(4):19-23). Temporal trends in the prevalence of congenital malformations at birth based on the birthdefects monitoring program, United States, 1979-1987. Edmonds LD (Yes this is the most recent report, apparently the CDC didn't find these statistics disturbing enough to see if the trend was continuing.)

440. Advancing paternal age and risk of autism: new evidence from a population-based study and a meta-analysis of epidemiological studies, Mol Psychiatry, December 2011, (12):1203-12.

第 9 章

441. Cane sugar: 160 pounds per capita per year; high fructose corn syrup: 44 pounds per capita per year.

442. Maternal obesity and risk for birth defects, Watkins ML, Pediatrics, vol. 111, no. 5, May 2003, pp. 1152-1158.

443. Fasting glucose in acute myocardial infarction, incremental value for long-term mortality and relationship with left ventricular systolic function, Aronson D, Diabetes Care, 30:960-966, 2007.

444. IGT and IFG, time for revision? K. Borch-Johnsen, Diabetic Medicine. vol. 19, issue 9, September 2002, pp. 707—707.

445. The modern nutritional diseases, Ottoboni F, 2002: "Epidemiologic studies among human populations showed that atherosclerotic cardiovascular diseases occurred at higher rates in affluent societies and among the higher socioeconomic classes. These studies associated the high disease rates with 'luxurious food' consumption, excessive caloric intake, sweets, sedentary lifestyle, and stress."

446. America's eating habits: changes and consequences, Frazao E (editor), Agriculture Information Bulletin No. (AIB750) 484, May 1999, Chapter 7: Trends in the US. food supply: 1970–97.

447. Insulin and glucagon modulate hepatic 3-hydroxy-3-methylglutaryl-coenzyme a reductase activity by affecting immunoreactive protein levels, G Ness, Journal of Biological Chemistry, 18 November 1994, 29168-72.

448. Restricted daily consumption of a highly palatable food (chocolate Ensure) alters striatal enkephalin gene expression, Kelley AE, European Journal of Neuroscience, 18 (9), pp. 2592–2598. The authors conclude that "repeated consumption of a highly rewarding, energy-dense food induces neuroadaptations in cognitive-motivational circuits." Numerous other similar studies exist to support the idea that animals addicted to sugar have the same chemical changes in their brains as if they were addicted to opiates.

449. Routine sucrose analgesia, during the first week of life in neonates younger than thirty-one weeks' postconceptional age, Johnston CC, Pediatrics, vol. 110, no. 3, September 2002, pp. 523-528.

450. Ibid.

451. Ibid.

452. Central insulin resistance as a trigger for sporadic Alzheimer-like pathology: an experimental approachreview, Salkovic-Petrisic M, Hoyer S, J Neural Transm Suppl, 2007, (72):217-33.

453. Aging of the brain (review), Mech Aging Dev, Anderton BH, April 2002, 123(7):811-7.

454. Taste preference for sweetness in urban and rural populations in Iraq, Jamel HA, J Dent Res, 75(11): 1879-1884, November 1996.

455. Pediasure brand nutritional supplement label information, accessed online on August 22, 2007 from www.pediasure.com/pedia_info.a.px

456. Observations on the economic adulteration of high value food products, Fairchild GF, Journal of Food Distribution Research, vol. 32, no. 2, July 2003, pp. 38–45.

457. From the ingredients listed on a box of Kellogg's Raisin Bran Crunch.

458. Fructose and non-fructose sugar intakes in the US population and their associations with indicators of metabolic syndrome, Sam Sun et al, Food and Chemical Toxicology, 49,11 (2011): 2874-2882.

459. Dietary fructose consumption among US children and adults: the third national health and nutrition examination survey, Miriam Vos et al, Medscape J Med, 10,7 (2008) 160.

第 10 章

460. The Cambridge World History of Food, Cambridge University Press, 2000, p. 1210.

461. Ibid.

462. Dietary advanced glycation endproducts (AGEs) and their health effects—PRO, Sebeková K, Mol Nutr Food Res, September 2007, 51(9):1079-84.

463. Methylglyoxal in food and living organisms (review), Nemet I, Mol Nutr Food Res, December 2006, 50(12):1105-17.

464. Multidimensional scaling of ferrous sulfate and basic tastes, Stevens D, Physiology and Behavior, 2006, vol.

87, no. 2, pp. 272-279.

465. Neural circuits for taste: excitation, inhibition, and synaptic plasticity in the rostral gustatory zone of the nucleus of the solitary tract, Bradley RM, Annals of the New York Academy of Sciences, 855 (1), 467-474.

466. Excitotoxins: the taste that kills, Russel Blaylock, Health Press, 1996.

467. Body composition of white tailed deer, Robbins C, J, Anim Sci, 1974, 38:871-876.

468. University of New Hampshire Cooperative Extension, accessed online on August 19, 2008, at: www.extension.unh.edu/news/feedeer.htm

469. *The Journals of Samuel Hearne*, S Hearne, 1768, "On the twenty-second of July, we met several strangers, whom we joined in pursuit of the caribou, which were at this time so plentiful that we got everyday a sufficient number for our support, and indeed too frequently killed several merely for the tongues, marrow and fat."

470. *The Narrative of Cabeza De Vaca*, Cabeza de Vaca, Álvar Núñez, translation of La Relacion by Rolena Adorno and Patrick Charles Pautz, University of Nebraska Press, 2003.

471. CD36 involvement in orosensory detection of dietary lipids, spontaneous fat preference, and digestive secretions, Laugusterette FJ, Clin Invest, 115:3177-3184, 2005.

472. Evidence for human orosensory (taste) sensitivity to free fatty acids, Chale-Rush A, Chem Senses, June 1, 2007, 32(5): 423--431.

473. Multiple routes of chemosensitivity to free fatty acids in humans, Chale-Rush A, Am J Physiol Gastrointest Liver Physiol, 292: G1206-G1212, 2007.

474. Seeds of deception, exposing industry and government lies about the safety of the genetically engineered foods you're eating, Smith J, Yes Books, 2003, pp. 77-105.

475. Nutraceuticals as therapeutic agents in osteoarthritis: the role of glucosamine, chondroitin sulfate, and collagen hydrolysate, Deal CL, Rheumatic Disease Clinics of North America, vol. 25, issue 2, May 1, 1999, pp. 379-395.

476. Ibid.

477. The heparin-binding (fibroblast) growth factor family of proteins, Burgess W, Annual Review of Biochemistry, vol. 58: 575-602, July 1989.

478. As posted on the Stone Foundation for Arthritis Help and Research website, accessed on October 10, 2007, at: www.stoneclinic.com/jJanuaryews.htm

479. Determinants and implications of bone grease rendering: a Pacific Northwest example, Prince P, North American Archaeologist, vol. 28, no.1, 2007.

480. A new approach to identifying bone marrow and grease exploitation: why the "indeterminate" fragments should not be ignored, Outram AK, Journal of Archaeological Science, 2001, 28, pp. 401–410.

481. The Ladies New Book Of Cookery: A Practical System for Private Families in Town and Country; With Directions for Carving and Arranging the Table for Parties, Etc., Also Preparations of Food for Invalids and for Children, Sara Hosepha Hale, New York, H Long and Brother, 1852, p. 93.

482. Freezing for two weeks at -4 degrees F. will kill parasites.

483. *Let's Cook It Right*, Adelle Davis, Signet, 1970, p. 87.

484. USDA Agricultural Resource Service Nutrient Data Library, accessed online on December 23, 2005, at www.nal.usda.gov/fnic/foodcomp/search/

485. Paraphrased by HE Jacob in Six Thousand Years of Bread: It's Holy and Unholy History, Skyhorse, 2007, p. 26.

486. *The Cambridge World History of Food*, Cambridge Unviersity Press, 2000, p. 1474.

487. *Wind, Water, Work: Ancient and Medieval Milling Technology*, Adam Lucas, Brill Academic Publishers, 2005.

488. The gut flora as a forgotten organ, Shanahan F, EMBO reports 7, 7, 688–693, 2006.

489. Nutrition and colonic health: the critical role of the microbiota, O'keefe SJ, Curr Opin Gastroenterol, January 2008, 24(1):51-58.

490. Serum or plasma cartilage oligomeric matrix protein concentration as a diagnostic marker in pseudoachondroplasia: differential diagnosis of a family, A Cevik Tufan et al, Eur J Hum Genet, 15: 1023-1028.

491. *The Cambridge World History of Food*, Cambridge Unviersity Press, 2000, p. 1473.

492. Effects of soy protein and soybean isoflavones on thyroid function in healthy adults and hypothyroid patients: a review of the relevant literature, Messina M, Thyroid, March 2006, 16(3):249-58.

493. Infant feeding with soy formula milk: effects on puberty progression, reproductive function and testicular cell numbers in marmoset monkeys in adulthood, Tan KA, Hum Reprod, April 2006, (4):896-904.

494. *Food Values Of Portions Commonly Used*, Pennington J, Harper, 1989.

495. Quorum sensing: cell-to-cell communication in bacteria, Waters CM, Bassler BL, Annu Rev Cell Dev Biol, 21:319-346, 2005.

496. The gut flora as a forgotten organ, Shanahan F, EMBO reports 7, 7, 688–693, 2006.

497. Probiotics in human disease (review), Isolauri E, Am J Clin Nutr, June 2001, 73(6):1142S-1146S.

498. Commensal bacteria (normal microflora), mucosal immunity and chronic inflammatory and auto-immune diseases (review), Sokol D, Immunol Lett, May 15, 2004, 93(2-3):97-108.

499. Probiotics and their fermented food products are beneficial for health (review), Parvez S, J Appl Microbiol, Jun 2006, 100(6):1171-85.

500. Nutritional comparison of fresh, frozen, and canned fruits and vegetables, Executive Summary of the Department of Food Science and Technology, University of California Davis, Davis, CA, Rickman J, accessed online at: www.mealtime.org/uploadedFiles/Mealtime/Content/ucdavisstudyexecutivesummary.pdf

501. Whole wheat and white wheat flour—the mycobiota and potential mycotoxins, Weidenbörner M, Food Microbiology, vol. 17, issue 1, February 2000, pp. 103–107.

502. The impact of processing on the nutritional quality of food proteins, Meade S, Journal of AOAC International, 2005, vol. 88, no. 3, pp. 904–922.

503. Let's Have Healthy Children, Adelle Davis, Signet, 1972, p. 95.

504. Bioavailability and bioconversion of carotenoids, Castenmiller JJM, Annual Review of Nutrition, vol. 18: 19-38, July 1998.

505. Mrs. Hill's Southern Practical Cookery and Receipt Book, AP Hill, Damon Lee Fowler, University of South Carolina Press, 1872.

506. The apparent incidence of hip fracture in Europe: a study of national register sources, Johnel O, Ostoporosis International, vol. 2, no. 6, November 1992.

507. The Last Hours of Ancient Sunlight: The Fate of the World and What We Can Do Before It's Too Late, revised and updated, Thom Hartman, Broadway, 2004.

508. The Milk Book: The Milk of Human Kindness Is Not Pasteurized, William Campbell Douglass II, Rhino Publishing, 2005.

509. Continuous thermal processing of foods: pasteurization and Uht, Heppell NJ, Springer 2000, p. 194.

510. Dr. North and the Kansas City Newspaper war: public health advocacy collides with main street respectability, Kovarik B, paper presented at the Annual Meeting of the Association for Education in Journalism and Mass Communication (72nd, Washington, D.C., August 10-13, 1989, accessed online on December 27, 2007, at: www.radford.edu/wkovarik/papers/aej98.html

511. The Milk Book: The Milk of Human Kindness Is Not Pasteurized, William Campbell Douglass II, Rhino Publishing, 2005.

512. Ibid., p. 11.

513. Modifications in milk proteins induced by heat treatment and homogenization and their influence on susceptibility to proteolysis, Garcia-Risco MR, International Dairy Journal, 12 (2002) pp. 679–688.

514. Soluble, dialyzable and ionic calcium in raw and processed skim milk, whole milk and spinach, Reykdal O, Journal of Food Science, 56 3, pp. 864–866, 1991.

515. Calcium bioavailability in human milk, cow milk and infant formulas—comparison between dialysis and solubility methods, Roig MJ, Food Chemistry, vol. 65, issue 3, pp. 353-357.

516. Carbonylation of milk powder proteins as a consequence of processing conditions, François Fenaille, Proteomics, vol. 5, issue 12, pp. 3097-3104.

517. Modifications in milk proteins induced by heat treatment and homogenization and their influence on susceptibility to proteolysis, Garcia-Risco MR, International Dairy Journal, 12 (2002) pp. 679–688.

518. Chemistry and Safety of Acrylamide in Food, Friedman M, p. 141, Springer, 2005.

519. Lancet, May 8, 1937, p. 1142.

520. Nutrition abstracts and reviews, Fischr RA and Bartlett S, October 1931, vol. 1, p. 224.

521. Dietary fat requirements in health and development, Thomas H Applewhite, American Oil Chemists Society, 1988, p. 30.

第 11 章

522. Jaenisch, R, Epigenetic regulation of gene expression: how the genome integrates intrinsic and environmental signals, Nature Genetics, 33, 245-254 (2003).

523. Orexins in the brain-gut axis, Kirchgessner AL, Endocrine Reviews, 23 (1): 1-15.

524. Adipose tissue as an endocrine organ, Prins JB, Best Practice and Research Clinical Endocrinology and Metabolism, 2002, vol. 16, no. 4, pp. 639-651.

525. Reduction in adiposity affects the extent of afferent projections to growth hormone-releasing hormone and somatostatin neurons and the degree of colocalization of neuropeptides in growth hormone-releasing hormone and somatostatin cells of the ovine hypothalamus, Javed Iqbal J, Endocrinology, vol. 146, no. 11, pp. 4776-4785.

526. Peroxisome proliferator-activated receptor {gamma} and adipose tissue—understanding obesity-related changes in regulation of lipid and glucose metabolism, Sharma AM, Journal of Clinical Endocrinology and Metabolism, vol. 92, no. 2, pp. 386-395.

527. Leptin-induced growth stimulation of breast cancer cells involves recruitment of histone acetyltransferases and mediator complex to CYCLEN D1 promoter via activation of stat 3, Saxena NK, J. Biol Chem, vol. 282, issue 18, pp. 13316-13325, May 4, 2007.

528. Effect of dietary trans fatty acids on the delta 5, delta 6 and delta 9 desaturases of rat liver microsomes in vivo, Mahfouz M, Acta Biol Med Ger, 1981, 40(12):1699-1705."This study shows that the dietary trans fatty acids are differentially incorporated into the liver microsomal lipids and act as inhibitors for delta 9 and delta 6 desaturases. The delta 6 desaturase is considered as the key enzyme in the conversion of the essential fatty acids to arachidonic acid and prostaglandins. This indicates that the presence of trans fatty acids in the diet may induce some effects on the EFA metabolism through their action on the desaturases."

529. A defect in the activity of delta 6 and delta 5 desaturases may be a factor predisposing to the development of insulin resistance syndrome, Das UN, Prostaglandins, Leukotrienes and Essential Fatty Acids, vol. 72, issue 5, May 2005, pp. 343-350.

530. Regulation of stearoyl-CoA desaturase by polyunsaturated fatty acids and cholesterol, M Ntambi, September 1999, Journal of Lipid Research, 40, pp. 1549-1558.

531. Role of stearoyl-CoA desaturases in obesity and the metabolic syndrome, H E Popeijus, International Journal of Obesity, 32, 1076-1082, doi 10.1038/ijo.2008.55, published online April 22, 2008.

532. Interruption of triacylglycerol synthesis in the endoplasmic reticulum is the initiating event for saturated fatty acid-induced lipotoxicity in liver cells, Mantzaris, February 2011, 278(3):519-30, doi 10.1111/j.1742-4658.2010.07972.x.

533. The significance of differences in fatty acid metabolism between obese and non-obese patients with non-alcoholic fatty liver disease, Nakamuta M, Int J Mol Med, November 2008, 22(5):663-7.

534. Liver mitochondrial dysfunction and oxidative stress in the pathogenesis of experimental nonalcoholic fatty liver disease, Oliveira CP, Braz J Med Biol Res, February 2006, 39(2):189-94, epub February 2006.

535. Insulin resistance, inflammation, and non-alcoholic fatty liver disease, Tilg H, Trends Endocrinol Metab, October 15, 2008, epub prior to print.

536. Apoptosis in skeletal muscle myotubes is induced by ceramide and is positively related to insulin resistance,Turpin SM, Am J Physiol Endocrinol Metab, 291: E1341–E1350, 2006.

537. Weapons of lean body mass destruction: the role of ectopic lipids in the metabolic syndrome (review), Unger RH, Endocrinology, December 2003, 144(12):5159-65.

538. Prostaglandins, Chuck S. Bronson, Nova Publishers, 2006. p. 51.

539. Dietary fat intake and risk of type 2 diabetes in women, Salmeron J, American Journal of Clinical Nutrition, vol. 73, no. 6, pp. 1019-1026, June 2001.

540. Sex differences in lipid and glucose kinetics after ingestion of an acute oral fructose load, Tran C, Jacot Descombes D, Lecoultre V, Fielding BA, Carrel G, Le KA, Schneiter P, Bortolotti M, Frayn KN, Tappy L, Br J Nutr, 2010, 104:1139–1147.

541. Regulation of adipose cell number in man, Prins JB, Clin Sci, London, 1997, 92: 3-11.

542. Neural Innervation of White Adipose Tissue and the Control of Lipolysis, Bartness, Timothy J. et al, Frontiers in Neuroendocrinology, 35.4 (2014): 473–493.PMC, web, April 15, 2016.

543. The cellular plasticity of human adipocytes, Tholpady SS, Annals of Plastic Surgery, vol. 54, no. 6, June 2005, pp. 651–6.

544. Transdifferentiation potential of human mesenchymal stem cells derived from bone marrow, Song L, FASEB Journal, vol. 18, June 2004, pp. 980–82.

545. Reversible transdifferentiation of secretory epithelial cells into adipocytes in the mammary gland, Morron M, PNAS, November 30, 2004, vol. 101, no. 48, pp. 16801–16806.

546. Identification of cartilage progenitor cells in the adult ear perichondrium: utilization for cartilage reconstruction, Togo T, Laboratory Investigation, 2006, 86, pp. 445–457.

547. The cellular plasticity of human adipocytes, Tholpady SS, Annals of Plastic Surgery, vol. 54, no. 6, June 2005, pp. 651–56.

548. The Health Report, ABC Radio International transcript, July 9, 2007, presented by Norman Swain.

549. Insulin-resistant subjects have normal angiogenic response to aerobic exercise training in skeletal muscle, but not in adipose tissue, Walton RG, Physiol Rep, June 2015, 3(6), pii, e12415, doi 10.14814/phy2.12415.

550. Transdifferentiation potential of human mesenchymal stem cells derived from bone marrow, Song L, FASEB, vol. 18, June 2004, pp. 980–82.

551. Adipose cell apoptosis: death in the energy depot, A Sorisky, International Journal of Obesity, 2000, 24, suppl. 4, S3±S7.

552. In vivo dedifferentiation of adult adipose cells, Liao, Yunjun et al, Guillermo López Lluch (editor), PLoS ONE 10.4 (2015): e0125254, PMC, web, April 15, 2016. "Adipocytes can highly express embryonic stem cell markers, such as October 4, Sox2, c-Myc, and Nanog, after dedifferentiating [34]. Thus, they may represent a reservoir of pluripotent cells in dynamic equilibrium with organ-specific cellular components and be capable of phenotypic transformation."

553. Changes in nerve cells of the nucleus basalis of Meynert in Alzheimer's disease and their relationship to ageing and to the accumulation of lipofuscin pigment, Mann DM, Mech Ageing Dev, April-May 1984, 25(1-2):189-204.

554. Mechanisms of disease: is osteoporosis the obesity of bone? Rosen CJ, Nature Clinical Practice Rheumatology, 2006, 2, pp. 35–43.

555. Endocrinology of adipose tissue – an update, Fischer-Pozovsky P, Hormone Metabolism Research, May 2007, 36(5):314-21.

556. Exercise and the treatment of clinical depression in adults: recent findings and future directions, Brosse A, Sports Medicine, 32(12):741-760, 2002.

557. Beta-endorphin decreases fatigue and increases glucose uptake independently in normal and dystrophic mice, Kahn S, Muscle Nerve, April 2005, 31(4):481-6.

558. The differential contribution of tumour necrosis factor to thermal and mechanical hyperalgesia during chronic inflammation, Inglis JJ, Arthritis Res Ther, 2005, 7(4):R807-16, epub April 2005.

559. TNF-related weak inducer of apoptosis (TWEAK) is a potent skeletal muscle-wasting cytokine, Faseb J, June 2007, 21(8):1857-69.

560. Aerobic exercise training increases brain volume in aging humans, Colcombe J, Journals of Gerontology Series A: Biological Sciences and Medical Sciences, 2006, 61:1166-1170.

561. Running increases cell proliferation and neurogenesis in the adult mouse dentate gyrus, Gage FH, Nat Neurosci, Mar 1999, 2(3):266-70.

562. Six sessions of sprint interval training increases muscle oxidative potential and cycle endurance capacity in humans, Burgomaster KA, J Appl Physiol, 98: 1985-1990, 2005.

563. Ibid.

564. Plasma ghrelin is altered after maximal exercise in elite male rowers, Jürimäe J, Exp Biol Med, Maywood, July 2007, 232(7):904-9.

第 12 章

565. Update on food allergy, Sampson, H, Journal of Allergy and Clinical Immunology , vol. 113, issue 5, pp. 805–819.

566. Food allergy among U.S. children: trends in prevalence and hospitalizations, NCHS Data Brief No. 10, October 2008, Amy M. Branum, M.S.P.H. Figure 4, accessible online at http://www.cdc.gov/nchs/products/databriefs/db10.htm

567. The relationship between lower extremity alighment charactheristics and anterior knee joint laxity, Shultz SJ, Sports Health 1, 1 (2009) 53-100.

568. Update on food allergy, Sampson H, Journal of Allergy and Clinical Immunology, vol. 113, issue 5, pp. 805-819.

569. Food allergy among U.S. children: trends in prevalence and hospitalizations, NCHS Data Brief No. 10, October 2008, Amy M. Branum, M.S.P.H. Figure 4, accessible online at http://www.cdc.gov/nchs/products/databriefs/db10.htm

570. Facial soft tissue reconstruction: Thomas procedures in facial plastic surgery Gregory H, Branham Pmph USA, November 30, 2011, p. 17.

571. Glycation stress and photo-aging in skin, Masamitsu Ichihashi, Anti-Aging Medicine, 2011, vol. 8, no. 3, pp. 23-29.

572. Ageing and zonal variation in post-translational modification of collagen in normal human articular cartilage: the age-related increase in non-enzymatic glycation affects biomechanical properties of cartilage.

573. Ruud A. Bank, Biochemical Journal, February 15, 1998,330(1)345-351.

574. Diabetes, advanced glycation endproducts and vascular disease, Jean-Luc Wautier, Vasc Med, May 1998, vol. 3, no. 2, pp. 131-137.

575. Role of advanced glycation end products in aging collagen, Gerontology, 1998, 44(4):187-9.

576. See how AGEs cross-link collagen in Chapter 10, Beyond Calories.

577. Session 3: Joint Nutrition Society and Irish Nutrition and Dietetic Institute Symposium on 'Nutrition and auto-immune disease' PUFA, inflammatory processes and rheumatoid arthritis, Proc Nutr Soc, November 2008, 67(4):409-18.

578. Facial plastic surgery, scar management: prevention and treatment strategies, Chen, Margaret, Current

Opinion in Otolaryngology and Head and Neck Surgery, August 2005, vol. 13, issue 4, pp. 242–247.

579. Metabolic fate of exogenous chondroitin sulfate in the experimental animal, Palmieri L, Arzneimittelforschung, March 1990, 40(3):319–23.

580. Proteoglycans and glycosaminoglycans, Silbert JE, in Biochemistry and Physiology of the Skin, Goldsmith LA (editor), Oxford University Press, 1983, pp. 448–461.

581. Anti-inflammatory activity of chondroitin sulfate, Ronca F, Osteoarthritis Cartilage, May 6, 1998, suppl. A:14-21.

582. Nutraceuticals as therapeutic agents in osteoarthritis: the role of glucosamine, chondroitin sulfate, and collagen hydrolysate, Deal CL, Rheumatic Disease Clinics of North America, vol. 25, issue 2, May 1, 1999.

583. The effect of concentrated bone broth as a dietary supplementation on bone healing in rabbits, Mahmood A, Aljumaily Department of Surgery, College of Medicine, University of Mosul, Ann Coll Med Mosul, 2011; 37 [1 and 2]: 42-47).

584. Cell death in cartilage, K. Kühn, Osteoarthritis and Cartilage, vol. 12, issue 1, January 2004, pp. 1–16.

585. The effect of hyaluronic acid on IL-1β-induced chondrocyte apoptosis in a rat model of osteoarthritis, Pang-Hu Zhou, Journal of Orthopaedic Research, December 2008, vol. 26, issue 12, pp. 1643–1648.

586. Cellulite and its treatment, Rawlings A, International Journal of Cosmetic Science, 2006, 28, pp. 175–190.

587. Mediators of Inflammation, vol. 2010 (2010), article ID 858176, 6 pages, Lipid mediators in acne, Monica Ottaviani.

588. Antioxidant activity, lipid peroxidation and skin diseases, what's new, S Briganti, Journal of the European Academy of Dermatology and Venereology, vol. 17, issue 6, pp. 663–669, November 2003.

589. Inflammatory lipid mediators in common skin diseases, Kutlubay Z, Skinmed, February 1, 2016, 1;14(1):23-7, eCollection 2016.

590. Inflammation in acne vulgaris, Guy F Webster, Journal of the American Academy of Dermatology, vol. 33, issue 2, part 1, August 1995, pp. 247–253.

591. Antioxidant activity, lipid peroxidation and skin diseases, what's new, S Briganti, Journal of the European Academy of Dermatology and Venereology, vol. 17, issue 6, pp. 663–669, November 2003.

592. Inflammatory lipid mediators in common skin diseases, Kutlubay Z, Skinmed, February 1, 2016, 1;14(1):23-7, eCollection 2016.

593. Dietary glycemic factors, insulin resistance, and adiponectin levels in acne vulgaris, Çerman AA, J Am Acad Dermatol, Apr 6, 2016, pii: S0190-9622(16)01485-7.

594. Glycemic index, glycemic load: new evidence for a link with acne, Berra B J, Am Coll Nutr, August 2009, 28 suppl., 450S-454S.

595. Modern acne treatment, Zouboilis C, Aktuelle Dermatologie, 2003, vol. 29, no. 1-2, pp. 49–57.

596. Diet and acne redux, Valori Treloar, CNS Arch Dermatol, 2003, 139(7):941.

597. Flesh eating bacteria: a legacy of war and call for peace, Shanahan C, Pacific Journal, vol. 1, issue 1, 2007.

598. Kinetics of UV light–induced cyclobutane pyrimidine dimers in human skin in vivo: an immunohistochemical analysis of both epidermis and dermis, Katiyar S, Photochemistry and Photobiology, vol. 72, issue 6, pp. 788–793.

599. Ultraviolet irradiation increases matrix metalloproteinase-8 protein in human skin in vivo, GJ Fisher, Journal of Investigative Dermatology, vol. 117, issue 2, August 2001, pp. 219–226.

600. Vitamin D deficiency: a worldwide problem with health consequences, Michael F Holick, Am J Clin Nutr, April 2008, vol. 87, no. 4, 1080S-1086S.

601. The vitamin D content of fortified milk and infant formula, Holick MF, NEJM, vol. 326:1178-1181, April 30, 1992.

602. Vitamin D intoxication associated with an over-the-counter supplement, Koutikia P, N Engl J Med, July 5, 2001, 345(1):66-7.

603. Vitamin D: the underappreciated D-lightful hormone that is important for skeletal and cellular health, Holick M, Current Opinion in Endocrinology and Diabetes, February 2002, 9(1):87-98.

604. The evolution of human skin coloration, Jablonski, Nina G, and George Chaplin, Journal of Human Evolution, 39: 57-106, 2000. With the exception of Northern American Native peoples. The exception may be due to the fact that they only migrated far north recently, or that they ate so much vitamin D rich animal tissue their skin never needed to lose the melanin to enable UV to penetrate enough to make their own.

605. The protective role of melanin against UV damage in human skin, Michaela Brenner, Photochem Photobiol, 2008, 84(3): 539–549.

606. Ibid.

607. Ultraviolet radiation accelerates BRAF-driven melanomagenesis by targeting TP53, Viros, A, et al, Nature, 2014, 511(7510): pp. 478-82.

608. Skin aging induced by ultraviolet exposure and tobacco smoking: evidence from epidemiological and molecular studies, Lei Y, Photodermatol Photoimmunol Photomed, 2001, 17: 178–183.

609. Molecular basis of sun-induced premature skin ageing and retinoid antagonism, Fisher GJ, Nature, vol. 379(6563), January 25, 1996, pp. 335-339.

610. Eicosapentaenoic acid inhibits UV-induced MMP-1expression in human dermal fibroblasts, Hyeon HK, Journal of Lipid Research, vol. 46, 2005, pp. 1712-20.

611. Influence of glucosamine on matrix metalloproteinase expression and activity in lipopolysaccharide-stimulated equine chondrocytes, Byron CR, American Journal of Veterinary Research, June 2003, vol. 64, no. 6, pp. 666-671.

612. The structures of elastins and their function, Debelle L and Alix AJ, Biochimie 81, 1999, pp. 981-994.

613. *The Lung: Development, Aging and the Environment,* Plopper C (editor), Elsevier Publishing, 2003, p. 259.

614. Anti-oxidation and anti-wrinkling effects of jeju horse leg bone hydrolysates, Dongwook Kim, Korean J Food Sci Anim Resour, 2014, 34(6): 844–851.

615. Collagen hydrolysate intake increases skin collagen expression and suppresses matrix metalloproteinase 2 activity, Zague V, J Med Food, June 2011, 14(6):618-24, doi 10.1089/jmf.2010.0085, pub April 2011.

第 13 章

616. Gallup Poll 2012, accessible online at: www.gallup.com/poll/156116/Nearly-Half-Americans-Drink-Soda-Daily.aspx?utm_source=google&utm_medium=rss&utm_campaign=syndication

617. Dietary and physical activity behaviors among adults successful at weight loss maintenance, Judy Kruger, International Journal of Behavioral Nutrition and Physical Activity, December 2006, 3:17.

618. Body mass index and neurocognitive functioning across the adult lifespan, Stanek KM, Neuropsychology, March 2013, (2):141-51.

619. Altered executive function in obesity: exploration of the role of affective states on cognitive abilities, Appetite, vol. 52, issue 2, April 2009, pp. 535–539.

620. Opinion of the panel on food additives, flavourings, processing aids and food contact materials (AFC), EFSA Journal, 2008, 754, 1-34 © European Food Safety Authority, 2007 Scientific (question nos. EFSA-Q-2006-168 and EFSA-Q-2008-254, adopted on May 22, 2008.

621. Opinion of the panel on food additives, flavourings, processing aids and food contact materials (AFC), EFSA Journal, 2008, 754, 1-34 © European Food Safety Authority, 2007 Scientific (question nos. EFSA-Q-2006-168 and EFSA-Q-2008-254, adopted on May 22, 2008.

622. www.webmd.com/parenting/baby/baby-food-nutrition-9/baby-food-answers

623. www.caringforkids.cps.ca/handouts/feeding_your_baby_in_the_first_year

第 14 章

624. The risk of lead contamination in bone broth diets, Medical Hypotheses, vol. 80, issue 4, April 2013, pp. 389–390.

625. Evaluation of lead content of kale (brassica oleraceae) commercially available in Buncombe County, North Carolina, Journal of the North Carolina Academy of Science, 124(1), 2008, pp. 23–25.

626. Mercury, arsenic, lead and cadmium in fish and shellfish from the Adriatic Sea, Food Addit Contam, March 2003, 20(3):241-6.

627. WebMD Report: Protein drinks have unhealthy metals, Kathleen Doheny, reviewed by Laura J. Martin on June 3, 2010. Consumer Reports study finds worrisome levels of lead, cadmium, and other metals, accessed online on March 8, 2015 at: http://www.webmd.com/food-recipes/20100603/report-protein-drinks-have-unhealthy-metals

628. Lead in New York City community garden chicken eggs: influential factors and health implications, Environ Geochem Health, August 2014, 36(4):633-49, doi 10.1007/s10653-013-9586-z, epub November 2013.

629. Cadmium and lead levels in milk, milk-cereal and cereal formulas for infants and children up to three years of age, Rocz Panstw Zakl Hig, 1991, 42(2):131-8.

630. Arsenic, cadmium, lead and mercury in canned sardines commercially available in eastern Kentucky, USA, Mar Pollut Bull, January 2011, 62(1).

631. Mercury, arsenic, lead and cadmium in fish and shellfish from the Adriatic Sea, Food Addit Contam, March 2003, 20(3):241-6.

632. Biochemical characterization of cyanobacterial extracellular polymers (EPS) from modern marine stromatolites (Bahamas), Alan Decho, Prep Biochem and Biotechnol, 30(4), 321-330 (2000).

633. Antioxidant and antiinflammatory activities of ventol, a phlorotannin-rich natural agent derived from Ecklonia cava, and its effect on proteoglycan degradation in cartilage explant culture, Kang K, Res Commun Mol Pathol Pharmacol, 2004, 115-116:77-95.

634. www.ionsource.com/Card/protein/beta_casein.htm

635. Comparative effects of A1 versus A2 beta-casein on gastrointestinal measures: a blinded randomised cross-over pilot study, European Journal of Clinical Nutrition, 2014, 68, 994–1000.

636. CDC tool available at cdc.gov/foodbornoutbreaks/. Accessed March 9 2016, data collection period 1998-2014 (all available) states: all 50.

637. www.westonaprice.org/press/government-data-proves-raw-milk-safe/. This is based on data available in the 2010 census.

638. Estimated based on reports that 60 percent of U.S. adults do not drink milk and from data on children from this website: www.agriview.com/news/dairy/americans-drinking-less-milk-can-the-tide-be-turned/article_14ed2c88-d9bd-11e2-a7b9-0019bb2963f4.html

639. www.realmilk.com/press/wisconsin-campylobacter-outbreak-falsely-blamed-on-raw-milk/

640. Eating in restaurants: a risk factor for foodborne disease? Oxford Journals Medicine and Health Clinical Infectious Diseases, vol. 43, issue 10, pp. 1324-1328.

641. The ten riskiest foods regulated by the US food and drug administration, accessed online on March 9, 2016, at www.cspinet.org/new/pdf/cspi_top_10_fda.pdf626.

642. High intakes of milk, but not meat, increase s-insulin and insulin resistance in eight-year-old boys, C Hoppe, European Journal of Clinical Nutrition, 2005, 59, 393–398.

643. High intake of milk, but not meat decreases bone turnover in prepubertal boys after seven days, Eur J Clin Nutr, August 2007, 61(8):957-62, epub January 2007.

644. Animal protein intake, serum insulin-like growth factor I, and growth in healthy 2.5-year-old Danish children, Am J Clin Nutr, August 2004, 80(2):447-52. "An increase in milk intake from 200 to 600 mL/d corresponded to a 30 percent increase in circulating IGF-I. This suggests that milk compounds have a stimulating effect on sIGF-I concentrations and, thereby, on growth."

645. Role of the enteric microbiota in intestinal homeostasis and inflammation, Free Radic Biol Med, Mar 2014, 0: 122–133.

646. Mechanisms of disease: the role of intestinal barrier function in the pathogenesis of gastrointestinal auto-immune diseases, Alessio Fasano and Terez Shea Donohue, Nature Clinical Practice Gastroenterology and Hepatology, September 2005, vol. 2, no. 9, pp. 416–422.

647. Surprises from celiac disease, Scientific American, August 2009, pp. 32-39.

648. Gliadin, zonulin, and gut permeability: effects on celiac and non-celiac intestinal mucosa and intestinal cell lines, Alessio Fasano, Scandinavian Journal of Gastroenterology, 2006; 41: 408-419.

649. Zonulin and its regulation of intestinal barrier function: the biological door to inflammation, autoimmunity, and cancer, Physiological Reviews, January 1, 2011, vol. 91, no. 1, pp. 151-175.

650. Non-celiac gluten sensitivity: the new frontier of gluten related disorders, Nutrients, October 2013, 5(10): 3839–3853.

651. Epidemiology of food allergy, Scott H. Sicherer, March 2011, vol. 127, issue 3, pp. 594–602.

652. Toxic metal distribution in rural and urban soil samples affected by industry and traffic, Polish J of Environ Stud, vol. 18, no. 6 (2009), 1141-1150.

653. The elephant in the playground: confronting lead-contaminated soils as an important source of lead burdens to urban populations, Filippelli GM and Laidlaw MAS, 2010, Perspectives in Biology and Medicine 53, 31-45.

654. The role of immune dysfunction in the pathophysiology of autism, Brain Behav Immun, author manuscript available in PMC, March 1, 2013, Brain Behav Immun, March 2012, 26(3) pp. 383–392.

655. Is a subtype of autism an allergy of the brain? Clin Ther, May 2013, 35(5):584-91, doi 10.1016/j.clinthera.2013.04.009.

656. Focal brain inflammation and autism, J Neuroinflammation, 2013, 10: 46.

657. Sugar-sweetened carbonated beverage consumption and coronary artery calcification in asymptomatic men and women, Chun S, Choi Y, Chang Y, et al, Am Heart J, 2016; doi 10.1016/j.ahj.2016.03.018.

658. Added sugar intake and cardiovascular diseases mortality among US adults, Yang Q, Zhang Z, Gregg EW, et al, JAMA Intern Med, 2014, doi 10.1001/jamainternmed.2013.13563.

目录背面：*Blending Cultures, Blending Time,* Flickr Creative Commons, Mark Byzewski

第 8 页：*What Do the Toughest Men in History All Have in Common?* Klitschko: Sven Teschke; Samuelson: Frankie Fouganthin; Kahn: Fanghong; all other images in public domain

第 54 页：*Old-Fashioned Breakfast,* courtesy Imam MP Heijboer

第 55 页：*Profiles in Genetic Wealth,* Thai woman: courtesy David Miller, Flickr Creative Commons; Danish barmaid: .Bill Bachman

第 69 页：*Eight Historical Studies of Human Anatomy,* Le-Courbusier: Wasily Wikimedia Commons; all other images in public domain

第 75 页：*The Golden Rectangle,* Shanahan

第 76 页：*Beauty Emerges From Math,* .2001 Stephen R. Marquardt

第 77 页：*Blueprint for Beauty, Stephen Marquardt, Marquardt Beauty Analsysis,* courtesy of Dr. Marquardt, www.beautyanalysis.com

第 78 页：*Price Meets Marquardt,* photos . Price Pottenger Nutrition Foundation, www. PPNE.org; Marquardt Mask . Stephen Marquardt, www.beautyanalysis.com

第 83~84 页：*Why Attractive People Entrance Us,* Shanahan

第 88 页：*An Average Face,* Shanahan

第 93 页：*Number One Son—Why So Lucky? Matt Dillon: Wikimedia Commons, Festival International de Cine en Guadalajara;* Kevin Dillon: Flickr Creative Commons, Allistair Mc-Mannis

第 96 页：*Different Geometry,* Paris Hilton: Pad Schafermeier; Nicky Hiton: Eduardo Sciämmarello

第 99 页：*Biradial Symmetry Can Be a Pain in the Neck,* courtesy of Dan Shanahan

第 107 页：*Fetal Alcohol Syndrome,* Modern Pharmacology, vol. 6, 1977.

第 109 页：*Under-Developed Jaw Impacting Airway,* courtesy of Alexander V. Antipov, D.D.S.

第 115 页：*The Reason Men Should Take Preparation for Pregnancy as Seriously as Women,* courtesy of Arielle Shanahan

第 119 页：*Skeletal Responses to Diet Change,* Shanahan

第 138 页：*Changing Our Diet May Change Us,* Shanahan

第 148 页：*How Keys Faked It,* Shanahan

第 156 页：*Partial Hydrogenation Squashes Fats Flat,* Shanahan

第 162 页：*Why Vegetable Oils Are Prone to Oxidation,* Shanahan

第 168 页：*French-Fried Heart,* Shanahan

第 170 页：*How Free Radicals Damage Membranes,* Shanahan

第 176 页：*Lipoproteins: Superheroes of Lipid Circulation,* Shanahan

第 182 页：*How Dysfunctional Lipoproteins Cause Arteriosclerosis,* Shanahan

第 267 页：*How Sugar Diets May Lead to Dementia* . 2006 National Academy of Sciences, U.S.A.

第 291 页：*Hydrolytic Cleavage,* Shanahan

第 302 页：*Organ Meats Versus Fruits and Vegetables,* Shanahan

第 319 页：*African Petroglyph,* courtesy of Andras Zboray, Fliegel Jerniczy Expeditions. Gourd portion of petroglyph was digitally modified for better viewing in black and white.

第 336 页：*Pro-Inflammatory Fats Prevent Weight Loss,* Shanahan

第 341 页：*The Right Signals Can Turn Fat Cells Into Muscle, Bone, or Nerve,* Shanahan

第 359 页：*Feeding Your Skin With Beauty Cream,* courtesy of Reza Kafi, M.D.

第 360 页：*Anatomy of Skin,* Blausen.com staff, "Blausen Gallery 2014," Wikiversity Journal of Medicine.

第 361 页：*A Classic Sign of Weak Collagen,* Shanahan

第 365 页：*Cellulite Fat Lacks Adequate Collagen Support,* Shanahan

第 370 页：*A Scar Is Born,* Shanahan

第 373 页：*How the Sun Causes Wrinkling,* Shanahan

第 374 页：*Battle of the Diets,* Ornish: courtesy of Pierre Omidyar; Maasai man by Ninara

第 377 页：*Test for Premature Wrinkling,* Shanahan

第 378 页：*Brains Like It Smooth,* public domain images by Alfred Yarbus

第 396 页：*Macronutrient Breakdown,* left image: Average patient files; right image: Health, United States, 2015, with special feature on Racial and Ethnic Health Disparities, page 207